Mitchell L. Hammond

EPIDEMICS and the MODERN WORLD

流行病
与
现代世界

[加拿大] 米切尔·L.哈蒙德 ———— 著

饶辉 张颖 ———— 译

重庆出版集团 ⓒ 重庆出版社

© University of Toronto Press 2020.
Original edition published by University of Toronto Press, Toronto, Canada.
Simplified Chinese rights arranged through CA-LINK International LLC.
版贸核渝字（2020）第056号

图书在版编目（CIP）数据

流行病与现代世界 ／（加）米切尔·L.哈蒙德著；
饶辉，张颖译. -- 重庆：重庆出版社，2023.4
ISBN 978-7-229-17527-6

Ⅰ. ①流… Ⅱ. ①米… ②饶… ③张… Ⅲ. ①流行病
学－医学史－世界 Ⅳ. ①R18-091

中国国家版本馆CIP数据核字（2023）第029534号

流行病与现代世界
LIUXINGBING YU XIANDAI SHIJIE
[加]米切尔·L.哈蒙德 著 饶辉 张颖 译

丛书策划：刘 嘉 李 子
责任编辑：李 子 彭昭智
责任校对：何建云
封面设计：L&C Studio
版式设计：侯 建

重庆出版集团 出版
重庆出版社
重庆市南岸区南滨路 162 号 1 幢 邮政编码：400061 http://www.cqph.com
重庆天旭印务有限责任公司印刷
重庆出版集团图书发行有限公司发行
E-MAIL:fxchu@cqph.com 邮购电话：023-61520646
全国新华书店经销

开本：890 mm×1240 mm 1/32 印张：16.375 字数：700 千
2023 年 4 月第 1 版 2023 年 4 月第 1 次印刷
ISBN 978-7-229-17527-6
定价：76.00 元

如有印装质量问题，请向本集团图书发行有限公司调换：023-61520678

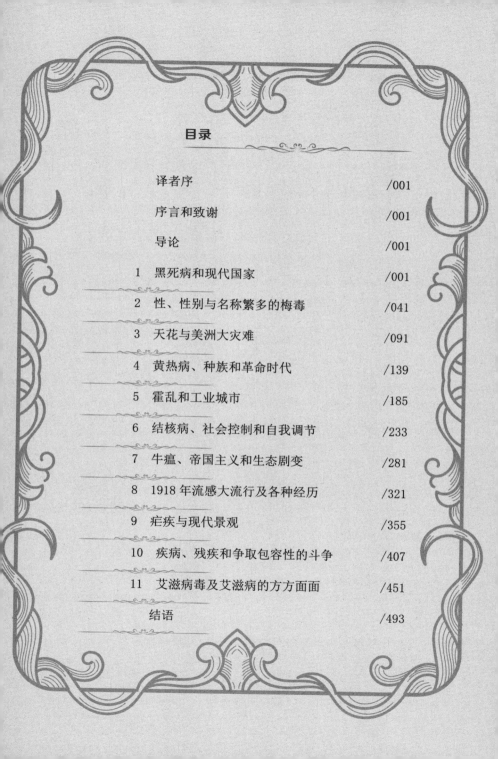

目录

译者序

　　2020 年初接受 *Epidemics and the Modern World* 一书翻译任务后不久，新冠疫情暴发并在全球蔓延，世界卫生组织宣布新冠疫情构成"国际关注的突发公共卫生事件"。世界各国病毒感染病例数及死亡人数持续攀升，全球经济、人类社会和生活的各个方面都受到深刻的影响，现代世界又一次面临流行病的严峻考验。

　　本书从独特的视角，剖析了流行病与现代世界相互影响、相互塑造的过程，为我们打开了一扇扇时空之窗，引领读者一窥现代世界一场场重大流行疾病的历史渊源、疾病的起因及其产生的影响等方方面面，也让我们感受到大灾大难中人性的璀璨光芒，照见现实，引发我们深深的思考。

　　全书分十一章，依时间顺序，分别探讨了鼠疫、天花、霍乱和艾滋病等对人类现代社会影响最为深刻的十一种流行病。每一章中，都在一个特定的时间框架内阐明与疾病相关的主题，包括气候演变、伦理道德、公共卫生、全球化等诸多方面，并引用丰富的文献资料，结合最新的科学观点来帮助读者理解这些主题。

本书内容既有历史的广博性，又有科学的专业性，这给翻译工作带来了不小的挑战。译者利用大量时间，通过各种渠道，查阅多个学科的专业知识，并向相关领域的专家求教和求证。没有各方面人士的慷慨帮助，本书就不可能译成。

本书的译成，是集体智慧的结晶和团队协作的成果。饶辉和张颖担任主译，李娜、王书奎、曹华、符莹、张传钰、乔理等参加翻译，南京医科大学附属南京医院博士生导师王书奎教授及其博士团队何帮顺、聂珍琳、许桃、潘蓓、聂俊杰、秦健、胡尚尚对译文进行了审阅。翻译团队的成员都是医科大学的英语教师以及医学和公共卫生学的专家。我们把原著和译文用于本科生和研究生教学，得到学生们的普遍欢迎。学历史，看现实；学历史，看未来。大家感到从本书中学到很多东西，受到很多启迪。必须指出的是，虽然译者倾注心力，但因才疏学浅，本书翻译中可能存在错误或不准确之处，恳请读者批评指正。

2023年，在我们完成本书全部翻译任务的时候，世界卫生组织刚刚宣布新冠疫情不再构成"国际关注的突发公共卫生事件"。

我们把这本译著献给与新冠疫情勇敢斗争的人们！

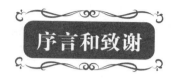

序言和致谢

　　本书的基本框架源自我在维多利亚大学教授的一门导论课。本书可被视为一个跨学科的"通道"：了解疾病的历史是学生们探索近代史主要内容和实践历史解读策略的一种途径。特别重要的是，得益于科学的进步，本书能够重新表述我们在各种因素交互作用的背景下，对各种传染病的起源及其影响的认识。

　　篇幅适中是本书内容取舍的指导原则。本书不是一部全面的医学史，甚至也不是西方传统医学作为核心主题的综合医学史，同样也不是一部全面的全球疾病史。本书讨论了多种重要疾病，但有些疾病，如麻疹、斑疹伤寒和蠕虫感染（如血吸虫病）只是偶尔提到或完全没有提及。许多研究领域的快速进展决定了本书论及的一些学术观点可能很快需要修正。仅举一个例子：我就没能将阿米尔·阿夫卡米的著作《现代传染病：伊朗霍乱时代的帝国主义和公共卫生》（2019 年）的观点纳入进来。因此，最好把本书视为学生和教师深入探究流行病史的导引。对教师而言，还可以将本书与自己的专业知识和教授学生分析历史事件的主题和技能的方法配合使用。

感谢帮助我完善本书的学者、科学家和媒体人士。三位匿名评审专家提出了最初的建议，另外两位专家给修改文稿做了评价，他们认真细致的反馈使终稿得以极大完善。卡罗琳·卡梅隆、杰森·科尔比、乔安妮·弗林、希拉·卢卡哈特、蒂莫西·纽菲尔德、杜安·奥谢姆、特里·皮尔森和克里斯·厄普顿对部分章节发表了意见。菲斯·沃利斯和迈克尔·沃罗比慷慨分享了他们的专业知识和即将出版的作品；格雷格·布鲁、马丁·邦顿和让·哈蒙德也都提供了有益的建议。多伦多大学出版社的娜塔莉·芬格赫特编辑用她的热情和专业知识鼓舞了我，由克里斯蒂娜·罗伯逊领导的制作团队将本书的各个元素组合成一个引人入胜的整体。维多利亚大学人文计算与媒体中心的帕特里克·斯帕克大力协助我完成了地图和图表的制作。阿什利·雷纳帮忙查找图片并获取转载各种摘录的许可，而艾琳·埃克特的敏锐眼光为文案增色不少。许多专业人士的倾情关注成就了这部作品，仍然存在的缺点和不足则完全是我本人的责任。

据说，作者的家庭责任感能够促成读者所欣赏的一种优秀写作品质——简洁。这方面对我来说可能没有其他作家那么明显，但我的妻子苏珊、儿子扎卡里和女儿阿比盖尔值得我深深感激。本书所探讨的挑战不仅属于过去，也属于我们的下一代。谨以此书献给我的孩子们。

导论

  1972 年，两位杰出的科学家提出，除非发生意外，"对传染病的未来趋势最为可信的预测是，它们将变得非常缓和"。其中一位科学家名叫弗兰克·麦克法兰·伯内特，几十年来一直致力于病毒和免疫学的研究，并因此获得诺贝尔奖。许多迹象都表明未来一片光明：在此前的 25 年里，通过疫苗接种，北美和欧洲已经消灭了小儿麻痹症；全球儿童死亡率下降；一种新的抗生素——青霉素，改变了许多由细菌感染引发的疾病的治疗方法；天花的彻底根除指日可待。伯内特甚至提出，在 20 世纪中叶一场重大变革即将完成："传染病作为社会生活中的一个重要因素，实际上已经被消灭了。"

  这种乐观的状况现在看来还远未实现。从 20 世纪 80 年代开始，它被一系列危机所打破：获得性免疫缺陷综合征（艾滋病）的出现及其带来的痛苦，结核病和疟疾的死灰复燃，以及新出现的严重急性呼吸系统综合征（SARS）、埃博拉病毒和寨卡病毒等威胁。研究人员没能充满自信地朝着战胜这些危机的方向前进，而是发现了许多新的人类病原体。他们意识到一个新的传染病时代正在来临。致命疾病带来的影响在西方国家有所减弱，但从未消失，它是一个老问题，同时也是一个新问题，因为过去几个世纪的社会、生态和环境的变化已经极大地改变了整个地球的卫生和疾病状况。近几十年来，这些变化的速度在不断加快，这增强而不是削弱了疾病在全球范围内的影响。

本书基于这样的前提：疾病和现代化的力量是相互建构的。换句话说，疾病塑造了现代世界的方方面面，也被现代世界的方方面面所塑造。或者，正如最近两位学者更为直截了当地指出的那样："微生物（microbe）是现代化的终极批评者。"① 研究历史上的疾病，使我们能够反思现代世界是如何形成的。当代的许多挑战，以及可用来应对这些挑战的手段，都是由人类、生物和环境的特殊相互作用产生的。

首先，有必要思考"现代"一词的含义，这个词为本书提供了框架，但它还需要进一步解释和修正。尽管当代文化的某些方面可以被描述为后现代主义，或者说是对现代性的反叛，但"现代"这个词仍然描述了许多重要的概念、技术和社会模式。"现代世界"的概念在很大程度上归功于德国社会学家马克斯·韦伯（1864—1920 年）的开创性著作。韦伯在 20 世纪初的作品中深刻探讨了当时西欧和北美文化在全球的主导地位，这在人类历史上似乎是史无前例的。韦伯强调了理性的计算方法对自然界和人类社会的影响。他进一步指出，宗教信仰和社区团结精神在很大程度上已被旨在引导、衡量和控制个人及群体行动的规则和技术所取代。尽管韦伯本人对他所感知到的发展变化感到矛盾，但许多西方学者还是采用了"现代化"这一概念作为衡量世界各国社会成就的标准。非西方国家民众对西方医学和公共卫生措施的采用、工业化和经济模式的普及，均被视为日益繁荣和进步的标志。

---

① 本书将在广义上使用"microbe"一词来指代微生物，包括病毒和朊病毒。

韦伯描述了他所处的世界的许多方面，但他也撇开了一些在他那个时代意义重大、直到 20 世纪才变得更加重要的因素。正如评论家所指出的，从 15 世纪末开始，西方的许多现代化因素都受到欧洲各国与其他民族建立的依赖或剥削关系的影响。非西方国家占世界的绝大多数，许多社会都有着韦伯等理论家想象不到的宗教、政治和文化形态。从西方视角书写的世界历史叙事，在全球范围内解释塑造现代化的许多相互作用因素和各国独立发展的状况中，只是迈出了第一步。

在过去几个世纪，人类与自然的关系转变得更为彻底。在相当短的时间内，人类活动已成为影响整个地球环境和生态的因素。当然，现代以前的社会也塑造了自然界。探险家们视为原生态的许多环境，实际上也受到了几千年来人类活动的影响。然而，只有在相对较近的历史时期内，人类才建造起纵横交错于各大陆的铁路和公路，连接海洋的大运河，向数十亿人和动物提供抗生素和疫苗，并从空中投放大量杀虫剂（以及炸弹）。值得一提的是，一些历史学家指出了二战后人口和环境变化"大加速"的重要影响，这段时期人类的行为日益影响着地球生物圈的基本动向。无论我们考虑过去七个世纪还是过去七十年，这一转变毫无疑问在其中产生了深远的影响。任何现代化概念都必须包括人类与自然界的相互关系，以及在这个世界中人类社会的发展。

从这个角度来看，21 世纪初现代化的成就和挑战的规模与仅仅几十年前的许多专家的观念已大为不同。医学和公共卫生事业的发展极大地提高了人类预防和治疗疾病的能力，甚至能够从自然界根除危险的传染病。然而，这些进步所带来的好处必须与城市工业化带来的致命影响相比较：数百万人的非自愿移民，包括奴隶贸易；辽阔土地上的生态改造；战争造成的破坏；区域经济和世界经济中长期存在的不平等。这些因素对人类健康和福祉的影响大多是具有偶然性的，而且往往未得到公认，但当我们考虑现代世界的形成时，它们是重要的影响因素。对现代化带来的进步和其对人类健康的影响更全面的权衡结果显示，伯内特所说的大变革远未结束，可能才刚刚开始。

疾病、流行病及历史学家

人类对疾病及其意义的审视很可能伴随着对死亡和人类生命的脆弱性的最初思考。古代口耳相传的传说及文字记载将疾病与精神或支配生命的终极力量联系起来。后来写进希伯来圣典的故事（《塔纳赫》，也称基督教《旧约》）描述了上帝耶和华如何用瘟疫惩罚希伯来人和他们的敌人。希腊史诗《伊利亚特》的开头叙述了太阳神阿波罗降下瘟疫之箭，以惩罚一个实施迫害的牧师的故事。同样，印度梵文文献《阿闼婆吠陀》和《梨俱吠陀》（约公元前 1000 年）中，将疾病归因于神或魔鬼的行为。例如，因陀罗是根据雷鸣和闪电构思的，而雷鸣和闪电伴随着季风和降雨带来了人体发热。

到公元前 1000 年末，不同地区的医学文献的作者也将健康与人类生理及自然力量联系起来。随着古代社会城市人口的扩张和贸易往来的密切，学者们反思了瘟疫的起因以及它带来的影响。一个著名的例子是伯罗奔尼撒战争期间，希腊历史学家修昔底德（公元前 460—前 400 年）描述了公元前 430 年雅典与斯巴达战争期间暴发的瘟疫所造成的破坏性影响。他对瘟疫进入雅典的过程、其剧烈和致命症状以及随之而来的社会道德崩溃做了冷静、超然的分析，这给历史学家们留下了深刻的印象。修昔底德的叙述虽然缺乏哲学思考，但传达了严峻的信息。他在引用受人尊敬的执政官伯里克利赞颂雅典社会美德的长篇大论之后，对瘟疫做了描述。修昔底德将伯里克利宣扬的崇高理想与瘟疫带来的社会崩溃做出对比，含蓄地批评了雅典在追求帝国荣耀的幻影时，对其基本价值观的可耻背离。几个世纪以来，无数的史学家对人类在战争、饥荒和瘟疫面前的脆弱性和易错性做出评论，与修昔底德对雅典的批判形成呼应。

修昔底德写作时，正值希腊医学发展的关键时期。他用那个时代表示常规疾病的词汇"nosos"来代指雅典瘟疫。然而，在他有生之年，一些希腊人已经开始将"epidemic"（现在的意思是"流行病"）一词用于与健康和疾病相关的语境中，尽管这个词在当时的用法与数千年后不同。这个词结合了前缀"epi"（意思是"在"）和"demos"一词（意思是"人"）。它包含了一个人"在家"或"在他的国家"的深层内涵。这里有必要指出的是，现代科学家也以类似的方式使用其他希腊语词汇。"epizootic"（动物流行病）一词把 epi 和希腊语中表示"动物"的词 zoon 相结合，以表示在一个或多个非人类的动物物种中流行的疾病。同样，"zoonoses"或"zoonotic infections"（人畜共患传染病），是指由动物传染给人的疾病。

已知的"epidemic"一词与疾病有关的最早用法，见于七本以"Epidemics"为题的书籍，它们于公元前 5 世纪末到公元前 4 世纪中叶的不同时期写成。这些书籍（以及这个时期的许多希腊医学著作）被认为是至今已形象模糊的希波克拉底（约公元前 460—前 380 年）的著作。希腊古典作家对希波克拉底的简短描述给人以这样的印象：希波克拉底在他有生之年就已经家喻户晓，但并不确定那些被后人认为是他所写的著作是否真的出自于他的笔下。一般说来，希波克拉底的著作并没有完全排斥宗教因素，但是把环境、行为、生理和心理作为影响健康的主要因素。这些以"Epidemics"为题的著作归纳了特定季节和地区典型疾病的临床描述。其中所说的疾病（epidemic）可能是冬季咳嗽、沼泽热或夏季腹泻，它是"在一个地区散布和传播的东西"。这个词没有说明疾病的传播方式；事实上，这些书籍涉及的是在特定环境下常见或特有的疾病，而不是突然、意外的疾病暴发。另一个希波克拉底文本，题为《论空气、水和地方》，进一步阐述了季节、天气和自然环境在引发不同地区的独特疾病中的作用。

希波克拉底的著作《流行病》和《论空气、水和地方》都产生了巨大的影响。在欧洲，人们直到18世纪甚至更晚，还在学习其中的医学知识。此后，特别是当理论家创造出各种传染病概念来解释疾病是如何从一个物体或人转移到另一个物体或人时，"流行病（epidemic）"和"疾病（disease）"的概念都发生了变化。根据希波克拉底的著作，最初关于疾病传播的观点与环境有关，特别是与大气变化有关，这些变化似乎促进或抑制了疾病在地区之间的传播。从19世纪后期开始，对病原学（病因或致病方式）的科学描述越来越集中于病原（即致病）微生物行为引起的感染。这一转变的发生归功于显微镜的发明，它帮助人们观察到各种微生物；更广泛地说，要归功于实验室技术的发展，使人们能够研究细胞、细菌和其他肉眼看不见的自然形态。

随着自然科学的发展，医学史以及包含其中的疾病史成为学术研究的一大议题。德国学界对这一议题尤其感兴趣。1906年，在卡尔·萨德霍夫的指导下，第一家医学史研究所于莱比锡成立。许多拥有医学院的大学，建立了医学史学科，特别是美国的约翰·霍普金斯医学史研究所，作为疾病和治疗科学研究的补充或完善。这一时期的几位杰出历史学家，包括奥维希·特姆金、欧文·阿科涅希特和亨利·西格里斯特，都是深受欧洲社会学和哲学影响的美国移民。随着对疾病病原微生物的研究迅速推进，他们提出，疾病既是一种生物学现实，又是一种社会性产物。

这些历史学家的观点围绕着几个基本主张。首先，包括特姆金的论文《治疗疾病的科学方法》（1946 年）在内的一些著作认为，"正常的身体"是不存在的。特姆金断言，这一观念是一种为人类服务的智力建构产物，而不是一种独立存在的自然状态。他指出，个体是独特的，随着时间的推移，他们对疾病的体验，无论是主观的还是生理的，都会受到个人情况和境遇的影响，这种影响是用生物学无法解释的。其次，此前的历史著作探讨了社会是如何确定哪些身体或精神状况是（或不是）疾病。据称，生理变化，例如特定病原体感染引起的身体症状，只有在社会承认它们是疾病时才会成为疾病。波兰医生路德维克·弗莱克的一项经典研究进一步指出，科学家和其他人一样，都受到他们所处社会的影响。弗莱克在 1935 年出版的书中（1979 年出版的英文版题为《科学事实的起源和发展》），追溯了几个世纪以来人们对梅毒的认识以及梅毒与其他疾病关系的变化。在弗莱克的时代，科学家们已经确定了梅毒的致病微生物，而且能够在人体内检测出这种微生物，以此确定谁"得了梅毒"。尽管如此，弗莱克仍然认为，科学界并没有完全发现这种疾病的真相。对自然现象的认识总是与当时流行的科学理论和方法联系在一起。虽然这些认识可能会随着时间的推移而改变，但弗莱克认为，研究人员的"思想集合"通常会使他们接受一些想法，而拒绝其他想法。

那么，自然科学和历史社会学的进步，是如何影响流行病（epidemic）一词的概念形成以及这个词现今的用法的呢？"epidemic"一词的含义逐渐演变为与特定疾病的暴发有关，这些疾病由致病微生物的存在或个体患者的特定表现所界定。今天，流行病学学科的专家通常依赖于统计学，一般来说，他们将流行病定义为：在指定地区某一疾病的发病率（在给定的时间内，某一特定人群中报告的病例数）显著增加，超过了特定基准。此外，一种疾病的发病率与其流行程度（某一特定时间在人群中观察到的病例数）是有区别的。一种流行病的严重程度也可以通过发病率水平（由特定原因引起的疾病病例数）和死亡率（由特定原因引起的死亡人数）来衡量。统计数据的使用须秉持谨慎态度，尤其是对于历史上暴发的疾病。对于前几个世纪的事件，患病人数或死亡人数的统计数据常常无法获得，即使有相关数据报告，它们也常常与现代的疾病概念有所偏差。因此，本书将谨慎地使用统计数据来表明一个事件的严重程度，或者对不同历史时期或地理区域的疾病情况进行广泛的比较。

其他重要的术语也有待探究其与"流行病"这一概念的细微差别。地方病（endemic）就是一个例子，它表示在一个特定地区广泛而持续存在（通常是低水平的）的疾病或状况。虽然这一术语经常与"流行病"相对，但事实上，两者的区别有时会模糊不清。有些疾病，如结核病或疟疾，在某些情况下会突然暴发，而在另一些情况下则会长期潜伏。考虑到希波克拉底派学者对"流行病"（epidemic）一词的使用类似于现在的"地方病"（endemic），很明显，这些术语需要审慎使用。大流行（pandemic）这个词通常是指波及几个大洲的疾病大暴发，甚至席卷整个世界，如1918—1919年流感那样的极端情况。但即使是这个词的使用也并非完全没有问题。曾经的一些大流行可能没有在历史记录中留下痕迹，要么是因为疾病症状并不严重，要么是因为学者没有发现它的传播范围之广。而且疾病可能会随着时间的推移而改变其特征。例如，在20世纪80年代中期至90年代，艾滋病被描述为一种大流行性疾病，但在21世纪，它已成为一种持续、稳定、发病率较低的疾病。

在面向广大公众的读物中，"流行病"一词经常让人联想到由失控扩散的灾祸引起的危机。作家们可能会用这个词来引起人们对疾病以外的危险保持警醒，如暴力犯罪、贫穷或吸食鸦片。这个词本身讲述了这样一个故事："流行病"标志着一种疾病的发病率增加（开头）；接下来是情况的延续和解决问题的措施（主体）；最终疾病减弱并恢复原状（结尾）。这一术语在现代用法中所具有的戏剧性特点同样体现在历史学家的研究中。他们发现疾病的暴发和其他危机一样，是研究社会结构和动向的"实验室"。发生于19世纪欧洲的霍乱就是典型的例子：疫病一波接一波地横扫各大洲，以引起患者剧烈的身体症状宣布它的到来，这加剧了阶级、民族和宗教团体之间的各种社会冲突，最终它消退了。自20世纪60年代以来，许多历史学家，如查尔斯·罗森伯格、理查德·埃文斯和凯瑟琳·库德里克都利用霍乱流行提供的框架来探讨阶级关系的紧张态势和19世纪社会历史中的其他关键议题。学者们也将类似的模型应用到其他疾病上，比如普莱·普福洛对19世纪末非洲南部牛瘟的讨论。

更广泛地说，历史学家们一直在争论如何描述相互关联的生物学和社会学致病因素。特别是20世纪60年代到80年代，一些学者借助社会建构的概念，认为医学和疾病的核心是由具有偶然性的社会因素塑造的。用这种方法进行的研究——不局限于医学史——常常受到法国哲学家米歇尔·福柯（1926—1984年）的影响，他普及了"知识往往成为统治工具"这一观点。尽管权力的行使可能是分散的，福柯建议社会制度多使用技术和分类来边缘化某些群体或使社会控制合法化。在某种程度上，人们对这一议题的兴趣还在继续，特别是艾米·费尔柴尔德和艾莉森·巴什福德等学者，他们探究了公共卫生、边境管制和国家认同之间的重要关系。

但也有学者提出异议，认为社会建构的概念使医学实践显得武断，甚至会被意识形态和唯利是图的价值观所左右。这些批评者指出，疾病可以在没有任何社会形态的影响下存在于动物和人的身上，而疫苗等医学进步成果依赖于对微生物和化学物质的利用，而不是社会关系。人类科学家可能会受到社会因素的影响，但诸如微生物和化学物质这样的自然实体却不会。查尔斯·罗森伯格针对这一问题提出的理论很有影响力，他提出疾病的生物学现实是由个人和群体共同"框定"的，受到许多心理、社会和文化因素的影响。罗森伯格写道："如果脱离疾病发生的时间和地点，我们就不能讨论疾病是什么。"例如，一个16世纪的医生会使用一套不同于19世纪的工具和理论。同样，一个依赖于数字编码的现代医院数据库和一位亲自与病人交谈的临床医生，会对疾病做出不同的说明。但罗森伯格认为，生物学非常重要——病原体的行动和疾病的表现不仅影响着个人健康，还影响着社会对疾病的集体理解。因此，19世纪的观察家们得以区分"霍乱"和"痨病"（即后来的"结核病"），前者以患者剧烈的痉挛、腹泻和呕吐为特征，后者以患者咳嗽、持续消瘦和缓慢丧失活力为特征。

疾病史常常被从事民族传统研究的社会历史学家所应用，同时，研究跨国或全球范围事态发展的学者们也将它作为研究课题。如埃马纽埃尔·勒华拉杜里在一篇重要文章中叙述，1300年后，覆盖欧亚大陆和横跨大洋的交流网络日益密集，导致了"疾病的全球统一化"。威廉·麦克尼尔的《瘟疫与人》（1976年）向广大读者介绍了这一观点：疾病从根本上影响了不同民族之间的互动。麦克尼尔认为，像古罗马和古中国这样的"文明"地区，发展出了各具特色的"疾病库"。当各地区的疾病库相"碰撞"时，流行病接踵而至。因此，麦克尼尔称，黑死病是东方的蒙古人和西方的欧洲人接触的结果。同样，1500年后美洲原住民的大批死亡，反映出他们遭遇天花和流感等疾病时的脆弱性，这些疾病由早期欧洲的探险者和征服者带来。①

与此类似，阿尔弗雷德·克罗斯比创作了一系列重点讨论欧洲和美洲之间跨大西洋交流的作品。克罗斯比将"处女地流行病"一词加以推广，以表明美洲原住民无法抵抗来自欧洲的微生物，因为他们对此没有免疫力。这些作者和其他一些人士观察到，运输技术通过大大提高区域间联系的速度和规模起到了关键作用。特别是在19世纪，蒸汽轮船和铁路交通使霍乱、鼠疫、黄热病和牛瘟等疾病在全球迅速蔓延。现代全球化的早期阶段对许多民族的健康造成了严重损害，其中包括一些岛屿居民和北极居民。贾雷德·戴蒙德颇具影响的《枪炮、病菌与钢铁》（1997年）一书重述了这一论点，该书认为，欧亚大陆的居民早期接触疾病有助于他们在后来的全球力量抗衡中占据主导地位。

尽管这些作品中的某些论点很有说服力，但批评家指出，它们会导致扭曲的历史观，这种历史观是建立在"西方与非西方二元论"虚假对立的基础上的。非西方国家的人会被安排扮演各种角色：他们是疾病不可避免的受害者，因为他们的社会发展不健全（因此免疫也不健全）；他们是袭击西方发达国家的"热带"疾病的始作俑者；在最近几十年里，他们成为弱势社会的居民，无法抵御艾滋病、结核病和疟疾等病痛。虽然这些论点对跨文化联系的探索是有价值的，但在描述非西方文化在西方主导的全球化力量的影响下发生的"进步"或"反应"时，从这种角度出发的历史叙述会将各具特色的文化故事扁平化。最近历史学家们一直在寻找避免这种二元论的表述方法。关于早期跨越大西洋的

---

① 本书使用了"原住民"这一被广为使用的词语，指美洲和其他地区在欧洲人到来前的居民。在某些情况下，也会使用诸如"本地人""美洲原住民"或"美洲印第安人"等词语，并期待读者想出更合适的词语用来称呼他们。

人群接触，大卫·琼斯等人指出，美洲原住民对疾病缺乏免疫力的假设无法解释在欧洲人到达后他们的高死亡率。实际情况要更为复杂：社会、经济和政治力量根据特定的环境而变化，比起民族间与生俱来的生物学差异起着更大的作用。罗伯特·佩卡姆的《现代亚洲的流行病》表明，"流行病史"提供了一种途径，用于探索在亚洲的不同社会群体中，当地环境和全球进程之间的相互作用。来自不同学科的见解，包括环境史、考古学、历史人类学和流行病学，都有助于对更为广泛的历史人物和社会力量进行描述和记载。

本书建立在丰富的知识框架之上，这一框架因其能够从众多类型的研究中吸收见解而变得生机勃勃。尤其重要的是，本书的结构纳入了自然科学——遗传学、微生物学、免疫学、寄生虫学和气候学的最新研究成果，这些研究对我们理解过去和今天的各种疾病做出了重要贡献。研究表明，人类已经并将继续对地球上的生命环境产生深远影响。几千年来，人类将疾病从一个地方传播到另一个地方，并创造了农业和城市环境，疾病在其中以复杂和不断变化的形式存在。然而，人类的影响现在变得更加深远：通过大规模改变自然景观、更改微生物环境，人类已经不可逆转地改变了病原体本身、病原体的传播方式以及疾病之间的关系。现代化的力量解决了一些问题，加剧了另一些问题，又在某些情况下产生了全新的挑战。

本书的布局及阅读方法

本书《流行病与现代世界》集中讨论传染病，即由进入人体的微生物引起的病理状态。许多疾病感染，包括本书中讨论的主要疾病，是可传染的，这意味着它们会通过触摸或咳嗽等途径在人与人之间直接传播，或通过昆虫、受污染的水源或其他媒介间接传播。虽然（看起来）心脏病等非传染性疾病现在是人类主要的死亡原因，并且在历史上也非常重要，但几个世纪以来，给我们留下最深刻烙印的还是鼠疫、天花、霍乱和艾滋病等传染病。

本书十一个主要章节的布局都是相同的。首先是对当前科学界对疾病的认识做一个简短而粗略的概述，然后按时间顺序，对现代史上与该疾病相关的主题进行讨论。每一章都集中在一个特定的时间框架内阐明一个与现代世界发展相关的主题。有时，时间线会相互重叠，一章中的某些材料有助于另一章的讨论。

历史学家们发现，为疾病写"传记"是探索环境、社会和科学长期变化的有效手段。这种模式有助于对造成每种疾病独特挑战的因素做出比较。在布鲁斯·坎贝尔和莫妮卡·格林等历史学家的引领下，本书运用最新的科学观点来帮助读者理解自然界这个历史舞台上的主角。每一章中的"科学聚焦"专栏提供了对特定概念和技术的扩展解释，既可以详细说明本章的叙述要点，也可以作为辅助的参考材料。

虽然这种结构有其优点，但需要提醒读者一些注意事项：对一种疾病的明确关注可以作为考虑各种因素之间相互关系的起点，然而，这并不意味着疾病在历史上是独立存在的，也不是说我们总是能够以现代的眼光分辨出某种疾病在过去造成的影响。其中一个原因是，在19世纪中叶以前，医生通常把注意力集中在个人身体出现的疾病现象上，而不是在群体上。他们对各种疾病的分类与后来专注于研究致病微生物的科学家有很大不同。其次，微生物及其与环境和其他有机体的关系随着时间的推移而产生变化。通常，这是一个渐进的过程，但并不总是如此——我们必须考虑到可能改变致病因子特性和影响的因素。最后，人们对疾病的感知和体验往往有很大的差异。由于许多社会学或生物学因素，现今感染同一种流感病毒的两个人可能会有截然不同的疾病体验。当然在历史上也是如此，这增加了理解某一种特定疾病如何（或是否）影响个人或群体的困难。

有一个例子可以说明这一困难。从遗传学和进化生物学的角度来看，人类患结核病的历史可以追溯到几千年前甚至更早的时间。而古希腊人提到了一种明显相似的疾病，或一组疾病，他们称之为肺结核（phthisis）；1800年的欧洲人也描述了一系列疾病，即英语中的 consumption（痨病）；直到19世纪80年代他们才观察到一种致病微生物，后来被命名为结核分枝杆菌；直到今天，在微生物环境被抗生素深刻影响的时代，这种疾病的其中一些病例被称为耐多药结核病（MDR—TB）。在经历了一系列科学进步和社会观念上的转变之后，以上所有描述是否都属于一种单一疾病的历史呢？大多数历史学家对此持肯定观点；也有人将不同时期或地区的疾病视为人类构建的医学无法比较或充分描述的实体。后一种观点似乎不够准确，最终还可能自相矛盾。尽管如此，我们必须尊重史料之间的差异，抵制以落后过时或缺乏历史证据支持的方式来应用当代概念的冲动，不能想当然地认为从西方医学的角度总能解释世界各地人们的疾病经历。

这些告诫也适用于使用现代科学工具来识别过去的疾病，即回顾性诊断。正如本书第一章所解释的，现今对古代的遗传物质脱氧核糖核酸（DNA）的分析，有助于研究人员识别一些距今久远的病原体，使得他们比短短几年前信心大增。一些历史学家宣布，关于14世纪中叶欧洲黑死病起因的激烈辩论已有定论。对古代DNA的分析是一项令人振奋的进步，但它也有局限性——只有少数疾病留下了目前可供分析的遗传物质。即使致病微生物与当今的微生物有着密切的联系，但在过去，疾病总是有可能引起不同的经历体验。对疾病的分析是一个动态的目标；通常我们必须承认，我们理解疾病过往情况的能力，会受到我们对所有相关因素缺乏认识的制约。

因此，本书充分借鉴了最新的科学知识，但并不意味着我们今天对疾病的认识同样适用于所有时间和地点。此外，正如下面几章将要探讨的，科学知识的产生本身就是一个历史过程，需要进行解释和批判。所有的科学总有一天会成为历史。以此为鉴，我们能够批判性地对待当前的科学阐释，也能够对过去形成的关于自然的见解保持一种开放的态度。

关于直接史料

阅读关于历史的记述是有益的，但历史学家的主要工作是调查过去的文件或文物。广义地说，历史学家区分出两种史料：一种是他们研究时代范围内的历史产物（直接史料）；一种是从批判角度反思过去做出的分析和评论（间接史料）。每章结尾的"历史文献"通过介绍与本章主题相关的直接史料，邀请读者进入历史探究实践。

通过直接史料来探索历史趣味无穷，但往往很困难。其中一个难题是史料是以多种不同的形式留存下来的。不仅有实物，如废墟或遗骸，也有各种书面文献。不同类型的文章有着不同的目的。要理解一篇文本，首先必须了解它的写作目的以及它的目标读者。接下来就是实际阅读中的挑战：早期作家的思想或他们表达思想的方式，可能显得怪异或愚钝。毕竟，大多数作品都是为同时代的人而创作，关注的是当时的问题，而不是未来读者的兴趣。几十年或几百年后，当读者读到这样一些人——他们关于神的力量、男女、"外国"族群或环境方面的核心观点与自己的完全不同——可能会感到惊讶或不安。但这是不可避免的——今天被视为基本原则的公平或正义根本不被早期的人们所认同，甚至是他们所无法想象的。道德观点总是与关于人类、自然界的看法或当时的社会环境联系在一起，而随着历史的推进，这些观点往往会被后来的社会彻底改写或完全抛弃。

因此，似乎应该与这样一些人保持距离：中世纪的教授，他们认为瘟疫是由发臭的烟雾引起的； 中世纪的道德家，他们认为霍乱或梅毒是对罪恶的惩罚；还有那些批评世界各地"野蛮"或"原始"民族生活方式的殖民者和奴隶主们。然而，这就是关键所在，历史学家阅读直接史料，首要目标总是要探究为什么过去的人有那样的信念和行动，而不是揭示他们为什么未能达到后来时代的道德标准。理解并不意味着接受或同意；事实上，优秀的历史学家可以对持有他们所强烈反对的观点的人产生欣赏甚至同情。任何时代的人性都是复杂的。历史最耐人寻味的教诲是：如果不深究某个历史时期的社会环境，历史人物们会表达出看似互相完全矛盾的思想和观点。

1

黑死病和现代国家

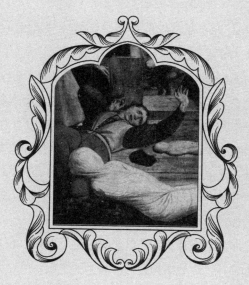

　　圣塞巴斯蒂安为黑死病患者祈祷（约 1500 年）。这位黑死病患者颈部有清晰可见的淋巴结，已有死亡的征兆。

1345 年，贾尼贝格汗率领的军队袭击了卡法——黑海上一个由意大利热那亚城邦商人控制的军港。此后，一场肆虐的流行病席卷了围城的军队。一旦腋窝和腹股沟出现肿胀的典型征兆，士兵就会死亡。尸体污染了空气和水，使城市弥漫着可怕的恶臭。当意大利人逃往热那亚、威尼斯和其他城市时，他们也给那些地区带去了瘟疫。死神"从窗户悄然溜进各家各户"，归来的水手害苦了整个家庭。

以上描述出自皮亚琴察的一位律师加布里埃尔·德·穆西斯在1350 年前后撰写的一篇论文，他在这篇论文里记述了一场后来被称为"黑死病"的大瘟疫的到来。相对于报道的准确性，德·穆西斯更关心这件事的道德意义。对于他的第一批读者，也就是那些亲身经历过"黑死病"死亡恐怖的意大利人来说，德·穆西斯讲述了一个关于上帝惩罚人类邪恶的典型故事，让人联想起圣经中埃及瘟疫的故事。但是对卡法的围攻可能并不是瘟疫传入欧洲的唯一途径。这场军事冲突在瘟疫大流行蔓延至意大利之前就已经结束了，而其他海上和陆上的传播途径可能也助长了它的传播。

然而，德·穆西斯认为死亡已经降临整个世界。继天气变冷、粮食歉收、牲畜大量死亡、战事频发等严峻考验之后，黑死病接踵而至，在短短六年（1346—1352 年）时间里吞噬了欧洲约三分之一的人口，中东和北非地区也有类似的瘟疫发生。在接下来的 300 年里，随着间歇性的瘟疫浪潮席卷欧亚大陆的部分地区，控制边境和隔离病患成为小城镇和众多地区政府的首要任务。灾难降临时，欧洲正处于以农耕制度、封建等级制度和基督教统一主导为特征的时代。到 18 世纪灾难消失时，那里已建立起新兴的民族国家和政治制度。

随着 19 世纪 90 年代另一波疫情席卷东亚，科学家团队利用微生物学的新技术发现了一种导致鼠疫的细菌。尽管与黑死病相比，这一波疫情导致的死亡人数相对较少，而且在陆地上疫情传播的速度也更慢，但这场疾病大流行仍然夺去了数百万人的生命。蒸汽轮船把鼠疫杆菌带到世界上从未有过这种疾病的地方，包括北美，至今美国西部的啮齿类动物中仍然有鼠疫杆菌存在。

历史学家将对人类产生重大影响的瘟疫划分为三次疾病大流行：始于541年、历史资料中称为"查士丁尼瘟疫"，14世纪30年代始于中亚、向东西方蔓延的黑死病以及19世纪90年代初在全球传播的鼠疫。有关鼠疫对人类影响的认知由来已久，但它并非没有受到过挑战。从20世纪80年代开始，一些学者对几个世纪以来有关鼠疫的明确认知提出了疑问，指出黑死病可能是由炭疽病或一种致命的出血热引起的。之后，分子遗传学研究表明，一种类似于今天瘟疫致病菌的病原体，在查士丁尼瘟疫和黑死病流行期间也起着重要（但不是唯一）的作用。

新的研究方法也引发了一些其他的争论。黑死病源自何处？如何产生？中世纪后期的气候变化对疾病的暴发是否有影响？如何解释1350年至1650年间欧洲瘟疫周期性的死灰复燃，几十年后又几乎完全消失的现象？黑死病与20世纪初导致数百万人死亡的疾病大流行有什么联系？最近的调查更充分地考虑了欧洲以外的社会背景，以及如何从更广阔的欧洲大陆和全球历史的视野认识黑死病及其产生的后果。

病原学及早期历史

鼠疫耶尔森菌是以亚历山大·耶尔森的名字命名的，他是最早用显微镜发现鼠疫杆菌的科学家之一。研究人员将鼠疫耶尔森菌归类为肠道细菌科的一种芽孢杆菌。从进化的角度来说，它是一种相对新型的菌种。

大约 3 万年前，鼠疫杆菌从假结核耶尔森菌（一种能引起轻度胃病的食源性致病菌）中分化出来。大约 6000 年前，它已经进化成为一种寄生物，存活在寄生于啮齿类动物的各种跳蚤体内，这些啮齿类动物包括沙土鼠、草原犬鼠、土拨鼠和老鼠。当跳蚤成为细菌向哺乳动物传播的媒介时，鼠疫耶尔森菌获得了一种特性——能在跳蚤体内生存并通过跳蚤取食行为传播。这种细菌还生成了一种策略，足以应对哺乳动物宿主的自身免疫系统，并保障其在血液中快速繁殖。它的传播可能通过跳蚤叮咬、吃下受污染的食物或被已感染动物（包括从野生啮齿类动物感染瘟疫的家养宠物）抓伤和咬伤而发生。鼠疫杆菌能在土壤中长期存活，因此大量啮齿类动物种群在地下洞穴中维持其细菌库。一些研究人员认为这种细菌可以在土壤、阿米巴虫、孢子或包囊中存活多年。未来的研究也许会揭示，鼠疫的持久性是由土壤和动物共同促成的。总之，鼠疫成因复杂，主要涉及人类以外的动物，人类感染是其持续存在的偶发现象。

当鼠疫杆菌进入人体时，淋巴系统会将细菌排入淋巴结，引起颈部、腋窝和腹股沟出现典型的疼痛性肿胀（淋巴结炎）。现在，使用链霉素等抗生素很容易治愈鼠疫，但是如果感染者没有得到适当的医疗护理，通常 3 至 5 天就会死亡。鼠疫杆菌还会进入血液，引起败血性鼠疫，或者进入肺部，导致肺鼠疫。这些疾病如果不加以治疗，几乎都会导致病人在 48 小时内死亡。肺部感染的途径尤其具有传染性，因为细菌可以通过咳嗽或吐痰产生的飞沫在人与人之间迅速传播。在 20 世纪中叶，链霉素和其他抗生素被广泛使用之前，没有任何药物能有效地治疗鼠疫。

20 世纪 90 年代末，分子生物学的新发展开始彻底改变科学界关于黑死病病因的争论。1998 年，一个现代鼠疫杆菌样本完成了基因测序。2000 年，研究人员首次分离出了古代鼠疫杆菌样本的脱氧核糖核酸（DNA）。尽管早期的说法存在争议，但大量来自墓穴的证据很快令多数研究人员感到振奋：鼠疫杆菌是导致古代晚期和中世纪晚期人类疫病高死亡率的重要原因。2011年，研究人员从伦敦黑死病死亡者埋葬地采集到的一份样本中，获得了完整的鼠疫杆菌基因组。与现代鼠疫杆菌基因组对比，样本显示鼠疫杆菌在六个世纪的时间里实际上进化得相对缓慢。伦敦黑死病基因组也提供了另一个参考依据，科学家可以据此来分析黑死病发生前后各基因样本之间的差异。很快，从一百多个样本中提取到的数据证明了瘟疫演化过程中的一个"大暴发"：在黑死病之前，鼠疫杆菌的四个变种从一个共同的"祖先"分裂出来，形成之后几个世纪里传播流行的细菌菌株。

鼠疫杆菌遗传差异的发现令人振奋，但依然有重要的问题未能得到解答。例如，在黑死病之前发生的基因分化并未显示细菌在"毒性"上突然增加（即对人类造成更大的伤害）。因此，这种突如其来的分化本身并不能解释为什么瘟疫在黑死病期间蔓延得如此迅速，造成如此之多人类的死亡。另一个问题涉及瘟疫"大暴发"的发生时间：一些推测认为鼠疫杆菌的分化发生在1260年到1300年左右，但也不能排除更早一个世纪的可能性。这一较长的时间跨度增加了将分化原因与其社会、生物或环境因素联系起来的难度。当我们考虑到气候变化在疾病传播过程中可能发挥的作用时，这一点尤其重要。正如下文将讨论的，中世纪晚期剧烈的气候变化显然影响了黑死病的发生，但现有证据又不能证实气候变化通过影响细菌、哺乳动物或中世纪世界的其他方面从而导致了黑死病的发生。

将近七个世纪后的今天，对黑死病的研究已成为历史研究的一个活跃领域。研究范围涵盖对微小DNA片段的检测以及对全球范围内气候长期趋势的分析。最近的学术研究远不止寻求单一的大流行"原因"，它提出了许多问题，促使我们重新考虑中世纪晚期气候、生物学和社会因素之间的关系。

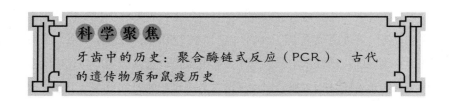

　　检测古代遗传物质样本的研究人员应用了一种最初用于诊断现代疾病感染的技术：聚合酶链式反应（PCR）。这项技术使他们能够分析和比较从几百年甚至几千年前的骨骼中采集到的远古细菌结构。

　　人体内哪里可以找到这样的样本？早期的研究人员把注意力集中在感染者的骨骼上。一些疾病在骨骼上留下了明显的病变痕迹，但黑死病却没有。20世纪90年代后期，法国马赛的一个研究小组设计了一种从牙髓中提取古代遗传物质的方法，该方法保留了较高浓度的鼠疫杆菌遗传物质，适用于聚合酶链式反应分析。

　　聚合酶链式反应能够扩增微小的遗传物质样本，只有这样，研究才能成为可能。从本质上讲，双链脱氧核糖核酸的形状就像一个螺旋梯子。每一级阶梯——也就是核苷酸——都是由一对氨基酸组成的。在试管中，加入溶剂后加热使脱氧核糖核酸的两条长链分开。然后研究人员冷却这些单链，并应用与脱氧核糖核酸上的靶区相对应的引物（单链核酸的短序列）。接着加入一种聚合酶，在引物之间填充核苷酸，构建新的双链。每一次反应都会使全链数加倍；这一过程重复35次，能产生数十亿份目标区域的拷贝。

　　聚合酶链式反应已证实，欧洲的大规模埋葬地里的确有许多死于鼠疫杆菌感染的人。能够证实鼠疫杆菌长期存在的证据日益增多。截至2016年，从西欧到中亚已从18个掩埋地中采集到了完整的鼠疫杆菌基因组序列。

　　聚合酶链式反应还为研究人员检测DNA阶梯形结构上的单级突变即单核苷酸多态性创造了条件。几个世纪以来，通过系统发育分析方法进行的研究发现，这些突变留下了一条进化的轨迹。研究人员可以用类似于编写族谱的方式来推断生物体之间的进化关系。然而，此种推断方式也会被用来估计随着时间的推移其发生突变的频率，并在没有实际证据的情况下推断其相互关系。

系统发育分析使研究人员能够识别出黑死病暴发前鼠疫杆菌的多分枝变种，即其遗传分化成几个分枝。同样的技术也揭示了导致黑死病的细菌菌株与始于19世纪末的大流行病细菌菌株之间惊人的相似之处。尽管某些类型的鼠疫杆菌持续存在于亚洲，但单核苷酸多态性的轨迹表明，14世纪后期或之后，一波鼠疫从西欧重新东移，席卷亚洲。1894年蔓延开的鼠疫杆菌与14世纪40年代末侵袭伦敦的菌株密切相关。

系统发育分析也为今天的公共卫生事业做出了贡献。类似的技术能够帮助研究人员了解流感病毒，并可能有助于开发更有针对性和成效的疫苗。聚合酶链式反应已经成为研究病原体和其他古今DNA不可或缺的工具。

黑死病暴发前的中世纪欧洲

在14世纪中叶由黑死病带来的迅速剧变之前，发生了一些循序渐进但同样重要的变化。从10世纪末开始，欧洲农业受益于持续较为温暖的气候，这是全球气候模式转变的一部分，现在被称为中世纪气候异常期。在将近三个世纪的时间里（大约公元950年至1250年），农民们清理林地，排干沼泽，牧民们把放牧区域扩展到那些以往贫瘠的地区。教会发挥了社会凝聚力的作用，其官方拉丁文化引入了古罗马的法律观念和思想文化。13世纪后期，西欧人口约为6000万至7000万，大约是三个世纪前人口的两倍，接近可用土地和农业技术所能支持的最大人口数量。

在不断增长的城市人口和物质财富的刺激下，欧洲人发现了海外贸易和征服的机会。欧洲人与地中海邻国进行贸易往来，除了各种货物，他们还从阿拉伯学者那里收集并翻译了古希腊及罗马时期的重要文献，阿拉伯学者对这些文献已经研究和阐释了几个世纪。威尼斯、热那亚和佛罗伦萨的商人进入了欧亚贸易体系，马可·波罗用三年时间于1274年完成了从威尼斯到北京的旅程，这标志着横跨欧亚大陆的贸易路线的形成以及欧洲影响力在世界范围内的上升。

仅仅几十年后，情况就完全不同了。1291年，最后一批十字军及其后裔被驱逐出黎凡特（现为黎巴嫩和叙利亚西部）。尽管中亚贸易路线依然完好无损，但战事动荡使意大利与东方的贸易锐减。英法之间爆发了"百年战争"（1337—1453年）。这场断断续续的冲突使大批欧洲人参战，给几代人造成了深远的灾难。继中世纪气候异常期之后，全球气候进入不太稳定的时期，寒冷潮湿的气候造成了欧洲农业危机。最严重的影响发生在1315年之后，一系列的农作物歉收造成了欧洲持续十年的间歇性饥荒。随着持续降雨和田地淹水变得更加频繁，作物产量减少，导致人类和牲畜的食物供应不足。

　　早在黑死病开始之前，气候变化、陆路贸易和欧洲农业模式的共同作用造成了另一个致命的威胁：动物瘟疫（动物病大流行），这可能导致北欧牛类的死亡率接近50%。正如第七章中更详细阐述的，大多数历史学家认为这种疾病是一种牛瘟———一种与麻疹有关的病毒感染，通过空气中的分泌物和飞沫在牛群中传播。从13世纪80年代后期开始，俄罗斯暴发了疫情。1315年后欧洲部分地区也有同样的遭遇。一项关于英国庄园历史记载的研究发现：1319年，庄园主记录的牛类死亡率惊人，平均为60%，再加上收成不佳，使情况变得更糟。牛瘟暴发后，畜群数量经过十年或更长时间仍未恢复，这减少了用于劳作的牲畜以及牛奶和奶酪等产品的供应。

　　1348年，巴黎大学医学院的一位学者写道，"一段时间以来，季节的交替一直都不正常"。而近期的气候研究能够印证这种说法的准确性，并了解到14世纪早期，中世纪世界的方方面面都处于动荡之中。人类因素和非人类因素的显著共同作用使欧洲受到了这场大流行病的巨大冲击。

黑死病及其后果

随着历史学家将新的研究成果纳入他们的阐释，一幅准确记录13、14世纪瘟疫起源和传播的地图正在展开。很有可能在大流行病暴发之前，鼠疫杆菌在中亚的一些地区已经存在了几千年。有一种关于黑死病起因的观点是：从大约13世纪60年代开始，鼠疫杆菌通过喜马拉雅山脉东北部广阔的青海高原附近的啮齿类动物群落向西传播。虽然这一观点是依据部分遗传数据分析得出的，但之后的一项研究引发了对啮齿类动物身上收集到的大量鼠疫杆菌样本的关注，这些啮齿类动物生活在青海高原西北部约1000英里的天山（位于今天的吉尔吉斯斯坦境内）。这些样本数据表明，自古以来，该地区流行着瘟疫，并且有可能是6世纪大流行病的发源地。也有可能在13世纪早期之后的某个时期，天山地区暴发了一场瘟疫，同时向东西方向蔓延。中世纪时期中亚的已知记载中没有关于瘟疫的明确描述，但这种疾病有可能在14世纪30年代早期侵袭了中亚，这与15年后欧洲的遭遇相类似。

虽然关于黑死病起源的各种问题还有待更深入的研究，但有关1340年代末之后大流行在欧亚大陆西部的传播路径，编年史和其他资料有着广泛的共识。鼠疫在1346年抵达黑海东岸后，在几个月内搭载大量的船只进入了热那亚的贸易网，很快到达爱琴海的港口，并很可能同时在陆地上蔓延。可以肯定的是，1347年秋天，瘟疫侵袭了西西里岛上繁忙的港口城市墨西拿之后，在地中海地区迅速传播。瘟疫也在内陆蔓延，1348年夏天到达巴黎和英格兰西南部，1349年冬天到达爱尔兰和伊比利亚半岛这两地的大部分地区。此后，它继续大致按顺时针方向蔓延至斯堪的纳维亚半岛和北欧其他地区，直到1353年其主要影响在俄罗斯减弱消退。在巴黎和伦敦等大城市，疫情持续了一年多时间。农村地区遭受的影响并不亚于城市地区，尽管疫情的到来、高潮和减弱往往在几周内完成。社区间和地区间的传播速度令人震惊：仅仅几年时间，瘟疫就横扫了数千英里，未暴发疫情的地区屈指可数。

研究人员还考虑到了鼠疫引发的死亡率模型在黑死病期间及之后发生转变的社会因素。在欧洲，大部分证据被保存了下来，大约三分之一的人口死于1346年至1352年之间。此后，该地区人口继续萎缩；1400年的人口数量可能只有一个世纪前的一半。早期的编年史作者证实了乔万尼·薄伽丘《十日谈》（约1350年）里的著名叙述"很少有人能被治愈"，而且无论社会地位如何，不分男女老幼，这种疾病都无差别地将他们杀死。然而，一些证据表明，死亡具有一定的选择性，特别是在后期的瘟疫浪潮中。例如，在意大利中部，托斯卡纳和翁布里亚两个城市里留存的遗嘱表明，从14世纪60年代开始，死于疫情的人数逐渐减少，而死亡人数中儿童所占的比例越来越大。看来，反复接触鼠疫并不会引起群体免疫，但是历史学家考虑了可能影响个人或群体免疫能力和易感性的因素。例如，在1310年代后期，动物性食品的广泛缺乏可能造成儿童营养不良，三十年后，这种影响导致了黑死病暴发期间儿童的高死亡率。正如费边·克雷斯波和马修·劳伦兹近期概述的那样，食物供应、气候以及与其他疾病同时感染都会影响人类的免疫反应，并可能解释在整个欧洲所观察到的死亡率模型。

最近受到关注的另一个问题是，中世纪后期及之后，瘟疫在非洲全面蔓延。现存有1348年开罗疫情史料的记载。埃及在15和16世纪初经历了数十次瘟疫暴发。虽然这与瘟疫在整个地中海地区的传播有关，但最近的研究表明，鼠疫杆菌向南深入非洲的时间比过去认为的要早得多。埃塞俄比亚有文字记载了大流行病浪潮，这与15世纪初开始的埃及疫情有关。这种联系依赖于编年史和圣人传记，但是，一些仅存的基因证据仍能将现代采集到的东非鼠疫样本与 15 世纪在中亚传播的一种菌株联系起来。何种迁移模式可能将这些不同时期和地区的瘟疫史联系起来呢？莫妮卡·格林提出，红海是奥斯曼帝国及其竞争对手的贸易门户，16、17 世纪在红海展开的海上贸易竞争将黑海地区与东非联系起来，从而传播了鼠疫杆菌。一些细菌菌株后来通过印度洋贸易和帝国主义扩张进入非洲，瘟疫在非洲的一些环境中一直持续到今天。近期有关鼠疫研究的一个重要发现是，非洲鼠疫的实际情况比过去历史记录所显示的要更加复杂和多层次化。

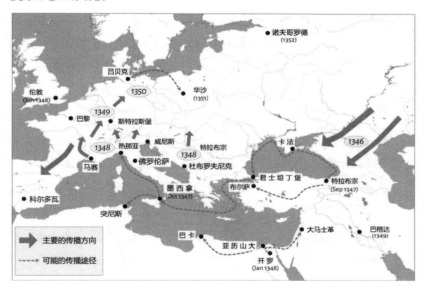

图 1.1　黑死病的传播路径（1346—1352 年）

在 14 世纪 40 年代，一场瘟疫从中亚蔓延到西欧。在通过陆路和水运穿越地中海之后，瘟疫从北部和东部方向席卷了欧洲。正在进行的研究可能会很快帮助我们更好地理解疫情的出现以及它在不同地区的传播。

尽管非洲鼠疫的情况值得进一步研究，但已经很明确的一点是，欧洲等地的许多社区在14世纪末越过了人口临界值，从未恢复到黑死病前的规模。在14世纪50、60年代，死亡的危险和频发的社会动乱抑制了各种经济活动。尽管人口减少，食品和其他商品的价格仍然很高。由于供需关系在14世纪晚些时候才重新恢复，西欧农场主们依靠人数较少的、流动性更强的雇佣农群体勉强维持劳动力和租金收入。应对这一挑战的一种对策是将其中一些不那么肥沃的土地从耕作改为劳动密集程度较低的用途，如牧羊。随着一些地区的工资上涨到黑死病前的两倍以上，出现了另一个应对策略，即通过法律禁止农民提出增加工资的要求。大大小小的农民起义成为14世纪末的标志性事件，其中包括1381年英国农民的一次大起义，地主和农民在变化的人口环境中互相博弈。尽管西欧90%的人口仍在农村，但随着城市中新来者取代了离开岗位的商人和神职人员，进入城市的移民有所增加。总体而言，城市化的过程是有差异的：1500年以前，意大利和西班牙的城市居民比例要么停滞不前，要么下降，而欧洲西北部低地国家的城市人口却明显增加。这种日益增长的城市活力预示着到16世纪末，尼德兰联邦将成为全球海上强国。

　　在整个西欧地区，相对稀缺的劳动力总体上导致了封建关系的削弱，并被更为灵活的土地租赁和佃农制所取代。然而，正如其他地区的例子所表明的那样，人口减少并不总是促进农民的富裕或自治。在尼罗河三角洲，瘟疫像在欧洲一样猛烈来袭，疾病的反复暴发不利于需要密集劳动力的渠道疏浚和堤坝修复，进而破坏了依赖于此的农业系统。斯图亚特·博尔施指出，黑死病之后农民收入降低，到16世纪初奥斯曼统治取代马木留克王朝时，农业生产力还不足14世纪初的一半。尽管进行了政治变革，埃及仍然每隔十年左右暴发一次瘟疫，这种状况持续到19世纪末。欧洲北部易北河以东地区农民的前景也变得暗淡。在那里，地主控制着广阔平原上的大片土地，除了实行农奴制外，农民很少前往城市或拥有其他选择。这些大庄园为其西部的地区供应谷物、木材和其他原材料，确保了贵族的利益和对孤立无助的臣民的严酷奴役。因此，与疾病有关的人口减少在各地产生的影响不尽相同。一系列因素使得部分地区复苏进程缓慢甚至停滞，对欧亚各社区的影响结果截然不同。

瘟疫时代的医学与信仰

大约一个世纪前，《中世纪的衰落》（1924 年）一书中，荷兰历史学家约翰·赫伊津哈描述了中世纪晚期的欧洲，人们饱受痛苦的折磨，徘徊在冒险的庆祝和无声的绝望之间。之后流传的记述，特别是芭芭拉·塔奇曼的《远方之镜：动荡不安的 14 世纪》（1962 年），强化了充满罪恶感和悲观主义的欧洲人的忧郁形象。尽管历史学家呼吁关注这个时代为后来几个世纪所带来的文化成果，但由于与近代更加充满对未来的信心的世俗主义形成反差，如何解读这一成果，依然充满挑战。人们很容易就宗教和医学界对瘟疫的反应有所怀疑，甚至否定。无论是从无数次提到上帝的愤怒，还是从一些社区对犹太人的暴力袭击中，基督教的强势影响显而易见。与抗生素的快速药效相比，中世纪医学的无能，让人们形成执政当局对黑死病和其他一些疾病无能为力的看法。

但这种看法并不能代表 14 世纪面临灾难的欧洲人的观点。与更早的时期相比，1300 年可用的疾病防治资源比以往任何时期都要丰富。在 1200 年左右开始建立的大学里，尽管医学在社会声望和学术地位方面都比不上神学，但这两门学科和法学一样都是高等学科。教会是欧洲最大的雇主，也是修道院以及受过拉丁文教育的官员读写能力培养的主要赞助者。

直到 11 世纪末，在古希腊罗马和中世纪阿拉伯学术的理念经翻译文本引入之前，西方医学一直倾向于实践应用，这一点与神学不同。在意大利南部城市萨莱诺的蒙特卡西诺修道院，大量阿拉伯语的文献被译成拉丁语，其中包括"帕加玛的盖伦"（克劳迪亚斯·盖伦，罗马帝国的一位内科医生，约130—200年）的作品，他在自己的许多著作里改编并发展了希波克拉底学说。尽管盖伦为罗马精英服务，其著作却是用希腊语撰写的，后来才被译成拉丁文，以便于受拉丁语教育的学生和学者阅读使用。12世纪一部名为《医学的微妙艺术》的核心论文集，为一些早期大学的医学课程奠定了基础。12世纪在西班牙城市托莱多，学者们翻译了由波斯哲学家和医生阿维森纳（约980—1037年）用阿拉伯语撰写的《医典》。此书从盖伦、古希腊哲学家亚里士多德（公元前384—前322年）以及其他希腊、罗马和阿拉伯权威人士那里汲取了灵感，是包含广泛医学知识和自然哲学的综合性作品。后世公认的"西方"医学，都源于阿拉伯语资料的翻译或对其理论的实践。

中世纪晚期，欧洲的医生们效仿律师和神学家，把医学这门"艺术"塑造成一门理论严格的学科，既传授生活经验，又传授治疗技术。这门"艺术"经历发展演变，后来被称为"体液医学"，一直到18世纪都主导着医学文化，并在之后继续保持着影响力。体液医学源于有关自然界的古老观念，认为地球上的一切物质都由土壤、空气、火和水组成。人体内有四种相应的体液，即血液、黏液、黄胆汁和黑胆汁，它们决定了人的体质或气质。健康被认为是体液的平衡状态，它与温度、风和季节等外部条件息息相关。食物、饮料和行为也会影响体液，而草药或药水等内服药物则用来协调体液的过多或不足。虽然该医疗体系的核心理念非常简单，但它给予接受拉丁文教育的医生尽情阐述发挥的空间，以满足富裕阶层客户的需求，因为他们赞成以增长学识来获得幸福。

尽管体液医学重视对个体进行仔细的研究，但它在解释个体内或地区间"毒效"的转移现象这一方面还不够完善。疾病被认为反映了个体的体液不平衡，而不是可能由相同潜在原因引起的疾病"病例"。在当时的医学理论中，一些人容易生病而另一些人能够保持健康的原因受到较多关注，而疾病的传播机制受到的关注较少。然而，这并不意味着有关疾病传播的概念被完全忽视。自古以来，学者就认识到有些疾病显然是通过皮肤接触或呼吸传播的，而盖伦的长篇论文中数次提到了疾病的"种子"。瘟疫的暴发通常被解释为是瘴气或空气中的有毒物质引起的结果，这些有毒物质来自未被掩埋的尸体、沼泽或受星体影响而污染的空气。古代地中海地区的疟疾感染很普遍，这也可能为以上观点提供了许多佐证。从希腊罗马学者的角度来看，由于人体的体液平衡或气质的差异，有害气体对其产生的影响不同。由于医生相对缺乏对疾病传染研究的兴趣，而政府官员试图通过控制疾病在地区间的传播来保护公众健康，这有时会导致两者间的冲突。

体液医学强调自然力量对人类生活的影响，而盖伦和他的前辈都不是基督徒，因此，我们可能认为这种医学方法会与基督教信仰产生冲突。但事实上，在中世纪后期，基督教与体液医学和平共处，人们通常认为两者互为补充。流行病就像饥荒或洪水一样，是对信仰的考验，并不断提醒人们要信仰上帝。自然力量，如彗星、热浪或洪水，被看作是上帝所设定的引发灾难的间接因素。尽管神学家强调上帝拥有绝对权威这一教义，但他们也认为，人类的行为和药物并不是全然无用的。一般而言，教会领袖不会劝阻病患服用药物，但他们会告诫人们，品行不端或良心有愧可能导致疾病。在黑死病期间和之后的时期，许多神龛、教堂祭坛画和雕塑描绘了圣母玛利亚的护佑力量。艺术家们描绘了殉道者圣塞巴斯蒂安被利箭穿身，以及圣洛克甘愿饱受黑死病之苦，希望能救赎人类的罪恶。祈祷等仪式能促进精神康宁，就像药物促进身心健康一样；实际上，两者之间没有严格的区别。

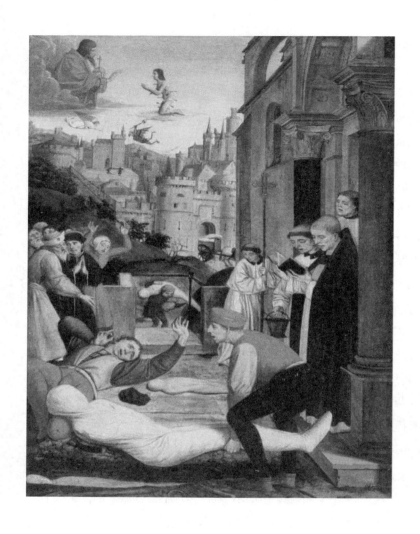

图 1.2 圣塞巴斯蒂安为瘟疫灾民代祷（约 1500 年）

这幅画被认为是约瑟夫·利弗林克斯的作品，呈现了瘟疫的致命现实和当时人们的精神状况。在画面的下半部分，地上排列着长长一列尸体，掘墓人正在把尸体堆放入坟墓，身边是垂死的病人和牧师。画的顶部，被无数利箭穿身的圣塞巴斯蒂安正代表世间的百姓祈求上帝的宽恕。

然而在黑死病盛行的年代，宗教权威受到了挑战。这场灾难让一些基督徒做出极端反应。许多目击者称，"背负十字架的基督徒"组成了游行队伍，进行忏悔仪式。有的人赤裸上身，用系着金属利器的绳子鞭挞自己。"他们在抽打自己裸露的皮肤，"一位德国史学家这样描写，"直到身体瘀伤肿胀，鲜血如雨点般落下，溅到旁边的墙壁上。"教皇克莱门特六世在他位于阿维尼翁的府邸里愤怒地批判了这种做法，很快就浇灭了欧洲许多地区的基督徒对鞭笞行为的热情。另一些人则把他们的恐惧和愤怒集中在外来者身上，尤其是分散在城市各处的犹太人，早在黑死病发生之前，他们就已成为一些基督徒的怀疑目标。关于犹太人向水井投毒或花钱让别人下毒的指控层出不穷，一些供词是通过酷刑逼供而得到的。尽管克莱门特（在1348年7月和9月）和世俗统治者们提出反对，强调犹太人是无辜的，不应受到伤害，但这些针对犹太人的指控非常普遍，一些市政官员甚至为了寻求证据而通过交易获得犹太人作恶行为的报告。其他地方的执政者，如日耳曼城市科隆的领导人，宣布他们将无视这些谣言，并号召其他人也这样做。但艰难的努力往往付诸东流。在科隆、斯特拉斯堡和欧洲各地，民众的暴乱摧毁了犹太社区，他们杀害成年男性，甚至整个家庭。暴力和迫害揭示了大众观念和精英教化之间长期存在的分歧。

现代早期欧洲的鼠疫、检疫和公共卫生

1350年到1650年间，欧洲几乎完全没能摆脱过瘟疫。尽管瘟疫对人口的影响程度再也没有达到黑死病的水平，但一直到17世纪初，它对人口增长仍保持着轻微而持续的影响。那时大多数大城市的居民在他们的一生中至少经历过一次重大的疫病暴发，不是瘟疫，就是斑疹伤寒或麻疹。

各种研究都探索了瘟疫在欧洲和小亚细亚持续时间如此之长的原因。一些 20 世纪的研究主要关注瘟疫对大城市的影响。像巴黎这样的大都市可能藏匿了长期携带鼠疫杆菌的啮齿类动物种群，并且将鼠疫传播到各条贸易路线上。纽凯·瓦尔里克近期对奥斯曼帝国鼠疫的调查表明，伊斯坦布尔作为瘟疫中心的影响在 16 世纪后期成为帝国首都之后加剧了。然而，近期学者也考虑了在农村或欧洲以外地区的啮齿类动物聚集地造成鼠疫"漫溢"的因素。正如安妮·卡迈克尔所表明的，瑞士阿尔卑斯山北部和南部的官员们都意识到，一些高地上的鼠疫威胁持续存在，类似的鼠疫杆菌至今仍在一些亚洲地区流行。虽然黑死病最初是从意大利和法国港口城市传来的，但此后鼠疫可能从牧民及牲畜与高山土拨鼠接触的地区蔓延开来。里海以西的高地和伊朗西部、伊拉克北部和土耳其东南部的山区也是瘟疫长期流行的地区。另一方面，鲍里斯·施密德等人专注于研究中亚的气候波动，这些波动可能会影响啮齿类动物和跳蚤的数量。一些证据表明，欧洲瘟疫的暴发比其东部地区的疫情滞后几年，而且瘟疫在整个欧洲大陆反复多次出现。这些理论需要进一步的调查，但它们表明，研究已经不仅限于贸易路线和人类活动的范围，还将影响欧亚大陆大部分地区的生态因素纳入其中。

　　在欧洲，很可能不止一种动态因素在起作用，因为各社群面临的瘟疫间歇性暴发虽然有一定的规律，但未能被准确预测过。在地中海和欧洲西北部地区，船舶运输引起的周期性反复感染造成了严重的疫情，这种情况主要集中在大城市。波希米亚和欧洲中部的日耳曼地区的情况则不同，尤其是在 1560 年至 1640 年间，鼠疫暴发一波接着一波，农村地区的死亡率与城市社区一样严重。这些地区的不同疫情状况可能是相互关联的，特别是在 17 世纪早期之后疫情间隔较长的一段时间，但观察者无法建立明确的联系。有时，常规的疫情状况会发生改变，特别是当军队传播疾病以及社会动乱时。1629 年，在三十年战争（1618—1648 年）期间，德意志和法国军队将瘟疫向南传播到意大利城市曼图亚。在接下来的两年时间里，在米兰、威尼斯和一些其他地区，疾病导致数十万意大利人死亡。

不管医生如何建议预防瘴气，执政者通常通过限制活动和控制贸易来应对瘟疫的威胁，尤其是在繁忙的地中海港口。黑死病期间，许多城镇实施了边境管制，但杜布罗夫尼克通常被认为是现行海上检疫系统的先驱。1377 年，这个亚得里亚海东岸的港口开始扣留疑似感染的船只和船员，隔离三十天后才能放行。在接下来几十年里，其他意大利北部城市也纷纷效仿，成立了由当地政治精英和医生领导的卫生委员会。多地当局最终规定强制隔离期为四十天，这是效仿基督教旧约中描述的隔离仪式。

到 17 世纪中叶，意大利半岛已建立了完善的信息网络，监测亚得里亚海和地中海的贸易状况。一旦接到疫病暴发的消息，卫生官员就立即暂停贸易或禁止来自可疑港口的船只靠岸。在一定程度上，贸易伙伴在疾病控制方面的共同利益压倒了相互竞争和政治独立的愿望。举一个重要例子，1652 年，互为竞争对手的佛罗伦萨和热那亚同意调整其检疫程序，建立防疫同盟，并在各主要港口增设一名来自对方城市的代表，以确保检疫公正实施。虽然这种做法没有持续下去，但它促进了国家和国际检疫制度在后来几个世纪的形成。

随着北部港口效仿意大利模式，许多内陆城市也改进了治疗患者和防止疾病传播的策略。到了 16 世纪中叶，大多数规模较大的社区都在围墙外建有一座用于人员隔离的房屋，尤其是隔离那些被认为危及他人健康的穷人。城市领导人会尽可能避免使用这些设施，通常是为了安抚那些惧怕不利传言和贸易损失的商人，但当危险出现时，一系列应对灾难的措施就启动了。公共事务部门征用理发师、担架搬运工和掘墓工；禁止举行大型葬礼和其他集会；公共场所用醋溶液进行消毒；瘟疫患者的财物被熏蒸或焚烧。每条街道都有指定人员监测疾病的传播，有时还要去探望病患。那些可以留在家中的感染者通常被命令自我隔离几周。邻近的城市间要互通消息，不仅包括疫情即将到来的预警，还涉及为有毒或有污染的行业制定的卫生法规，如制革业和屠宰业。

瘟疫的暴发可能是毁灭性的，但由于疫情是间歇性的，领导人得以反思引发流行病的明确诱因。例如，可以确定一年中疫情暴发的时间规律——欧洲大部分地区的疫情暴发时间一般为夏末；更重要的是，他们可以判断哪些社会群体最易受疫情的影响。最早从16世纪30年代开始，德国城市的死亡率统计数据就已能够在几十年内进行纵向比较。自17世纪60年代的英国作家约翰·格朗特开始，这些记录的分析统计精度不断提高。当局发现，与黑死病造成的广泛影响不同，15和16世纪的城市疫情往往集中在较为贫困的社区或郊区。正如后来的一位英国观察家所说，瘟疫占领了城市的"后巷和偏僻区域"。因此，它越来越被视为一个社会问题，而精英们可以将它和乞讨或流浪等社会弊病相提并论，一并抨击。在意大利，这一趋势始于15世纪，当时佛罗伦萨的官员制定了旨在控制穷人流动和遏制疾病的政策。接下来的两个世纪里，在欧洲各地，针对瘟疫和其他疾病的措施与其他的社会政策齐头并进，包括遏制乞讨行为、驱逐流浪者以及对各种社会乱象（如醉酒）进行惩罚。

大多数宗教领袖认为，人们应该尽其所能去抗击瘟疫或者避开瘟疫。随着16世纪基督教统一性的瓦解，新教的宗教运动领袖们对瘟疫带来的危机和痛苦提出了不同看法。德国著名的改革家马丁·路德（1483—1546年）明确支持正统医学。1527年12月，当瘟疫蔓延至其家乡威登伯格时，路德出版了一本题为《人是否应该逃离致命瘟疫》的德语小册子，作品被多次翻译和重印。路德承认疫情中他有逃跑的冲动，但他敦促基督徒履行社会责任，关心邻居。他指出使用药物是一项神圣的职责，并警告道："如果一个人在不伤害邻居的情况下选择不使用药物，就会对自己的身体造成伤害，那就必须三思，以免在上帝眼里被视作自杀。"一代人之后，法国新教徒约翰·加尔文的追随者西奥多·德贝泽也认同履行社会义务的必要性，但强调基督徒应尽可能逃离瘟疫。

随着新教和天主教派别之间的分歧加深，学者们试图在人类能动性和对上帝的信仰之间达到平衡。大多数基督教权威从未拒绝过医学，但天主教的仪式仍在继续。而新教领袖们摒弃了这种做法，他们认为这是对上帝权力和创造自然秩序的仁慈的侮辱。新教关注普通基督徒的负责任行为，鼓励人们在危机时刻求助于世俗的措施。有一些更激进的持异议者，他们对神学和社会的观点不同于其他大多数新教徒和天主教徒，他们拒绝医治，企图完全依靠上帝的力量治愈疾病。在后来的几个世纪里，他们的一些追随者组成分离主义的阿米什人和门诺派社区，继续拒绝疫苗接种等公共卫生措施。

从长期来看，关于鼠疫的控制有助于使国家和帝国政府的权力合法化。1720年，法国南部港口城市马赛发生灾难性疫情，造成数万居民死亡，并引发全欧洲恐慌。这一事件突显了严格检疫的重要性。尽管该港口自14世纪末以来就严格执行检疫程序，但由于商人与当地官员勾结，允许一艘存在疫病感染者的船只在即将到来的贸易博览会开幕前卸货，导致瘟疫突破了防线。随着疫情向北蔓延，蒙彼利埃医学院的一个医生团队赶往该市，但得出的结论却是，疫情不是由传染所致，恶劣的食物和生活条件才是导致疫情的主要原因。市内的医生提出了相反的观点，法国国民政府对此表示同意，随即在马赛和周边地区集结数万军队，组成了一条警戒线。擅闯者被警告后退，否则将面临枪击。为隔离而建造的石墙至今仍点缀着法国乡村。

这不是欧洲历史上最后一次遭受瘟疫袭击（1748 年此种流行病袭击了西西里岛的墨西拿，1771 年袭击了莫斯科），但瘟疫在该地区的影响逐渐减弱，而与之形成对比的是，埃及和黎凡特的疫情一直持续到 19 世纪。历史学家们考虑了可能导致这种差异的各种因素。1770 年后，一条永久性的卫生警戒线阻止了瘟疫通过奥匈帝国和奥斯曼帝国之间的军事边界。这一举措，加上 1665 年以后英国没有出现瘟疫的情况，证实了这一论断：海事检疫和边境管制长期以来产生了重大影响。人类与啮齿类动物之间的相互影响也会随着时间的推移而发生变化，这可能是由于人类的创新成果（如不同的建筑材料），也可能是由于啮齿类种群和生态的变化。研究者从马赛疫情暴发时所挖的集体坟墓中收集到了一些遗传物质，从中得到的证据表明，导致此次瘟疫暴发的鼠疫杆菌菌株是由一种在近四个世纪前黑死病暴发期间在英国传播的菌株直接衍生而来的。这增强了以下可能性：在 18 世纪初鼠疫影响消退之前，鼠疫感染源就持续存在于南欧或西亚。

对于欧洲各国的领导人来说，针对流行病的保护措施突显了有效"监管"的可取性。"监管"（police）是一个源自拉丁语的词汇，最初指完善城市或国家管理的规则和做法。1616 年，德国作家路德维希·冯·霍尼格发表了一篇题为《医学监管》的拉丁语论文，这是政府发挥医学指导作用的最早蓝本之一。霍尼格表达了一种引起人们共鸣的观点，即药物是上帝最伟大和最有用的礼物。作为身体和灵魂的保护者，执法官有权为共同利益而行动，即使这是以牺牲个人自由为代价的。

瘟疫的全球蔓延

历史学家常将黑死病及其长达几个世纪的余波与 19 世纪 90 年代扩散至世界各地港口的"第三次疾病大流行"区分开来。尽管在时间和距离上存在间隔，但这种划分并不是绝对的。对来自多个地区的遗传物质样本分析表明，19 世纪末 20 世纪初扩散范围最为广泛的鼠疫杆菌菌株，均起源自公元 14 世纪 40 年代末在欧洲蔓延的一种菌株。这一证据表明，在横扫欧洲的瘟疫于 1352 年结束后，一种菌株向东传回到中亚，在那里，其他几个鼠疫的疫源地之前就长期存在。从 18 世纪中叶开始，观察者记录了东南亚的疫情。当时，利润可观的铜矿吸引了大量的移民，动物随之迁徙而来，道路也得以建设。数以万计的人死于恶性传染病，这显然包括瘟疫和其他人类及动物疾病。1894 年，瘟疫蔓延到香港这个连接全球海洋商业动脉的枢纽港口。

英国海军自 1841 年的清朝时期就控制了香港岛，1860 年后控制了毗邻九龙半岛的一部分地区。这场瘟疫的暴发为西方人提供了一个观察的机会，并将其与遥远的中世纪建立联系。我们将在第五章中看到，欧洲科学家借助显微镜，从 19 世纪 60 年代开始就明确提出了细菌理论。在香港，对瘟疫原因的研究，是来访的法国、日本和英国研究人员相互竞争的焦点。尽管由北里柴三郎（1853—1931 年）带领的日本研究小组最早发表了研究报告，但是瑞士独立研究员亚历山大·耶尔森（1863—1943 年）成功地分离出了致病微生物，对它进行了更为精确的阐述，并提示人们注意老鼠在此疾病传播中的作用。尽管这些发现振奋人心，但是耶尔森和北里柴三郎都不能从根本上解释细菌是如何在不同动物之间传播的。许多调查人员认为人类和啮齿类动物的排泄物是传播途径之一。1898 年，保罗-路易斯·西蒙德（1858—1947 年），一位在卡拉奇市（现在巴基斯坦境内）进行研究的法国人，首次提出跳蚤或其他寄生虫在啮齿类动物和人类之间传播细菌的假说。但是他的实验结果很难复制，并在接下来的十年时间里一直受到质疑。在印度，情况更是如此。英国于 1858 年正式对印度实行殖民统治。英国的医务人员对所谓的"赤脚印度人"抱有不讲卫生的偏见，认为他们踩在满是粪便的地面上，容易被细菌感染。

鼠疫传播导致的持续混乱让人类付出了高昂的代价。1897 年，在威尼斯举行的一次国际医疗卫生大会上，许多国家通过了一系列监管和检疫措施。这些努力可能遏制了死亡率，但无法阻止疾病的跨洋传播。从东亚驶出的轮船把瘟疫传播到遥远的岛屿和从未有过瘟疫的整个美洲大陆。新的传播地区包括由法国控制的马达加斯加岛，这使得鼠疫在那里的高原啮齿类动物中开始长期存在。忙碌的港口是易感区域，如旧金山、非洲南部的开普敦和巴西的桑托斯港。1900 年至 1908 年，旧金山发生的几起瘟疫导致 113 人死亡。鼠疫暴发加剧了该市占主导地位的白人与集中在唐人街地区的亚洲新移民之间紧张的种族关系。当地官员实施了严厉的隔离措施，直到亚裔居民通过上告联邦法院成功解除了该管控措施。瘟疫还蔓延到内陆，在科罗拉多州和新墨西哥州干旱地区的草原犬鼠和其他啮齿类动物中形成了病菌库。在南美洲，港口城市桑托斯暴发了一次规模相对较小的疫情，但仍造成了当时巴西首都里约热内卢大约 500 人死亡。

印度、南非和东亚的疫情危机

瘟疫的卷土重来和全球蔓延给各帝国统治者及其民众带来了严峻的挑战。对于帝国偏远地区的行政人员来说（特别是在印度），瘟疫不仅危及民众生命，而且损害了以商品自由流通为基础的经济秩序。针对流行病防疫采取的措施表明了这些政府利用公共卫生制度为帝国统治目标服务的意图。

1896年瘟疫蔓延到印度后，造成社会的巨大损失。1914年之前，瘟疫在西部港口城市孟买造成约18万人死亡。到1921年，整个次大陆由瘟疫导致的死亡人数可能已超过1000万人。尽管天花和疟疾也造成了高死亡率，但对英国庞大殖民地的治理造成最严重威胁的还是腺鼠疫。19世纪90年代后期鼠疫杆菌的发现，以及霍乱同样是由细菌引起的这一发现，彻底改变了精英阶层对疫情的认识。至此，疾病的起因被确定来自人体内，而并非不卫生的环境或空气。因此，对于殖民地官员来说，国际上控制瘟疫的压力与他们对印度最大城市的居民进行控制的愿望是一致的。鉴于此，1897年2月，政府授予公共卫生官员几乎无限制的权力来进行房屋搜查和人员隔离，暂停宗教朝圣活动，甚至将贫困印度人的住房夷为平地。在孟买和浦那等城市，瘟疫受害者的房屋被大量喷洒石炭酸溶液进行消毒，同时用大量的石炭酸和水冲洗下水道。在一次人群大规模逃离城市中心的过程中，铁路和公路上的旅客受到检查和拘留。另外，公共卫生官员处理尸体的方式违反了印度传统的丧葬习俗。

英国官员对印度民众的强烈反抗毫无准备。对印度民众来说，当局对他们的侵犯是闻所未闻且毫无道理的。数千人举行暴乱，抗议防疫政策损坏财产、违反种姓制度，或许最重要的是，抗议男检查者脱去妇女的衣服并触摸她们的行为。众多暴力事件包括，1897年6月在浦那市，防治鼠疫委员会的负责人被暗杀；1898年3月，孟买医院遭到愤怒暴徒的袭击。对医院的恐惧还促使许多病人隐瞒自身病情。很快，殖民政府放弃了搜身和强制隔离等最极端的措施。他们转而求助于印度志愿者和军队进行房屋检查，并寻求印度有影响力的中上层阶级的道义支持。殖民地瘟疫防控政策的这种转变标志着西方公共卫生在印度的转折点。20世纪初，许多人试图将科学和卫生的新知识应用于各种社区服务，尽管后来的印度领导人，如莫罕达斯·甘地（1869—1948年），在对西方科学的运用方面并不全盘接受。

在非洲南部，1901年2月瘟疫的出现在英国殖民地开普敦引发了一系列连锁反应，这对该地区的种族隔离历史产生了深远的影响。在瘟疫暴发之前，殖民地官员已经考虑建立居民储备区，这种储备区将便于随时使用非洲黑人劳动力，同时又使他们的住处与白人分隔开。当开普敦的几名码头工人死于瘟疫时，种族意识造成了殖民者对公共卫生和潜在贸易损失的恐惧。1901年3月，根据1883年通过的一项公共卫生法案，殖民地官员下令将6000多名非洲人从开普敦强行迁移到离城镇几英里远的一个污水处理场附近的埃特夫拉格特。起初作为临时安置地的埃特夫拉格特后来成了恩达贝尼镇的所在地。这一事件为20世纪后期统一的南非更加彻底的隔离制度奠定了思想和制度基础。我们将看到，类似的动机影响了其他地区的帝国主义政权，尤其是在20世纪美西战争后美国在加勒比和菲律宾的行政官员们（见第四章）。

1910年11月，当瘟疫袭击中俄边境附近的城市哈尔滨时，公共卫生需求、政治紧张局势和当地条件的共同作用也造成了冲突的发生。显然，这次疫情的暴发与早些时候中国南部的疫情没有直接关系。它的导火索是成千上万的业余捕猎者，由于西伯利亚旱獭毛皮的市场价值急剧增长，他们被吸引到符拉迪沃斯托斯（海参崴）西北部的大草原和山坡上。这些新来者并不知道，旱獭（也被称为土拨鼠）携带着瘟疫细菌，并在该地区稀少的人口中造成持续的小规模暴发的瘟疫。捕猎者们出现了肺炎症状，他们睡在拥挤的宿舍里，疾病在他们中间迅速传播。铁路旅行继而将疾病带到了西南方的哈尔滨、长春和沈阳等城市。在这些地区，1910年11月至1911年2月期间，官方统计的死亡人数将近44000人。

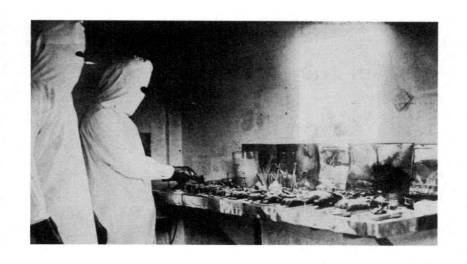

图 1.3　在实验室：寻找感染的老鼠
有关中国东北瘟疫暴发的照片——比如这张 1911 年在哈尔滨拍摄的照片——并不仅仅是为了记录事件。中国官员意在与俄罗斯竞争，希望展示其科学措施应对疫情的优越性。直到今天，穿戴防护外套和面具的形象依然象征着医学界和政界对疫情的干预。20 世纪初在哈尔滨等地的实地调查也巩固了老鼠是危险病原体的携带者这一事实，详见克里斯托斯·林特里斯《民族志瘟疫：中俄边境的疾病》（2016 年）。

　　哈尔滨的抗疫行动是在一位年轻医生伍连德（1879—1960 年）的指导下进行的，他的个人背景使他特别擅长把西方医学运用于环太平洋国家的环境。伍连德出生在马来半岛的英国殖民地槟城，父母都是中国人，他在剑桥大学医学院完成了学业，后来进入中华陆军学院。1910年 12 月，政府官员派遣伍连德前往哈尔滨，在那里他发现了肺鼠疫，并明确了旱獭毛皮的致病作用。在他的指挥下，数百名士兵和警察搜寻病人，监管逃离城市的民众，并将感染者隔离在铁路货车上。因为哈尔滨的冻土无法埋葬尸体，伍连德获得了朝廷的许可，对 2000 多具尸体进行了大规模火化。将尸体付之一炬的圣旨也表明了中国精英阶层采取西方公共卫生措施的决心。此后，伍连德作为瘟疫管理的权威大大提高了中国在国际卫生大会上的声望。1912 年清政府被民国取代后，伍连德领导组织了几家公共卫生机构，并普遍倡导西医。

印度的瘟疫大流行和较小范围的中国东北疫情暴发在规模上有所不同，但它们提供了一个有价值的对比。在这两个地区，当地居民都认为新措施是国家权力的破坏性运用，而不是先进的科学疾病控制战略。在印度，殖民统治者和被殖民者之间本就存在割裂，来自西方的疾病控制措施进一步扩大了受过教育、相对富裕的群体和贫民之间的差距，穷人往往被认为是疾病的源头。隔离病人和消毒措施可能挽救了生命（即使此举的效力难以评估），但这些方案也服务于国家内部和国际外交的各种政治目的。而在中国，与几个世纪前的欧洲一样，公共卫生措施为巩固国家政权提供了必要的措施和方法。

结论

21 世纪，鼠疫病例的地理分布比 14 世纪更加分散。19 世纪 90 年代的疾病大流行将鼠疫杆菌传播到全球各地，包括美国的太平洋沿岸，再从旧金山等港口城市往美国内陆传播。美国每年仍有大约六起疫情，主要发生在西南部的开阔地区，那里生活着大量松鼠和草原犬鼠。鼠疫杆菌广泛存在于啮齿类动物、跳蚤和土壤中，这就使得短期内对鼠疫的根除无法实现。

个别病例通常不构成重大的公共卫生威胁，因为鼠疫感染者可以通过血液检测确定，并用链霉素有效治愈。当人类未能远离通常在啮齿类动物之间传播的鼠疫，且又无法及时进行抗生素治疗时，就会出现例外情况。2010 年以来，瘟疫的影响一直集中在马达加斯加。据世界卫生组织报告，该国每年平均约有 600 个确诊病例，导致数十人死亡。这个大岛屿的大部分区域地广人稀，多山，鼠疫在高原地区的啮齿类动物中流行。当瘟疫蔓延到缺乏有效基础卫生设施或有监狱等封闭设施（这些地方密集的人群与啮齿类动物共同生活）的大城市时，就有可能出现较大规模的疫情暴发。2017 年秋季的一次疫情中有 800 多个病例，研究人员记录了马达加斯加包括首都塔那那利佛在内的大城市里肺鼠疫的蔓延情况。肺鼠疫的快速传播和高死亡率引起了人们对邻近岛屿或非洲大陆暴发更广泛疫情的担忧。

14 世纪后半叶，一些观察家已经注意到贫穷与瘟疫易感性之间的关系，同时欧洲城市管理者将抗疫措施与控制那些边缘化、无秩序或危险人群的做法结合起来。鼠疫的暴发证明，国家采取强制隔离措施，对个人物品进行消毒或销毁，规范各行业的工作，监督体检和丧葬，以及确保人员和货物的安全通行等做法是正确合理的。这些做法是现代国家责任意识的必要组成部分———一个负责任的国家应承担起守卫疆土和守护公民健康的责任。

正如本书后面几章将要探讨的，第三次鼠疫大流行暴发之际，检验医学正开始在一些国家的公共卫生政策中发挥主导作用。较发达地区相对较少的死亡人数与印度的高死亡率之间的巨大反差，揭示了公共卫生方面的不平等，这种不平等在 20 世纪持续扩大。相比之下，在印度，英国采取的强制性防疫措施揭示了殖民统治者和普通城市居民之间在观念上的巨大差距。

瘟疫文化印记的其他方面也历经了几个世纪的发展。瘟疫暴发的显著症状、高死亡率和间歇性特征为流行病及其可能造成的破坏提供了一个范例。疫情浪潮从一个地方传播到另一个地方、在各个社区内起起落落的现象，对 19 世纪的一些观察者来说似乎特别具有启发意义，当时的霍乱暴发就遵循了相似的轨迹。瘟疫的暴发促使人们思考，虽然相关论述大多是从宗教角度展开的，但瘟疫对世俗作家来说也具有深刻的象征意义。例如，在存在主义作家阿尔贝·加缪的小说《鼠疫》（1947年）中，北非的一个城市暴发的疫情，迫使主人公在最终失去理性的世界中寻求生存的意义。

　　瘟疫的暴发往往被认为是一场公共危机，需要集体应对。相比之下，梅毒通常被看作一种由个人不良行为引起的疾病。梅毒的这个特征深刻地影响了西方的个人道德信仰以及社区在性行为监管中的作用。

历史文献：14 世纪欧洲的信仰、理性与瘟疫

现代学者对于中世纪长期存在一种刻板印象：占主导地位的基督教文化阻碍了对黑死病和后来的瘟疫浪潮做出科学或"理性"反应。例如，这一时期的通俗历史表明，中世纪的人们"在他们的神学和科学理念的影响下，变得反应冷漠、听天由命"。相反，现代学者们却强调信仰与医学是彼此互补的。信仰与治愈疾病或阻止疾病传播的努力并不矛盾。当时的陈述往往强调集体罪恶和人性弱点，而非对个人错误行为的惩罚。此外，人们对疾病、医学和信仰之间关系的认识还取决于他们的知识层次和社会背景。

虽然 14 世纪的学者们没有将疾病的传播归因于微生物，但人们通常已觉察到流行病是从一个人或物体传播到另一个人或物体的。如何理解"传染"这一概念取决于一个人的社会阶层和智力水平。最常见的解释是归咎于受污染的空气或毒气，但更具哲学意义的解释将疾病归因于信仰、星体和物质的因素。而这并没有妨碍市政官员关注身体接触在疾病传播中的作用。

《瘟疫防控条例》（意大利皮斯托亚，1348 年）

这些规定颁布于 1348 年，来自佛罗伦萨附近一座人口约为 11000 人的城市。据估计，这个城市有四分之一的人口死于黑死病。欧洲各地的城市议会起草了类似法规来监管旅游和贸易，并管控某些被认为传播污秽或疾病的职业，如屠夫和制革工人。病故者的葬礼仪式也引起极大的关切。值得注意的是，有些条例是在首次通过后再次修正的。

（最初的法令日期为 1348 年 5 月 2 日。）以下是皮斯托亚的一些智者制定并达成一致的法令和规定……关于维持、增进和保护人类健康，使其免受各种各样的瘟疫。由我，公证人西蒙娜·布纳可西书写……

首先，智者规定并下令，皮斯托亚的公民及其区县的居民不得……前往比萨、卢卡或这两个城市所辖的区县，相反，来自这两地的人也禁止进入皮斯托亚市或其区县……皮斯托亚的城门看守人，不得允许从比萨或卢卡及其区县前来或返回皮斯托亚的人进入城门……唯有如此，目前在皮斯托亚市周围地区持续存在的污染物质才不会进入皮斯托亚市民的体内。

（5 月 23 日增加的一项修正案撤销了第一条。）

第一条全部撤销。

第二条，智者已下令，任何人都不得携带……任何用过的布料（包括男女服装和床上用品，无论是亚麻布还是羊毛织物）前往皮斯托亚及其区县。返回皮斯托亚及其区县的公民将被允许携带所穿的亚麻布或羊毛织物服装，另外，行李包裹中还可携带不超过 30 磅的个人衣物……

第三条，智者下令，在病人死后，必须首先把尸体放在木棺中，并把盖子钉好后，才能将尸体从被发现的地方移走，以防止散发臭气；尸体还必须用遮篷、毯子或帘子覆盖……同样地，这些尸体只能放在同一个棺材里，被运到坟墓，否则将受到同样的惩罚。为了确保让市政府官员知悉，皮斯托亚的教区长们有义务向市政要员和其他主要领导者通报本区内的死亡病例……收到这类报告的官员必须立即派人到该地点监督，以确保这些有关葬礼的法规的实施，并问责相关人员（即违反法令的人）……

第四条，为了避免尸体散发恶臭，智者已下令，必须按照皮斯托亚市的标准，将掩埋尸体的坑挖至地下 2.5 布拉恰（约 6 英尺）的深度……

第五条，智者规定并下令，任何前来参加葬礼或埋葬死者的人，除前往埋葬尸体的教堂外，不得与死者尸体或其亲属靠近。此类人员也不得再靠近或进入死者原来居住的房屋，亦不得在此时进入任何其他房屋……

（文本随后又增加了一处修改。可能是在死者的亲友要求下增加的。）

6 月 4 日。当尸体被抬到教堂时，所有随行者都要离开；死者的直系亲属离开的时候，除了他们的配偶和邻居们，以及死者的近亲以外，任何人都不得随行。这些人可以去死者原来居住的房屋，也可以去尸体埋葬地，但不能进入建筑物的其他部分。这里的"邻居"应理解为生活在距离死者生前住所五十臂以内的人……

第十条，为了避免钟声使体弱者感到压抑或恐惧，他们（智者）已经规定并下令，负责皮斯托亚大教堂钟楼的敲钟人和管理员不得为死者的葬礼鸣钟，其他任何人也不被允许这样做……

（以下是另一项修正案，反映了疫情后期做法的变化。）

6 月 4 日修订。埋葬死者时不允许鸣响丧钟，而应口头把人们召集起来进行祈祷……

第十四条，智者规定并下令，屠夫和肉类零售商贩不得在酒馆等场所出售肉类……不得在任何马厩、畜栏和其他会发出恶臭的场所宰杀肉畜，也不能在屠宰后，将其悬挂在有臭味的马厩或其他地方……

第二十二条，为了防止恶臭和腐烂对人造成伤害，从今以后决不允许在皮斯托亚的城墙内从事皮革鞣制工作……

《巴黎医学院报告》（1348 年）

这篇学术评论是在法国国王腓力普六世的授意下完成的，在14 世纪被奉为权威，并被广为翻译和引用。它说明了盖伦派医学是如何结合环境和人体生理学的观点来解释疾病的。精英理论家将黑死病归因于星体融合的影响、由盛行风传播的腐烂，以及个体内部体液之间的作用。结尾段阐述了一种关于医学和信仰的典型态度，这种态度盛行于中世纪后期的许多场合。

据我们看来，不管是过去还是现在，这场瘟疫最根本的一个成因就是天体构造。1345 年 3 月 20 日午后一小时，水瓶座中的三颗行星（土星、火星和木星）发生了一次大会合。这种会合，连同其他早前的行星相连与日食，在我们周围的空气中造成致命的腐败，预示着死亡和饥荒，以及其他次要后果，此处不再赘述。亚里士多德在他的《元素性质的原因》一书中证明了这一事实，他在书中提道，种族灭绝和国家人口减少发生在土星和木星会合的时候，因为随后会发生重大事件，它们的性质取决于会合发生的区域……[被引用的这本书对亚里士多德的著作进行了诠释，今天它被认为是中世纪哲学家大阿尔伯特（约 1200—1280 年）所写的。]

具体过程是，在会合时被腐蚀的大量浊气从地上和水中上升，进而与空气混合，随着从南方吹来的狂风扩散开来。带有浊气的风污染了空气中的物质，而且还在继续。而这种腐坏的空气被吸入人体时，渗透到心脏，腐蚀那里的精神物质和周围的水分，由此所产生的热量破坏了生命力，这就是目前疫情流行的直接原因……最有可能受到这种瘟疫影响的是那些身体又热又潮湿的人，因为他们的身体最容易"腐烂"。以下类型的人群也有较高的染病风险：因未消耗的废物没有被排出，身体被有害体液堵塞的人；生活方式不良、运动过量、性生活过度和洗澡频繁的人；瘦弱、长期忧虑的人；婴儿、妇女和青年；以及体形肥胖而面色红润的人。相反，那些身体干燥，体内废物已被清除的人，如果采取明智和适当的养生方法，受瘟疫侵害的速度会相对缓慢。

我们不能忽视这样一个事实：任何瘟疫都是来自神的旨意，因此我们的建议只能是谦卑地求助于神明。但这并不意味着放弃求医。因为至高无上的神明创造了世间的药物，只有上帝能治愈病人，而他是通过慷慨地提供药物来治病的。至高荣耀的神明应当被称颂，他不吝啬给予帮助，为那些敬畏他的人指明了治愈之路。

《佛罗伦萨的瘟疫描述》（迪·科普·斯蒂芬尼，约1380年）

以下段落节选自《佛罗伦萨编年史》，这份手稿是14世纪佛罗伦萨历史的重要资料。与其他编年史学家一样，斯蒂芬尼强调1348年的瘟疫破坏了公民之间和家庭成员之间的正常联系。有些人试图从高死亡率中获利。他对埋葬习俗的描述可用来与皮斯托亚的《瘟疫防控条例》相比较。

第643条说明。关于佛罗伦萨市的大规模死亡事件。

1348年，佛罗伦萨的城市和周边地区暴发了一场大瘟疫。这场瘟疫是如此肆虐和狂暴，以至于在发生过瘟疫的房子里，照顾病患的健康仆人也死于同样的疾病。几乎没有一个病人能活过第四天。医生和药品都无济于事……恐惧笼罩下，似乎人人都不知所措。当瘟疫降临到一所房屋时，往往没有一个人能幸免于难。死亡的不仅仅是男人和女人，还有动物。狗、猫、鸡、牛、驴和羊出现相同的症状，死于相同的疾病。出现症状而被治愈的几乎没有，或少之又少。

症状通常如下：感染者在大腿与躯干相连处的腹股沟出现肿块；腋

下有小肿胀；突然发烧；吐血和唾液（吐血的人无一幸存）。当瘟疫降临到一所房子时，情况极其可怖，如前文所述，无人幸免。惊慌失措的人们离开房子，逃往他处。镇上的人们逃往乡村。很难找到医生，因为他们和其他人一样也死了……他们从远处检查尿液，鼻子下方戴着有香气的物质。孩子抛弃父亲，丈夫抛弃妻子，妻子抛弃丈夫，兄弟姐妹彼此离弃……许多人孤独地死去，尸体留在床上，直到发臭。邻居们——如果还有的话——闻到臭味，就把他们包在裹尸布里送去埋葬。留下的房屋一直开着门，但是没有人敢碰里面的任何东西，因为那些东西似乎都是有毒的，使用它们的人都会染上这种病。

在每一座教堂，或者说大多数教堂周围，人们挖掘深沟，一直挖到水位线，范围取决于教区的大小。负责处理尸体的人，在死者亡故的当晚背着尸体，扔到沟里，或者他们也可以支付高昂的费用雇人代劳。第二天早晨，如果沟渠里有许多具尸体，他们就用泥土掩盖。然后有更多的尸体被堆放在上面，再掩盖更多的泥土；尸体一层一层地往上叠，就像给千层面涂上一层层奶酪。

贝卡莫提（字面意思是"秃鹫"，这里指负责清运尸体的人）提供的清运服务价格高昂，许多人因此而致富，但也有许多人因此丧命（因为背尸体染病）。有些人只赚了一点钱，就付出了生命的代价。仆人和那些病患护理人员，每天收取 1 至 3 弗洛林（英国旧时价值两先令的硬币，相当于现在的十便士）的费用，而且商品价格也在上涨。病人吃的东西——甜食和糖——价格更是贵得离谱……自从（政府）颁布法令，禁止鸣钟、禁止出售墓葬长凳和限制开支后，牧师们就无法按他们所希望的方式敲钟、出售长凳，也不能大声祷告，因为病人们讨厌听到这些声音，这也让健康的人们感到沮丧。牧师和教士纷纷去为富人们服务，他们得到的报酬很高，都发了财。因此（当局）下令，一个教区的

（神职人员）不得超过规定人数。

《医论》（勃艮第的约翰，约 1365 年）

　　医生根据病人的特征或"气色"推荐药水和糖浆（或药膏）。但最常见的疗法是通过放血（静脉切开术），切开肿块或其他方式来排出有毒或腐败的物质。这篇包含以下内容的论文被认为是一位英国医生写的，在中世纪晚期被广为抄录。除了提供治疗方案外，文章还指出，古代学者的文献虽然很重要，但并不是有关瘟疫的最终权威。

　　我认为，这些瘟疫发病急且突然，病情进展快，所以医治的人不应耽搁；起初的放血治疗一天都不能拖。必须在病人开始发病的一小时里（如能找到医治的人），从病变部位（即发病处）的静脉放血。如果放血不能在一个小时内完成，至少要在六小时内完成，如果这一点还是无法做到，那么在放血得以进行之前，不能让病人进食或饮水……如果拖延到病情确定后再做，当然不会有什么害处，但不能确保挽救病人的生命，因为到那时，坏血已凝结、变稠，几乎无法从静脉流出。

　　如果在静脉切开术后有毒物质再次扩散，则应在同一静脉或从病变部位流出的另一条静脉中重复放血。之后，应服用三到五汤匙按上述方法配制的草药水。（药水的配方中包含了白藓、海绿、洋委陵菜提取物和轮峰菊等植物药材。）如果可用的药水不够，早晚各服一勺，无论是白天（任何时间都可以给药）还是晚上，都要在服用完上述冲剂后再加一勺冲剂。（这种冲剂，也称糖浆，含檀香，一种名为西黄蓍胶的天然树胶和蜜饯玫瑰花瓣。）……据我观察，接受过这种放血治疗的病人，辅以精心照顾，再配合增强心脏功能的药物，都能存活。因此，并非批评过去的权威，而是出于对该疾病的长期经验，我可以大胆地说：如今的医学专家在治疗瘟疫传染病方面比希波克拉底之后的所有医生和医学专家都更有经验，因为除了克拉顿市的希波克拉底经历过短暂的流行病之外，他们没有一个人见识过一种流行性的肆虐。

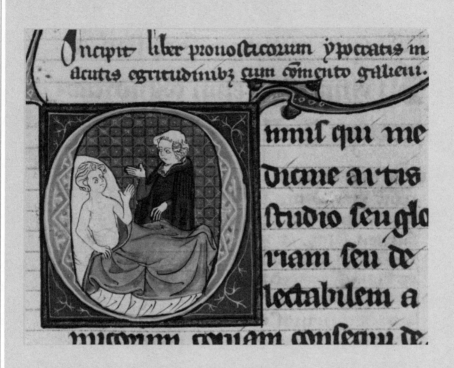

图 1.4　来自中世纪医学词典的细节
这一手稿创作于 14 世纪末的意大利。在中世纪，欧洲的医学理论大多是用拉丁语写的，且很少有人能获得。抄写员们汇编了重要的学者的摘要和选集。关于 14 世纪黑死病的著作在此后的几个世纪里被重新复制和编辑。如图所示，患者和医生之间的对话被认为是诊断的重要方法。医生还会检查患者的尿液，并考虑饮食、行为和环境的影响。

文献解读

1. 列举这些文件中对疾病传播的各种解释。哪些观点是多次出现或含有相同内容的？直接原因（接触、空气）与间接原因有何关系？

2. 你会如何描述宗教信仰与公共卫生实践之间的关系？这些文献对此的观点是一致的还是互相矛盾的？

3. 这些文献推荐的治疗瘟疫的主要方法是什么？基于对人体的普遍认知，为什么这些措施被认为是有效的？

头脑风暴

1. 我们会推测，如果瘟疫治疗没有成功，这将导致人们对宗教或医疗机构失去信心。但实际情况通常并非如此，这一点该如何解释？

2. 14世纪的学者对黑死病的解释援引了多种自然原因。现代对黑死病的解释也是如此，尽管是从截然不同的角度提出。你认为当前和中世纪看待瘟疫和自然界的方式有哪些主要的共同点和不同点？

3. 就像斯蒂芬尼的编年史一样，作者乔万尼·薄伽丘也写过这样一段名句："弟弟被哥哥抛弃，侄子被叔叔抛弃，兄弟被姐妹抛弃，丈夫也常常被妻子抛弃。不仅如此，更让人难以置信的是，父母抛弃自己的孩子，任其受命运摆布，既不照料也不探望，仿佛陌生人一般。"我们该如何评价这样的说法？你认为黑死病在多大程度上摧毁了中世纪欧洲的社会结构？

2

性、性别与名称繁多的梅毒

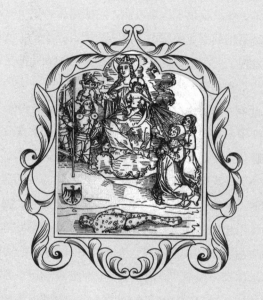

圣母玛利亚和感染梅痘的基督教儿童

这是 1496 年最早探讨"邪恶的法国病"（mala de Franzos）起因和疗法的木刻印刷品扉页。木版画评论了当时发生的事件。1493 年，马克西米利安一世承袭为神圣罗马皇帝。但在意大利爆发的盟军和法国间的战争阻碍了他前往罗马接受教皇加冕。画中描绘了圣母玛利亚为他加冕，这表明他的统治实际上受到了神的认可。中世纪晚期的基督徒认为神的力量是引发疾病和治愈疾病的最终原因。婴儿耶稣的姿态是令人困惑的：它发出的光线是用来治愈虔诚的基督徒还是惩罚马克西米利安一世的对手？

1519年，年轻的德国人文主义学者乌尔里希·冯·胡滕发表了一篇拉丁语文章，其中描述了他所得的一场被其称为"法国病"的疾病。有些人称这种疾病为"了不起的痘痘""那不勒斯病""野性疣"，或直接称其为"梅痘"。据说，1495年秋天，一支由法国士兵和雇佣兵组成的队伍在那不勒斯王国的一次战役解散后，暴发了这一灾祸。自那以后，编年史作家记录了这场疫病，它快速席卷整个欧洲，继而传播到与印度洋贸易相关的亚洲城市。冯·胡滕自己接受了使用汞的痛苦治疗，之后他发现了一种奇异的新疗法：用来自加勒比海异国岛屿的愈创木脂制成的药水和药膏。

胡滕对此有一段生动的描述：患者早期要忍受如橡子般大小的墨绿色脓包和疖子，有灼烧感，还会渗出令人作呕的恶臭分泌物。和许多人一样，胡滕认为，这场疾病是土星和木星相会的恶果，且疾病几年来通过污染的空气或人体接触传播。他认为，疾病的早期症状暴发之后，势头有所减弱，臭味也在减少，疥疮也不再那么顽固，但是它的毒液仍然会侵入人体引起许多病痛。胡滕称，这种"法国病"基本上是通过性传播的。他警告大众要提防女性。正如他在1536年出版的一本著作的英译本中所描述的：梅痘"就潜伏在她们的私密之处，那些地方长满了饱含毒液的疥疮，对你们这些不知情的人来说是极其危险的"。

在医学史学家看来，胡滕的回忆录是最早出版的梅痘患者自述文章之一。除了称赞愈创木脂疗法外，胡滕还提出了两种贯穿梅痘发展史的观点（本书下文将介绍）以及可称作梅痘后代的疾病：梅毒。胡滕提出的第一个观点是：这种疾病的症状在几年后减弱，并引起不同的症状。许多与冯·胡滕同时代的人也认为，梅痘将从一种形式转换为另一种形式，有时会伪装成其他疾病。几个世纪以后，加拿大著名医生威廉·奥斯勒称梅毒为"最强大的模仿者"，因为梅毒的临床症状与许多其他疾病相似。其次，胡滕告诫人们性行为的危险性，尤其是对于那些可能无意中被女性传染的男性。他的谨慎反映了现代早期欧洲文化中普遍存在的对性的担忧，同时也揭示了在那个时代及现代的很长一段时间内，男性在性关系中的特权地位。

瘟疫引发了人们对自身罪恶的反思和对忏悔的呼吁；梅痘引起人们对不道德行为和污秽的反思。在欧洲，到 17 世纪初，这种思维模式就已经牢固确立，当时的诗人和剧作家利用性、疾病和隐瞒行为之间的戏剧性关系进行创作。在欧洲人与非西方民族及"梅痘"不期而遇的同时，道德和科学观念的相互交织一直持续到 20 世纪。

梅痘的病原学和"哥伦布交流"

自 1495 年疾病的警报拉响后，观察者们对梅痘的起源争论不休。起初它名称繁多，法国人称之为"那不勒斯病"，德国人称之为"法国病"，日本人称之为"唐疮"，这些名称都反映出各国急于将这种疾病贴上外来物标签的现象。在把性与污秽联系在一起的早期叙述中，1526 年，西班牙历史学家冈萨洛·费尔南德斯·德·奥维耶多提出了一种观点：这种疾病是在 1494 年由克里斯托弗·哥伦布进行大西洋航行时带领的水手传播至那不勒斯市的。这种说法一直存在，尤其盛行于那些从欧洲与世界其他地区关系的角度来看待这个问题的历史学家中。据著名历史学家阿尔弗雷德·克罗斯比的说法，梅痘的到来是"哥伦布交流"的一个例证，是欧洲人与几千年来与世隔绝的人群接触的生态后果。

现在看来，欧洲的梅痘暴发不能简单地解释为疾病从一个大陆传播到另一个大陆。这个有趣的谜团始于一组密切相关的病原体，称为梅毒螺旋体，其中包括导致梅毒这种性病的病原体。梅毒螺旋体得名于其螺旋式的形状。人类接触梅毒螺旋体已经长达几千年，甚至更长的时间——从非洲狒狒和大猩猩身上也提取到了类似病原体。许多病原体都有向外伸出的尾巴或鞭毛。然而，梅毒螺旋体鞭毛在一层薄膜下环绕着主体。实际上，梅毒螺旋体就像钻入组织的螺旋钻。

梅毒螺旋体具有高运动性。它自身的移动能力，尤其是穿透各种组织的能力，有助于解释今天观察到的以及历史资料中记录的许多感染症状。在性病梅毒病例中，被鉴定为梅毒螺旋体变体的亚种梅毒螺旋体通常通过生殖器接触进入人体，并留下一个硬边病变，称为下疳。目前为止还无法证实16世纪盛行的梅痘通过空气传播的说法。现在可以通过青霉素治愈梅毒，但如果不治疗，细菌可以转移到人体的任何部位：通过肠壁黏膜，穿过保护胎儿的胎盘（引起先天性梅毒），甚至进入大脑。在大多数情况下，最初的下疳会消失，但几周后可能会出现覆盖全身的皮疹。之后，梅毒进入潜伏期，通常是永久性的。数年后，大约三分之一未经治疗的患者最终病情发展为晚期或三期梅毒，并面临诸如内部器官损伤和骨骼畸形的重症——包括鼻梁塌陷和形成梅毒瘤硬结节，还会造成大脑和神经系统损害，导致失忆、失明甚至局部瘫痪。最严重的神经损害，即麻痹性痴呆，会导致患者情绪化或精神分裂行为，在可靠的治疗手段尚未被发现的年代里这往往是致命的。

尽管在现代梅毒的临床治疗方法相对明确，但研究人员依然对亚种梅毒螺旋体与其他梅毒螺旋体亚种的关系以及由它们引起的疾病感到困惑。这些疾病包括：由梅毒螺旋体亚种雅司螺旋体引起的雅司病（通常在非洲和亚洲热带地区的儿童中通过皮肤接触传播），以及由苍白密螺旋体地方亚种引起的非性病性梅毒（目前仅在非洲和中东的干旱地区流行）。雅司病和非性病性梅毒的症状可能与梅毒的症状重叠——都会引起皮肤损伤，并可能导致骨骼或软骨损伤。研究人员指出，如同梅毒一样，雅司病可能会通过母体先天遗传给孩子。但是，梅毒是唯一主要通过性传播的螺旋体感染疾病。

由于梅毒螺旋体很脆弱，研究人员几乎没能成功地从古代遗迹中分离出可用的 DNA。但是，他们利用其他考古学证据探索了欧洲梅痘如何进化成现今已区分出的密螺旋体相关疾病。美洲发现的人类头骨和股骨的病变表明，在欧洲人越过大西洋到达美洲之前，许多当地人已受到密螺旋体感染。克罗斯比等人把这看作是对哥伦布假说的证实。据说，欧洲人在 15 世纪 90 年代早期遇到加勒比人时，可能接触了与雅司病相关的病原体。大概是因为繁琐的欧洲服装使人几乎无法随意接触，性传播成为主要传播途径。但是，并非所有人都认可这种说法。尽管与美洲相比，欧亚大陆上来源于密螺旋体感染骨骼的证据很少，但一些研究人员称梅毒起源于古代时期的非性病性梅毒，一种或不止一种螺旋体感染可能在欧洲或北非早已流行了几个世纪。此外，尽管 15 世纪 90 年代的文本证据显示了一场流行病剧烈的暴发，但其对梅痘的提及可能更多地反映出对旧疾病的关注，而非新疾病的产生。

来自近期梅毒螺旋体样本的遗传数据（与第一章中讨论的古代瘟疫遗传物质相比）使我们对梅毒螺旋体感染的演变过程更加清楚，但这一证据并没有给出这一问题的明确答案。一项研究对比了二十个梅毒螺旋体分离物样本的基因序列，以估算梅毒螺旋体的进化速率。结果表明，梅毒螺旋体的进化相对缓慢，而梅毒螺旋体亚种苍白球菌大约在五千到一万六千五百年前就出现了，远远早于哥伦布的大西洋航行。其他研究表明，除遗传因素外，其他因素也影响着梅毒和雅司病的不同表现。整个基因组序列显示，梅毒螺旋体亚种苍白球菌（性病梅毒）和雅司病亚种有大约 99.8% 的相同遗传物质。研究人员还收集到了中间菌株的样本，它们所引发的疾病可能受到气候、人类宿主年龄和身体受感染概率带来的影响。这些影响因素也适用于15世纪晚期：环境的变化正如病原体基因特征的改变一样，可能影响某种新型疾病的传播。

变量的繁多以及古代遗传物质样本的缺乏，为解释梅毒螺旋体或疾病的演变过程增加了难度。但是，跨学科探索性研究工作已经重塑了对历史上梅毒感染的宏观看法。这些疾病通常伴随着世界各地人类社会的发展。在大多数情况下，它们并非通过性接触传播或与其他不洁的行为相关。在15世纪后期，一种与雅司病或非性病性梅毒相关的病原体从加勒比海传到了伊比利亚半岛，沿着来自北非或西亚的贸易路线进入欧洲，几个世纪以后在欧洲的传播更为广泛。无论如何，欧洲各地之间紧密的贸易往来和日益城市化的社会环境为这种恶性疾病的迅速蔓延提供了沃土。之后，随着欧洲的探险家、士兵和传教士环游世界，他们在传播这种疾病的同时，也散播了梅毒主要通过性接触传播的观念。

16世纪的梅疮与现代梅毒之间的关系如何呢？早期的历史学家倾向于认为这是同一种疾病，但是明确的回顾性诊断困难重重。16世纪的报告指出，梅疮会突然大规模暴发，然后逐渐减弱，这与遗传数据所显示的梅毒螺旋体进化极其缓慢的事实并不相符。另外，如今观察到的梅毒和其他梅毒螺旋体感染的症状因人而异，并且在患病个体的一生中也有变化。当然，这在更遥远的过去也是如此，特别是由于现代早期医学专家所依赖的疾病理念与当今指导研究的理论有根本的不同。直到19世纪初，梅毒、淋病和其他生殖器感染疾病之间都没有明确的区分，这意味着，当时所说的梅疮包含了后来的临床医生所区分的各种不同疾病。由于各种原因，我们探究梅疮和梅毒的历史虽然是持续不断的，但并非没有断层。就像乌尔里希·冯·胡滕所认为的那样，五个世纪以来，这种疾病无论用什么名称，对我们来说都是一个不断变化的攻克目标。

文艺复兴时期关于传染病及治疗的辩论

梅毒的暴发给欧洲的医生带来了一个难题。除了治病救人外，医生们还深受人文主义的影响，试图从浩如烟海的古代文献中获得解答以革新欧洲文化。正如当时的知识分子效仿古典作家——如罗马参议员西塞罗或诗人奥维德一样，博学多才的医生们运用起源于一千多年前的原理和方法。他们这样做不仅是为了改善对病人的治疗方法，还为了确立医学作为一门博学学科在大学和政府官员心目中的崇高地位。

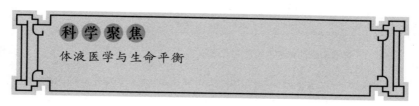

科学聚焦

体液医学与生命平衡

体液医学（有时被称为"盖伦医学"，以它最著名的创造者命名）经常在与19世纪中叶之后盛行的科学医学的比较中处于下风。然而纵观历史，它获得了惊人的成功。从古希腊时期至18世纪的两千多年里，体液学说为西方和中东的解剖学、生理学和病理学提供了理论框架。体液医学非常直观但有时又极其复杂，为医学和大众的健康及疾病理念奠定了基础。

体液学说没有明确的起止时间，从希波克拉底著作中首次清晰的表述开始，它是相关概念和实践的松散拼凑，后来的理论家对它不断进行了调整。如第一章所述，其核心是四个具有不同身体功能的体液概念：血液、黏液、黄胆汁和黑胆汁（图2.1）。古代的理论家认为，体液是食物在胃和肝脏中"调配"后分离产生的四种液体。体液与物质的四种基本形式（土、气、火和水）相对应，进而又与每种物质中占主导地位的特质相对应。

医生将体液和其特质的理论框架应用于他们对身体内各个器官的观察，以及对一个人整体气质或气色的观察。由于体液在不同人体内的比例不同，并且随着各种因素的变化而变化，所以关于它们在人体内作用的理论非常复杂。

从广义上讲，一个人体液的平衡及特质被认为是个性或易患某些疾病的关键因素。例如，"血液质"的人，血液占主导地位，倾向于健康和快乐。"黏液质"的人，黏液占主导地位，黏性液体使他们行动迟缓，易患因致病物质滞留而引起的疾病。这也解释了男女之间的差异，从而强化了关于性别更广泛的假设。男性被认为天生就更乐观，更有朝气，他们身体的"自然热量"使之能够排出或化解杂质。女性被认为相对镇定、冷静且保守。基于这个原因，人们认为，女性生理成熟后，身体需要周期性地通过月经排出体内废弃的物质。

人类可以通过选择"非自然"的生活方式来影响他们体液的平衡，包括睡眠、饮食、运动和性行为。观察者们还认为，遗传会改变一个人的体质。

体液	综合基础特质	元素	体液	综合基础特质	元素
血液	湿热	气	黄胆汁	干热	火
黏液	湿寒	水	黑胆汁	干冷	土

图 2.1　体液学说的体液、特质和元素

这种对内在动态条件的关注也影响了对正常状态和病理状态的常规判断。在古希腊语中"健康"意为平衡，即体液的平衡，而疾病则是由于体液不调，即体液整体失去平衡或某个器官发生功能障碍。尽管学者们认识到外力（如腐臭味或热量）会影响人体，但他们仍强调内在因素的重要性。学者为各种疾病命名（或为他们理解的疾病病理状态命名，如"发烧"），但没有划分疾病之间的严格界限。他们不认为外力会在不同人体内引起相同的疾病。举两个简单的例子，一次发烧可能会因个人情况而从相对温和的状态发展为"瘟疫性"的程度；一个人得了"某种肺病"，但并不像其他得类似疾病的人那样会传染。这种对病理的个体化理解也适用于梅痘。尽管一些学者推测有些小颗粒物质可能会引发这种疾病，但人们一致认为，人体内的状况对个体健康或疾病起着决定性作用。学者并没有把疾病归因于微小的侵入性生物。

体液学说理论框架的灵活性给博学的医生提供了极大的空间，他们可以根据特定情况诊断疾病和提供处方。治疗的主要原则是"逆向疗法"。医生们试图通过清除多余或腐败的物质并补充缺乏的物质来保持体液平衡。诸如切开静脉放血、催吐和排汗之类的方法可以清除多余的物质。类似的方法也适用于局部皮肤病。例如，刺破疖子的疗法，需要在刺破皮肤前把毒素引到体表。食物和滋补品可以补充缺乏的体液。医生们能够识别出草药和其他药物的性质，以明示哪些药物可以与体液失衡相互抵消。例如，在16世纪，用来自美洲的愈创木制成的药水是重要的治疗药物。医生们将愈创木脂对梅痘的明显疗效归因于木材温暖干燥的特性，它能够去除积聚在脓疱和疼痛关节处有寒气的有害物质。

尽管体液理论的具体实践方法不再影响现代医学，但它的理念遗留至今。任何声称能清除毒素或体内杂质的膳食补充剂或药物，在某种程度上都需归功于这些古老的概念。平衡，无论是对于人体还是整个生态，都仍是当今社会衡量健康的重要因素之一。

正如第一章所讨论的，医生们忠于盖伦及其继任者阿维森纳的著作中的观点，后者在《医典》中综合了盖伦医学和亚里士多德的哲学方法，在中世纪后期受到极大的赞誉。医生们认为，至少在理论上，所有重大疾病都在古代被讨论过。然而，梅痘这种看似新型、独特的疾病的突然出现，引发了关于希腊、罗马和阿拉伯医学方法各自优点的争论。在15世纪90年代，一些欧洲宫廷和大学的医生就梅痘特性和本质的假说进行了辩论。例如，古希腊医学的主要支持者，费拉拉大学的一位名叫尼科洛·列奥尼切罗（1428—1524年）的教授认为，在希波克拉底的《流行病》一书中，在关于"夏季疾病"的讨论中有对梅痘的描述。列奥尼切罗否定了一些学者的说法，即古罗马自然历史学家老普林尼（公元前79—前23年）曾描述过梅痘。列奥尼切罗引用了希波克拉底的观点，而不是后来的罗马作家的观点，最早为梅痘的起源做出了解释，这也使古希腊语作为解释自然界的最佳工具的地位受到了打击。

大城市致力于控制梅痘的传播和治疗病症。特别是在城市贫困问题日益严重的意大利和德国，梅痘的突然降临和令人担忧的持续传播加剧了精英阶层的恐惧。街道上的病人使行人极度惊恐；由于人们认为恶臭的空气和身体接触都能传播疾病，病人散发的臭气和他们的外表一样可怕。观察者有时认为治疗梅痘的方法类似于麻风病，因为两者的症状类似，而且人们认为两种疾病的病患都有强烈的性欲。在许多社区，第一批为梅痘患者搭建的临时庇护所正是修建在前几个世纪中麻风病患者被放逐的地方。

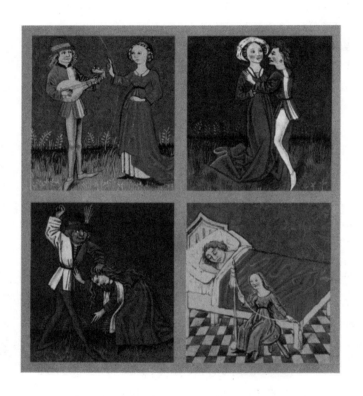

图 2.2　日常生活中的四种体液
这张 15 世纪后期的插图是舒尔茨·柯戴的作品，这是纽伦堡市一对富裕夫妇委托其创作的手稿。描绘了几个世纪以来人们对体液及人格类型的普遍理解。左上图：黏液质的人倾向于沉思和艺术；右上图：血液质的人充满活力和情欲；左下图：黄胆汁质的人情绪易怒；右下图：黑胆汁质的人昏昏欲睡而意志消沉。

随着梅痘的长期影响变得越来越明显，城市兴建了更加正规的机构，主要用于治疗梅痘。1515年，教皇利奥十世批准在罗马建立一家名为圣贾科莫的大型医院，收治患有"不治之症"（即梅痘）的穷苦大众。在一个由虔诚的天主教徒组成的名为"神圣之爱"的组织的领导下，意大利的其他城市要么建立独立的梅痘治疗点，要么在现有设施中设立专门病房。尽管梅痘被称为"不治之症"，但仍有成千上万的患者在接受治疗并进行不超过四十天的隔离后离开。德国城镇的情况也大致如此，当地政府在1530年之前建立了许多医疗机构。在受新教宗教改革影响的一些社区，例如苏黎世和斯特拉斯堡，修道院的关闭为救济穷人和实施医疗保健计划提供了资金。这些措施很重要，因为梅痘与鼠疫不同，它是一种长期的慢性疾病，治疗费用超出了许多个人和家庭的承受能力。

盖伦医学并未严格区分"护理"和"治愈"的概念，但其尝试用药物治疗梅痘的方法超越了中世纪医院通常采用的健康饮食和确保休息的治疗方案。最初，很多医生用含有汞化合物的软膏治疗梅痘，如朱砂（硫化汞）或甘汞（氯化汞）。这些药物的药效很强，但毒性比汞低，并且在欧洲和亚洲的医学界都有悠久的历史。早在公元前2世纪，中国就有用含汞配方治疗皮肤疾病的药方。一千多年后的公元11世纪，阿维森纳将氯化汞化合物用作治疗疥疮、慢性瘙痒，以及灭除虱子和虱卵的局部用药。欧洲的研究人员建议用加热类似药膏的方法来治疗麻风病：加热药膏会使汞蒸发，以便被吸入体内。16世纪初，梅痘患者将含汞药膏涂在皮肤上，并把汞化合物倒入热锅，吸入蒸发起来的雾气。这些治疗的目的大致相同：通过大量出汗、流涎和呕吐来去除皮肤表面的病变或清除体内的有害物质。

众所周知，汞治疗有风险且极其痛苦。过量使用汞元素会导致口腔溃疡、牙龈萎缩、牙齿掉落，甚至造成脑损伤。因此，当有人从印度群岛带回更温和的治疗方法的消息传到南欧时，人们对此抱有极大兴趣。这一消息如此吸引人，以至于1517年，神圣罗马帝国皇帝马克西米利安一世派遣几名医生前往西班牙进行实地调查。他们的著作加上紧接着的乌尔里希·冯·胡滕的论文，是第一批出版的关于愈创木的记述，这种植物也被称为"神圣之木"或"生命之木"。正如后来有人描述的，愈创木的治疗要持续至少四到六周，需要几磅木材。方法是将新鲜的愈创木刨花煮数小时，患者定时饮用煮出的药水，服后静坐，大量排汗。患者还从沸腾的液体中撇出浮沫，直接涂在脓疱上。

起初，愈创木脂疗法不属于正统医学的范畴，但是接受拉丁文教育的医生和植物学家很快就找到了证明其效用的方法。由于愈创木的木质硬，颜色深，通常被认为是乌木的一种，古人曾建议将乌木用于治疗眼疾和长期溃疡。医生们也（有点武断地）确定了愈创木温暖和干燥的性质。因此，根据盖伦医学"逆向疗法"的逻辑，愈创木脂不仅能治疗梅痘，还能抵御关节炎或痛风等"寒性"疾病。医生们很快就把他们使用愈创木的明智做法，与那些没有学识的治疗师提供的汞疗法区分开来，声称后者实行的是一种错误的野蛮疗法。随着时间的推移，愈创木作为来自新世界的产品和梅痘联系在一起，尽管正如我们所了解的，愈创木在奥维耶多等人宣称这种疾病起源于美洲之前就已经开始使用了。尤其是对于那些强调上帝仁慈的学者来说，疾病和治疗方法从同一个地方产生似乎是合情合理的。

但是，并非所有人都认可愈创木脂的效用。关于这一话题的争论引发了一些理论探讨，这些探讨是关于传染病的性质和古代医学对此的解释能力。维罗纳的吉罗拉莫·弗拉卡斯托罗（约1478—1553年）和法师德奥弗拉斯特·霍恩海姆（1493—1541年）两位理论家截然不同的观点提供了典型的例证。弗拉卡斯托罗是一位具有广泛人文主义兴趣的医生。1530年，他出版了一首具有古典史诗风格的拉丁文长诗，名为《梅毒，或称法国病》。诗中他用虚幻的叙述将梅痘描述为太阳神阿波罗对叛逆的牧羊人的惩罚。在为了满足一个赞助人而添加的最后一段诗中，弗拉卡斯托罗描述了一种神奇的、有治疗作用的木材，那是探险家从遥远的岛屿上带回欧洲的。这种神秘的结尾显然是指愈创木脂来自印度群岛，但是弗拉卡斯托罗没有暗示欧洲梅痘起源于国外。在人文主义圈中，这首诗因其文学价值为弗拉卡斯托罗赢得了赞誉；这部作品还引入了"梅毒"一词，18世纪后期的医生将这个词应用于这种疾病。

1546年，弗拉卡斯托罗发表了一篇更为严谨的论文《论传染》，用他在整个自然界中感知到的无形力量来解释疾病的传播。指南针指向磁极，铁向磁铁移动，腐烂会在苹果间蔓延——弗拉卡斯托罗相信上述这些都是吸引力或"同化"的例子，类似于疾病的传播。同化使疾病以多种方式传播：通过接触，或通过被称为"媒介物"（拉丁语，意为"树"）的颗粒，甚至可以远距离传播。弗拉卡斯托罗认为梅痘和鼠疫都是通过媒介物传播的疾病，而且媒介物可以长期保持传染性。他认为，梅痘的传染媒介，或称"小种子"，产生了脓疱和变形的梅毒瘤中的污物和脓液。与胡滕相似，弗拉卡斯托罗认为梅痘的产生最初有星象上的原因，另外他认为随着时间的推移，这种疾病正在减弱，就像衰老的动物或人类。在治疗方面，弗拉卡斯托罗并不反对使用汞，但他称赞了愈创木的温暖和干燥效果，并提供了他自己的治疗版本说明。对几个世纪后的读者而言，弗拉卡斯托罗关于"小种子"的讨论似乎是对细菌理论一次具有先见之明的表述。实际上，正如维维安·纳顿所说，弗拉卡斯托罗像其他人文主义者一样，向古代人寻求灵感，当时还有一些其他学者与他的观点有很多共同之处。

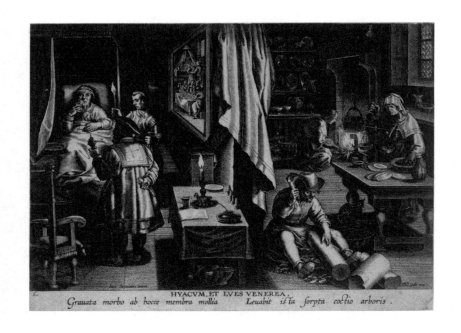

HYACVM, ET LVES VENEREA.
Grauata morbo ab hocce membra mollia Leuabit istta sorpta coctio arboris.

图 2.3　愈创木脂治疗梅痘（约 1570 年）

这幅 P. 加勒和简·范德斯特雷特的版画作品，把两个或两个以上地点发生的事情结合到了一幅画作中。右侧，几个人将愈创木树皮切碎、称重，并用小火炖煮。左侧，患者正在仆人和外科医生的看护下服用愈创木脂药水。病人病床边墙上挂着的画描绘了狂欢和私通，这间接暗示了梅痘与纵欲之间的联系。

德奥弗拉斯特·霍恩海姆却并不认同，他也被称为帕拉塞尔苏斯（约 1493—1541 年）。他在 15 世纪 20、30 年代旅居于德国南部和瑞士的一些城市时，引起了轩然大波。他的言行惹恼了博学的精英们。帕拉塞尔苏斯用德语而不是拉丁语授课和写作，毫不留情地否定了古代医学权威的观点，并谴责任何与他观点相左的人。他的攻击目标包括天主教治疗仪式和圣徒，这使得一些人将他与宗教改革家马丁·路德联系在一起。帕拉塞尔苏斯撰写了大量结合炼金术、医学、圣经评论和思辨哲学的著作。尽管这些著作本身有矛盾之处，但总的来说，他主张以三种化学元素（盐、硫和汞）为基础，而不是亚里士多德提出的四种元素（土、气、火和水），来研究自然界。帕拉塞尔苏斯去世二十年后，他的炼金术著作开始受到追捧。从1565年起，这些著作大量出版，他的追随者们所做的研究对化学的早期发展产生了影响。

然而，在帕拉塞尔苏斯的一生中，最具争议的是他对医学权威的挑战。他在1529年出版的关于"法国病"的著作，开创了全面抨击医学界的先河。帕拉塞尔苏斯赞成使用汞治疗梅痘。他否定了愈创木脂疗法的效用，甚至认为木材进口商应该为众多梅痘患者的死亡负责。他认为一些医生盲目依赖古代著作，颠覆了真正的治疗艺术，猛烈抨击他们为医学界的"骗子"。帕拉塞尔苏斯称那些古老的文字是"甜言蜜语"，而巴伐利亚的农民能够比古希腊人更有效地治愈德国的疾病。一些传统医师也批评了外来进口物品，但是帕拉塞尔苏斯的激烈论辩远远超出了普通百姓的理解和当地医疗水平。实际上，他否定希腊语或其他任何一种语言在描述世界万物方面的先天优越性。他关于词汇与事物关系的基本主张直击人文主义的核心，而人文主义认为古代语言为人类知识创造了最佳框架。

愈创木法从来没有完全取代汞疗法——事实上，含汞的软膏和后来使用的注射剂一直被沿用至20世纪，但愈创木脂疗法持续了至少两个世纪。治疗经验是如何促进愈创木脂疗法的广泛应用呢？考虑到梅毒不同阶段的"症状"，存在一种猜测，即许多人把疾病进入潜伏期后症状的自然缓解现象归功于愈创木脂的疗效。即使在今天看来，愈创木脂不能明显有效地治愈梅痘，它的物理上的特性可能会使人们认为，它确实治愈了疾病。现代研究人员并不认为愈创木脂是一种抗菌剂，但它作为祛痰剂帮助排痰的作用从未受到质疑。美国食品和药品管理局（FDA）于 1952 年批准了一种从愈创木脂中提取的化合物用于这一目的，而人工合成的愈创木酚仍然是止咳药的常用成分。由于 16 世纪的医学界盛行通过促使身体排出致病物质来治疗大多数疾病，医生和病人使用愈创木脂治疗梅疮和其他疾病也就不足为奇了。

在不断增长的全球药品贸易中，除愈创木外，多种木材都被医生吹捧为能治愈梅疮，甚至包治百病。梅疮在东亚出现后不久，中医疗法采取了代茶饮以及把土茯苓的根煮沸后进行蒸汽雾化的方法。土茯苓指的是几种相关种类的植物，欧洲学者称之为"中国根茎"。在 16 世纪后半叶，印度和波斯的学者著书描述了这种治疗方式。17 世纪中叶，这种植物药材被大量运往日本的港口。到 1540 年代，这种"中国根茎"已抵达欧洲，不久就与来自新西班牙（墨西哥）的洋菝葜干根和新英格兰的黄樟木展开竞争。在角逐中，"中国根茎"最终从西方国家逐渐消失了，但洋菝葜干根和黄樟木后来成为药用成分，近年来又成为某些非酒精饮料和茶的关键成分。尽管这些疗法均不能治愈梅疮或阻止其扩散，但许多患者仍相信它们的疗效，并从中体验到了安慰感。从这些疗法的普及中可以看出，欧洲消费者越来越愿意接受异国疗法，而学识渊博的精英们也逐渐改变传统观念，接受越来越多的草药疗法。

尽管梅疮对人口的影响不似瘟疫那般明显，但它给学者、医生和政府官员带来了新的挑战。梅疮的长期影响引起持续的关注，人们普遍认为它是可以治愈的，这推动了公民健康计划的形成和新型医疗产品的销售。它的文化烙印与鼠疫形成鲜明对比。鼠疫引发了人们的集体反省，而随着时间的推移，梅疮激起了对个人行为的怀疑和讽刺。尤其是在有关妇女的评论中，梅疮已成为不道德行为以及威胁健康的突出标志。

现代早期欧洲的梅痘、卖淫与道德

短短几年时间内，公众对梅痘的反应与由瘟疫引发的诸多集体忏悔主题相呼应。1495年，神圣罗马帝国皇帝马克西米利安一世颁布了一项法令，规定染上梅痘是对亵渎神明的惩罚。一些作家很快宣称梅痘与性行为以外的罪恶一样，是上帝对人类错误行为的公正惩罚。然而，随着这种疾病的性传播模式越来越明显，怀疑集中在士兵、流浪者和性行为可疑的人身上。

早期的评论者包括鹿特丹的人文主义者伊拉斯谟（1466—1536年），他是一位杰出的古典语言学者，他的著作蕴含了道德敏感性和尖锐的智慧。从1519年开始，伊拉斯谟为他的拉丁语学生出版了《会谈集》、一些练习和短文，这些作品内容慢慢演变成了轻松愉快的社会问题对话。《不平等的比赛》（1529年）中描述了一位年轻的姑娘被迫嫁给一个老年梅痘患者的恐怖情节。"结痂婚礼"开始时，新郎登场："鼻子断了，一只脚拖在另一只脚后面……得了坏血病的手，会把你熏翻的呼吸，死气沉沉的眼睛，头被捆起来，鼻子和耳朵里渗出血迹。"伊拉斯谟悲惨的描写批判了不适合的强迫婚姻，同时也表达了人们对不端性行为和危险疾病的日益担忧。虽然《会谈集》是用拉丁语出版的，但它的通俗语言版本也迅速流行起来，其中包括评论梅痘症状和治疗的医学论文。

正如患者和医生所意识到的那样，在出版物上指责不道德的梅痘传播者要比对付真正的患者容易得多。在整个16世纪，大多数医生都认为梅痘通常是通过性交传播的。但一些证据，特别是令人不安的儿童发病率表明，其他传播途径也是肯定存在的。观察人士认为，共用餐具，旅店未洗的床单，甚至是缠绵的亲吻都可能是罪魁祸首。有时，妇女也会指责为她们接生的助产士。公共浴室的经营者也会受到放血杯被污染的指控。鉴于当时的卫生条件，以及感染通过非性交接触的可能性，以上有些说法可能是真实的。无论如何，传播途径的不确定性有利于那些声称自己是无辜被感染，而不是通过不端性行为感染的人。

并不是所有的患者都要为他们的染病负责，但是，从16世纪后期开始，长期存在的社会因素促使对梅毒患者的态度趋于严厉。在许多城市中，一个关键的因素是，对待卖淫的方式伴随着欧洲宗教改革运动而发生了转变。基督教的传统教义倡导年轻未婚女性保持贞操，神职人员、僧侣和修女以不婚主义为道德纯洁的标志。但是，大多数教堂和城市执政者并不反对女性向成年男性卖淫。几个世纪以来，有关部门一直认为，与因妓院关闭而过于旺盛的男性欲望相比，卖淫的罪恶更加可取。中世纪神学的法治化倾向弱化了反对派的声音。例如，权威人物托马斯·阿奎那（约1225—1274年）认为卖淫导致了淫乱，但之后发生的金钱交易并不构成罪恶。此外，从医学角度来看，（男性）释放性欲被认为是其保持健康的重要手段。因此，城市领导者通常会认为，容忍或默许在城郊为男性提供性释放的出口，这在道德上是可以接受的，在社会实践上也是可取的。面临疾病暴发等社会危机时，领导者经常临时关闭妓院，以限制他们认为在道德和身体上造成"污染"的活动。对梅毒的最初反应大多符合这种模式：许多人把性行为和感染疾病联系在一起，但这些想法并没有转化为限制卖淫的广泛措施。

16世纪的宗教改革运动（见第一章）颠覆了社会对性交易的接纳态度。路德极力否定神职人员独身的任何价值，他鼓励牧师娶妻生子。同时，路德和他的追随者们也不鼓励婚外性行为，并为身处男权社会的女性规定了家庭角色。在加尔文的启发下，社区也是如此，他们依靠教会法庭来劝阻和惩罚包括不端性行为在内的违法行为。德国从16世纪

30 年代开始，法国在 16 世纪 50、60 年代期间，都关闭了许多城市的妓院。在意大利的天主教城市中，许多妓院仍然开放，但非法性行为越来越不被提倡，教会官员更严格地强制神职人员独身。由于性工作者被迫离开固定地点而在城市街道上揽客，他们越来越被视为一种难以控制且普遍存在的威胁，会引起疾病和道德败坏。

　　欧洲城市人口的变化也助长了梅痘的传播，同时引发了人们对疾病的普遍担忧。海外贸易和政府官僚机构的扩张催生了比中世纪城市规模更大的都市。尽管在 16 世纪后期的内战期间整个法国人口有所减少，但在 1550 年至 1650 年间，巴黎的人口却从 275000 人增至近 450000 人。阿姆斯特丹是北欧新兴的商业经济中心，人口增长了十倍多，从大约 15000 人增长到约 175000 人。在这样的中心城市，许多社会关系短暂易逝，来自农村地区的年轻移居者摆脱了在家乡面临的种种束缚。港口城市满足了越来越多的海员和商人对性服务的需求。城市居民大多英年早逝，这意味着家庭和亲密关系网经常被破坏和重构。最后，欧洲人口的增长和经济状况的恶化迫使许多人成为城市的匆匆过客，而欧洲各地的城市官员都深受流浪汉和乞丐的困扰。

　　最近对艾滋病和梅毒的分析证实，社会的不平等和不稳定、人口的流动性以及男女性行为的双重标准都加速了性传播疾病（STI）的蔓延。在现代早期的城市中，情况也是大致如此，尽管当时的专家们对性行为对疾病传播的确切作用存在争议，且感染和疾病的概念也没能像20 世纪那样被阐明。没有哪个地区比伦敦的梅痘传播情况更严重。随着伦敦成为一个具有全球影响力的港口城市，它的人口从 1550 年的 12 万人激增到一个世纪后的 35 万人。在大量寻求工作的贫穷年轻妇女的推动下，性交易逐渐发展起来。在中世纪，浴室和妓院集中在泰晤士河南岸附近。这些所谓的"炖肉店"在国王亨利八世于 1546 年颁布公告后被关闭，但这项措施和其他短暂改革的结果大多只是将性工作者驱散到了城市的各个角落。到 17 世纪初，伦敦各个社会阶层的性工作者达到数千人，许多妇女同时从事性工作与其他营生。城市里众多的酒馆举办各种各样的聚会；正如当时的戏剧评论所描述的："一杯没有美女相伴的麦芽酒，哦，好似没有放盐的鸡蛋或是没有芥末的红鲱鱼。"

现代早期欧洲城市居民的梅疮感染情况又如何？据粗略估计，在大多数城市，大约十分之一的成年人感染了性病。例如，英国切斯特市在 18 世纪 70 年代的人口约 15000 人，西蒙·斯雷特的研究表明，大约 8% 的男性和女性在 35 岁之前去过医疗机构或私下找医生寻求梅疮治疗，而另有一些人可能完全隐瞒了自己的病史。能够确定的是，随处可见伦敦居民患有这种疾病的迹象，包括疤痕、斑秃、鼻子受损和因感染散发的气味。化浓妆和戴假发之类的方法能够遮盖这些迹象，同时也提醒人们，金玉其外败絮其中。化浓妆的妓女形象代表了滥交的陷阱，也象征着在毫无约束的商业经济模式里，一切都是可以买卖的交易。说教作家巴纳比·里奇在《我有关女性的反思》（1616 年）中明确指出这种交易对道德和健康的威胁："妓女摧毁了与她经常往来的人，她是肉体的瘟疫……妓女携带更多的疾病，使之住进医院。"

这种植根于基督教信仰和医学理论的个体玷污观念对西方文化产生了深远的影响。我们可以将这种对待性和疾病的态度与日本现代早期的道德规范相比较。日本在经历了几个世纪的派系斗争后，于 16 世纪末实现了政治统一。在德川幕府时代（1603—1868 年），政府对性交易的处理方式表面上类似于中世纪欧洲的做法，即为其他地方无法接受的卖淫活动设立一个隔离区。在大城市里，精英阶层利用围墙门、沟渠和护城河隔离出一些正式"娱乐区"，其中最大的是江户（后来的东京）的吉原区，直到 19 世纪末，这里住着成百上千的舞女、艺妓和男女性工作者。随着城市人口的增长，从 17 世纪后期开始，政府官员还对那些在茶馆和客栈同时从事家政服务和性工作的"应召女郎"睁一只眼闭一只眼。

性病是日本现代早期公认的健康危害之一，这一点在关于含汞配方的医学论文中得到了证明，其配方与中国和欧洲的治疗方法无异。然而在日本，梅疮等疾病并没有像在欧洲那样带有道德上的污名，一夫一妻制也没有受到同在欧洲一样的重视。在近代早期的日本等级社会中，与召妓相比，精英阶层与社会底层的不当接触更加让人无法接受。尽管在日本，性交易没有像在欧洲那样声名狼藉，但日本性工作者的地位并不高，条件也不好，他们经常要忍受性疾病的折磨。在缺乏任何救济措施的情况下，这些疾病的治疗大多是个人私事，政府不会资助治疗设施。

相比之下，在欧洲，随着 18 世纪政府权力的扩张，抗击性传播疾病的斗争与民众强身健体的更广泛的努力结合了起来。如前一章所述，为了对抗瘟疫，许多国家在检疫和边境管制方面投入了越来越多的资源。多位学者探讨了健康保障和疾病防治的行政措施。从 1779 年开始，奥地利医生约翰·彼得·弗兰克（1745—1821 年）起草了一套有影响力的医疗法规体系，几乎涉及生活的各个方面，包括抚养子女、检验食物和水源的安全、防治传染病以及对妓女的监管。尽管弗兰克雄心勃勃的计划并未完全实现，但欧洲各地的精英们越来越认同这个观点，即改善社会公共卫生是国家的一项重要职能。

欧洲国家采取了更大胆的方法来控制贫穷和疾病。英国的几个城市在 1747 年后建立了济贫院诊所和所谓的封闭医院。后一类机构通常由私人捐款资助，在严格控制下将性病治疗与道德教育相结合。法国在 1789 年的革命动乱之后，坚定努力地将理性主义付诸社会实践。1792年，巴黎官员将来自不同医疗机构的成年梅疮患者聚集到一个性病治疗中心，即文瑞恩疗养院。到 1810 年，该中心每年通过结合汞疗法和其他治疗方法治愈大约 3000 人。和英格兰相比，欧洲大陆抗击疾病的措施重点转向了预防，尤其是控制妓女卖淫。在 19 世纪的前十年时间里，法国政府采取措施，要求对妓女进行登记和定期医疗检查。这些措施是在拿破仑对欧洲大部分地区的短暂占领之后推广开来的。城市警察经常对强制措施行使自由裁量权，例如每周或每两周进行一次体检，要求妓女携带身份证件，或规定招揽顾客的时间、地点和着装。

　　施行开明政策的尝试并不总是成功或公平的，沃吉拉德医院的例子可以证明这一点。这家医院于 1780 年在巴黎成立，专门治疗感染梅痘的婴儿。在医院所在的一座城堡里，医生们尝试了一种独特的汞治疗方法：由于婴儿体弱，无法直接接触药物，因此他们对感染梅痘的贫穷的年轻母亲进行汞治疗，并培训她们哺育婴儿。在那里，数百名妇女哺育了大约 2000 名婴儿，但最终这个项目失败了。尽管该机构于 1790 年关闭，但对婴儿和贫困妇女的实验并未结束。此后的几十年中，许多医生帮助有患病儿童的家庭雇用了乳母，并在这些乳母不知情的情况下给她们服用了汞。最终几十名妇女共同起诉医生隐瞒实情。1868 年，法院判决这些乳母胜诉，其中一些人获得了惩罚性赔偿，这迫使医生们正视这种做法的伦理问题。长期以来，女性身体一直被视作性病的主要感染源，而将其作为治疗手段并非易事。

1850 年后的梅毒及其治疗

　　19 世纪后期，欧洲对性传播疾病的态度承袭了此前的许多观念。政府官员通常承认未婚男性需要一个性释放的渠道。他们认为应该严格监管妓女；为穷人治病的同时，应该对他们实行各种形式的监视和限制。除了以上措施的持续执行，不断变化的行为准则也加剧了年轻人所面临的压力。高雅的上流社会对性几乎避而不谈，他们认为：男人应该推迟结婚，直到他们经济独立；女人要为丈夫守住"贞操"，手淫是比婚前性行为更严重的罪行。对这些道德观念并非没有批评的声音。1881 年，挪威剧作家易卜生（1828—1906 年）出版了《群鬼》这部戏剧，描绘了梅毒对家庭关系的破坏性影响，严厉抨击了欧洲资产阶级的虚伪。

让·阿尔弗雷德·富尼耶（1832—1914 年），巴黎的一位医生，同时也是位大学教授，一生致力于性病研究，他的研究表达出对这些问题较为传统的处理方式。1875 年，他确定了早期梅毒感染及其对某些患者的晚期症状的影响，这些影响包括步态蹒跚和脊髓神经损伤导致的瘫痪。他在多次演讲和《婚姻中的梅毒》一书中都极力提倡禁欲，该书于 1880 年出版，并很快被翻译成英文和德文。富尼耶倡导，无论如何，男人都应该避免感染妻子，避免引起"摇篮中的梅痘"这种悲剧。这种说法加剧了人们对生理和道德衰退代代延续的恐惧，尽管科学家们很快将婴儿的梅毒归因于先天性感染而非遗传。

正如第五章和第六章将要讨论的，显微镜和染色方法的进步使人们对炭疽、结核病和其他疾病的病因有了更为深入的认识。对于包括梅毒在内的所谓性病，这些新方法的初期结果既令人欢欣鼓舞，也令人灰心丧气。1879 年，德国布雷斯劳的研究人员阿尔伯特·奈瑟（1855—1916 年）发现了淋病的细菌因子，而在那不勒斯，奥古斯托·杜克雷（1860—1940 年）于 1889 年找到了软性下疳的病因。这些发现证实了性病实际上是几类不同的传染病，但也表明，这些疾病比医生们已知的疾病更难诊断，分布也更加广泛。尽管 1905 年引发梅毒的螺旋体被发现，但这种疾病仍然难以捉摸，例如其晚期症状只出现在部分患者身上，而其他患者则没有，这一现象尤其令人费解。对微生物的认识本身并不能减轻人们对于疾病传播的恐惧，而且临床医生在收集有关梅毒晚期症状的信息时发现，几乎没有一个器官能够免遭其损伤。

然而，受德国细菌学家罗伯特·科赫（1843—1910年）的影响，科学家们很快研发出了更实用的方法来对抗性病感染。他们从不同角度对抗病毒：研究人员调查了疫苗及类似疫苗方法的可行性，设计了用于性接触后的新型化学消毒剂，还研究了感染发生后的灭菌方法。而首要步骤是找到一种方法来判断个体是否已经感染并需要治疗。在奈瑟的建议下，1906年，由奥古斯特·冯·瓦瑟曼（1866—1925年）领导的研究小组研发了一种检测血液中抗体的方法，该方法可检测血液中是否存在梅毒螺旋体。尽管这种检测偶尔会产生假阳性，但几十年来一直被用于诊断感染者或检测无症状感染者。婚前验血以排除（或发现）梅毒和其他疾病很快成为西方世界夫妇订婚时的一种惯例。

保罗·埃利希（1854—1915年）的成果更加令人振奋。1890年代初他参与开发了一种治疗白喉（一种常见于儿童的咽喉和鼻黏膜感染）的方法，让他一举成名。正如第六章将讨论的，埃利希还首创了一种对微生物进行染色的技术，该技术极大地帮助人们识别和抵抗结核感染。他解释道，药物治疗的作用类似于化学染料，要么与细胞结合，从而阻止微生物的活动，要么摧毁微生物本身。在法兰克福的一家研究所中，为了找到可以杀死细菌而不破坏人体器官的混合物，埃利希测试了数百种砷化合物。在人类身上不可能进行这种规模的研究，因此埃利希与日本科学家秦佐八郎（1873—1938年）合作，后者用兔子作为实验对象，开发了一种在兔子身上复制梅毒的方法。经过无数次试验后，一种名为"砷凡纳明"的含砷药物在1910年火爆上市。埃利希高调地把砷凡纳明称为治疗梅毒的"灵丹妙药"。但很快就发现，这种药物及其新一代产品具有局限性：它们需要多次注射，还有副作用，包括呕吐、腹泻，少数病例出现了突然昏迷和死亡。

尽管有缺点，但埃利希的药物是约二十五年以来最有效的梅毒治疗方法。此后，研究人员借鉴了工业化学技术，以人工合成的化合物磺胺为基础研发了一组新药。1935年之后的十年中，当一种叫做"百浪多息"的产品向公众出售时，许多磺胺类药物成功地治疗了包括梅毒在内的各种细菌感染。直到第二次世界大战结束之前，它们是使用最为广泛的抗菌剂，在今天仍被用于某些细菌感染的治疗。磺胺类药物被誉为开启了"奇迹药物"时代，它加速了研究的步伐，把医疗保健事业提升到了新高度。

然而，在20世纪40年代中期，梅毒和其他细菌性疾病的治疗再一次因为一种完全不同的药物被彻底改变了，它就是青霉素。青霉素源自某些类型的青霉菌（一种土壤中的常见霉菌）。青霉素是天然分子，它能破坏许多细菌在分裂时形成细胞壁的能力。19世纪时已有一些研究人员观察到了这种霉菌的杀菌特性。1928年，亚历山大·弗莱明（1881—1955年）在伦敦带领的团队分离出了这种活性化合物。弗莱明的"霉菌汁"被证明对环境的要求苛刻且不稳定；尽管无法成规模地生产，但十年后，英国牛津大学研究团队在澳大利亚的霍华德·弗洛里（1898—1968年）和德国的恩斯特·钱恩（1906—1979年）两位科学家的带领下，恢复了这项研究工作。第三位研究人员，诺曼·希特利（1911—2004年）设计了一种程序，利用乙醚从霉菌中提取足够的青霉素，以便对其性质进行动物试验。在第二次世界大战期间，盟军的科学家、政府官员和制药公司之间通力合作，开发出了大规模生产青霉素的方法。1943年，该药首次在澳大利亚公开上市。1944年6月，青霉素被用作诺曼底登陆日的补给品。次年，青霉素开始在美国药房销售。青霉素被证明对皮肤感染、疖子、脓肿、肺炎等疾病的效果显著；它对淋病也非常有效；只需几次肌肉注射即可治愈梅毒。

埃利希在砷凡纳明上的成功突显了系统测试的价值。科学家从这些项目中获得巨大收益的前景十分诱人。至此，天花疫苗接种的成功经验（见第三章）已经表明，病原物质能够在人体内引起强烈的抵抗反应。然而，正如沃吉拉德医院的做法，获取知识的代价有时是由毫无戒心和处于弱势的人群付出的。一些研究人员采用了当今不被认可的人体实验方法。梅毒的研究历史清楚地表明，没有明确道德标准的研究人员是如何凌驾于弱势者的利益之上。

梅毒、医学实验和知情同意

从19世纪50年代起，欧洲和美国的科学家通过给受试者注射病原物质来测试梅毒治疗和疫苗的效果。在埃利希取得化学方面的重大突破之前，梅毒疫苗似乎触手可及，值得研究。研究人员有时会寻找试药志愿者，但更多的是选用孤儿、住院病人、妓女或监狱囚犯。确实，有些科学家对使用人类受试者感到担忧。早在1851年，富尼耶的导师，著名的性病研究者菲利普·里科尔（1800—1889年）就敦促他的同事们避免人体实验，不管志愿者们有多么迫切地想参与。然而，在接下来的一个世纪中，大多数研究人员认为，人类受试者的利用价值足以使人忽视其道德缺陷。

1899年，阿尔伯特·奈瑟将梅毒患者的血清注射到36个被试对象体内，这在普鲁士引发了极大争议。这些不知情的实验对象包括三名年轻女孩和五名妓女。最初她们中没有一个人患有梅毒，但在注射后至少四人感染了梅毒。报纸公开批评了奈瑟后，普鲁士议会于1899年3月讨论了此案。第二年，政府对医院和诊所做出指示，进行治疗、诊断或疫苗接种以外的任何操作都应获得患者的知情同意。法庭对奈瑟处以罚款，因为他没有征得女孩们父母的同意就对她们进行了医学实验。但他对妓女的实验却并未受到责罚，因为迫使性工作者接受治疗是合法的，法院还认为奈瑟的注射是为了帮助高危人群。"普鲁士守则"是签署医学研究知情同意书的一个里程碑，但性工作者被排除在此保护范围之外。这项法规也没有明确的刑罚，对欧洲及其他地区的改革实践也收效甚微。正如第四章所述，1900年美国陆军军官在古巴进行了一次黄热病实验，为知情同意开创了类似的先例，但这一事件对整个研究环境也未产生显著影响。

在某些情况下，神经梅毒患者有很大可能成为人体试验的对象，因为他们患有痴呆症而无法表达同意（或拒绝），而这种疾病的严重污名化效应促使试验的支持者采取极端的措施。20世纪10年代，在维也纳的下奥地利精神病院，精神病医生朱利叶斯·瓦格纳·贾雷格（1857—1940年）在许多人身上测试了高烧的作用。"发烧疗法"的理论依据是短暂的高烧可以治愈一些原先存在的疾病，它有着古老的起源。19世纪的医生很少尝试它，但瓦格纳·贾雷格观察到，一名妇女发高烧后，其精神病症状消失了。在进行了各种实验之后，1917年，他开始使用一种轻度的疟疾作为引发一系列发烧的手段。瓦格纳·贾雷格收集了附近一家医院中患疟疾的士兵的血液，并将血样注入了200多名神经梅毒患者的体内。随后的报告显示，已有50人康复，可以重新开始工作。这些发现非常振奋人心，特别是自从砷凡纳明被证明对神经梅毒无效之后。瓦格纳·贾雷格甚至因此获得了1927年的诺贝尔医学奖。青霉素问世后，人们对发烧疗法的热情降低了，但在20世纪40年代初，许多研究人员试图复制瓦格纳·贾雷格的成功方法或通过其他方法升高患者的体温。

这种医学实验的影响无疑是利弊参半的。从积极的方面看，成千上万的人在遭受几乎是不治之症的绝望中获得医治。瓦格纳·贾雷格的发现还表明，精神疾病可能具有生物学基础。这个重要的观点刺激了药物研究和生物精神病学的发展。但另一方面，许多精神病患者确定对疟疾感染的疗法不知情，而且有些人很少或根本没有从治疗中受益。

在第一次世界大战之后的几十年里，各国政府认为有关性传播疾病的信息对公共卫生和军队的战斗力具有战略意义。公共卫生当局对梅毒的日益流行深感不安。据估计，梅毒在美国的发病率在 5% 至 10% 之间，而在下层阶级人群中的发病率还要高得多。1937 年，美国外科医生托马斯·帕伦称梅毒为"大地上的阴影"，强烈呼吁使用"瓦瑟曼网"，即通过血液检测来鉴定梅毒病例。

在这种情况下，由美国公共卫生署（USPHS）协调开展的两项研究引起密切关注：塔斯基吉梅毒实验（1932—1972 年）和危地马拉有关性传播疾病的研究（1946—1948 年）。在阿拉巴马州梅肯县的塔斯基吉，一项研究招募了 399 名被诊断为梅毒晚期的非洲裔贫困农民，进行了为期六个月的数据收集，然后为他们提供治疗。但是，之后治疗资金被撤回，该项目被重新确定为"自然研究"：研究人员将停止所有治疗，并监测梅毒的长期影响，直到实验对象死亡。当时健康状况的种族差异受到关注，这项研究旨在检验一种说法，即非洲裔美国人感染梅毒后晚期所受的影响比白人要轻。研究人员并没有告知受试者他们患有梅毒，而是使用了意义模糊的"坏血"标签，致使许多人被误导，认为研究人员在为他们提供治疗。事实上，几十年来，研究人员让这些人接受痛苦的脊椎穿刺，为实验提供脑脊液，但没有提供任何治疗。研究人员还阻止受试者接受青霉素或公共卫生项目的其他治疗。当一些受试者在第二次世界大战期间入伍时，研究人员甚至联系军方官员，以阻止这些人获得给士兵提供的免费治疗机会。甚至在青霉素被广泛使用之后，许多专业人士仍与该项目有合作，其中有些人还在20世纪60年代为其辩护。

一些学者指出，塔斯基吉研究的道德缺陷在事后看来比20世纪30、40年代的社会环境下更为不堪。最初，有几个重要问题尚未明确：青霉素是否对晚期潜伏梅毒的患者有效；药物是否可能对这样的病例造成伤害；在病人没有症状的情况下，潜伏梅毒是否应该进行治疗。1948年，位于加利福尼亚州的斯坦福大学进行的一项研究公布了对数百名选择多年不接受治疗的男性患者的研究结果。然而塔斯基吉研究最关键的道德缺陷是，在长期的研究中缺乏实验参与者的知情同意。而在斯坦福大学，受试者（白人）选择放弃治疗，他们也被告知与实验相关的医疗操作虽提供了研究数据，但对他们的健康没有益处。同样，于1942—1944年在印第安纳州特雷霍特市的一所联邦监狱进行的淋病实验中，美国公共卫生署的研究人员在给囚犯"志愿者"注射淋病病原菌之前，获得了他们的同意。（这项实验是为了测试接种前服用的磺胺类药物和接种后使用的化学制剂的效果。）特雷霍特实验违反了一条当今公认的伦理标准，即囚犯在受胁迫的情况下不能表示同意，但至少研究的性质已经向参与者公开了。尽管针对第二次世界大战期间的虐待行为，已形成了一种国际共识，即进行人体医学实验需要知情同意，但在塔斯基吉的实验中，欺骗行为持续了四十年。此外，在20世纪50年代初，卫生官员开始建议使用青霉素治疗各个阶段的梅毒，但塔斯基吉的研究人员仍不让他们的受试者使用青霉素。这项研究初期的道德标准是令人质疑的，而在研究结束之前持续多年的做法也是令人无法接受的。

塔斯基吉研究招募了在研究开始前已感染梅毒的受试者。其研究步骤不包括刻意使受试者感染疾病。但是，1946年至1948年间，美国公共卫生署的官员在研究中刻意让危地马拉的受试者接触梅毒、淋病和软性下疳。这项研究最初是由危地马拉的一名医生在 1945 年访问纽约期间提出的，部分美国研究人员也参与了在特雷霍特的淋病感染研究。在危地马拉，测试对象包括危地马拉军队中的士兵、监狱中的囚犯和精神病医院的病人。由于性交易在危地马拉是合法的，因此研究人员雇用了性工作者，借助他们使实验对象接触病原体。在性接触之前，用棉签在性工作者的生殖器上涂抹淋病或梅毒的致病菌。研究人员希望调查在"正常接触"（研究人员对性交的用语）后，局部使用化学药品的效果（这一研究目标与特雷霍特的研究目的相似）。在某些情况下，为了增加感染的概率，受试者经常不止一次直接接触致病物质。据报道，总共有 1308 人——年龄从 10 岁到 72 岁不等——参与了接触实验。还有数千人提供了血液和脊髓液样本；后者通常取自小脑延髓池穿刺（从颅骨后部取出液体）。没有证据表明该项目研究人员对受试者解释了实验项目，也没有得到过性工作者、士兵或囚犯的同意，更不用说通常无法理解和同意试验的精神病患者。只有一部分受试者在感染后得到了治疗，而其他受试者显然都没有得到治疗。

1948 年，危地马拉实验悄无声息地结束了，而对这些受试者的数据收集工作又持续了几年。直到历史学家苏珊·雷弗比在 2010 年将其曝光，这个项目在此之前几乎没有引起人们的注意。

与此不同的是，正在进行中的塔斯基吉梅毒实验在 1972 年突然终止，当时一名有关官员向记者披露了这一实验，并引发了舆论风暴。尽管这项研究随后遭到谴责，但到此时为止，大量受试者已经死亡（大多数都死于与梅毒没有直接关系的疾病）。公众的强烈抗议促使此项研究受到彻查。1981 年，美国政府通过了一项规定，要求对所有涉及人体被试者的研究进行单独的伦理审查。然而，这些发现也暴露了医学界对非洲裔美国人的系统性偏见。对于那一代南方黑人来说，关于这项研究的报道使他们对公共卫生当局失去了信任。塔斯基吉梅毒实验一直是美国卫生保健领域存在种族主义倾向的象征。

美国政府现已正式为危地马拉实验和塔斯基吉梅毒实验向公众道歉。无论是从 21 世纪的道德标准来看，还是根据 20 世纪中期被公众广泛认可的准则，这些研究项目都是无法被原谅的。不仅参与者受到严重的歧视——对于研究人员来说，他们仅仅是达到研究目的的一种手段——而且受试者所遭受的伤害与从研究中获得的任何人道主义利益都不成比例。研究人员认为，他们的研究目标比社会底层的文盲受试者们的健康更为重要。最后，从这些项目中获得的科学知识根本不值一提。塔斯基吉实验的研究计划设计拙劣，记录保存不当，危地马拉实验的研究人员从未发表过实验的结果。尽管这两个项目都对公众保密，但他们都是在联邦政府高层官员的知情和批准下，由权威的科学家实施的。

这些研究项目反映了具有广泛影响的价值体系和制度结构。正如后面几章将要探讨的，其他研究也利用儿童、精神病患者和其他弱势群体进行治疗和疫苗的研究（特别是小儿麻痹症）。此外，塔斯基吉和危地马拉实验的研究表明，在殖民和全球战争时代，欧洲人和美国人已经固化了其对待非西方国家人民的态度。在许多士兵、传教士和殖民者的观念里，相较浅肤色人种，"非洲人""黑人"或"印第安人"性欲更强，更加愚钝。这些观念，再加上西方对性的普遍看法，在 20 世纪的大多数时期里产生了深远的影响。

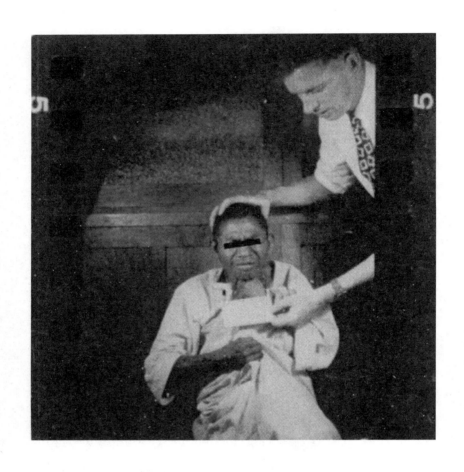

图 2.4 危地马拉梅毒实验对象（约 1947 年）

危地马拉项目中的大量受试者是原住民出身。图中的男性精神病患者两次接触梅毒细菌并接受青霉素治疗。至于他被送往精神病院的原因尚不清楚。一名在监狱工作的研究人员认为，没有必要向"印第安人"解释这些实验，因为他们只会被解释"弄糊涂"，向其告知情况是无济于事的。

梅毒、殖民与全球战争

关于性传播疾病方面，西方扩张对其产生的历史影响尚不为人充分了解。在亚洲和非洲的大部分地区没有记录表明这些疾病在 20 世纪中叶以前的流行程度。尽管殖民地官员有时试图衡量其影响——至少是有选择性地衡量，但这种统计结果往往令人高度怀疑。正如本章开头所阐述的，与雅司病和非性病性梅毒有关的螺旋体感染疾病的症状都与梅毒极其相似，欧洲医生经常将它们误认为是梅毒。类似梅毒的性疾病的盛行，加上西方普遍抱有的其他民族道德松懈的看法，促使殖民地医生高估了当地人群中性传播疾病的流行程度。同时，毫无疑问的是，至 19 世纪末，性病梅毒和淋病在贸易中心和军事基地都很常见。西药在治疗此类疾病感染方面取得了一些成果，但在短期内，新来者带来了病原体并为许多疾病的快速传播创造了社会条件。

在英国这个重要的殖民国家，19 世纪末关于"站街女郎"的讨论对各殖民地应对性传播疾病的方法产生了重大影响。在 1860 年之前，英国当局对性工作者的监管没有其他欧洲国家那么严格。但在克里米亚战争（1853—1856 年）揭示了性病对军队战斗力的破坏性影响后，1864 年至 1869 年间，议会通过了一系列《传染病法案》，在港口和军队驻扎的地区实施了对卖淫行为的医疗管制。在这些地区，警察有权拘留可疑的妓女，并强迫她们体检。然后，感染梅毒的妇女将被关在性病医院接受几个月甚至更长期的强制治疗。不久，这些法案就遭到了大规模抗议。一些观察者反对警察把下层阶级设定为目标。其他观察者——包括著名的女权改革家约瑟芬·巴特勒（1828—1906 年）——指出，只有妇女受到了惩罚。巴特勒呼吁停止对卖淫行为的管制。尽管欧洲大陆的官员普遍认为，管制卖淫行为是限制非法性行为的最佳方法，但在英国和美国，这一问题仍然存有争议。

　　尽管《传染病法案》在 1886 年被废止，但其在英国殖民地仍有遗留影响。殖民地的精英们认为，对性工作者的管制有助于避免士兵感染性病，同时还能保持英国人和非英国人之间的社会界限。在印度，因官员们一直认为卖淫是个棘手的问题，军方资助开设妓院以及对妓女进行强制体检的做法一直延续到第一次世界大战。由私人或军事当局资助的性病医院，是一种特别常见的帝国舶来品，一直持续到 20 世纪。这些机构经常与监狱共用一个区域，并且在许多方面都与监狱相似。例如，1873 年，马来西亚的岛屿城市槟城的性病医院是由一家精神病院改建而成的，它毗邻总医院和监狱。在澳大利亚的布里斯班市，一家医院的妇女性病病房于 1913 年从医院转移至监狱。从 1908 年开始，澳大利亚当局还利用西澳大利亚和巴布亚新几内亚附近的岛屿拘留被怀疑感染性病的原住民。近年来澳大利亚为寻求庇护者和难民开设的近海健康检查和拘留中心就是以此为先例的。

　　那么，亚洲和非洲社区的性病实际流行情况究竟如何？如前所述，到 16 世纪后期，性病在亚洲的传播已十分广泛，引起了医学研究者的关注。同样，在 19 世纪 50 年代后期欧美船只开始频繁造访日本之前，日本的城市居民就已对性病非常熟悉了。随着国际交通规模的扩大，外国来客敦促日本官员对妓女进行疾病检查。1867 年，横滨建立了一个主要治疗受感染妓女的诊所。六年后，东京建立了几个妓女体检中心，吉原区的妓院老板在 1879 年资助建立了一家诊所。在亚洲其他地方，从 19 世纪后期开始与欧洲人持续接触之前，梅毒在本土群体中显然很少见或几乎不存在。越南的早期观察者指出，1868 年，梅毒在与欧洲人往来较少的省份很少见。米尔顿·刘易斯指出，在 1788 年第一批欧洲移民抵达之前，澳洲原住民可能没有接触过性病。在这样的地区，欧洲人不仅建立了殖民机构，也带来了疾病感染。

在撒哈拉以南的非洲地区，雅司病和非性病性梅毒的流行使西方医生评估疾病状况的尝试变得复杂。在非洲南部，1867年发现钻石和1886年发现金矿之后，成千上万的欧洲和非洲矿工涌向金伯利和比勒陀利亚附近的营地。毫无疑问，性病梅毒在劳动者和性工作者中传播，但非性传播的密螺旋体感染也极其常见。矿工衣着暴露，在地下狭小的空间里工作。营地中恶劣的卫生条件使得感染可通过体表接触传播，然后工人将疾病带入村庄。一些医务官员指出，"梅毒"在幼儿中很常见，但他们的观察结果可能混淆了各种类型的螺旋体感染或混杂了其他疾病。

尽管显然同时存在一些相关的疾病，但殖民地官员把密螺旋体感染等同于性病梅毒来看待。他们对此的医学解释融合了种族和遗传学观念。他们认为，非洲黑人天生比白人更滥交，因此，梅毒一旦侵入，就会在他们中间迅速传播。另一种说法是，接触文明会使非洲"种族"退化，因为这样做背离了传统习俗。1910年，E.N.桑顿和D.C.麦克阿瑟两位医生都把雅司病看作较温和的梅毒类型。他们声称，非洲人已经因遗传而"梅毒化"，因此，他们被感染后的情况不如白人严重。（这些主张对塔斯基吉梅毒实验有着促成作用。）正如卡伦·乔切尔森所指出的，南非黑人天生患有疾病或在文化上更易感染性病梅毒的观点，为种族隔离政策提供了支撑，1948年到1994年间，这一政策在南非种族隔离合法化的时代达到高潮。

殖民地当局把"性病"定义为不当性接触的结果，尤其是在道德低下的非白人男性和白人女性中。然而，正如以下两个简短的例子所表明的，原住民上流阶层也影响了公共卫生运动，并利用这些运动来实现自己的社会目的。在一战期间的埃及，英国及其盟国的数千名士兵的到来引起了军方和市政领导人的担忧。英国将军们对开罗和亚历山大港的道德风气心存忧虑；相反，这些城市的宗教领袖愤怒地要求制止伴随年轻士兵涌入而来的毒品交易和卖淫行为。1916年春，开罗净化风气委员会召开会议，提出了改革建议。与战时欧洲许多地方的领导人支持执照经营妓院不同，开罗委员会建议采取措施，尽可能使非法性行为失去吸引力：惩罚任何故意传播性病的人、逮捕皮条客并强制被感染的妇女接受治疗、禁止"低俗舞蹈"、禁止夜间出售酒精，以及打击大麻吸食。在亚历山大港和开罗，在公众广泛认可的情况下，很多当地人和士兵受到军事法庭的审判，数千人入狱。尽管受禁止的行为仍然在地下进行，但埃及的运动体现了维多利亚时代道德观、对参战人员健康的担忧和根植于宗教的行为准则的融合。

地方利益与帝国利益的相互勾结也影响了非洲南部的梅毒应对措施，其中包括英国的殖民地"乌干达保护国"。正如第七章中将讨论的，欧洲人及疾病的到来对牲畜和人类都有广泛的影响，这对乌干达社会造成了深刻的破坏。当殖民关系于1894年确立时，殖民地官员认为，和其他地方一样，梅毒在该地区十分猖獗。他们关注的重点是殖民统治下"传统"社会模式的瓦解，以及巴干达族妇女行为的后果。1908年，英国医学杂志《柳叶刀》甚至提出，这些妇女从以前的社会约束中解放出来时，"实际上，她们仅仅是有强烈性欲的雌性动物，突然获得了随意满足性欲的机会"。在英国官员看来，必须加强巴干达首领的权威，以应对"文明"所带来的冲击。这一信息受到了酋长们的认可，他们在1913年颁布了强制感染者接受治疗的法令。这些酋长们还提供了劳动力，在乌干达首都坎帕拉建造了穆拉戈医院，其中包括隔离病房，用于隔离被认定患有"传染性性病"的人。面对剧烈的社会动荡，巴干达的精英阶层利用人们对性传播疾病的担忧，对两性关系施加了一定的控制。到 1930 年，这一措施有所减弱，部分原因是人们越来越清楚，最普遍传播的疾病是雅司病，而不是性病梅毒。

在世界大战期间，数百万年轻士兵在全球的活动使性病梅毒和淋病大规模传播。患病士兵的医疗费用高昂：仅在 1918 年，英国远征军就有六万人在法国因性病入院，而且实际感染人数可能还要多得多。英语国家和欧洲大陆，对卖淫的处理方式持续存在着明显差异。德国和法国开办军队妓院的同时，来自美国和英国的士兵有时却被劝阻去嫖妓。尽管英军在战争期间经常光顾法国妓院，但在 1918 年春，英国内阁迫于公众压力，下令禁止士兵进入此类场所。直到 1917 年，英国当局才向士兵提供橡胶避孕套，此前其他国家都已向士兵发放，而美国士兵一直未被提供。这两国士兵获得的预防用品是一个医药盒，里面有毛巾和甘汞———一种用于性交后清洗生殖器的含汞软膏。

尽管可以获得存放时间更长、价格也更便宜的乳胶避孕套，但在第二次世界大战开始之前，人们对安全套的态度并没有发生大的变化。在美国，公众对此仍然持矛盾态度，一方面是由于安全套既能起到避孕作用，又能预防疾病，但另一方面军方领导人却继续强调节欲。1942 年，美国军队利用不断发展的电影业来传播这一信息。电影、海报和小册子发出了滥交的危害性的警告，并敦促士兵不仅为了个人安全，也要出于爱国主义而克制自己。但是这些做法对远离家乡的疲惫士兵并不起作用。1945 年，美国军队中超过 7% 的士兵被诊断患有性病，而实际患病率可能还要高得多。

1943 年以后，青霉素的广泛使用极大地减缓了梅毒和淋病的影响。青霉素在治疗性病以及许多其他疾病中的功效对世界卫生产生了深远的影响。没有统计数据充分说明青霉素对治疗全世界梅毒感染者的影响，但可以确定，一些富裕国家的性病感染率已经开始急剧下降，青霉素对梅毒和淋病的迅速治愈加快了这一趋势。从 1946 年到 1956 年，美国的性病感染率骤降了90％以上，从每10万人66例减少到了4例。1959年，制药公司生产了600多吨青霉素，此时，在全世界大多数人口中，梅毒的患病率下降到1%以下，死亡率几乎为零。在短期内，公共卫生官员甚至看到了一些国家消灭梅毒的前景。但这些成就既没有在全球范围内普及，也没能长期保持：在20世纪60年代，性行为和吸毒情况的广泛变化造成了西方国家性传播感染病例的增加。

在过去几十年中，北美地区的梅毒和其他性传播感染的病例集中在医疗条件薄弱的人群及弱势少数民族中，包括加拿大北部地区的居民、非洲裔美国人、静脉注射吸毒者和男男性行为者（MSM）。截至2017年，虽然感染率远低于使用青霉素前的时代，但自2000年以来一直稳步上升，到现在已达1950年代感染率的10倍多。这可能部分反映出公众意识的提高和对高危人群感染检测能力的加强。但是，一些公共卫生专家将梅毒感染率的增加与艾滋病影响的降低联系在一起。在1980年代和1990年代，艾滋病的高死亡率使人们采取更安全的性行为方式。随着治疗方法的改进，艾滋病逐渐转变为一种慢性的、可控制的疾病，一些研究表明，性关系正在回归较高风险的模式，而且很多人正在放弃使用避孕套等保护措施。在发达国家，男男性行为者患梅毒的风险最高，而同性关系的羞耻感影响了他们就医的意愿。农村地区的感染率和城市一样在增加，这一事实进一步表明采取综合措施预防和治疗性传播疾病的迫切需要。梅毒的最新变化趋势证实了五十多年前流行病学家威廉·布朗的观点："当一项疾病应对计划接近根除的终点时，更有可能被根除的是计划，而不是疾病本身。"

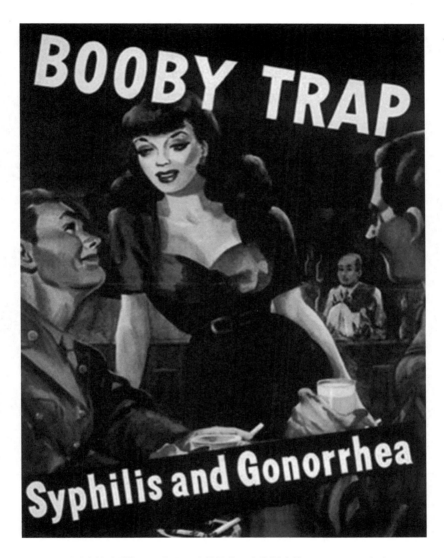

图 2.5　"诱人的陷阱"——美国军队的公共卫生海报（约 1942—1944 年）
美军试图通过向新兵警示妓女和滥交的危险，来防止梅毒和淋病造成的兵力损失。
海报反映了休假的年轻人纵情酒色，暴露于疾病感染的危险中。

结论

20世纪80年代艾滋病的出现，促使历史学家和公共卫生官员重新考量梅毒和其他性传播疾病的历史影响。像今天的艾滋病一样，几个世纪以来，这些疾病将人们的注意力集中在性行为上，使人们对某些受到污名化的群体产生敌意，并引发人们对政府在公共卫生中的作用进行讨论。尤其是在西方社会，随着艾滋病的影响发生变化，梅痘与艾滋病被更多地放在一起类比。正如梅痘在16世纪的欧洲城市中持续存在一样，在过去的二十年中，艾滋病一直是许多人群中的顽疾，尽管与之相关的死亡率有所下降。

欧洲对抗梅痘的经验，预示着当今公共卫生工作者面临的挑战。虽然在发达国家，男男性行为者面临性传播感染的最大风险，但在世界范围内，性别不平等和极度的贫困加剧了疾病的传播，这种情况和16世纪并无二致。例如，在南非，通过性传播感染梅毒在年轻妇女中尤为普遍，特别是未婚、教育程度低或几乎没有受过教育的妇女群体中。在其他地区，贫穷和弱势地位迫使一些妇女从事性工作或涉及性交易，在这种性行为中她们无法采取较安全的措施。劳动力的流动模式使感染者在城市中心和农村社区之间往来传播疾病。正如我们将在探讨艾滋病的一章中看到的，减少贫困是降低性传播疾病蔓延的一个关键因素。

从15世纪90年代起，欧洲的医生和其他权威机构就认为梅痘是一种可以被治疗的疾病，这种信念激励了医学理论和治疗方法的创新。预防疾病的愿望促使政府对诸如妓女之类的易感人群加强了监管，这些人通常被指责传播疾病和败坏道德。尽管现在抗生素可以治愈梅毒，但各国之间以及国家内部社会群体之间对治疗的可获得性仍有差异。关于减少人群感染率的最佳策略仍存在争论：一些方案强调教育和节制性欲，而另一些方案提倡使用避孕套等用具来减少感染，并鼓励开展广泛的诊断和治疗。疫苗研究项目最近也取得了进展，并可能很快就能提供重要的预防措施。但是，就目前而言，历史经验表明，预防、教育和治疗相结合是减少全球疾病压力的最有效措施。

许多研究人员都在思考梅痘的起源和其对欧洲的影响。这不应该掩盖一个事实，即1500年后，欧洲人通过直接接触和间接的贸易往来在世界范围内传播疾病。感染的物质因素并非欧洲唯一的输出物：与世界其他地区不同的是，基督教和西方科学使人们把疾病与道德败坏联系起来，即使在细菌理论促成了对梅毒病因和治疗的科学理解之后，这种联系仍然存在。最初引发梅痘的病原体可能来自欧洲以外的地区，但此后欧洲人输出了性传播疾病的观念，对现代社会公共卫生产生了深远的影响。

梅痘是一种重要的社会学因素，但它的主要影响并不在于其造成的死亡。与之截然不同的是1500年前后开始从欧洲和非洲跨越大西洋传播的天花与其他流行病。在随后的几个世纪里，美洲和一些与世隔绝的岛屿民族经历了人口减少，进而改变了当地文化，永久地毁灭了一些文明，并使欧洲人得以向他们眼中的广阔新大陆扩张。

历史文献：17世纪伦敦的性与疾病

到了16世纪末，欧洲人认识到梅痘是一种传染性疾病，会对患者的身体和人际关系造成持久的损害。虽然没有完全排除其他解释（如神的不悦），但是梅痘的传播及其长期影响使人们的注意力集中在人类的行为上。这也引起了英国伊丽莎白时代的剧作家们的注意，他们的成功取决于能否将关注的题材与人类的永久主题联系起来。许多作者认为，这种在伦敦等城市特别猖獗的梅痘，为人们反思男女关系、社会道德败坏的影响以及人际关系中欺骗的危害提供了肥沃的土壤。

同样，近期历史学家指出，伊丽莎白时代的文学作品阐明了人们是如何解释一种通常是慢性的、有时是毁灭性的疾病，并学会与之共存的。事实上，这一时期的众多资料呈现出一幅看似连贯的画面，描绘出在一个快速变革的世界里，梅痘是如何引起公众的恐惧和猜疑的。然而，这些文学作品中呈现的画面并不完整：戏剧和诗歌可以阐明人们的普遍态度，但也是为了达到戏剧效果或说教目的。在借鉴的同时，也要考虑哪些部分可能被夸大了，或者哪些部分被忽略和遗漏了。

来自伊丽莎白时代的戏剧和诗歌对现代读者来说是一种挑战，因为现代读者不熟悉古英语的拼写、词汇和语法。缓慢地品读，或者大声朗读，参考所提供的注释，将有助于欣赏伊丽莎白时代的观众从戏剧表演中领略到的魅力。

《性病》（威廉·柯罗威斯，1579年）

以下段落来自一篇关于梅痘症状和治疗的长篇论文的开头。柯罗威斯是一位受人尊敬的外科医生，在伦敦圣巴塞洛缪医院工作，该医院建于中世纪，1548年由亨利八世重建。柯罗威斯主张，政府措施和道德改革都是抗击梅痘的必要条件。虽然这篇文章的开头对"淫秽"行为提出了常规的批评，但柯罗威斯也指出，梅痘可以通过性传播以外的途径传播。对于医生来说，查明疾病来源——换句话说，避免自己染上梅痘——要比发表道德评论难得多。

第一章　这种疾病在英国的起源

首先我要说的是，在我看来，这种疾病在印第安人和那不勒斯人中，甚至在意大利人、法国人或西班牙人中，从未像当今这样在英国人中流行过。我祈祷上帝能尽快拯救我们，让我们从产生、繁衍和传播疾病的肮脏罪恶里解脱出来。

考虑到与日俱增的大量感染者是对联邦的巨大威胁，也是整个国家的污点，这是令人震惊的。其原因主要有：众多伦敦男女的放荡生活、放纵的流氓、混乱的流浪者，以及为这类肮脏人群提供巢穴和港湾的淫乱的酒馆……

我可能表达得太过直白，因为我说的都是事实，我确实非常痛心，在伦敦圣巴塞洛缪医院，我和另外三个医生在五年内已经治愈了一千多例这种疾病的患者。另外还有圣托马斯医院和这座城市的其他机构，那里每天都有无数人在接受治疗。所以，除非主（上帝）怜悯我们，并且治安官们非常认真地纠正和惩罚这种肮脏的行径，以及改造上述场所；除非这片土地的民众迅速悔改他们最不虔诚的生活，脱离这可憎的罪恶，整个国家不久就会被这种最令人厌恶的疾病所毒害……

第二章　患病途径、病因和症状

据说这种病最初是由不洁的女人引起的，尽管这是普遍的事实，但并非总是如此，也并非每个人都如此。我自己也曾遇到严重感染这种疾病的男女，他们的那些部位非常令人疑惑，（生殖器）本应感染得最快，但它们没有任何疾病及症状。如果感染是通过那种方式发生的，那么那些部位理应首先接触到病毒，并且因为这些部位的松弛和潮湿而最容易腐烂……

我要说的是幼儿，这种疾病严重困扰着他们，其中有些孩子三四个月大，有些一岁，有些四五岁……我可能没有站在良知的角度，提前警示他们小心那些污秽肮脏的护士，因为在1583年，碰巧有三个小孩都出生在伦敦，他们属于同一个教区，或是彼此住得很近，都被送去看护，一个在乡下，另外两个在城里，但不到半年，他们三个都被送回城里父母的身边，因为他们都被邪恶肮脏的护士感染上了严重的梅痘……

此外，这种疾病常常是由于与感染者共同进食和饮水而通过口腔传播的，有时是由于身体其他部位的接触，有时是由于同他们躺在同一张床上，或者是躺在他们用过的床单上。据说有时甚至坐在一张感染者经常坐的凳子上便会得病。有时，那些得过这种病但已治愈的人穿上感染者的衣服会再次被感染上这种疾病。我想把引起这种疾病的所有原因都列出来，以告诫所有读过这篇文章的人在这方面要小心，并尽量避免这些情况。

《为新潮的淑女所说的俏皮话》（斯蒂芬·戈森，1595年）

戈森曾是一名演员，他写了几部集幽默才智和针砭时弊于一体的散文集。这首诗描绘了伦敦的几种社会现象——时尚、妓女、疾病，它们是道德沦丧的象征。对外国影响的恐惧与对女性的谎言的警告交织在一起；那些被魔鬼的诡计所迷惑的人身处感染疾病的危险。

这些英国人喜欢陌生的乡村服装，

他们愉悦地在乡村和城镇中穿行，

而且在每一个地方都受到欢迎，

我多么想看到这一幕，

这并不会让我有多么惊讶……

当老贝尔达姆①、干瘪的老女人、饥饿的狗都不再被需要的时候，

会不会像疯狂的野马一样嘶嘶地叫着，穿着这样的衣服，

一颗善良的心如果看到我们这个时代的耻辱，定会怒不可遏。

穿着荷兰式工作服，衣着领口装饰精美，洁白如雪，傲慢地做着精细的工作，

你知道，它们是充满诱惑的器具，

像一张网捕捉虚荣的年轻人；但很多时候，

当他们被妓女感染梅痘和痔疮的时候，

他们为这场游戏感到懊悔。

这些充满怒火的头脑，发丝如火一般，这些如金属丝般的发丝像公羊的角。

他们满脸涂满彩绘，

像一张假脸，

什么时候能分辨出来呢?

恶魔之主撒旦，谎言之王，

所有这些最新潮的设计……

---

① 贝尔达姆：超过生育年龄的老妇女。

这些假发，这些用别针固定的褶子，

这些闪闪发光的亮片，项链和蕾丝花边；

这些暴露的着装，恶魔的花言巧语，

徒劳地凝视着痛苦的奴仆，

这是他的网，他是捕鸟人，

在愚昧的人们那里，

他攫取巨大的财富……

这些裙箍[①]，若隐若现的细腰和美臀，把快乐的缆车吊起来，

当他们感到骄傲的时候，

他们也会开始感到痛苦；

这样环境混杂里的妓女染上了梅痘，

这个法式设计[②]是为了隔开大衣和罩衫。

谦虚的人，若能抵制虚荣的诱惑[③]，那便最好，

其中有贵妇人所关心的、所追求的光荣名声，

他们的赞美将永存，

肉身腐坏之时，美德将获得永生，

让恐惧的诗人宽恕那些在每一个嘴唇上寻求赞美的人吧，

不要恩惠，也不要狂妄，

人们从不吝啬中庸之道。

---

① 裙箍是为穿着已被感染梅痘的内衣的妓女而设计的。

② 一种隐藏"法国佬病"的"法国设计"。

③ 意为想要给人留下深刻印象就像是一种应该避免的疾病。

这是学校的教导，是对蠢人的称赞。

《雅典的泰门》（威廉·莎士比亚，1607 年）

　　这出戏以古希腊雅典为背景。主人公泰门是广受欢迎的贵族，只要他挥金如土，就能赢得赞誉。他的真实经济状况被揭露后，他名声尽毁。当他以前的朋友拒绝提供帮助后，他远离雅典，开始痛苦的流放。在下面的节选中，泰门像乞丐一样在地上刨食，他的一位朋友（艾西巴第斯）和两个妓女（菲莉妮娅与提曼德拉）来看望他。他痛斥人性，劝返惊讶的来客们，并扬言将通过暴乱和梅痘来摧毁这座城市。

　　就像斯蒂芬·戈森的诗一样，这部剧利用了人们熟悉的妓女形象、和对疾病的隐瞒。戈森描写了社会对女性和对流行时尚的肤浅关注，而泰门用言语指责整个社会的虚伪。没有人能逃脱他的辱骂，他把最强烈的鄙视留给了淫荡的牧师和唯利是图的律师。这段文字因其对梅痘及其治疗方法的详细描述而著名。最后一段台词简要罗列了莎士比亚和他的同伴们经常看到或经历过的梅痘症状。

艾西巴第斯全身披挂，带军乐队鼓号手上，菲莉妮娅与提曼德拉同上。

艾西巴第斯：你是何人？说！

泰门：跟你一样，是一头野兽。愿蛆虫噬咬你的心，因为你又让我看到了人的眼睛！

艾西巴第斯：我听到了一些你的不幸。

泰门：我富贵之时，你已经看到我的不幸了。

艾西巴第斯：我看到你现在不幸，过去是幸福的。

泰门：就像你现在这样，被一对婊子左拥右抱。

提曼德拉：这就是那个雅典宠儿，饱受赞誉的贤人吗？

泰门：你是提曼德拉吗？

提曼德拉：是的。

泰门：你依然卖淫为娼妓吧，那些嫖客并不爱你，他们在你身上发泄兽欲，你就给他们传染疾病。好好享用淫邪的时刻，让欲奴色鬼身陷其中，欲仙欲死；让红颊少年筋疲力竭，形销骨立。

提曼德拉：绞死你，怪物。

艾西巴第斯：宽恕他吧，亲爱的提曼德拉，

因为遭逢大难，他已神思迷乱。

勇敢的泰门，我近来饷金短缺，

饥饿难挨的士兵每天都在哗变。

（艾西巴第斯透露了他带着士兵返回雅典并引起轩然大波的计划。泰门献上金子，解雇了他。

艾西巴第斯和娼妓要更多的金子；泰门辱骂他们，却怂恿他们在他们道德败坏的客户中间传播疾病。他以一系列常见的梅毒诅咒作为结束语，并以诅咒的口吻将其骂走。）

泰门：……把这些金子分给你的士兵吧，闹他个天翻地覆，而当你怒火泄尽，也会命丧身殒。不说了，去吧！

艾西巴第斯：你还有金子吗？我接受你给我的金子，但不全部接受你的劝告。

泰门：不管你接受与否，你必遭天谴！

菲莉妮娅与提曼德拉：给我们一些金子，好心的泰门，你还有吗？

泰门：我有足够的金子，可使妓女矢志从良。

也可让妓女变鸨母，引娼聚嫖。

撩起①你的裙子，你这两个贱货。

你们是不守信义的，虽然我知道你们会发誓，发毒誓。

神明听了，也会像患了疟疾，狂颤不已。

如果皱纹成堆，就涂脂抹粉吧，

直到你们的脸上能掐住马蹄！

菲莉妮娅与提曼德拉：哎，再给些金子嘛，

那么，想让我们干啥？

你信不信，为了金子，我们什么都能干出来。

泰门：传播坏疽恶疾，

让男人骨颓髓枯，胫骨生疖，

免得他们又骑又跨乐颠颠，让律师们嗓音嘶哑，让他们永远不能巧舌如簧，黑白颠倒，为虎作伥。让既挞伐肉欲又心痒难忍的祭司，浑身溃烂，鼻子烂掉，鼻梁齐根断下；

免得一味逐臭，对正事不闻不问。

让卷发的流氓变成秃子，

让未经战阵、只会吹牛的兵痞，吃一下你们的苦头。败坏所有的人，用你们的淫行浪态，把所有雄起之人，弄软摆平。

再给你们一些金子，你们去毁掉别人，再让这东西毁掉你们。

一起葬身沟壑吧！

---

① 撩起：提起的裙子象征着性感。

文件解读

1. 外科医生威廉·柯罗威斯的这两段话表达了对不同类型的梅痘感染者的不同看法。您如何解释这个反差？关于柯罗威斯可能会如何对待他的病患，你有怎样的推测？

2. 戈森的诗和《雅典的泰门》节选都是对社会的批判，但方式不同。它们的目的分别是什么？两篇文章分别是如何论证当时的伦敦人极度恐惧梅痘这一事实的？

3. 鼠疫对伊丽莎白时代的英国来说是一个极其严重的威胁。为什么梅痘比瘟疫提供了一个更好的戏剧题材？

头脑风暴

1. 比较本章关于梅痘传播的论述和上一章中关于瘟疫的论述。两种疾病分别指出了人类应该具有什么样的责任？

2. 思考在早期的几个世纪里，人们如何理解梅痘和鼠疫的传播方式。疾病传播的方式如何影响与之相关的社会评论？

3

天花与美洲大灾难

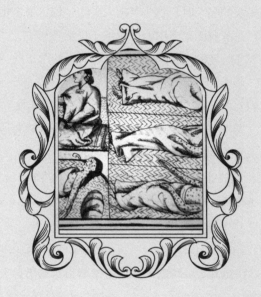

墨西哥谷的天花

自 15 世纪末欧洲人来到美洲后，加勒比和美洲的原住民面临着各种毁灭性的疾病，特别是天花。这幅保存在《佛罗伦萨法典》手稿（约 1575 年）中的画作，是一位抄写员对 1520 年至 1521 年特诺奇蒂特兰市所遭受的苦难的回忆。

1620 年 11 月中旬的一天，英国"五月花号"轮船完成了大西洋上的航行，在由北美洲万帕诺亚格人控制的领土靠岸。寥寥无几的原住民都躲着这群上岸的新来者。这些上岸的英国人在这里发现了空置的房屋、掩藏的食物，以及覆盖着垫子和木板的坟墓。几个月后，终于有一个原住民壮起胆子走近这些新来者。当他开口吐出结结巴巴的英语，并提到了几位船长的名字时，这些英国人大吃一惊。他们把这个原住民叫做萨莫塞特。这些英国人当中的一位编年史学者写道："萨莫塞特告诉我们，我们现在所在的地方叫帕图克塞特。大约四年前，几乎所有的当地人都死于一场极其严重的瘟疫，男人、女人、孩子无一幸存。因此没有人阻止我们占据此地，也没有人追讨它。"一切有如神助，在英国人到来之前，这大片肥沃的土地被腾空，使他们得以顺利地在这里建立了社区，这里就是后来马萨诸塞州的普利茅斯。

欧洲人相信在北美洲海岸的经历是他们祈祷的结果，这不是第一次，也不是最后一次。一个世纪前的 1519 年，埃尔南·科尔特斯（1485—1547 年）率领的西班牙人追寻传说中的黄金，来到了人口稠密的墨西哥谷。在 17 世纪中叶，法国耶稣会士宣称当地的大批民众皈依了天主教。1956 年，一位著名的历史学者将这场历史大戏描述为"欧洲文化挺进美国广袤荒野的运动"，而美洲原住民则是其中的配角而已。直到 20 世纪后期，美洲原住民大多仍作为欧洲征服者、传教士和自由追求者们的陪衬存在于历史上。

原住民也成了来势极其凶猛的欧洲疾病的受害者。早在 20 世纪初，S. 莱尔·康明斯等学者就用"处女地"的概念来解释为什么美洲原住民如此缺乏对来自欧洲的疾病的抵抗力。1976 年，阿尔弗雷德·克罗斯比将"处女地流行病"一词应用于描述 16 世纪在南北美洲原住民中暴发的天花、流感和麻疹等疾病。其他学者还将疾病的影响与全球地理上的一次重大事件联系起来。数千年来，一直流传着一个观点，即欧亚大陆和非洲的人群与他们的家养动物之间存在着微生物的交换。当人们与猪、山羊、马和鸡共同生活时，他们抵抗疾病的能力也随之进化。然而，美洲原住民却仍然"免疫缺失"，甚至"生来就面临死亡"，因为他们生活的环境很少提供这样的进化发展机会。学者们认为，欧洲人的到来开启了一场势不可挡的"微生物冲击"，并与其他因素结合起来，瓦解了原住民对殖民势力的抵抗。

近期，研究人员对这一观点提出了疑问，认为该结论淡化了欧洲人在破坏美洲原住民社会中所起的作用。考古学家和人类学家试图破除欧洲人必然占主导地位的神话，并引导人们注意那些仍然影响原住民社会的社会不平等现象。因此，历史分析面临的挑战并不在于强调流行病的破坏力，而是在于结合其他因素评估它们的影响。

在这方面，天花就是一个非常恰当的关注点。在 1500 年之后，许多疾病伴随着欧洲人的全球旅行而蔓延，但没有一种疾病能比肩"斑点怪兽"在现代世界的称霸地位。天花毁容和致命的特点对美洲大陆及岛屿居民的影响极其明显，与之形成鲜明对比的是，大多数欧洲成年人受此疾病的影响远比原住民轻微。在现代早期的欧洲，通常是儿童感染天花，而这一威胁也最终被疫苗的预防能力所战胜。欧洲人在 19 世纪初开始输出这种技术。在 1970 年代末，一场全球性战役成功地从自然界中根除了天花。随着无数人的生命被拯救，这次"征服天花"的行动也展示了西方专家干预全世界公共卫生的能力。

病原学与早期历史

在造成人类社会疾病大流行的病原体中，天花是唯一一种通过人类的努力已从自然界被根除的传染病。与鼠疫和梅毒不同，天花是由病毒引起的——由蛋白鞘包围的 DNA 链，进入宿主细胞进行繁殖。天花病毒现在被归为一个属，其中也包括引起马痘、猴痘、牛痘和沙鼠痘（一种在小型啮齿类动物身上发现的疾病）的微生物。自 19 世纪后期以来，至少有两种天花病毒：病死率高达 30% 的主天花病毒和死亡率接近 1% 的次天花病毒，后者是一种症状较温和的变种。天花的消失令人欣喜，也导致人们遗忘了它的严重影响。仅在 20 世纪，天花就造成大约 3 亿人死亡，远远超过当时死于武装冲突的人数。即使在 1960 年代末，估计每年有 1000 万到 1500 万人感染天花，其中大约 200 万人死亡。

20 世纪的观察家发现了大量有关天花症状的证据。这种疾病很容易通过干痂或咳嗽和打喷嚏产生的飞沫传播。在平均大约十二天的潜伏期（患者感染和症状出现之间的间隔）之后，随着病毒在血液中繁殖并进入脾脏、骨髓和淋巴结，患者出现高烧、肌肉疼痛和头痛的症状。感染两周后，患者口腔、喉咙和黏膜处首先出现红色斑点，随后皮肤上也迅速出现斑点，覆盖面部和身体。病变处变成硬脓疱，类似于一个埋在皮肤上的小珠子并形成一个特征性的小坑。脓疱通常在大约两周后干燥并结痂。但是有一种不常见的情况，即感染融合性天花后，脓疱会合并形成一个疼痛的感染面，覆盖大片皮肤。大约每十个患者中有一个会发展成出现扁平化病变的恶性天花或者伴有内出血的出血性天花，这两种情况通常都会导致患者死亡。天花的长期影响通常包括失明和凹痕，后者是皮肤的皮脂腺受损的结果。

直到最近，研究人员才认识到天花、麻疹和流感大约出现在一万年前，那时，一些部落开始定居，并形成密集的聚居点，这种行为激发了微生物在人类与家养动物之间的交换。人类是天花病毒的唯一宿主，即这种疾病只在人际传播，且病原体需要大量易感个体才能引发大流行。人类疾病的演变似乎与人类社会进化中的其他重大进程恰好吻合。

然而，过去十年间的分析已经更新了我们对天花病毒的理解，也拓宽了科学家从现有证据能做出推断的范围。对鼠疫等细菌病原体的古代 DNA 的研究（见第一章）已不仅限于对古代 DNA 的采集和分析，而是取得了进一步的进展。对于病毒突变，目前还不可能用几个世纪前的实物证据进行系统性的进化分析。相反，科学家大多是从 1940 年到 1970 年间收集到的天花样本进行反方向推演。这个过程依赖于分子钟假说：即 DNA 或其他蛋白质的遗传序列在一个微生物（如病毒）中以相对恒定的速度进化。这一推测面临着一系列棘手的问题：不同微生物的进化速度有多大差别？一种微生物的进化速度（比如一种病毒）能否告诉我们另一种相似微生物的进化速度是多少？随着时间的推移，一种微生物的进化速度如何因不同的环境因素而发生变化？科学家对这些问题的回答会影响他们"校准"分子钟的方式，即判断进化速度在千百万年间的变化。

因此，天花病毒开始进化的时间只能估计一个时间范围，而不是某个特定时间。有一种推测指出，大约在三千到四千年前的非洲，天花从沙鼠痘中分离出来。但不排除起源于 5 万年前的可能性。现存最早的基因样本来自在立陶宛发现的 17 世纪中期的木乃伊，其特征表明，它体内天花样本是其他所有近代分析过的样本的祖先。由此推断，一些对现代天花病毒进化至关重要的突变可能发生在过去几个世纪，而不是数千年前。18 世纪的记载中描述了严重程度不同的天花病例。这提供了更多的证据，证明主次两种天花病毒以外的其他病毒株在更早的时期就开始传播了。这些证据提醒我们注意：我们对天花在近代史上的表现的认识，在研究其在更久远历史中的影响时，充其量只能提供粗略参考。

同样，研究人员对原住民更易感染天花、感染后更致命的说法表示怀疑。早期的学者曾提出，欧亚民族的遗传多样性减弱了天花的影响，特别是在经历了几个世纪与天花的接触之后。有人认为，在美洲规模较小的同质种群中，天花病毒在基因相仿的人类宿主中传播时很快产生了毒性。然而，尚未发现对天花免疫的遗传证据，而且不同群体中的"基因库"并不能解释与天花相关的死亡率，也不能解释各社会群体遭受天花侵袭的最终结果。

研究人员转而指出适应性免疫（或获得性免疫）所起的重要作用（但并非唯一作用），这种免疫产生了对疾病易感性 的差异。在欧亚大陆一些天花很常见的地方，感染天花的幸存者产生了抗体，使他们能够避免再次染病。染病后幸存下来的母亲会将这种抗体传递给孩子，抗体能够在孩子出生后的头几个月保护他们。由于受获得性免疫的影响，疾病倾向于侵袭上一次疫情暴发后出生的儿童，所以严重的疫情暴发往往是周期性的。尽管天花仍在肆虐并导致大量死亡，但随着天花在许多地区流行，病原体及其宿主间发展出一种平衡。在儿童期轻微感染后幸存下来的欧洲成年人，比起之前从未接触这种疾病的美洲人群，更能抵抗这种病毒。但这是（一些）欧洲人先前接触天花的结果，而不是先天遗传差异的证据。

尽管早期 DNA 证据的缺乏带来了一些对回顾性诊断的怀疑，但是大量证据表明天花对古代社会产生了相当大的影响。古代印度、中国和尼罗河流域地区的人口数量庞大，足以产生天花的流行。公元前 12 世纪埃及木乃伊身上可见的麻点和大约公元前 250 年的中国文字记载都可以证明天花可能产生的影响。165 年从美素不达米亚回归的罗马士兵所感染的疫病，有可能就是天花，它最终导致罗马和地中海其他地区人群的高死亡率。这种可能起源于亚洲的流行病，削弱了罗马军队抵御日耳曼人的能力，使日耳曼人最终占领了罗马领土。在 8 世纪初阿拉伯民族向北非迁徙，并将伊斯兰教带到伊比利亚半岛的同时，天花也可能伴随着这次迁徙浪潮。除了上文提到的 DNA 证据外，早期的文字记载表明天花的毒力是强弱各异的，在某些时间和地点，观察者认为它并不致命。因此，最早对天花的明确描述之一，来自 10 世纪的阿拉伯作家拉齐斯（约 865—925年），他将它描述为一种普通的儿童轻症，其严重程度低于麻疹。

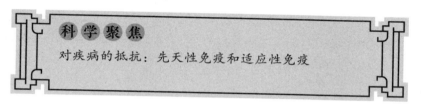

科学聚焦

对疾病的抵抗：先天性免疫和适应性免疫

当我们研究传染性疾病时，免疫系统比其他任何方面的人类生理机能更受到关注。军事术语经常被用来比喻这一现象——病原体"渗透"身体，细胞"建立防御"，当入侵者被"摧毁"时，健康就会恢复。然而，免疫系统的贡献不仅仅是"战斗"，它还平衡或调节数万亿微生物和人类细胞的活动（图 3.1）。

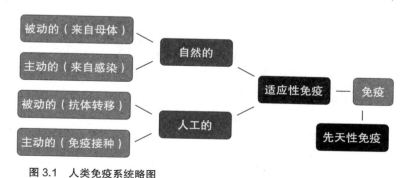

图 3.1　人类免疫系统略图

许多免疫功能有助于人类抵抗感染并对抗原（入侵人体的物质）做出反应。科学家们区分了两种免疫：独立于任何环境刺激而产生的先天性免疫和一生中因多种外界影响而变化的适应性免疫。先天性免疫反应包括机体对损伤或微生物进入的最初反应，包括黏液、发热、炎症和肿胀。在细胞层面，某种白细胞在血液中自由活动，吞噬、溶解或击溃那些死亡或受损的外来微生物和细胞。先天性免疫系统的某些部分也作用于特定的病毒和细菌，包括引起感冒、流感和结核病的微生物。细胞因子（也称信号蛋白）被释放并触发进一步的免疫反应。

适应性免疫系统对机体遇到的各种抗原产生更特异的反应。两种类型的白细胞，即 B 淋巴细胞和 T 淋巴细胞，具有互补的功能。B 淋巴细胞在细胞外工作，产生大量的抗体蛋白，通过锁定病原体或阻止它们进入细胞来中和病原体。与之不同，T 淋巴细胞对受感染或受损细胞发出的信号做出反应，并释放出化学物质来破坏它们。其他 T 细胞通过分泌细胞因子，吸引其他细胞到达感染部位，从而协调免疫反应。重要的是，一些 B 细胞和 T 细胞作为"记忆细胞"存活下来，当类似的病原体进入人体时，会更快地产生免疫反应。

适应性免疫可通过自然和人工手段产生。孩子在出生前和哺乳期都会获得来自母体的保护性抗体。如天花入侵美洲的例子，当母体没有接触过致命病毒，儿童的死亡率会达到非常高的水平。从婴儿期开始，当儿童的身体对感染做出反应时，自身也会产生抗体。第一次感染的影响可能是深远的，一些证据表明，这会深刻影响人体一生中免疫系统对不同的菌株或病毒类型（例如不同亚型的流感病毒）的反应。

最常见诱发适应性免疫的人工方法是疫苗接种。在这一过程中，一小部分死亡或减"毒力"弱的病原体被注入人体内。预期效果是在不引发全面的疾病症状的情况下，激活抗体并诱发人体产生对病原体的细胞记忆。另一种策略是从另外的人或动物身上引入抗体。例如，医生在 19 世纪 90 年代首次用被感染的绵羊和马的血清治疗白喉。这些动物产生的抗体中和了细菌释放的致病毒素。

从自然界根除天花的成就证明了疫苗具有使人类健康产生重大改观的潜能。然而，许多疾病对公共卫生运动构成的挑战比天花更为严峻。微生物有自己的花招：其中一些变异迅速，如流感病毒；有一些可以潜伏多年，如引起结核病的细菌；而人类免疫缺陷病毒（HIV）则能将自身插入宿主细胞的 DNA 链中。有一些适应性免疫，如对疟疾的免疫，除非人体长期接触病原体，否则就会消失。还有许多其他人类因素（如疲劳或营养）影响免疫的方式还是未解之谜。

体现中世纪时期天花所造成的影响有说服力的对比性证据来自日本。那里的人口密度高于欧洲，对相关重要事件的系统性描述始于 700 年左右。目前还不清楚疾病是从什么时候开始的，但一种特别严重的"莫加萨"流行病（即"豆荚痘"）在 735 至 737 年间席卷了日本群岛。此后，疫情的暴发变得越来越频繁。到 12 世纪（也可能早于 12 世纪），天花显然已成为一种地方病，直到 19 世纪中叶，它以周期性波动的方式感染了绝大多数的日本儿童。天花成为日本儿童必患的一种疾病，在城市造成了大约 10% 的总死亡率。这足以产生显著的社会影响，但并未阻止人口的总体增长。此外，正如铃木明仁所说，天花被视为儿童疾病，这意味着天花主要是在家庭中进行处理，而不会出现欧洲那种由黑死病引发的大规模公共卫生干预。在欧洲，16 世纪后期之前几乎没有严重天花暴发的确切证据，但到 17 世纪中叶，出现了和日本相似的状况。1630 年以后，伦敦的记录表明，天花的年死亡率通常升至人口的 5% 左右。每隔几年发生的较严重疫情，平均死亡率略高于 10%，而死亡主要集中在幼儿群体。

在 18 世纪的欧洲，天花仍然是一个令人恐惧的杀手，最终催生了治疗上的重要革新。但它并没有在欧洲造成和美洲相同程度的痛苦记忆和社会动荡。在诠释天花影响的过程中，不可避免地出现了一个最近的历史学家所面临的最有争议的问题：美洲原住民文明遭遇欧洲帝国主义时衰落的原因。

天花和美洲的社会动荡

与 1348 年后欧洲的历史进程进行比较，有助于说明这场讨论的发展方向。正如第一章所述，在黑死病暴发及之后一段时期，欧洲面临着严重的社会混乱，其人口减少了大约 50%，主要（但不完全）是由疾病引发的死亡。然而，在一个世纪内，欧洲人口数量开始恢复，有些地区，特别是意大利的城邦，进入了一个充满活力的时代。从 16 世纪开始，美洲各社会群体也开始经历他们首次接触欧洲人后由疾病引发的高死亡率。然而在几十年时间里，美洲人口的下降幅度甚至超过了黑死病时期的欧洲。总下降幅度超过了 50%，在一些地区还要严重得多。许多社区的人口数量直到 20 世纪才恢复，而有的社区则完全灭绝了。

是什么原因导致了如此可怕的人口锐减，为什么美洲人口没有像欧洲那样得到恢复？阿尔弗雷德·克罗斯比等早期的学者认为，在美洲，各种疾病的累积影响比在欧洲更具破坏性，以至于几乎所有的美洲原住民都丧生了，而存活下来的人无法抵抗欧洲人的入侵。从这个角度，欧洲人的入侵并不能解释原住民的灭亡。而正如弗朗西斯·詹宁斯在一本名为《入侵美洲》（1975 年）的书中所指出的那样，"从纯粹的达尔文进化论角度来看，欧洲人抵抗某些疾病的能力使他们优于那些溃败的印第安人"。

然而，如前所述，没有令人信服的证据表明，美洲原住民对天花的易感性与欧洲人有着明显的差异，以及原住民的遗传同质性使病毒更容易从一个宿主转移到另一个宿主。近期一些学者转而强调政权的"结构性暴力"，它对本土社会发动持续性攻击，其引发的生态变化引起了远超人类直接行动带来的后果。尽管新病原体的引入起到了一定的作用，但他们认为战争、饥荒和强迫移民比原住民对疾病的易感性更能导致高死亡率。同时也越来越明确的是，原住民社区间的情况差异很大，因而区域案例的研究比广泛的概括性研究更具研究价值。

其中一个非常重要的案例发生在特诺奇蒂特兰于 1521 年被占领之时和之后的墨西哥谷。特诺奇蒂特兰是墨西哥（或阿兹特克）人的故都，当时的人口可能已经接近 20 万，是一个帝国大都市，其规模与当时的巴黎或佛罗伦萨等欧洲城市相当。而当时的墨西哥谷是美洲人口最稠密的地区。不到一千名西班牙人在埃尔南·科尔特斯的率领下对它发动了袭击，引发了一系列非同寻常的事件，最终颠覆了这个强大的帝国。然而，研究已经表明如果没有原住民盟友的援助和疾病造成的死亡，西班牙人的入侵是不可能成功的。

在 15 世纪 90 年代，克里斯托弗·哥伦布（1451—1506 年）第一次航行抵达加勒比海后，西班牙人在伊莎贝拉（现古巴）和伊斯帕尼奥拉岛（现海地和多米尼加共和国）建立了前哨基地。二十年中，疾病和西班牙人的侵略使原住民惨遭灭顶之灾。对更多印第安劳工的需求是科尔特斯所宣称的发动叛变并远征美洲大陆的原因之一。他的部队违背总督的命令，在 1519 年 4 月从伊莎贝拉出发。天花很可能是在 1520 年 5 月由潘菲罗·德·纳瓦兹率领的队伍传到墨西哥的，他们本来是被派去阻止科尔特斯的，但却最终加入了他的行列。就在欧洲人和美洲人斡旋斗争时，天花显然在 1520 年的秋天传到了墨西哥的故都。众多的受感染者中包括土著首领库伊特拉华克（约 1476—1520 年），他的兄弟蒙特祖马二世（约 1466—1520 年）是在西班牙人到来后第一个接待科尔特斯的土著居民。随着疾病的继续蔓延，科尔特斯与其他首领结成联盟，并于 1521 年 5 月围攻了特诺奇蒂特兰。不到几个月，这座城市就被摧毁了。随着欧洲人的大量到来，原住民人口在接下来的一个世纪中持续下降，最后仅能达到 1520 年人口水平的一小部分。

方济会僧侣贝纳迪诺·德·萨哈贡（约1500—1590年）在16世纪40年代从当地知情人那里收集到一些触目惊心的证词，内容是关于当地被征服的头一年的情形。在萨哈贡的监督下最终完成了一份大篇幅的手稿，即《佛罗伦萨手抄本》。手抄本于1575年左右完成，其中包含了关于墨西哥传统社会和历史的大量信息。这部著作的第十二册描述了墨西哥原住民在欧洲人到达之后所遭受的疾病：

> 那是在特佩尔胡特尔10月期间，疾病在人群中蔓延，人们大量死去。有些症状的确被掩盖了；疾病散播在各处，在人的脸部、头部、胸部。一切真的在消亡，许多人真的在死去……他们挣扎，他们大喊大叫。一切在消亡。脓疱像一个罩子一样。的确有很多人死于这场疾病，也有很多人死于饥饿。有人饿死，因为没有人照顾他们。人们已自顾不暇。

这一证词和其他叙述有力地表明，天花在欧洲人到达后不久，可能是在他们对特诺奇蒂特兰的围攻期间，给土著居民造成了巨大的痛苦。那么，墨西哥谷的人口总损失有多大？天花和其他疾病在其中扮演了什么样的角色？在某种程度上，对这些问题的回答能反映在学者对欧洲人到来之前对墨西哥谷人口数量的估计上。一个极端的说法来自伍德罗·博拉和舍伯恩·库克，他们指出，1520年墨西哥谷居住着多达2500万居民，而到1600年只剩下100多万。大多数学者都不认同这个高初始值，并提出了400万初始居民的估计值。以此为初始值，那么疾病、生态破坏和战争的综合影响使人口在不到一个世纪的时间里减少了大约75%。

天花在导致这种高死亡率的因素中占多大的比重？在同时期的欧

洲人口中，由于先前接触过病原体而具有较高的免疫水平，天花大流行期间总死亡率普遍较低。然而，正如詹姆斯·赖利所指出的，18世纪初，在冰岛等偏远地区，非免疫人群的死亡率仍可能接近40%。在墨西哥人中，最初没有人具有免疫力，而那些不能从母体抗体中获益的儿童尤其脆弱。墨西哥人的行为方式也可能增加了他们的易感染度。他们的生活起居都在狭小的空间，一旦有疫情几乎每个人都会受到感染。总之，天花可能在美洲原住民社群内造成很高的死亡率，但它的表现与同样缺乏疾病接触史的欧洲人没有什么不同。

随着越来越多的欧洲人来到这里，暴力征服的影响波及整个墨西哥谷，其他疾病造成的死亡率因民族和地区而异。麻疹是其中一个特别严重的威胁。在疫苗接种时代到来之前，这种疾病在儿童中极为常见。最近的研究证实，麻疹可引起显著的免疫抑制，并可能持续数年降低人体对其他传染病的抵抗力。一旦麻疹传入美洲，原住民社区中可能更容易暴发肺炎、腹泻和其他导致成人和儿童死亡的疾病。总之，有足够的证据表明，除天花以外，其他疾病也会引起致命的疫情。例如，最近的基因研究表明，1545年至1550年间，沙门氏菌引起的肠道疾病流行，导致了居住在特诺奇蒂特兰南部使用米斯特克语的民族的高死亡率。基因分析的广泛应用将有助于现代的历史学家能够更加详细地全方位描述与疾病相关的事件。

16世纪，随着西班牙的影响力从墨西哥向外扩散，以及葡萄牙人在巴西建立了殖民地，加勒比地区、中美洲和南美洲发生了巨大的动荡。16世纪20年代末，天花显然先于欧洲人到达安第斯山脉，加剧了印加帝国的社会动荡和内战。动乱使印加人未能有效抵抗由弗朗西斯科·皮萨罗率领的一小支部队的进犯，该部队在16世纪30年代初俘虏了印加王子阿塔瓦尔帕，并推翻了印加政权。在南美洲的大西洋沿岸，天花于 16 世纪 60 年代从里斯本到达巴西，该地区人口数量稀少，因此这种疾病并未在此地扎根。但此后，在从非洲引进奴隶以取代日益减少的原住民人口的过程中，天花以奴隶为载体频繁地穿越大西洋到达此地。

在北方，对墨西哥湾周边地区乃至大平原的远征并没有增加西班牙的财富，却给当地居民带来了来自欧洲的疾病。传教活动从墨西哥往外扩展，促使欧洲人和原住民之间的接触更频繁，流行病的发生也变得更加频繁。西班牙耶稣会牧师记录道，从 1593 年开始，每五到八年就会出现一次流行病，席卷新西班牙北部。天花是最大的杀手，但并不是唯一的：麻疹、流感和结核病夺去了许多生命，一些时期的高死亡率可能是由同时来袭的多种疾病造成的。性传播疾病，如淋病（由欧洲人带来）可能导致了较低的出生率。如第四章所述，黄热病的来袭对加勒比地区、拉丁美洲和美国南部地区也造成严重后果。

北美地区的天花疫情

17 世纪初，北美的原住民开始面临因法国人、英国人和荷兰人的到来所形成的多种压力。在大西洋沿岸，欧洲人建立了临时的立足点，1607 年建立的詹姆斯敦，1608 年建立的魁北克，1620 年建立的普利茅斯，1624 年建立的新阿姆斯特丹（后来的纽约），而原住民社群对此采取了谨慎而友善的态度，并以夹杂着好奇、怜悯和怀疑的态度对待新来者。沿海航运和人员大量接触在定居之前就发生了，而在有些地区，疾病也随之出现。关于萨莫塞特所述流行病的报告（起因尚不清楚）表明疾病摧毁了许多沿海社区，但并没有深入内陆地区。与此完全不同的是 1633 年的一波疫情，很可能是天花，它起源于康涅狄格河谷，向北蔓延到新法兰西。这次流行病带来了广泛的恶果。莫黑根人和佩奎特人的高死亡率使英国殖民者得以趁虚而入，迁移至康涅狄格河谷，于1636到1637年发动战争成功击败佩奎特人，从而建立了一个新殖民地。

在整个北美地区，流行病的发生伴随着战争、社会动荡和殖民化带来的生态变化。各地区的变化动态彼此不同：在大湖区的北部和东部地区，法国商人和定居者与休伦—温达特人、易洛魁联盟的成员以及其他土著部落建立了联系。当原住民群体维护贸易往来，并用俘虏补充失去的社群成员时，人口损失使冲突逐步升级。1648至1649年，一系列由易洛魁人发起的袭击摧毁了二千人的休伦—温达特村庄。他们不得不抛弃家园，向其他部落寻求避难。在北美东南部，从17世纪90年代末开始，来自英国殖民地的天花在密西西比河以东的原住民地区引起了一场大规模疫情。到18世纪30年代末，一系列疫情的暴发削弱了居住在阿巴拉契亚山脉南部的切罗基人部落，也逐渐削弱了他们与殖民者及主要原住民对手克里克联盟抗衡的力量。在密西西比河以西地区，这一时期的书面证据很少，口述历史表明，到18世纪初，天花的暴发伴随着西班牙天主教的扩张和墨西哥马群的到来。当地人最初以喂养水牛群为生，而马匹的利用改变了大平原人民的生活。然而，快速的骑马旅行也促使天花从格兰德河谷到萨斯喀彻温河谷的广大地区的传播。总的来说，到了1750年，不同类型的疾病和冲突引发了整个北美原住民地区的动荡。

最初，欧洲移居者常常用神的旨意来解释事件。因此，在1633年疫情之后，清教徒约翰·温斯罗普（1587—1649年）在他建立殖民地过程中的好运背后发现了一种神圣的祝福，他问道："如果上帝对我们继承这些土地不满，那为什么在我们到来之前就赶走了当地原住民？又为什么在我们的人陆续到来的同时继续让他们的人口减少，从而为我们留出地方？"但并不是所有欧洲人的看法都能自圆其说。有时，殖民者和传教士承认他们对破坏原住民的传统习俗负有责任，有时迫于压力，他们也承认自己在传播疾病中的作用。例如，1639年，一群休伦人指控耶稣会传教士杰罗姆·莱曼特（1593—1673年）将天花传播到他们村庄。"从某种意义上说，这些穷人是可以被原谅的，"莱曼特懊悔地写道，"因为在最欢迎我们的地方，在我们施行洗礼人数最多的地方，事实上，却是死亡人数最多的地方，这样的事很常见，而且也被谈论过很多次。"正如大卫·琼斯所说，在双方相遇的最初几年里，殖民者没有考虑到美洲原住民与他们在身体层面上有本质的不同。饥饿、冻伤和疾病带来的痛苦和死亡提醒殖民者们，神圣的恩泽并不能保证他们远离自然界的危险。对神的信仰虽然很强大，但同时也存在一种信念，即欧洲人和原住民的身体受到同样的自然力量的支配。

然而，到了18世纪，随着法国、英国和各原住民部落之间对美洲领土的争夺加剧，人们的态度变得强硬起来。军队考虑如何利用天花感染作为战术优势。1763年，在皮特堡（后来的匹兹堡）的英国军队暴发天花之后，一些指挥官策划了一个阴谋，用被天花病毒污染的毯子去感染德拉瓦尔部落的战士。一位管理当地贸易站的民兵队长威廉·特伦特奉命行动。英国军官后来批准报销治疗天花的医院赠送的"礼物"——两条毯子和一条手帕。（德拉瓦尔部落的确暴发了天花，但被污染的织物所起到的作用并未确定。）英国军队的退伍军人警告殖民者不要采取这种策略。而在美国独立战争（1775—1782年）期间，英国人经常被指控把受感染的人送进美洲营地。

殖民者的担心似乎是有道理的，不仅因为英国人在皮特堡的行动，也因为英军给士兵接种了天花疫苗。正如本章后面所述，英国人是第一批这样做的欧洲人，即让人体接触天花物质以引发轻微的天花病症，从而诱导出持久的抵抗力。欧洲人及其后代接种疫苗的日益普遍扩大了当地许多美洲原住民部落和殖民者之间的差距。从18世纪60年代开始，中美洲和南美洲的一些原住民部落广泛接种疫苗，但几乎没有证据表明北美的原住民部落采用了这种做法。英国当局，例如哈德逊湾公司前哨站的那些管理者，不愿意尝试给他们的原住民伙伴接种疫苗，即便是天花暴发使他们在贸易中的利益受损。

独立战争期间发生的一系列天花流行病，最终蔓延到北美和南美的大部分地区。1775年，在战争的前几次战役期间，新英格兰暴发了天花；1776年初，美国军队围攻魁北克城，但由于天花的阻碍没有获得成功。第二年，乔治·华盛顿将军（1732—1799年）命令他的军队接种天花疫苗。尽管如此，天花仍向美国南部和西部蔓延，确切的传播路径尚未被复盘。继疫情在彭萨科拉港口暴发后，它明显从墨西哥湾向北传播。在约克镇和其他一些地方，这种疾病甚至打击了英国军队：尽管军队官兵接种了疫苗，天花却夺走了大量前奴隶的生命，他们帮助英军对抗他们揭竿起义的前主人。

1779年夏天，墨西哥城暴发天花，数万人死亡。这次疫情可能与北部的疫情没有直接联系，因为在整个18世纪，这种疾病每间隔十五年左右袭击墨西哥城一次。然而这场疫情使天花快速在整个美国西部地区蔓延，到达新墨西哥州的印第安村落，进入大平原，甚至大湖区北部。文字和口述记录提供了充足的证据，证明天花是由穿越落基山脉的原住民，经由哥伦比亚河传播到美国西北部太平洋沿岸的。当时的报道还没有覆盖到西北海岸，但在1792年，英国航海家乔治·温哥华（1757—1798年）在航行于胡安·德富卡海峡（位于大陆和现在以他名字命名的岛屿之间）时，发现了许多被遗弃的村庄。此时，即便是偏远的北方地区也被卷入了流行病的旋涡。哈德逊湾公司的一名交易员描述了尸体被狗啃食的情形以及绝望得语无伦次的幸存者。另一位探险家兼毛皮商塞缪尔·赫恩在 1782 年叙述说，丘吉尔城的"北方印第安人"从南方的贸易伙伴那里染上天花后，被这种疾病毁灭。19 世纪初，接踵而至的其他疾病也在这一地区暴发。

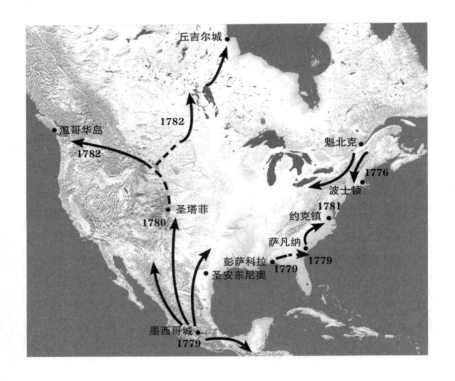

图 3.2 北美的天花，1775—1782 年

伊丽莎白·芬恩认为，天花"使整个美洲大陆共同遭受了一种可怕的经历"。然而，这一时期及随后几十年中发生的事件也将进一步拉开欧洲社会和原住民社会的差距。像切罗基人这样的群体，在他们站在英国人一边反对美国革命者之后，他们的村庄被烧成了灰烬，战争暴力造成的伤害甚至比疾病更大。19世纪30年代，在后来被统称为"泪痕"的几次事件中，超过四万名原住民被强迫从美国南部各州跋涉迁移至密西西比河以西地区。1837至1838年，一场特别严重的天花疫情杀死了成千上万人。在美国和加拿大的大草原和西部地区，随着新移民向西移居，以及白人武装组织镇压原住民部落，原住民部落中暴发了各种疾病。

19世纪末，北美原住民的生活地区越来越远离占多数的白人群体。早期关于原住民和非原住民的体质具有相同易感性的观点开始消失。在查尔斯·达尔文划时代的进化论著作《物种起源》（1859年）发表后，许多白人将适用于动物的"自然选择"概念，用于设想人类社会的进化。从前孤立的太平洋岛民（如澳大利亚原住民和夏威夷岛民）的经历似乎进一步证明了欧洲对他们的统治是不可避免的。1778年后的一个世纪，当由詹姆斯·库克（1728—1779年）率领的英国探险队到达夏威夷群岛时，传教士们记录的该地区的人口下降率，即使保守估计也超过80%。西方人发现了原住民人口下降的各种原因：除了致命的流行病，还有传统社会中明显的制度缺陷，例如土地集体所有制，又或者落入了"文明社会"的陷阱，比如酒精和性病。在过去的殖民统治时期，原住民似乎没有能力在一个由欧洲人及其（白人）后裔统治的世界中繁盛起来。正如我们所看到的，最近的研究已经改变了这一观念。但是，正如上文引用的弗朗西斯·詹宁斯的阐述，在摒弃了欧洲固有的文化优越性之后的很长一段时间，达尔文主义的假设在历史学家中仍然很有影响力。

到 1900 年，战争、疾病和贫穷使北美原住民人口减少到了 40 万甚至更少。在 20 世纪，当一些北美原住民适应了生活在通常条件更加恶劣的指定保护区时，其他疾病造成了更严重的伤害。正如第六章将探讨的，结核病的影响提供了更多的证据，表明社会不平等和迫害加剧了原住民对传染病的易感性。天花的影响逐渐减弱，部分原因是新技术——疫苗带来的益处，它最终使所有人从天花的困境中得以解脱。

从传统接种技术到疫苗接种

在整个 18 世纪，天花是欧亚大陆和非洲地区常见的致死原因，尤其是在儿童中。在欧洲，它实际上变得日益严重，占总死亡率的 5% 至 10%。它侵袭各行各业的人，包括统治者和他们年轻的继承人。到 18 世纪 90 年代末，一种古老的民间方法被改进和重塑，成为现代科学的标志性成就。由英国医生爱德华·詹纳（1749—1823 年）推出的疫苗接种技术被许多人迅速接受，但也引发了一些争议性的问题，至今依然引起反响：政府是否有权以公共卫生的名义实施侵入性治疗？这种治疗的安全性该如何保证？

詹纳是英国格洛斯特郡乡村的一名医生，在当时的社会背景中，许多精英人士对人类理解和控制自然的能力越来越有自信。绅士们通过观察和实验对自然知识做出贡献，成为一种流行风尚。科学信息通过个人交流圈和学术协会（如 1662 年成立的伦敦皇家学会）传播。拉丁语使研究结果得以跨越国界传播。詹纳在伦敦接受著名外科医生约翰·亨特（1728—1793 年）的医学训练期间，涉足学术圈。像他的老师一样，詹纳是一个狂热的博物学家，研究兴趣从冬眠的刺猬到迁徙的鸟类，包罗万象。他以一篇广受好评的关于杜鹃筑巢习性的文章获得了皇家学会的会员资格。

在当时的英国，接种技术也被称为变异接种技术，已经开始在预防天花感染方面取得进展。它的原理很简单：个体接种天花患者体内的物质，（按照预期）会感染轻微的病症，康复后就不会再得天花了。几个世纪以来，欧亚大陆和非洲许多地区的人一直在这样做，主要方式是让儿童接触受疾病污染的衣服或毯子。在中国，医生收集天花结的痂，储存一段时间以降低其毒性，将痂磨细，然后用银管吹进孩子的鼻孔。在土耳其的做法是从脓疱中收集液体（淋巴），然后注入到身体的划痕或浅切口中。这些做法有很大的风险，接种者有时会全面感染天花，但他们允许接种操作者调整感染剂量，并将受接种者安全隔离数周。

尽管关于接种技术在全球的传播途径尚未完全明确，但在不列颠群岛，一些医疗从业者报告说，威尔士平民最晚从 17 世纪初就知道这种做法。在 1714 年英国皇家学会公布了一份详细的"土耳其接种"报告后，精英人士的兴趣与日俱增。此后，英国驻君士坦丁堡大使的妻子玛丽·沃特利·蒙塔古（1689—1762 年）给她的两个孩子进行了接种，并在回到英国后推广了这一做法。在两次给孤儿和罪犯接种的试验成功后，不到一年，英国国王给自己的孩子进行了接种，树立了榜样。支持接种的例子也来自殖民地新英格兰最大的港口波士顿。清教徒牧师科顿·马瑟（1663—1728 年）是接种技术的热心支持者，从他的奴隶奥涅西姆斯（17 世纪晚期至 18 世纪）和其他西非人那里得知这一方法后，他立即采取行动。尽管大多数波士顿人都持怀疑态度，医生扎布迪尔·博伊尔斯顿（大约 1680—1766 年）于 1726 年的报告表明，他已经接种了 282 人，只有 6 例死亡。大约 2% 的死亡率在今天算不上成功，但在当时的波士顿它受到极大的认可，因为当时在一个有 15000 名居民的镇上，近6000人感染天花，其中大约800例死亡。

在接下来的半个世纪里，接种技术传播到其他欧洲国家及其殖民地。这种做法在英国的中产阶级中特别流行，慈善机构和孤儿院也开始向贫困的儿童提供这种服务。18世纪60年代后，许多英国人采用由药剂师罗伯特·萨顿和他的儿子们推广的"萨顿法"进行接种，即用一种叫做柳叶刀的尖头器械将天花淋巴注入皮肤浅表的扎孔。詹纳是从约翰·亨特的手术操作训练中学会接种的，后来他自己也开始进行这项操作。尽管接种后预期会出现轻微的天花症状，但詹纳在这一过程中发现一些人明显没有被感染。这些人之前感染过牛痘，这是一种牛的疾病，仅仅引起人体的一些病变和轻微的类似流感的症状。在农业地区，这种疾病在乳业工人中是众所周知的，他们认识到"牛痘病例"可以产生对天花的抵抗力。英国等地的一些医生给人们接种了牛痘物质，他们相信这可以提供类似的保护。詹纳试图证明这一点，他在《关于牛痘预防接种原因与后果的调查》（1798年）一文中描述了他的观察和实验。

詹纳的论文体现了他对整个农场环境的观察。他认为牛痘实际上来源于马身上一种被称之为"油脂"的炎症，会导致马的脚后跟渗出黑色液体。詹纳用一个拉丁语单词"virus"（病毒）来命名这种被感染的物质，这个词在英语中通常被翻译成"poison"（毒素）。他认为农场工人将这种物质从马身上带到了奶牛身上，而挤奶女工在挤奶时，接触到奶牛病变的乳房，因此受到感染。主要问题是接种这种较温和的物质能否诱导出对天花的抵抗力。1796年5月14日，詹纳将取自一位名叫莎拉·内尔姆斯（或露西，詹纳的笔记中这么称呼她）的奶场女工身体中的牛痘物质，接种到一个8岁的男孩詹姆斯·菲普斯（1788—1843年）身上。当菲普斯再接种天花时，他没有表现出疾病的迹象。在随后对更多儿童的测试中，詹纳进一步证明，牛痘可以通过身体接触从一个人"传导"到另一个人，并仍然可以抵抗天花。因为牛的拉丁语单词是 vacca，接种牛痘被称为疫苗接种（vaccination）。新的接种方法比传统的接种方法风险更小。不需要天花病人，只要牛痘物质被保存下来，或通过不同人的手臂之间传递，这样受感染的奶牛也不再需要了。这一点最终被证明是很重要的，因为牛痘并没有在全世界广泛传播。

尚不清楚詹纳称之为"油脂"的马病是什么——它可能是一种已经灭绝的马痘的变种，或者（更有可能）是另一种细菌或真菌感染的症状。当詹纳晚年遇到批评时，他不再提及马病，历史记载也常常忽略他对马病的兴趣。然而，詹纳最初的理论揭示了他的许多想法。詹纳像他的前辈一样使用了病毒 virus 这个词：他指的是一种毒素，他认为这种毒素起源于马，然后传播到牛和人身上。虽然詹纳并没有称这种毒素是一种活的物质，但他认为当这种毒素到达不同动物的体内时，它发生了变异。詹纳认为这解释了"油脂病"和牛痘的不同症状，也可能解释了为什么不同天花患者的严重程度各异。他关于毒素变化的观点不同于后来的微生物学家，后者将疾病归因于不同的活病原体。詹纳受限于时代局限性，不可能使用显微镜，也没有考虑到微生物在疾病传播中的作用，得出这样的结论是很正常的。

1798 年，詹纳在伦敦寻求支持者时遇到了争议，同样也不足为奇。这座城市不乏利欲熏心的机会主义者，而疫苗接种是一项有利可图的生意，激发了竞争。许多医生拒绝采用未经测试的疫苗接种手段，而另一些人，如医生乔治·皮尔森（1751—1828 年），则试图将疫苗接种的功劳占为己有并排挤詹纳。由医生威廉·伍德维尔（1752—1805 年）领导的一家天花医院在进行了数百次疫苗接种后，还是出现了问题。接种后许多人出现了严重的皮疹，这种情况被认为比天花本身好不了多少。在詹纳看来，这表明伍德维尔的一些疫苗被天花物质污染了。詹纳告诫说，疫苗接种员必须使用取自"真正"牛痘病例的淋巴，而不是从旧病损处或根本不是由牛痘引起的皮肤病变中提取的物质。

詹纳关于伍德维尔事件的说法从未得到证实，但关于最早期疫苗成分的问题一直存在至今。在关于污染的各种指控中，詹纳的反对者之一，本杰明·莫斯利博士（1742—1819年）甚至断言牛痘实际上是一种梅毒，对预防天花没有价值。后来的一些科学家从另一个角度探讨了这个问题。20世纪30年代，在技术发展到能够区分各种病毒病原体之后，人们发现当时使用的疫苗制剂与在动物身上发现的牛痘并不相同。这种作为全球根除天花运动基础的病毒从未在实验室外被观察到。这是疫苗被污染的结果，还是在无数次接种过程中产生了变异，又或是自然产生但已灭绝的病毒？我们可能永远不会知道了。

疫苗接种、适应性和抵抗力

尽管在伦敦存在对疫苗接种的质疑，1798年之后，对疫苗接种的热情以惊人的速度通过外交官和官僚们的国际交流传播开来。五年内，詹纳论文的译本在欧洲各地流传。牛痘物质很快通过含有干淋巴液的线，或是被包裹在石蜡里的小玻璃片之间，被送到瑞士、奥地利，乃至更远的地方。尽管法国和英国是拿破仑战争中的敌对双方，但高层外交交流使得接种程序在巴黎官员中赢得了支持。法国和荷兰的医生也在殖民控制下的印度洋群岛上安排了疫苗接种。疫苗接种的消息也在美国迅速传播，特别是在它得到了著名政治家托马斯·杰斐逊（1743—1826

年）的大力支持之后——他在 1801 年至 1809 年间担任第三任美国总统。美国的一些原住民也接受了疫苗接种，特别是 1820 年代的切罗基人，尽管这一方法并没有取代在这些群体中长期发展起来的其他抗疾病策略。

令人瞩目的抗疫运动招募儿童，通过"手臂到手臂"的手段将牛痘物质传递到没有自然产生牛痘的地区。首次这样的行动是由西班牙帝国的官员为了实现在美洲殖民地的利益而组织的。1803 年 11 月，22 名孤儿接受了国王卡洛斯四世的祝福，在弗朗西斯科·哈维尔·德·巴尔米斯博士（1753—1819 年）的带领下启航前往新西班牙。到达加拉加斯（地处现委内瑞拉）后，德·巴尔米斯派一部分人南下，自己则带人向北前往墨西哥。他向墨西哥人传授了"手臂到手臂"的接种传播技术，然后带着更多的男孩穿越太平洋，前往马来西亚的前哨基地、菲律宾群岛和东亚海岸。

1849 年，日本医生在向由荷兰控制的巴达维亚岛殖民地（该岛现在是印度尼西亚的一部分）求得牛痘痂后，也进行了类似的接种，这在当时是个壮举。德川幕府统治下的日本限制了与欧洲的贸易往来，之前运送牛痘淋巴的尝试失败了，因为这种物质在长途航行中失去了效力。而从结痂中提取出来的疫苗起作用了。从港口城市长崎的一个男孩开始，到访的孩子们"手臂到手臂"接种了牛痘疫苗，并在回家后将牛痘物质传给其他孩子。仅用了六个月，接种程序便进入日本列岛的各类诊所。这一努力是引人瞩目的，因为最初它既没有受到殖民国家的鼓励，也没有得到日本统治者的积极支持。疫苗接种是由政府圈外的医学精英人士推动的，且在最初的十年里，它是由地方官员赞助和监督的。然而之后疫苗接种成为这一现代化国家公共卫生规划的基石，特别是德川幕府于 1868 年丧失权力，各地区领导人光复了日本天皇的政权之后。

整个 19 世纪，欧洲各国政府认为接种疫苗既是机遇也是挑战。它使根除疾病成为可能，而非仅仅在边境阻止疾病入侵，但消除天花运动的成功取决于个人的服从。问题就在于如何鼓励每个人都接受疫苗接种。最初是要求政府管理机构内的人员接种疫苗。例如，在 1805 年，巴伐利亚州要求对所有未感染天花的学龄儿童进行接种，到 1807 年，强制要求义务兵也接种疫苗。其他欧洲司法管辖区也采取了类似的措施，要求孤儿和接受公共资助的家庭必须接种。各国的策略和开始时间各不相同。到 1816 年，俄罗斯、瑞典和丹麦都出台了《国家疫苗接种法》。相比之下，法国在 1902 年以前还一直实行零散的接种工作，要求军队、大学生和政府工作人员等群体接种疫苗。英国起初也犹豫不决，但在 1853 年国会通过了一项要求所有婴儿接种疫苗的法案。1867 年和 1871 年通过的法律规定了疫苗接种官员有强制执行的权利，以及对不遵守规定的行为的处罚措施。私下的劝说方式往往比威胁惩罚更有效。医生或神职人员的鼓励、雇主的指示、保险公司拒绝为未接种疫苗的人提供保险——这些都成为个人接受疫苗接种的强大推动力。

尽管疫苗接种的人数稳步增加，但大城市继续经历着天花的周期性暴发，包括 1825 年的巴黎以及 1837 年至 1840 年的伦敦。在加拿大，当天花在 19 世纪 70 年代到 80 年代侵袭魁北克市时，英语区的政府要求接种疫苗，而法裔多数派则愤怒地抵制这一措施，双方爆发了冲突。1870 年，法国军队在普法战争中暴发了 19 世纪后期欧洲最严重的疫情。被感染者死亡率极高，往往超过 15%。随着天花蔓延到法国普通民众和其他国家，死亡总人数达到数十万。特别是在这一事件之后，各国强调了疫苗接种的必要性，但这也产生了负面的影响：随着规则和执行力度的加强，疫苗接种的反对者也愈加活跃。

疫苗接种的反对者们

正如第一章所阐释的，从长期来看，对大多数欧洲人来说，宗教和医疗实践之间并不存在内在冲突。但侵入性的疫苗接种却触动了一些人的神经。批评者早已提出，接种行为是企图干涉神对生死的控制权。接种牛痘引发了同样的反对观点；此外，一些人认为将牛体内的物质和人体混合在一起是一种可憎的行为。漫画家们通过描绘接种人员和反对者，深刻地讽刺和嘲弄这种焦虑。例如，早在1802年，英国插画家查尔斯·威廉姆斯就生动地描绘了一头巨大可怖的母牛，它一边吃掉一篮篮的婴儿，一边把长出犄角的婴儿排出体外（图3.3）。疫苗接种的反对者还认为，身体物质的交换会在人与人之间传播腐败。在1882年8月的一次布道中，英国副主教托马斯·科利指出，这一操作使"社区所有的疾病和污秽混合在这可怕的血液交流中。不卫生的疫苗接种程序将遗传性的肮脏低劣传送到育儿室"。就像梅毒引起的焦虑一样，这种说法并没有区分身体的污秽和精神的污秽。科利只是辩称，疫苗接种会玷污"我们后代的生命之血"。

并非所有对疫苗接种的批评都反映出盲目的道德主义或对科学的全盘否定。对一种疾病（天花）的易感性可以通过引发另一种疾病（牛痘）而消除，这种想法对许多外行人来说是难以置信的。在疫苗所含物质和接种程序几乎完全缺乏规范的时代，人们有理由担心穿刺伤口感染或牛痘捐赠者传播其他疾病。人们的关注点大多集中在梅毒上，这种疾病通过亲密接触传播，正如本杰明·莫斯利所指出的，梅毒造成的溃疡和牛痘病变有些相似。

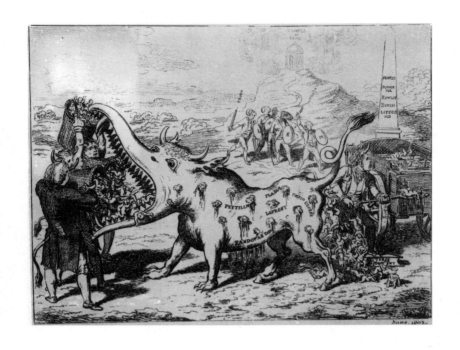

图 3.3　《疫苗接种》

疫苗接种的批评者谴责了他们所认为的动物和人类的野蛮混合。这幅由查尔斯·威廉姆斯（1802 年）创作的漫画将疫苗接种描绘成一头怪物，而爱德华·詹纳正用一篮子婴儿给怪物喂食。（詹纳被妖魔化了，注意他的尾巴和犄角。）婴儿们被倒入兽腹，从兽尾涌出，头上长了犄角。兽皮上有许多渗着液体的疮口，旁边标着"麻风病""瘟疫"和"恶臭溃疡"等字样。詹纳的一个随从脚底踩着一本象征科学知识的《植物学讲座》，正用铲子将婴儿铲入马车。疫苗接种的反对者们手持"真理之剑"从"英雄殿"的山头冲下。马车后面的纪念碑上写着疫苗接种主要反对者的名字，其中包括本杰明·莫斯利。

虽然医生们经常反驳类似批评，认为疫苗接种是安全的，但有时恐惧不仅仅是由表面现象造成的。一些广为人知的病例显示，即使极少量的血液也可以污染牛痘淋巴。1861年，在意大利的里瓦尔塔镇，从一个11个月大的男孩身上提取的淋巴使另外50名儿童感染了梅毒。后来发现，这个男孩乳母的乳头周围有梅毒性溃疡。在1901年美国全国性天花流行期间，美国各城市也面临着类似的恐慌。为了满足不断增长的疫苗需求，一些针剂显然在仓促间被破伤风病毒所感染，它们在新泽西州、宾夕法尼亚州和俄亥俄州造成了死亡。部分出于这场危机的原因，西奥多·罗斯福总统签署了1902年《生物药品法案》，该法案规定疫苗和相关产品仅限于向当年获得国家公共卫生服务局许可的机构销售。然而，追溯整个20世纪，这类事件持续为学术界和民众拒绝疫苗接种提供了攻击的弹药。

1867年，作为对强制接种法律的回应，反强制疫苗接种联盟成立，之后，疫苗接种的反对者在英国取得了最显著的成功。许多人反对疫苗接种并非出于医学的缘由，而是认为公民应该有拒绝接种的自由。英国于1840年开始实施为穷人免费接种疫苗的制度，引发了人们的特别关注。这些家庭必须要带孩子到济贫院门诊两次，以获得免费的疫苗接种，第一次接受接种，八天后确认接种是否成功。那些脓疱完全形成的儿童被要求提供淋巴给其他人接种，但未采取措施确保淋巴中没有其他疾病。改革者强烈斥责这一制度，许多人认为这是对下层阶级的侮辱，并置他们于危险之中。商人威廉·特布（1830—1917年）使用死亡率统计数据来论证疫苗接种是梅毒、支气管炎和癌症死亡率上升的原因之一。在19世纪70到80年代，英国疫苗接种争议进入高潮的同时，针对《传染病法案》也出现了争论，该法案也被指控侵害那些贫困和被边缘化的妇女（见第二章）。1898年，议会修改了疫苗接种法，规定儿童可以在家中接受疫苗接种，并规范化从牛淋巴中获得疫苗的程序。值得注意的是，新的法律还允许父母们完全拒绝儿童的疫苗接种，称之为"尽责性反对"。该项法规还在1907年进行了修改，只要求口头声明即可，无需书面声明。尽责性反对的原则至今仍然在某些情况下被一些人援引，以拒绝侵入性医疗干预，包括输血、移植以及接种疫苗。

对19世纪的欧洲人而言，疫苗接种要么被认为是挽救生命的社会措施，要么被认为是科学和社会精英强加给人们的非必要措施。另一个例子说明了它是如何被视为帝国统治工具的。在殖民地印度，疫苗物质早在1802年就首次被送达英国医生手中，但实际上在19世纪，天花每年还是会杀死成千上万的人。在印度次大陆各个印度教社区，接种疫苗的做法已经很普遍。在印度教徒中，提卡达尔（也就是接种实施者）是一个大家都熟悉的人物，在庄稼收获后的几个月内他经常穿梭于不同的村庄。接种疫苗被视为一种仪式，因为人们认为它召唤了涅陀罗的保护力量，而涅陀罗与天花有着密切的联系。

英国官员希望接种疫苗能表明他们的仁慈和欧洲科学的益处。然而，由于各种管理和文化因素，以牛痘疫苗代替天花病毒接种的尝试进展缓慢。牛痘淋巴由于气候温暖会失去效力，所以很难保持稳定的供应。在缺乏完全标准化程序的情况下，接种效果很大程度上取决于疫苗接种员是否有能力正确地使用柳叶刀或"手臂到手臂"的方法接种牛痘物质。由于运送和储存淋巴的困难，"手臂到手臂"的方法更为实用，但印度教徒反对这种方法，他们认为人与人之间的体液输送是不洁的。当疫苗接种员带着长有"成熟"牛痘的幼童挨家挨户地为其他人提供疫苗接种时，一些印度教父母极为震惊。同时，用当地的小牛供应淋巴也困难重重，因为印度教徒认为这是对神圣动物的虐待。

正如大卫·阿诺德所提出的，疫苗接种被怀疑是一种殖民输入行为，尽管到 19 世纪 80 年代，一些印度中产阶级支持这一做法。到 1900 年，每年有数百万儿童接种疫苗，但在印度 3 亿多人口中，有相当一部分农村人口对此并不重视。此外，1910 年代开始，印度有极大影响力的领导人莫罕达斯·甘地批评疫苗接种为"野蛮习俗"，尽管他确实支持西方科学所提倡的卫生措施。甘地对于疫苗接种的反对显然随着时间的推移而缓和，因此没有导致天花防御运动的结束。然而，在他 1948 年去世后不久，疫苗接种的反对者引用甘地的批评，试图阻碍政府领导的结核病疫苗接种运动（见第六章）。

地域辽阔加上文化多样，使印度在 20 世纪 70 年代仍然是天花最后的天然阵地之一。但印度面临的挑战并不完全是独一无二的。二战后，公共卫生官员在展望全球传染病根除的前景时，面临着广泛的地缘、文化和政治挑战。科学创新是必要条件，但不是唯一条件——疫苗接种技术的最终成功取决于因地制宜的变通以及跨文化合作。

从疫苗接种到根除

在疫苗接种开始的头几年，一些观察家就预见了一个没有天花的未来世界。随着 1948 年世界卫生组织（WHO）的成立，根除疾病（从自然界彻底清除一种疾病）成为二战后人们郑重讨论的话题。此时，欧亚大陆和北美的许多国家已经完成了天花的消灭（从一个特定地区清除）。疫苗接种在这一进程中发挥了重要作用，但次天花病毒（一种很少引起致命疾病，但却具有持久免疫力的温和天花变种）传播的增加也促进了消灭天花的努力。在较富裕的国家，天花在本国范围内已不构成威胁，但鉴于它的毒性和商业航空带来的迅速传播，它仍然是一个不容忽视的威胁。战后的外交环境促成了大规模的国际合作。在兰德尔·帕卡德称为"根除时代"的四分之一个世纪里，针对疟疾、结核病、天花和其他传染病的正面攻击不断升级。

我们将在后面的章节中看到，到20世纪60年代末，抗击疟疾和结核病的努力失败了，但根除天花仍有希望。天花会引起非常明显的症状，使病例得以迅速确诊。它没有其他动物宿主，病毒只在人与人之间传播。因此，与媒介生物性疾病（如疟疾或鼠疫）或传播广而通常潜伏期长的传染病（如结核病）相比，这种疾病带来的挑战较小。此外，20世纪30年代，苏联在消灭天花运动中取得了成功。1959年，苏联卫生部副部长维克托·日达诺夫（1914—1987年）在说服世界卫生组织代表批准开展全球性根除天花的运动中发挥了重要作用。起初，在各个国家，抗击天花与其他公共卫生首要事项存在冲突。到1966年，世卫组织设立了一项资金，专门用于在天花疫情最顽固地区推进根除计划。其中包括撒哈拉以南非洲地区，在那里，距离遥远、基础设施缺乏及热带气候等因素，使得疫苗接种工作长期无法实施。

技术的改进提高了在偏远地区储存疫苗的能力，为疫苗管理提供便利。低压冻干法（二战期间改良的血浆运输方法）使公共卫生工作者能够将疫苗运送到运输网络未能覆盖的山区或丛林地区。在大型社区，工作人员开始使用疫苗注射枪，每小时可以为数百人注射疫苗。虽然这减少了对消毒针头和注射器的需求，但实践表明，这些枪需要一定的操作技巧，有时还会出现故障。于是疫苗接种员转而使用一种简单得多的技术：分叉针头。它通过剪断工业缝纫针的针眼，使其变为两个针头，能容纳理想的疫苗液体剂量。志愿者可以在一小时内学会这一方法；操作方法是：一轮戳15针，观察是否有血滴，如有，则表明注射已经到达了合适的深度。由于简单可靠，分叉针注射器使各个社区得以广泛参与，这促进了疫苗接种运动的成功。

同样重要的是，对选择接种对象策略的转变，打破了人与人之间的传播链。直到20世纪60年代末，首选的策略是在特定的地理区域进行大规模疫苗接种。如果人群中有足够多的人完成疫苗接种，那么这个群体将获得群体免疫，这意味着人际传染的概率将下降到很低的水平，使得疾病无法传播。许多观察家认为，对于印度这样居民众多且分散的国家来说，这是不切实际的。1966年12月，偶然的机遇促成了一次试验，在尼日利亚东部一个研究小组在疫苗供应不足的情况下遭遇了天花疫情暴发。研究小组在无线电和摩托车的帮助下，隔离了新的病例，追踪与感染者接触过的人，并划定了须接种疫苗的人员范围。尽管只有不到10%的人接种了疫苗，但仅仅5个月内，传播链被打破了。这种"监测和限制"的战略在印度尼西亚西爪哇省和印度泰米尔纳德邦很快就得到了实施。在印度的成功尤其重要，因为天花仍在该国其他地区流行，需要调动从地方到国家各个层面的积极参与。这些结果与几十年前英国殖民政府试图在印度消除腺鼠疫的努力形成鲜明对比，当时严厉的胁迫激起了抗议，反而促使个人隐瞒自己染病的事实。

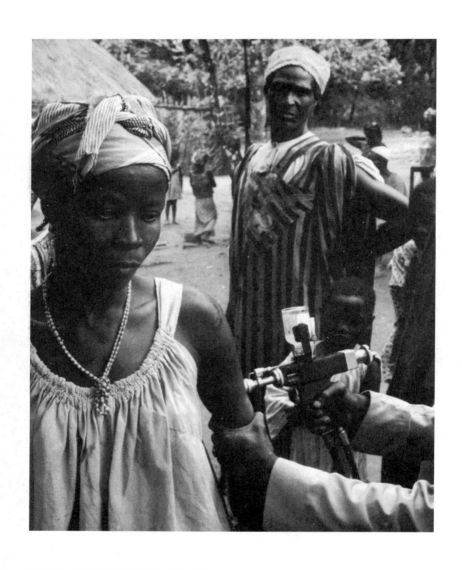

图 3.4a　用疫苗注射枪接种天花疫苗

这张摄于 1969 年的照片，描绘了尼日尔的一个村民在旁观者的注视下，接受天花和麻疹疫苗注射。疫苗注射枪用压缩空气代替针头注射疫苗。

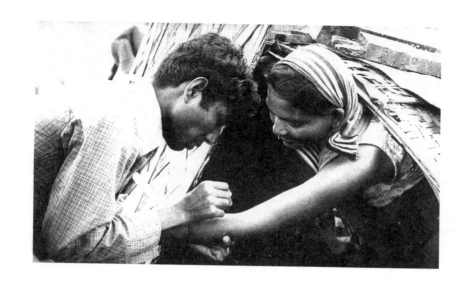

图 3.4b　用分叉针注射器接种天花疫苗

这张摄于 1975 年的照片描绘了在全球根除天花运动中，孟加拉国的志愿接种员和被接种者。这名妇女住在一个非正式定居点，那里的居民几乎得不到医疗保障。根除运动的成功需要在世界上最偏远和最贫穷的社区采取积极行动。

　　作为当时的世界卫生组织总干事，哈尔夫丹·马勒博士（1923—2016 年）后来指出，根除天花项目是"管理的胜利，而不是医学的胜利"。在 1977 年 10 月的索马里，一个名叫阿里·马沃·马林（1954—2013 年）的男子被确认为最后一个已知的自然感染天花病例。马林是摩加迪沙一个医院的厨师，他在开车送一个受感染的家庭去诊所时染上了天花（幸运的是，他感染的是次天花病毒）。他知道根除计划，但正如他后来承认的那样，当时他很害怕针管注射。两年后，世界卫生组织于 1979 年 12 月 9 日宣布天花已从自然界中根除。马林康复了，几十年后，他在索马里南部饱经战乱的地区领导了脊髓灰质炎疫苗接种运动。他一直从事这项工作，直到 2013 年 7 月因疟疾去世前不久。

结论

2016 年夏天，在西伯利亚北部的北极圈附近，融化的永冻层中出现了埋葬的动物尸体，其中含有当地动物中流行的炭疽菌。前往该地区的研究人员还有其他发现：一具带有天花感染迹象的尸体上带有天花病毒的 DNA 片段。在高纬度的北方，气候变化迅速的条件下，天花会从冰冻的坟墓中复活吗？科学家们认为，完整的病毒基本不可能在该地区的冻融循环中完好地存活下来。另外还存在一种可能性极小的隐忧，即天花可能被用于进行蓄意的生物攻击。尽管只有两个现存的天花样本，分别保存在美国和俄罗斯，但是其他来源存在的可能性从未完全被排除。一旦暴发天花，监测和限制策略将是第一选择，特别在疫苗的数量不足以开展大规模抗击天花运动的情况下。并不是每一种疾病都能通过监测和限制措施轻易地得到控制，但天花的明显症状和相对较短的潜伏期，使卫生工作者能够追踪它的传播轨迹并预先阻止更大范围的灾难。

天花等疾病导致美洲、澳洲和许多岛屿人口急剧减少。原住民所经历的灾难，在欧洲人及其后裔眼中却是一笔惊人的意外之财，使他们得以对世界的自然和人力资源进行大肆掠夺。此外，对许多欧洲人及其后代来说，天花只是意味着他们战胜其他民族是命中注定的。几个世纪以来，对于西方世界的成功有不同的解释，包括在冲突中神明赋予的胜利、达尔文进化论的等级观念，以及在复杂程度较高的社会形态中生活所获得的生物优势。不管怎样，随着欧洲国家建立殖民帝国，随着美国和加拿大殖民者向西拓展，他们带着一种信念，相信自己有能力将"文明"传播到荒野和原始的民族中。

然而，疾病并不是唯一的推动力，其本身也不能表明美洲原住民和欧洲入侵者之间存在着根本的生物学差异。新疾病的影响被放大了，究其原因，要么是强制劳动、异地安置和殖民者强加的其他条件等间接原因，要么是有意传播致病物质这样的直接原因（后者只占少数）。臭名昭著的皮特堡事件在天花的历史上影响巨大。但是有意传播疾病对美洲原住民的影响，远不如今天持续存在的边缘化和贫困对健康的影响那么深远。除了疾病和战争之外，原住民的健康也深受环境变化、生计中断以及住房、保健和其他必需品相对匮乏的影响。这些原住民当代所面临的挑战，与历史上众所周知的残暴行径一样，需要学界继续探索。

美洲人口减少带来的最大影响之一是跨大西洋移民的大规模扩张，特别是非洲人的被迫移民。为了从美洲和加勒比地区获取利润，几个世纪以来，殖民者输入了大约一千万名奴隶，并开辟新的土地来生产糖和其他热带产品。由此产生的生态变化对该地区的植物、动物和人群产生了重要的影响。在这个逐渐形成的新社会里，黄热病和疟疾影响了整个半球的地缘政治。

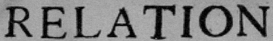

RELATION

DE CE QVI S'EST PASSE'
EN LA
NOVVELLE FRANCE
EN L'ANNEE 1637.

Enuoyée au
R. PERE PROVINCIAL
de la Compagnie de IESVS
en la Prouince de France.

Par le P. *Paul le Ieune* de la mesme Compagnie,
Superieur de la Residence de Kebec,

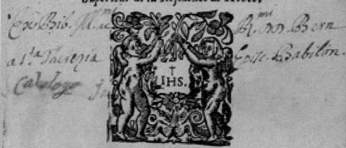

A ROVEN,
Chez IEAN LE BOVLLENGER, prés le
College des PP. Iesuites.
M. DC. XXXVIII.
AVEC PRIVILEGE DV ROY.

图 3.5 《耶稣会报导》（1638 年）的标题页

历史文献：美洲原住民、耶稣会传教士
与新法兰西的疾病

研究北美早期历史的学者们遇到了一个具有挑战性的问题。毫无疑问，欧洲人的到来和随之而来的疾病使许多美洲原住民社群发生了彻底的改变。然而，留存下来的书面资料大多反映了欧洲探险家和传教士的观点。即使这些作者试图忠实地呈现当时的人物及事件，他们的写作还是带有特定的目标和信念，使他们的叙述偏离现实。因此我们在阅读欧洲人对其他民族的描述时经常面临一个难题，即如何"解读"这些资料背后的信息，站在作者的视角思考，而不是将其视为"带有偏见"，因为他们在发表对原住民、宗教或医药的观点时，反映出当时的时代背景。

令人瞩目的叙事体书籍《耶稣会报导》就是这样一个例子，它描绘了新法兰西殖民地的生活。这本书于1632年到1672年间，由天主教耶稣会传教士撰写，并在欧洲（最初用拉丁语和法语）出版。在这几十年里，少数传教士不遗余力地前往偏远的原住民村落，熟悉当地生活方式，使休伦人和阿尔衮琴族人信奉基督教。他们向魁北克耶稣会会长提供了关于他们工作和观察的报告。报告的节选随后被送到巴黎编辑出版。

对于想要阅读这本书的欧洲读者，《耶稣会报导》一书可以满足多种需求：为感兴趣的公众提供猎奇文学，为传教士活动做宣传，以及在一个天主教徒和新教徒严重分裂的欧洲，讲述天主教的成功传播。虽然耶稣会传教士是这些叙事的中心，但仔细阅读这本书也能看出原住民社群和个人复杂多样的行为动机。他们抱着娱乐的态度和纯粹的好奇心，同时也夹杂着猜疑，当然，到了17世纪中叶，原住民还意识到欧洲人是重要的贸易伙伴和军事力量，他们的意志不容忽视。原住民也在

竭力应对一个无法逃避的事实，即他们在许多严重疾病的面前，比欧洲人更脆弱。

将这本书的叙述视为不可靠或带有偏见，似乎是合情合理的。尽管传教士们做出了努力，但他们显然不能完全理解原住民语言，有时甚至完全不懂。耶稣会士经常对那些在信仰和社会行为上与他们截然不同的"野蛮人"评价甚低。最重要的是，耶稣会士认为每一件事背后都存在上帝之手，甚至把自己的失败也解释为最终推动天主教事业的神圣总体规划的一部分。然而我们有理由充分利用这些历史资料，而不是忽视它们。耶稣会士是敏锐的观察家，他们尽全力去理解原住民的思想和行为。分析和诠释他们对事件的描述，不仅是为了了解欧洲人的态度和经历，也是为了更好地了解语言已失传的原住民民族。虽然证词是间接的，但从这些文件可以看出，面对永远改变了他们社群的可怕挑战，休伦人和北美其他原住民表现出的痛苦和智慧。

《耶稣会士努力治愈生病的休伦人》（弗朗索瓦·勒·梅奇，1636 年）

梅奇于 1636 年 8 月抵达一个名为伊霍纳蒂里亚的休伦人定居点。传教士们得了一种可能是流感的疾病，这种病在当地居民中通常是致命的。梅奇的描述反映了耶稣会士已习以为常的欧洲盖伦派医学的重要作用，并表明休伦族患者对此也表示认同。

从 10 月 15 日左右开始，当我们的病人（梅奇这里指的是他一些染病的耶稣会友）完全脱离了危险，又开始吃这个地区的普通食物，到 11 月 17 日为止，我们的主要工作是帮助我们村里的病人……我们每天早晚两次探望他们，根据病人的情况和喜好，给他们送去汤和肉，并经常不失时机地劝诫他们向上帝祈求帮助，温和地引导他们接受洗礼。我们在生病期间吃了一些葡萄干和西梅干，还有一些您（魁北克耶稣会领袖）送给我们的药品，我们只在必要的情况下才使用它们，这样我们仍然保留了一大部分，能够持续使用到现在。所有的东西都按数分发，给一个病人两三个西梅干或五六个葡萄干。这使他们的生机得以恢复。我们的药物产生的效果使村民们都惊叹不已，但我想请你们想象一下是什么样的药物！是可供超过五十个人使用的一小袋番泻叶。他们到处向我们要这种药。有这么个笑话，如果病人被尿潴留困扰，我们的药物是治疗这种疾病的特效药。（番泻叶是一种草药；在盖伦派医学中，它的种子和豆荚被用作泻药，有时用作利尿剂。）西蒙男爵（一名耶稣会士）在这个时候为我们提供了很好的服务；因为他以前在奇布的一次紧急情况中学会了操作柳叶刀（即放血）。他整个冬天都在这里练习这一技能。他的善意来得及时，我们正缺乏柳叶刀技术，而我们的野蛮人正需要被放血治疗。几位几乎已经被放弃的病人使用这个方法后康复了，他们由此见识了它的良好效果。

《天花袭击休伦人》（杰罗姆·拉勒曼，1639年）

以下两段是由《耶稣会报导》一位多产的撰稿人所写。作者拉勒曼首先描述了用欧洲艺术风格描绘的耶稣和圣母玛利亚的形象，引发了原住民的好奇，而当人们生病时又引起了怀疑。拉勒曼在文中暗示他和他的会友遇到了敌对态度，他还提到休伦人中选择帮助耶稣会士的人和不帮助耶稣会士的人之间的分歧。

我们的神父（其他耶稣会士）建了一个圣坛，在上面放了一些绘画，以便有机会向他们（休伦人）解释我们到达这里并进入他们村庄的主要动机是什么。看到这些非凡的物品，整个小棚屋回荡着人们的赞叹之声。最重要的是，他们不厌其烦地注视着两张画像———一张是我们的主（基督），另一张是我们的圣母（玛利亚）。我们很难让他们相信这些只是平面画，尤其是真人大小的画，而那些小画像没有引起他们太大的关注。我们不得不把画像整天展示在外，以满足他们的要求。

这样做使我们付出了非常高昂的代价：不谈那些从别的村庄来的好奇的人给我们带来的烦恼，当我们抓住机会向他们讲述我们神圣的教义，使他们了解真正的上帝，他们中的一些人趁机散布新的消息和证实之前的诽谤，说我们利用神像造成当地人的死亡。

在几天内，这个村庄被完全灌输了这种观点，认为我们毫无疑问是疾病蔓延的始作俑者。很有可能那些造谣中伤者自己也不相信自己说的话。然而，他们的言辞如此肯定，以至于大多数人都不再怀疑他们。妇女和儿童把我们看作是给他们带来厄运的人。上帝永远保佑我们，他在三四个月的时间里一直这样做，但当这些迫害达到顶峰时，我们被剥夺了几乎所有人类的慰藉。我们村里的人似乎比其他人对我们更宽容，然而这些恶毒的传言持续不断，成为他们集会中常讨论的话题，以至于他们也开始怀疑我们。那些最显赫的人，曾经爱护过我们，习惯于为我们说话，现在却完全沉默，当他们被迫开口说话时，他们就会找借口为自己开脱，就像当时说服大家为我们建造小屋时一样……（拉勒曼的记录持续到1640年，当时一场再次暴发的疫情使人们对传教士的影响产生了新的怀疑。彼时并不清楚这种流行病是如何传播的，拉勒曼将其归因于休伦人和阿尔衮琴人的接触，另外至少要部分归咎于休伦人的生活方式。但拉勒曼也承认疾病暴发和传教士的到来存在时间上的巧合。尽管欧洲人并非对所有疫病的暴发都负有直接责任，但总体来说这种影响是不容忽视的。）

事情开始于休伦人从魁北克回来的路上。在进入村庄的途中他们与阿尔衮琴人相遇，过于草率地和他们结伴而行，彼时大多数阿尔衮琴人都染上了天花。（阿尔衮琴人说的语言与休伦人不同，但当时两部族已结盟。阿尔衮琴人的部落之间人员经常流动，人们传播思想，交换物产，有时也传播疾病。）第一个染病的休伦人从湖边新建的房子旁边上岸了，从那里被搬到他自己的村庄，离我们大约有三英里远，很快他就死了。可惜他们不是伟大的先知，不能预知这邪恶的疾病很快会在周边地区蔓延开来，因为无论休伦人中间有什么瘟疫或传染病，健康人都和病人生活在一起，大家都泰然处之，仿佛他们完全健康。但事实上，几天之内，几乎所有和死者同屋的人都发现自己被感染了。于是恶疾从一家蔓延到另一家，从一个村庄蔓延到另一个村庄，最后大规模分布在各地……

　　离我们的新房子较近的村庄是最先受到感染的，遭受的病痛也最严重。病魔趁机唤起了人们以前的想法，使以前对我们的怨言重新出现。仿佛这是他们所有不幸的唯一原因，特别对病人来说。他们再也不提别的了，大声喊着必须杀光法国人……他们留心观察，发现自从我们来到这片土地，那些和我们走得最近的人正是被这疾病害得最惨的，而接待我们的整个村庄现在似乎都灭绝了。当然他们也说，如果不杀光那些带来疾病的人，这种不幸还会继续，其他所有人的命运也将是一样的……

　　必须承认这些穷人在某种意义上是可以被原谅的。因为在最欢迎我们的地方，在我们施行洗礼人数最多的地方，事实上，却是死亡人数最多的地方，这样的事很常见，而且也被谈论过很多次。相反，拒绝我们进入的那些人家，尽管他们有时病得很重，但过了几天，却能发现每个人都痊愈了。尽管我们只有上天堂后才能知道上帝的神秘旨意，但无论如何都要接受。

《休伦族的治愈信念》（弗朗索瓦·杜·庇隆，1639 年）

庇隆在一个叫奥萨松的村庄工作，那里是耶稣会活动的中心。1639 年这个村庄暴发了严重的天花。庇隆在叙述中表明，休伦人的治疗方法常常集中在病人的精神状态上。耶稣会士尝试了解原住民的治疗方法，尤其关注在他们的部落中受到极大尊敬的萨满（或"巫师"），这也是新天主教教义传播的潜在竞争对手。

为了治愈病人，村民请来巫师，巫师并不去了解病人病情，而是唱歌，并摇动他手上的龟壳；他凝视着水，有时凝视着火，以发现疾病的本质。知悉之后，他说，为了康复，病人的灵魂渴望得到某种礼物——例如一只独木舟、一件新袍子、一个瓷项圈、一场篝火宴会、一场舞蹈等等，然后全村的人立刻开始着手按照巫师所吩咐的一切去做。

有时候，为了治愈病人，村里的老人去看望病人，问他的灵魂想要什么。他根据自己的梦境来回答，想要的东西有时会非常挥霍铺张或令人为难。他可能会索要多达二十五份贵重礼物，而村里会立即满足他。如果有一件没有被满足，那病人的死亡就会被归因于此。此后，因为我们大声疾呼反对这些恶作剧，并拒绝把我们的任何东西提供给他们，魔鬼出于想让我们臣服于它，或出于对我们的嫉妒，会让病人梦到只有我们才有的东西，或者让巫师指定这些东西。

就在我写这篇文章的时候，4 月 13 日中午时分，一个野蛮人非常兴奋地从邻村来，求我们给他一块红色的东西（也许是一块染色的布），因为巫师说，他的一个儿子生病了，希望能得到这一件东西来帮助他康复。我们没给他，但我们的一个神父立即开始弥补，以另一个差事为借口去给那个小病人施洗。这些不断的拒绝使他们常常威胁要把我们的头劈开，把他们的病归咎于我们，说因为他们相信，疾病就在我们的头脑中。每个家庭都有某些病疾，相应也有特定的令人憎恶的所谓疗法。

《耶稣会士尝试洗礼》（皮埃尔·查斯特兰，1639 年）

以下的轶事是皮埃尔·查斯特兰的经历。他是位传教士，在被耶稣会称为圣约瑟夫、圣米歇尔和圣伊格纳斯的几个村庄里从事传教工作。这些叙述显然基于真实的事件，但刻意强调了耶稣会的成功和基督教圣灵的神奇力量。叙述体现了耶稣会士为病人施洗的不懈努力。传教士们相信洗礼能带来永恒的救赎，但一些休伦人质疑这是对垂死者的侵扰。正如《耶稣会报导》中其他片段所叙述的，明显相信和支持耶稣会士的人和反对者之间截然不同。

还有一次，我想进一间小屋去看望一位病得很重的妇女，他们一开始告诉我，一切都结束了，两小时前她就死了。因为他们不想让我们接近死者，我进了隔壁的一间小屋，但我呆在那里无法平静。我觉得自己的内心被驱使着回到原先那个据称已死的女人所在的屋子。她的丈夫认为她已经死了，非常悲伤。不过，我感觉到她还在呼吸。我已把自己交托给神，除了我的罪过以外，我什么也不怕。求得那丈夫的原谅并深信他的良善之后，我走近那女人去引导她。旁边的人讥笑我，说她早就失聪失语了。我坚持说，我知道有这么几个人，他们已经失去了基本的能力，但因得到上帝无可比拟的慈悲，理解了他们的救赎之道，他们竭力把此事告诉人们。同时，我继续靠近她，满怀信心地教导她那颗不信上帝的心，要像我一样。我请求她的同意；随后，尽管她之前一动不动，她开始动她的头、胳膊和全身，并且向我说明了她的愿望。她的丈夫坚持说，她所表达的是对我所作劝导的厌恶——他不希望我给她施洗。我坚持我的主张，让他亲自问她，催促她说"我不愿意"，而她什么也没说。同时我又接着问她，是否真的想受洗，她清楚地回答"是的"。她丈夫很惊讶，对她说："那，你要怎样？你愿意留下你的亲人，你的父亲、母亲和死去的孩子，和陌生人一起离开吗？"上帝一定是知道我加倍祈祷过，因为她用一种我不敢奢望的努力和热情回答道："是的。"于是乎我对她进行了洗礼，之后不久她便离世了……

在那里，我还秘密给两个无辜的孩子施行了洗礼，他们也很快飞向天堂。我不知道恶魔是否因遭受损失而被激怒了，也许就是这样吧，这小屋里一个年轻人站起来，当着我的面开始亵渎神灵。我责备他，对他说，他正在下地狱的路上。"我已经下定决心了。"他回答说。我对他说："你会看到它是什么样的。"然后我就离开了。夜幕降临，魔鬼出现在他面前，告诉他想要一个头颅，否则就会伤害他。魔鬼控制了这个人，他变得暴怒起来。他手拿斧头在村子里跑来跑去，要寻找法国人。有几个首领来恳求我们不要出去。住在棚屋的族长私下告诉我，这个疯子明确就是来找我的，因为我诅咒了他，给他带来了这场不幸。族长告诉我，他们把他绑了起来，用双层皮革蒙住他的眼睛，而他的视线仍然能透过皮革，就像魔鬼一样。总之，人们从来没有见过这样的事。最后，他们想到把最近俘虏到的一个敌人的头交给了他，这样他立即就被治愈了——其实就是魔鬼欺骗他去索要一个法国人的头颅。

文件解读

1. 耶稣会士的叙述有时会提到休伦人之间关于如何对待耶稣会士这一问题的分歧。是什么因素影响了休伦人对耶稣会士的看法？你如何评价耶稣会士对自己动机的解释？

2. 休伦人的治疗方法强调精神或心理治疗与物理治疗同样重要。回顾第二章的科学聚焦，比较有关休伦人的治疗方法的描述与耶稣会士所使用的欧洲盖伦派医学，有何发现？

3. 思考查斯特兰对他施洗的垂死女人的描述。他描述的冲突是什么？你如何评价他对所发生事情的叙述？这段文字能如何帮助我们理解耶稣会的使命及休伦人对它的反应？

头脑风暴

1. 比较休伦人的经历与一个世纪前墨西哥原住民的经历，有何结论？

2. 美洲天花死亡率与欧洲的黑死病相当。你认为人们对这些灾难的看法也是相似的吗？

3. 与"梅痘"（梅毒）一样，欧洲人对天花的描述反映出他们试图说明土著民族对明显具有传染性的疾病具有易感性。欧洲人对这两种疾病的解释有什么共同之处？又有什么不同之处？

4

黄热病、种族和革命时代

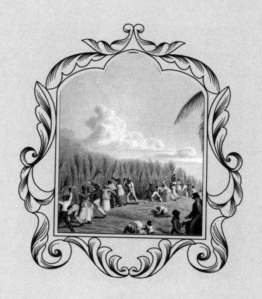

甘蔗收割

威廉·克拉克的这幅版画（1823 年）是描绘加勒比海安提瓜岛上种植园生活的系列作品之一。克拉克相当理想化的描绘表明，该地区奴隶制度下的生活与欧洲的农业活动差别不大。但事实上，除了被强迫劳动的艰辛外，在种植园形成的独特的生态系统中，蚊子传播的病原体对奴隶的重创持续了三个多世纪。该地区居民对疾病免疫能力的差异极大影响了伊斯帕尼奥拉岛和美洲大陆的革命历史。

1802 年 4 月，倾盆大雨降临到加勒比海的伊斯帕尼奥拉岛，也包括占据其西部三分之一的法国殖民地圣多明戈。在沿海城镇和平原，一支大约 65000 人的法国远征军试图镇压自由民图桑·欧维图尔（1743—1803 年）领导的前奴隶叛乱。叛军在森林覆盖的山中扎营，突袭比他们规模更大、武装更精良的对手。同时他们也在等候着最强大的盟友——黄热病的到来。随着春夏两季降雨的持续，法国士兵们陆续死于一种使皮肤变色并引起大量呕吐的疾病。随着疾病暴发势头愈演愈烈，法国士兵每天死亡超过 100 人。到 9 月中旬，法国司令部报告有 28000 人死亡，其中绝大多数死于这种疾病。叛军很快发起了反击，在随后的夏天，数以千计的欧洲增援部队遭遇了与之前的部队同样的命运。失望的拿破仑放弃了建立美洲帝国的梦想，把法国一度宣称占有的大片陆地——路易斯安那——割让给了美国。几个月后的 1804 年 1 月，海地作为一个新国家宣布独立。胜利属于前奴隶们，也属于《海地独立宣言》序言中所称的"替我们复仇的气候"。

海地革命是由法国大革命迸发的思想火花激发的，而肆虐欧洲军队的黄热病为它提供了支持。1791 年后，在加勒比海地区不断变化的冲突和结盟中，英国和法国军队平息起义的行动先后失败。被污染的船只还把疾病带到了北方的费城——当时新建立的美利坚合众国的首府。流行病加剧了这个新生共和国各政治派别之间的紧张关系。黄热病不仅在这十年中有着异乎寻常的影响，在 19 世纪初，南北美洲各殖民地人民从欧洲政权手中夺回自治权时，也出现了类似的情况。

这些革命时代的事件是这段非凡历史中的一部分，它将政治、种族、疾病及人类对自然环境有意和无意的影响后果都交织在一起。在加勒比海、拉丁美洲和美国东部地区，疟疾和黄热病这两种由蚊子传播的疾病扮演了重要的角色，它们经常共同造成破坏。1900 年之前，黄热病因其可怕的症状和高死亡率而在士兵和水手中引起更大的恐惧。随着轮船运输的增加，没有一个大西洋港口城市是安全的。北至魁北克，南至里约热内卢，都有黄热病暴发的记录。20世纪初，随着美国扩大其在加勒比地区的影响力，黄热病和其他疾病引发了种族意识形态，使帝国主义国家为这些地区提供卫生设施和防病措施的行动合法化。

几十年来，蚊虫防治措施和疫苗的开发在许多国家极大地降低了黄热病传播的风险。然而，在非洲、中美洲和南美洲，现在每年仍有数万人死于黄热病。这种疾病在21世纪的重新抬头表明，各国在公共卫生水平方面存在差距，也反映了近代减少感染的措施遗留下的综合问题。

病原学和早期历史

古希腊权威亚里士多德写道："非洲总会有新事物出现。"这位著名的哲学家对新生事物持怀疑态度。他把非洲描述为野生杂交动物的家园，因而处于正常秩序之外。二十三个世纪后，"源自非洲"一词同样赋予非洲危险疾病（如黄热病、疟疾、艾滋病和埃博拉病毒）原始孵化地的标签。但自古以来的刻板印象可能会产生误导。尽管研究人员已经将黄热病的起源追溯到非洲，但它的起源并不能解释它对现代世界的影响，更为重要的是黄热病传向非洲以外地区的传播途径，以及遭受最大损失的加勒比和美洲社会的特点。

黄病毒属（Flavivirus，其名称中的"flavus"在拉丁语中是黄色的意思）的名字来源于黄热病病毒（YFV），黄病毒属中还有大约70种其他病毒。与登革热病毒、西尼罗河病毒和蜱传脑炎病毒一样，黄热病病毒是一种由节肢动物传播的病毒，或称虫媒病毒，寄生于多种伊蚊、血吸虫和煞蚊属蚊类。虽然由蚊子传播的疾病在动物身上已经感染传播了数百万年，但关于大规模黄热病暴发的原因显然直到近期才形成共识。一场大规模的疫情暴发需要一个人口密集的大型定居点，部分原因是这种病毒在蚊子体内有大约 12 天的潜伏期，之后才能传染给其他个体。在历史上，黄热病总是在城市暴发，而疟疾长久以来被认为是沼泽地区的疾病。

埃及伊蚊是黄热病最常见的城市传播媒介，被贴上了不受欢迎的标签——"世界上最危险的动物"。不管这种标签是真是假，这种蚊子在 3500 种已知的蚊子种类中脱颖而出，成为人类痛苦的根源。除了黄热病，埃及伊蚊是引起其他三种病毒性疾病大流行的主要媒介：登革热、基孔肯雅病和寨卡热。它被认为是一种"室内的蚊子"，在城市或军营中与人类相伴，繁衍生息。这种蚊子的飞行范围只有几百米。雌性蚊子对自己的食物和周围环境很挑剔，它们非常青睐人类的血液，最喜欢在小片积水上产卵，诸如无盖的雨水桶、排水沟、破罐子、空轮胎等。环境条件的变化会影响蚊子的生存状态，进而影响病毒的传播和流行病的严重程度。

黄热病令人恐慌的症状使 20 世纪以前的西方人愈加把它与"野生"和"原始"联系起来。在初始阶段，病毒在人类宿主体内繁殖并进入血液。（病毒存在于血液中被称为病毒血症。）患者在数天内无症状且无传染性，但随后会出现高烧、剧烈头痛、腹痛和呕吐。接着症状逐渐缓解，这个过程持续约 12 到 24 小时，许多患者在此阶段恢复。但有 15% 至 25% 的病例在中毒期出现严重症状：肾功能衰竭，严重的肝损伤导致特征性的皮肤发黄（黄疸），并因内出血而出现咖啡渣样呕吐物。感染的最后阶段以谵妄为特征，有时伴有令人惊恐的剧烈癫痫或肌肉痉挛。虽然疫苗在 20 世纪 30 年代被首次开发出来并且非常有效，但是对于全面发作的黄热病仍然没有治疗方法，重症病例的死亡率约 20%

到50%。最近的分析表明，黄热病病毒进化相对缓慢，几个世纪以来，这种疾病的症状显然没有发生显著变化。然而，目前存在不同的病毒株，历史记载的疫情在症状的严重程度上有很大差异。海员和医务人员对一种他们称之为"黑色呕吐物"（vomito negro）的疫病尤为恐惧；历史学家依靠这些说法来确定历史上可能的疾病暴发，但是仍然很难判定究竟是黄热病疫情还是其他疾病。

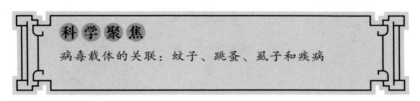

科学聚焦
病毒载体的关联：蚊子、跳蚤、虱子和疾病

对微生物传播的认识随视角的不同而改变。当涉及多个参与者时尤其如此：人体、微生物以及一种将两者联系起来的有机体。对媒介传染病的理解得益于转换观察角度的能力。

蚊子的主要活动是觅食和繁殖，但它们在诸如黄热病和疟疾等疾病的传播中扮演着另外两个角色。对微生物而言，蚊子是它们生存和繁殖的宿主，直到它们在蚊子进食时被转移到人类或其他哺乳动物体内。对哺乳动物而言，蚊子是在吸血过程中接收和传播有害病原体的媒介。传播圈因环境和所涉及的生物体而变化。

黄热病就是一个例子。如图4.1所示，不同物种参与不同的传播圈。在丛林传播圈中，大多数传播发生在树冠中的猴子和各种伊蚊之间。在城市传播圈中，埃及伊蚊会在感染者之间传播，从而导致暴发性疫情。在疾病发源区，蚊子同时吸食人类和猴子的血液，导致小规模暴发。

对于不同的病媒物种或亚种，流行病学家困惑重重：不同种类的蚊子栖息在丛林的不同区域，在一天中的不同时段进食，偏好不同类型的宿主。由季节变化或更广泛的气候变化引起的温度变化也会影响蚊子的行为，并可能改变疾病的流行状况。

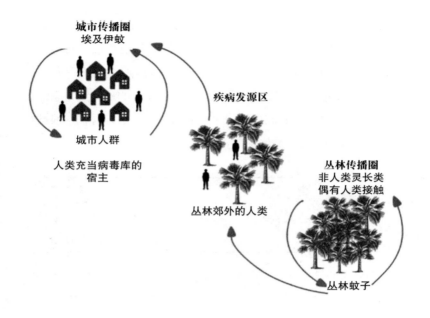

图 4.1 黄热病在非洲的传播圈

其他微生物、节肢动物和哺乳动物构成了相当复杂的传播圈。其传播并非都发生在地面以上。例如，各种穴居哺乳动物都带有携带鼠疫耶尔森菌的跳蚤。草原犬鼠和土拨鼠就像蚊子一样容易受到环境的影响，而环境破坏可能在几个世纪以来的鼠疫暴发中起到了一定的作用。一些研究人员甚至提出了另一种节肢动物——虱子在黑死病期间导致鼠疫传播的可能性。虱子也携带着传播斑疹伤寒的细菌，人类通过接触含有这种细菌的虱子排泄物感染斑疹伤寒。

疟疾等媒介传染病给疾病控制带来了难题：卫生措施应该针对微生物、昆虫宿主还是人类？就疟疾而言，针对对象不断变化。在 20 世纪 40 年代之前，南欧当局双管齐下：使用能杀死寄生虫的药物奎宁，同时指示居民们防蚊。正如第九章将讨论的，强力杀虫剂滴滴涕的采用重新将重点放在了对蚊虫媒介的攻击上。然而，疟原虫和蚊子都对付它们的防治措施产生了抵抗力。

全球气温上升会增强媒介传播疾病的影响力吗？对此没有明确的答案，因为气候变化会对不同地区的天气状况产生不同的影响，如降雨量或降雨强度。由于节肢动物在生理上不能调节体温，气温的持续变化可能以出人意料的方式改变它们的种群水平或活动的地理范围。然而，严重疾病的发生也取决于人类居住地的特点，特别是卫生水平和医疗基础设施的发展。

对 20 世纪和 21 世纪的病毒样本的分析表明，现今流行的黄热病毒株的起源不早于大约一千五百年前。证据表明，该病毒起源于中非或东非，在那里，病毒较古老的变种可能已经在少数人类和其他灵长类动物中传播了几千年。在某个历史时间点，这种病毒的埃及伊蚊载体适应了人居环境。对此，一个较可信的解释是，在 4000 到 6000 年前的大陆干旱期，随着撒哈拉沙漠扩张，北非埃及伊蚊通过进化适应了在人类活动产生的水坑附近生存。然而，最近对埃及伊蚊的基因分析（不同于病毒）表明，一些蚊子在 400 到 550 年前的西非开始适应人类聚居地环境。通过任一途径，具有适应性的埃及伊蚊在约 1500 年或之后不久到达西非，并随着船只来到加勒比海和巴西。

与此相关的一个看法是：不同种族对这种疾病的易感程度有差异。自从黄热病病毒在非洲产生以来，一直存在这样一种说法，即很多西非和中非人及其后代要么对黄热病天生免疫，要么对黄热病最严重的影响具有抵抗力。以前认为黄热病与天花一样，并没有赋予人体遗传抗性的基因，但近期的研究人员认为应放弃这个想法。然而，至少在欧洲人中仍普遍存在一个观点，即热带地区的人不太容易感染黄热病，早期观察者的观点正是以此为依据。由于尚未明确的原因，儿童通常比成人症状轻，即使一次轻微的感染后抗体也能提供终身免疫。因此，在黄热病流行地区长大的人往往具有免疫力，而来自其他地方的成年移民则会受到感染的严重威胁。在加勒比地区，由此产生的人群之间的免疫差异具有深远的生物学和政治影响。它为西方有关疾病、气候和种族的意识形态提供了理论基础，这些意识形态一直持续到 20 世纪。

热带种植园里的蚊子

虽然黄热病首次出现在西半球的时间还不能确定，但到 1650 年，埃及伊蚊已经在加勒比海和中美洲站稳了脚跟。在此之前的两个世纪，葡萄牙贵族不仅提炼糖，也改善了剥削人力的技术。甘蔗，一种原产于东南亚的多汁草本植物，在印度和中国种植了几百年，后来向西传播到北非和地中海地区。从 15 世纪 50 年代开始，在位于葡萄牙海岸西南约 600 英里的马德拉群岛，贵族统治者把生产从砍伐热带木材和种植小麦转向种植从西西里岛移植来的甘蔗。整个作业需要大量的资金和劳力：工人砍树、拔根、在犁过的土壤上栽种甘蔗根、收获时将成捆的成熟甘蔗运到作坊去榨汁。农田必须从沟渠引水灌溉，而作坊通常由熟练的木匠建造的水车驱动。另外，还须砍树用作燃料，用来加热和过滤汁液，产生朗姆酒酿造所需的几种等级的糖液。有一个热那亚水手见证了这一新兴经济体的发展，他就是克里斯托弗·哥伦布，他在 1492 年远渡大西洋之前曾在马德拉生活了几年。类似的农业技术和社会结构被学者们称为种植园综合体，它最终在加勒比群岛、南美洲沿海地区和北美东南部地区成为主导。

马德拉奴隶劳工是通过突袭撒哈拉海岸或加那利群岛而获得的，他们价格昂贵且仅能提供一小部分劳力。在距离非洲西海岸 155 英里的圣多美岛上，情况就不同了，葡萄牙人在 15 世纪 80 年代首次定居该岛。这里的条件很适合种植甘蔗，但很少有移民自愿来到这里，种植园劳力依赖从西非获得的奴隶。葡萄牙商人与刚果王国建立了特别密切的关系，后者成为圣多美和后来建立的殖民地的重要奴隶来源。尽管圣多美的食用糖经济逐渐增长，到 16 世纪末年产量约为 2000 吨，也只是与马德拉相当。在非洲西海岸，欧洲人只能经营岛屿种植园和一些沿海前哨基地。黄热病、疟疾等疾病使得通往非洲大陆内部的大门关闭了，因为几个世纪以来，欧洲对刚果河、赞比西河和尼日尔河的探险活动都以疾病灾难告终。正如菲利普·柯廷在对英国军事记录的开创性分析中所表明的，进入 19 世纪，前往西非的欧洲人中大约有一半死于疾病。认清这一事实对大西洋奴隶贸易的历史有着深远的意义。正如约翰·桑顿所指出，欧洲人没有用军事手段袭击西非社区来获取奴隶，或者迫使非洲领导人出卖奴隶。欧洲人不得不依赖与非洲精英及其中间人合作。尽管很多学者将非洲人视为欧洲侵略的被动受害者，桑顿更为详尽地叙述了，非洲人对奴隶贸易及非洲文化的跨大西洋传播有着重要影响。

同时，西非海岸被称为"白人的坟墓"，这强化了欧洲人的观念，即非洲人的体质更耐受黄热病等热带地区的疾病。随着欧洲人在大西洋两岸扩展奴隶贸易往来，他们形成了这样一种观念：肤色较深的人天生就适应种植园劳动。

加勒比海地区的奴隶制和疾病

随着圣多美继续输入奴隶，这种劳动模式扩展到西班牙统治的岛屿（古巴和伊斯帕尼奥拉）和南美大陆的葡萄牙领地（巴西）。继食用糖以后，棉花、咖啡和烟草也成为经济作物。17 世纪，弗吉尼亚、卡罗来纳和巴巴多斯岛（1625 年首次被英国人占领）的英国殖民者也采用了种植园模式。气候的相似性促进了整个地区的英国土地所有者和商人之间的密切联系。1663 年以后，后来成为北卡罗来纳州和南卡罗来纳州的那片殖民地经常由来自巴巴多斯的管辖者监管。

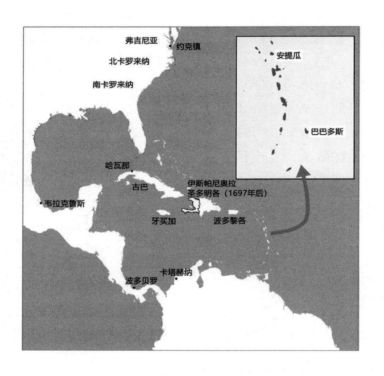

图 4.2　加勒比地区

在加勒比海的经济活动为一批又一批从非洲来的蚊子创造了新的庇护所。非洲蚊子把卵产在运奴船的船底积水和潮湿缝隙中，到达目的地后孵化出来。从蚊子的角度来看，甘蔗种植园具有非常吸引人的特点，包括：灌溉渠和浅水洼中有丰富的淡水资源，在露天工作的人为吸血的雌蚊子提供食物，还有雌雄蚊子都可享用的甜蜜汁液，以及一年四季气候温暖，没有严寒和酷暑。降雨的季节性变化并不是大问题。埃及伊蚊的卵可以暂停发育数月后仍然存活（这种现象称为滞育），直到它们被浸入水中，幼虫即可继续发育。因此，在 4 月或 5 月加勒比雨季开始时，蚊子数量会暴发式增长。对埃及伊蚊来说没有比这更完美的生态系统了。当大批无免疫力的成人到达时，大规模的黄热病随即暴发。

在 1550 年到 1850 年之间，大约有 1000 万非洲人到达加勒比海和美洲。在 16 世纪，这意味着他们要经历长达数月的痛苦航行。到 18 世纪后期，交通达到了一个新高度——一个桅杆吱吱作响、船帆翻滚向前的大航海时代。一些最大的船只被改装，使得数百名奴隶能同时挤在货舱里。一个名叫奥劳达·埃基亚诺（约 1745—1797 年）的奴隶被释放后，在他的回忆录中生动地描述了这段"中间航程"。该书于 1789 年出版，成为最早被广泛阅读的关于被释放和逃跑奴隶的叙事书籍之一。埃基亚诺写道，他是在 18 世纪 50 年代和他妹妹一起被抓的，那是他还是个孩子。在西非短暂劳动后，他被带上一艘开往巴巴多斯的英国奴隶船。起初，埃基亚诺被允许留在甲板上，但当船满载时，他被带到下面：

密闭的船舱拥挤不堪，几乎每个人都没有转身的余地，加上炎热的天气，使我们几乎窒息。人们大量流汗，空气中充满各种恶心的气味，让人无法呼吸。这使得奴隶们开始生病，许多奴隶因此而死亡，从而沦为奴隶购买者挥霍无度、贪得无厌的牺牲品。

铁链所带来的屈辱加剧了这悲惨的局面，至今回忆起来都让人不堪回首；孩子们经常掉在肮脏的管道里，差点窒息而死。女人们的尖叫声和垂死之人的呻吟声，使整个场面恐怖得几乎无法想象。

奴隶船上藏有许多致命或使人衰弱的疾病。这些疾病包括流行性斑疹伤寒（一种虱子传播的细菌感染）、疟疾（由蚊子传播的寄生虫引起，见第九章）和痢疾（可能由各种病原体引起的严重肠道炎症和腹泻）。尽管黄热病也会导致死亡，但许多西非人具有免疫力，因为他们儿童时期在黄热病流行的地区曾经历过轻微的疾病发作。这就是从西非出发的奴隶船的船员死亡率常常超过奴隶囚徒死亡率的原因之一。某些奴隶先前接触过疟疾并存活了下来，这就使他们获得了对某些疟疾的抵抗力。当欧洲人到达加勒比海时，比起那些承受过被捕经历和漫长的大西洋航行的奴隶们，他们的身体更加抵抗不了各种疾病。因此，"中间航程"的宣扬使得欧洲人更加相信，非洲人对热带疾病免疫，因此自然适合种植园劳动的环境。

黄热病和加勒比"蛮荒之地"

被输送到加勒比海的非洲人为吸血蚊子提供了食物，成为了黄热病病毒宿主，但他们并不是可能会导致大规模疾病暴发的无免疫人群。欧洲人则认为，向热带地区航行是从温和的"文明社会"到炎热潮湿的"蛮荒之地"的危险旅程。观察家们提出了一个模糊的概念，他们称之为"调适"，通过这个过程，欧洲人的身体能逐渐适应并更好地抵御新疾病的冲击。实际上，这可能意味着要经历一次或多次疟疾而存活下来，或是轻微的黄热病，或是经历高温气候下存在的其他疾病，如水媒疾病伤寒。"未经调适"的水手们有时在得知目的地是加勒比海后，会拒绝加入航程甚至叛变。特别是在黄热病暴发之后，他们的恐惧完全是合情合理的。

1698 年至 1700 年间，苏格兰人对巴拿马地峡的殖民行动遭遇了灾难性的失败，这说明了黄热病如何影响几乎所有来自温带地区的新移民的扩张活动。控制巴拿马地峡，从而控制大西洋和太平洋之间的通道，具有重大战略价值，古往今来一直受到各方觊觎。自 16 世纪初以来，西班牙人在地峡上修建了两个防御工事，一个位于波多贝罗港口，另一个位于其东北方向几百公里外的卡塔赫纳港口。1698 年 11 月，大约 1200 名苏格兰殖民者来到地峡，他们是新教徒，也是先来者西班牙天主教徒的竞争对手，他们打算建立一个名为喀里多尼亚的殖民地。他们最初的发现振奋人心：当地居民人数不多，也没有敌意，森林里到处都是可食用的动植物。然而，随着凉爽季节的结束，疾病开始暴发，期盼已久的补给船也未能到达。在数百人死亡后（可能是由黄热病和其他疾病引起），殖民者于 1699 年 6 月放弃此地，启航离开。第二批苏格兰人不知道第一批已经离开，于 11 月抵达这里，只发现一个没有可用物资的废弃营地。他们试图留下来，但是在病死人数增加的同时，西班牙人从卡塔赫纳派出一队士兵对他们发起围攻。到 1700 年 4 月，苏格兰人被赶出了地峡。

苏格兰大臣弗朗西斯·博兰将未能击退西班牙人的原因归咎于"一种带来疼痛的、传染性的、剧烈的和令人消瘦的疾病，这种疾病现在已经成为流行病"。他认为探险队指挥别无选择，只能投降，"否则，"博兰痛苦地补充道，"他们也许将会愚蠢地用他们的尸体填满这个地方，在这片蛮荒之地建造墓冢。"当探险队艰难地前往英国控制的牙买加安全地带时，疾病跟着这些撤退的苏格兰人上了船，每天都有八九个人丧生。约 2500 名参与这次冒险的人中，最后只有约 500 人返回苏格兰。

通过与前几章内容的前后对比可以得出结论，欧洲人从这些可怕的事件中得到的教训通常与他们对天花的评论截然不同。他们认为，对天花的相对免疫力表明了一种与生俱来的或神所赋予的高于原住民的优越感。而"热带高烧"引起的死亡，则意味着欧洲人易受恶劣环境的影响，热带地区不适合他们生存。

这些明显的风险并没有阻止欧洲海军在加勒比海的冒险活动，特别是当西印度群岛贸易的重要性逐渐上升后。随着大帆船和远征队规模的不断壮大，西班牙守军对他们的防御工事很有信心，也相信经过"调适"的军队和当地民兵对疾病具有较强的抵抗力。1741年3月，一支由29000人组成的庞大英国军队袭击了大陆上的卡塔赫纳和古巴岛上的关塔那摩湾。袭击以惨败告终，造成20000多人丧生。20年后，英国占领了古巴，但在损失了大约1万名士兵后，于1763年签署条约，将古巴归还给西班牙。在两次战役中，疾病造成的死亡人数是阵亡士兵人数的十倍多。1764到1765年，法国试图在大陆上的圭亚那开始殖民活动，败绩同样惨不忍睹。在大约14000名参与者中，约11000人死亡，死亡率接近79%。

在18世纪，由于疾病的原因，没有任何外国军事力量能够在加勒比地区驻扎超过数月，特别是在春夏季。直到18世纪70年代，这一生态现实一直支撑着西班牙帝国，尽管它的经济和军事实力正在衰退。然而，到达加勒比地区及美洲大陆的欧洲移民数量逐渐被他们在本地出生子女的数量所超越，后者对远在大西洋彼岸的母国几乎没有忠诚感。从1775年开始，英国殖民者发起的革命树立了反抗母国的典范。规模更大的法国大革命则提供了一种革命性的意识形态，引起了欧洲殖民地长达四分之一个世纪的动荡。本土的爱国者趁机造反，对疟疾的不同抵抗力和对黄热病的免疫力使他们在对抗殖民地霸主的斗争中具有显著的优势。

革命时代的疾病，1775—1825年

如前所述，在加勒比和南美洲，黄热病和疟疾常常是同时发生的，其中黄热病在暴发性的疫情中造成很高的死亡率。这种情况在19世纪初持续存在，而疟疾在北美1775年开始的英国殖民者革命中发挥了更为突出的作用。弗吉尼亚、北卡罗来纳和南卡罗来纳等殖民地的种植园里，种植稻米的比例比甘蔗和棉花高。这种土地利用模式，加上比加勒比海地区更温暖的夏季气温，以及大量的咸水沼泽，为携带疟原虫的按蚊提供了适宜的栖息地。得一次疟疾并不能带来完全的免疫力，但美洲殖民者——至少是南方的殖民者——总体上比新来的英国军队更不易受感染。多年来，殖民地小股部队避免与英军正面冲突，采取游击策略与敌方周旋，这一过程中，双方疾病抵抗力上的差异对英军造成了阻力。疟疾显然影响到英国军队在卡罗来纳的战备，并促使他们的指挥官康瓦利斯伯爵将部队向北转移到弗吉尼亚。1781年10月，英军在约克镇的港口被敌方地面部队和一支法国海军部队夹击后投降。黄热病在冲突中的作用虽然是间接的，但也相当重要。在美国独立战争期间，数以千计的英国士兵在加勒比地区死亡或伤残，其中原因大多为黄热病。到1781年，可与殖民地反抗者作战的新兵供应已经枯竭。

1788年至1804年间，世界各地与法国大革命有关的事件受到气候剧烈变化和地缘政治因素的影响。最近对气候数据的研究表明，1788至1796年是上个千年中厄尔尼诺现象最显著的时期之一，这意味着常规的温度和降雨模式在世界范围内受到严重扰乱。在欧洲，其后果是长期干旱和极低的作物产量。理查德·格罗夫认为，食物短缺导致了1789年7月攻占巴黎巴士底狱事件之前的民众骚乱。此后几年，在加勒比地区，极端的降雨和干旱助长了埃及伊蚊的繁殖和黄热病病毒的快速增加。

这又对法国殖民地圣多明戈的一场奴隶大起义之后的政治风波产生了重要影响。1697年后，法国与西班牙签订条约，获得了伊斯帕尼奥拉西部三分之一的土地（圣多明戈），该殖民地成为世界上最大的糖和咖啡生产地之一。这里住着大约50万奴隶、4万白人和3万混血人种（其中许多人自己拥有奴隶）。1789年，法国革命提出了两个根本问题：一是奴隶制的合法性，二是由此产生的圣多明戈各派别的政治平等程度。由于法国对圣多明戈的政策摇摆不定，1790年一些混血人种发动的叛乱失败后，1791年8月22日开始了一场数万名奴隶参加的起义。在经历了数月的暴力活动和同盟关系的不断变化之后，1793年2月，法国向英国宣战，政治格局再次发生变化。英国军事战略的一个关键部分是剥夺法国从圣多明戈取得的利益。正如它在上个世纪对西班牙所做的那样，从1793年秋天到1796年夏天，英国派遣了大约3万名士兵攻占该岛，干涉法国的利益。

很快，反抗军中的勇士脱颖而出：一个有文化的前奴隶，图桑·L.欧维图尔。他用非凡的战术技巧操纵外来敌人，并击败了自己队伍中的其他对手。欧维图尔宣布效忠革命中的法国。实际上，他作战的对象是圣多明戈的前种植园主及其背后的欧洲军队。欧维图尔曾在信件中写道，他把希望寄托在雨季，他相信雨季比任何武器更能摧毁外敌。事实证明他是对的。反抗军发动游击战，迫使英国军队留在港口城市附近，在那里他们大量地死亡。到1798年夏天英军撤离，大约15000名士兵在圣多明戈丧生，其中绝大多数死于疾病。

黄热病也袭击了美国当时的首都费城，从1793年夏天暴发开始，估计造成5000人死亡。18世纪的费城人口迅速增长到大约5万人。它是北美为数不多的几个规模大到足以暴发麻疹、天花和黄热病的城市之一。由于费城也是一个制糖中心，它与加勒比海地区有着密切的联系，并收容了大约 2000 名从圣多明戈叛乱暴力事件中出逃的难民。随着疾病死亡人数的增加，由于对法国（前殖民地反英盟友）的政策存在广泛分歧，一场关于流行病因的辩论愈演愈烈。那些对法国及其他国家的影响持怀疑态度的政客们（联邦党人）指责受污染的船只是这次疫情的罪魁祸首，并支持采取强有力的隔离措施。主张与法国保持密切联系并与圣多明戈进行贸易的人（共和党人）反对隔离，并将疾病归咎于该市的腐败物质和败坏的道德环境。在费城领导人要求非洲后裔协助安葬和治疗病人之后，非洲后裔对黄热病的明显免疫力也具有了政治意义。在白人反奴隶制倡导者的支持下，一些非洲裔人士利用费城的危机在美国殖民社会中树立了更高的地位。

在伊斯帕尼奥拉，黄热病继续惠及圣多明戈叛军。1802 年，当拿破仑向岛上派遣 65000 名士兵和水手后，法国重复了英国的失败。拿破仑曾希望利用圣多明戈来达成他占有美国西部广阔的路易斯安那领土的野心。然而，法国人在圣多明戈的流行病面前不堪一击。尽管欧维图尔于 1802 年 6 月被俘虏，但由于成千上万的士兵死亡（大多数死于黄热病），17 个月后，法国人撤离了。这次挫败，加上欧洲政局的变化，迫使拿破仑放弃了他的美洲计划。在短时间内，路易斯安那州的土地所有权被卖给了美国，加速了这个年轻国家在整个大陆的扩张。圣多明戈于 1804 年 1 月宣布独立，建立了海地共和国。

某种程度上，黄热病在疾病史上是罕见的，它成为了促成海地革命的"病毒机器"。十年后，它又作为众多挑战之一，使西班牙人放松了对新格拉纳达地区的控制，其中包括现今委内瑞拉、厄瓜多尔、哥伦比亚和巴拿马的大部分地区。当拿破仑的军队动摇了西班牙的统治政权，并在 1808 年至 1814 年期间占领了伊比利亚半岛时，这个地区的独立运动开始了。西班牙恢复君主制后，国王费尔南多七世派遣了大约

12000 名士兵，希望在大西洋彼岸重建其殖民统治。就像在圣多明戈发生的情况一样，抵抗力量凝聚在一位有魅力的领袖周围，他是一位名叫西蒙·玻利瓦尔（1783—1830 年）的年轻贵族。同样和在圣多明戈一样，黄热病和其他疾病削弱了被派去镇压叛军的欧洲军队的战斗力。西班牙指挥官帕布罗·穆里略对"黑色呕吐物"的影响感到焦虑不安，他在 1817 年哀叹道："仅仅一次蚊子的叮咬常常会夺去一个人的生命。"穆里略对蚊子如何传播黄热病和疟疾没有具体的了解，但他意识到这虫子是痛苦的来源，会使他的成功机会变得渺茫。随着西班牙的前景逐渐暗淡，国王试图在 1820 年 1 月派去另一支军队。一些回到西班牙的穆里略部队的退伍军人向新兵们警告了此行的危险。军队随即哗变，再也没有离开港口。

在近三个世纪的时间里，西班牙帝国纵横称霸大西洋。而到了 1826 年，它几乎失去了对广大领土的统治。只有大西洋上的古巴和波多黎各、南太平洋的菲律宾群岛还在其控制下。自此以后，至少在美洲，强国通过贸易政策和殖民占领来实现自己的利益。随着商业规模不断扩大，贸易速度不断加快，找到对抗黄热病的措施变得更加紧迫。

贸易、帝国主义和黄热病

18 世纪中叶，黄热病取代瘟疫成为威胁大西洋海上贸易最为严重的疾病。特别是在 18 世纪 90 年代疫情暴发后，各方权威就黄热病是否具有传染性，以及如何（或是否）隔离入境船只展开激烈辩论。第一个问题的答案很难找到，因为当时流行的疾病传播理论还没有考虑到微小昆虫或不可见的微生物的作用。当时的专家在判定一种疾病具有传染性时，必须证明它是由某种物理或化学因素，通过直接接触、媒介物或空气从病人传递给易感者的。许多观察家把从加勒比海来的船只与疾病暴发联系在一起，但没有人能证明两者之间存在因果关系。疫情似乎是在船只一抵达港口时就开始的，而不是等到卸货时；逃离疫区的人似乎没有把疫情传播到其他地方；大多数照顾患者的人也没有生病。此外，黄热病的暴发通常发生在温暖的天气，这表明季节或大气因素的作用，而不是传染。因此，黄热病常常被认为是和其他定义模糊的"热病"一样，与当地的环境因素（如污秽）相关，并随着气候条件而变化。

正如费城人所了解到的，黄热病传播的不确定性引发了关于第二个问题的辩论，即隔离是否有效。对许多担心疾病蔓延的人来说，将乘客和货物隔离三四十天的代价过于高昂，而且似乎没有什么用。1825年从英格兰和荷兰共和国开始，许多欧洲国家和单个港口在随后几十年放宽了检疫措施。在各国政府重新考虑这些政策的同时，历史学家们也开始研究使政策天平倾斜的不同因素。欧文·阿科涅希特在一篇经典文章中提出，许多19世纪的医生持有自由开明的政策主张，这些主张影响了他们对待传染病和检疫的态度。自由主义者希望促进个人自由，遏制国家干预；而传染病理论则证明检疫措施和政府控制是必要的，这与上述目标相悖。

虽然政策措施可能影响人们对检疫和其他疾病控制措施的看法，但其他因素也很重要。正如彼得·鲍德温所指出的，经济因素和简单的地理因素对检疫隔离政策的影响不亚于政治意识形态的影响。生活在远离热带地区的英国商人，比起那些在南方港口的商人，对预防黄热病的意愿更低。这些英国商人在殖民地印度也有很大的经济利益，这降低了他们对预防霍乱和黄热病的兴趣。相反，在马赛这样的城市，商人们留有可怕的瘟疫暴发的记忆，他们常常支持采取隔离措施，以确保他们的社区享有安全商业场所的美誉。总之，每个人都认同疾病预防的重要性，但辩论的立场会根据当地情况以及国家贸易战略而转变。

讨论的范围很广，因为有很多方法可以解释黄热病的传播。例如，1821年，法国军医马修·奥杜亚德（1776—1856年）提出奴隶船携带这种疾病的说法。在这些肮脏的船上，木焦油被污染，粪便卡在船体的木板之间。奥杜亚德声称，夏季的炎热会使其释放出"致命的辐射"，即使港口城市事先没有受到污染，这种辐射也会扩散。其他调查人员发现，当地的因素（如下水道释放的瘴气）提供了充分的解释。另一位法国医生尼古拉斯·切尔文（1783—1843年），同时也是最具影响力的欧洲权威人士，在从圭亚那到缅因州的美洲海岸线巡查时发现，他的绝大多数同事都反对传染的观点。总的来说，关于黄热病的争论支持了所谓的卫生措施，这些措施旨在清除街道上的污秽、减少垃圾恶臭和动物粪便，以及减少制革或屠宰等有毒行业。

但是欧洲和美国对黄热病和隔离检疫的看法在19世纪50到60年代发生了转变。正如第五章将要讨论的，从1830年代开始，霍乱伴随着黄热病连续暴发，引起了人们对检疫工作的密切关注。然而，最重要的催化剂是航运技术的进步。19世纪，大型木帆船被铁壳蒸汽轮船取代。1850年以后，海上交通规模急剧增长，许多船只都配备了螺旋桨，使跨大西洋航行的时间缩短了一半以上。黄热病可以在几天内从加勒比海传播到几乎所有的大西洋港口，速度快到受感染的乘客还没有足够长的时间出现症状便已到达目的地。1853年，新奥尔良暴发的一场疫情夺去了将近8000人的性命，19世纪50年代又发生了几场疫情，这迫使密西西比河沿岸地区的官员重新考虑实行隔离措施。美国铁路网的发展为黄热病迅速向内陆蔓延提供了另一条路径。同时，随着疫病对欧洲海岸威胁的增强，几次小规模的疫情为医生们提供了机会，使他们能够细致地追踪病例，并找到当地的首发病例。在法国西北海岸的圣纳泽尔（1861年）和威尔士工业海港斯旺西（1865年）暴发的疫情中，法英两国的官员得出了相似的结论：无法找到确切的传染源，也无法查明人际传播的路径，但能确定的是，黄热病是一种输入性疾病，不是本地热病的加强版。

从这些疫情中获得的信息促使欧洲国家勉强恢复常规检疫。在斯旺西和圣纳泽尔进行的病例追踪最终成为流行病学调查的一个重要组成部分（现在更普遍地称为接触追踪）。尽管黄热病从一个港口到另一个港口的传播已经毋庸置疑，但传播途径仍然不明确，许多美洲港口继续抵制隔离措施。在布宜诺斯艾利斯和里约热内卢暴发的黄热病导致数千人死亡。1878年，从墨西哥湾沿水路和铁路干线向上游蔓延的疫情在美国造成约2万人死亡。这场灾难和许多小规模疫情促使美国南部一些州成立卫生委员会来管理检疫措施。1878年4月，美国国会通过了一项立法，在美国海军陆战队医院服务队（MHS）内设立了一个检疫部门。该医院是政府的一个分支机构，先前主要负责治疗患病的水手。此后该机构的权限扩大到了包括检疫监督、移民检查、美国各州的疾病控制以及每周疫情报告。

尽管许多人出于经济原因反对严格的隔离措施，但很少有美国观察人士能否认来自古巴的船只靠岸与黄热病疫情暴发伴随发生这一事实。随着美国经济和军事实力的增长，公共卫生问题凸显了加勒比滩头阵地的作用。1898年1月，在古巴首都哈瓦那港，美国军舰"缅因号"发生猛烈爆炸而被摧毁，266名军人在灾难中丧生。尽管后来查明是船上煤仓起火引起了爆炸，但最初的强烈抗议在美国激起了对位于其南部门户的西班牙政权的敌意。美国以自卫为借口，利用西班牙在加勒比地区和菲律宾群岛上太平洋前哨的统治弱点，对其进行打击。对古巴的入侵标志着美国外交政策的一个转折点；这也是一门新学科"热带医学"发展过程中的一个重要篇章，它支持美国在南北美洲和世界各地进行"帝国式"的冒险行动。

热带医学的根源

正如在下一章中将更深入讨论的，在19世纪末，研究人员使用新的微生物学方法将特定的细菌与特定的疾病联系起来。第一位完成这项创举的科学家是罗伯特·科赫，他在1876年阐明了炭疽病病原体的生命周期。科学家们很快就把类似的技术应用到困扰了欧洲人几个世纪的"热带疾病"上。热带病学成为一门学科，它汇聚了不同类型的研究，包括海军医学和船舶卫生，这些研究在某种程度上与欧洲的医学进展有关。"热带疾病"这一统称并不一定反映出疾病本身的特点或疾病出现的地理范围。一些疾病，例如疟疾或钩虫病（一种可引起贫血的寄生虫感染），在欧洲和美国的部分地区流行，而当它们牵涉到殖民利益时就会被视为"热带疾病"。还有些"热带疾病"在温带地区大多不为人所知，但在较热的地区造成了大量感染者——而且在今天的某些情况下，仍然如此。

淋巴丝虫病就是一个例子，这种疾病仍然在非洲、亚洲和加勒比的热带和亚热带地区影响着一亿多人。丝虫病是由微小的寄生虫引起的，它们的幼虫在蚊子的肠道内开始发育。当被感染的蚊子从人体吸血时，幼虫进入人体并进入淋巴管。它们变为成虫后会繁殖出数以百万计的幼虫，这些幼虫会进入靠近皮肤的淋巴和血管中。当它们再次被蚊子摄入后，循环又开始了。丝虫病最严重的表现是象皮病，症状包括淋巴管阻塞导致的皮肤粗糙以及四肢和下半身的疼痛、肿胀变形。

19世纪70年代，丝虫病引起了帕特里克·曼森（1844—1922年）的兴趣。曼森是一位苏格兰医生，曾在港口与英国海关官员共事。曼森从患者的血液样本和对大量蚊子的解剖中证实，寄生虫引起了人类疾病，而蚊子是它们的中间宿主。曼森于1878年首次发表的这些研究结果为理解疟疾提供了一个模型。（疟疾是一种寄生虫疾病，其寄生虫在人体和蚊子间传播。）曼森最终移居到伦敦，在那里为殖民地官员提供咨询，并在阿尔伯特码头海员医院建立了一个研究所。

伦敦卫生与热带医学院在1899年10月开办以后，和前一年在利物浦成立的一个类似研究所被公认为热带疾病研究的主导机构。几年内，来自这些机构的研究人员及苏格兰爱丁堡大学的研究人员找到了昏睡病的病因（一种被称为锥虫的寄生虫），确定了引起几内亚线虫病的寄生虫的生命周期，并在伦敦举行了一场戏剧性的演示，以证明蚊子把疟疾传染给人类。伦敦卫生和热带医学院首届有28名学生，其中包括三名女性。这一点很引人注目，因为当时的伦敦没有一所大学招收女性。曼森还为罗纳德·罗斯（1857—1932年）的工作提供支持。罗斯是印度的一名医学官员，他对疟疾从蚊子传播到鸟类的过程进行了开创性的研究（见第九章）。1897年8月，罗斯宣布蚊子也是人类感染疟疾的传播媒介。几个月后，由乔瓦尼·巴蒂斯塔·格拉西（1854—1925年）领导的意大利研究团队独立证实了这一假设。

长期以来，热带疾病让人生畏，但科学家们普遍认为它们类似于在欧洲发现的传染病，可以用传统医学理论来解释。然而，对丝虫病、疟疾等疾病的调查显示，病媒、宿主和病原体的生态涉及许多种微生物，远比研究人员所认识到的复杂得多。热带病现在看来与温带地区的疾病有本质上的区别，似乎需要一种全新的、综合性的卫生手段来攻克它们。研究人员进一步指出，要掌握热带医学，需要在专门的研究所进行培训，例如19世纪90年代末在伦敦和利物浦成立的研究所。因此，这门学科的发展独立于其他医学分支，它与位于殖民地的公司紧密相连，这些公司将从它的研究结果中受益。热带医学的支持者经常声称，新的疗法和卫生标准将有益于文明程度较低的殖民地人群。对印度或非洲的许多人来说，这无疑是正确的，但这门学科首先惠及的是欧洲殖民者的身体健康、商业利益和政治目标。

　　第七、九两章将讨论热带医学与牛瘟、昏睡病及疟疾的关系，而这门新学科的某些方面自然地影响了加勒比和美洲对黄热病的科学研究方法。在美国，热带病学最重要的举措与军事有关。美军在古巴的行动为美国医务人员首次在战场上崭露头角提供了机会。这场美西战争从1898年4月到8月持续了四个月，是一场更广泛冲突的后期阶段，这场冲突对西班牙人和古巴人的影响远远大于对美国人的影响。经过几十年的动乱，古巴人于1895年奋起反抗西班牙人的统治。当时的场景类似于一个世纪前的圣多明戈事件，西班牙远征军集中在港口城市，试图制服农村的游击队。自从西班牙军队迫使农村居民迁移到拥挤不堪且卫生条件极差的城市后，古巴人的天花死亡率急剧上升。士兵们自己也遭受了相当程度的黄热病感染，损失惨重，使他们战斗不力。尽管美国领导人最初没有干预，但1898年2月美国缅因号军舰的爆炸引发了要求行动的大规模呼吁。在志愿军的征兵号召受到热烈响应之后，1898年4月25日，美国向西班牙宣战。

　　这场冲突迫使西班牙放弃加勒比海和南太平洋的岛屿领土。古巴最终成为一个主权国家，而美国于1898年12月吞并了波多黎各岛。（那里的居民现在有350多万人，由于居住在该领土上而成为美国公民。）在太平洋地区，美国袭击了位于菲律宾群岛的西班牙领土，并于1898年7月完成了对夏威夷岛的吞并。（夏威夷在1959年成为美国第五十个州。）到古巴战役结束时，大约有5500名美国士兵死于疾病，相比之下，仅有约700人死于战斗。但自1895年以来，西班牙的死亡人数是美国的十倍。据估计，在古巴暴动期间有295000名士兵和平民死亡，95%以上死于疾病和其他非战斗原因。正如第七章将讨论的，革命和战争也蹂躏了菲律宾，在那里，19世纪90年代暴发了疟疾等多种传染病，1902年开始的霍乱疫情估计造成20万人死亡。

在加勒比地区，黄热病仍然比任何军队都强大，对它的防控是1898年至1902年期间占据古巴的美军最为关注的问题。随着士兵们的不断死亡，1900年夏天，美国卫生总署派出了一个由沃尔特·里德少校（1851—1902年）领导的黄热病委员会。虽然里德知道罗纳德·罗斯对疟疾的研究，但他受卡洛斯·芬莱（1833—1915年）的影响更大，后者是在哈瓦那工作的西班牙研究员，曾提出蚊子传播黄热病的观点。当芬莱在1881年宣布这一观点时，很少有科学家考虑到蚊子叮咬与人类疾病之间的联系。他的大多数同事仍然倾向于不涉及昆虫的细菌理论。尽管芬莱进行了大量的实验，但他并没有说明病毒在蚊子体内的潜伏期，因此他的结论并不完整。研究人员当时还不知道人类以外的灵长类动物携带黄热病的致病病毒，认为人体实验是唯一推动研究的方法。

然而，里德在陆军医疗队的丰富经验使他很容易接受芬莱的理论。从1875年开始，里德在西部地区为美国士兵和美国印第安社区服务，后来他在巴尔的摩的约翰·霍普金斯大学医院完成了细菌学和病理学的学习。在被派往古巴之前的1898年至1899年期间，里德领导委员会调查了美国军营中的伤寒疫情，该军营正准备与西班牙开战。据估计，在仓促建造的军营中，有24000名志愿新兵病例，其中2000例死亡。细菌学分析很快表明，苍蝇把伤寒菌从厕所带到了帐篷里，一位医学官员称之为"疾病的高速通道"。该委员会里程碑式的报告解释了人体是如何感染伤寒的，也揭示了当军团在州和联邦复杂的营地系统中流动时，疾病实现了地理上的扩散，这引起了人们的关注。

在古巴，作为黄热病委员会的领导人，里德无法分离出黄热病病毒，因为和伤寒杆菌不同，黄热病病毒太微小，无法用当时的显微镜进行观察，但他在独立于美军主要军营的一处场地组织开展实验，测试黄热病的传播方式。从 1900 年 11 月开始，委员会的医生让志愿者接受携带黄热病病毒的蚊子叮咬，或对他们皮下注射黄热病患者的血液。两种方法都导致一些志愿者患上黄热病。里德随后设计了进一步的实验，以排除黄热病由其他污物（带有受污染的气体或血液的物品）传播的可能性。在这次试验中，他设计了两个小木屋，让志愿者暴露在各种条件下。在一号屋内放置有被黄热病患者的呕吐物、汗液和粪便污染的衣物和床上用品，几组志愿者在里面住了 20 天。在二号屋内，另外三名志愿者住在中间隔着金属丝网并消过毒的两个房间，一人住其中一间，另两人共同住另一间（见图 4.3）。两个房间所有的生活条件都一样，除了独居的那个人要接受蚊子叮咬，这些蚊子之前已叮咬过黄热病患者。住在一号屋里的人没有一个染上黄热病。在二号屋，那名男子在被感染蚊子叮咬四天后病倒。

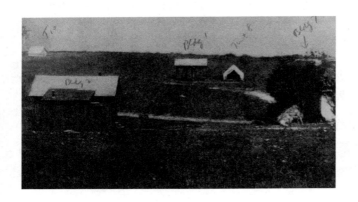

图 4.3　拉泽尔营地的黄热病实验小屋
建造这些小屋是为了测试黄热病在各种条件下的传播情况。左边靠前的小屋就是图 4.4 中分析的那一栋。

164

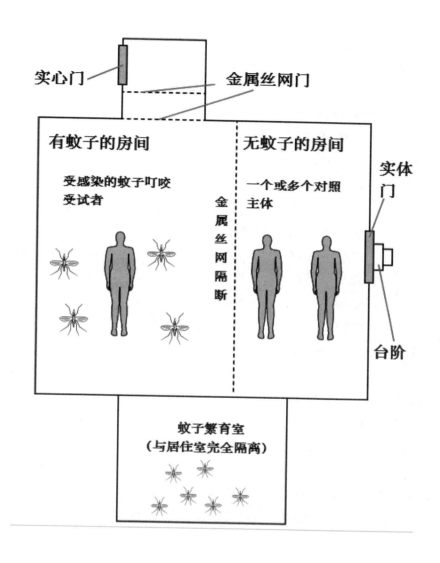

图 4.4 里面有携带黄热病病毒的蚊子的二号木屋

此外也进行了其他调查，但黄热病委员会已尽可能证明，人体体表接触黄热病污染物并不会传播疾病，而蚊子不仅令人讨厌，也很危险。

除此之外，黄热病委员会还以征求研究对象同意时的周到考虑而闻名。人体试验是必要的，但有风险。委员会的一名成员杰西·拉泽尔（1866—1900年）在接受感染的蚊子叮咬后死亡，另一名成员詹姆斯·卡罗尔（1854—1907年）也因此病得很严重。在实验的过程中，谦和体贴的里德坚持要求，必须将试验的风险和益处告知志愿者，对于士兵以外的志愿者，还应告知经济补偿事宜（一部分志愿者是新近到来的西班牙移民）。所有受试者都可得到医疗保障，这对西班牙平民特别有吸引力，因为他们本来就很有可能感染这种疾病。最终共有29人感染了黄热病，5人死亡，六分之一的人落下终身残疾。黄热病委员会公布科学研究的风险，这一做法为几十年后制定的人体试验标准开创了一个有意义的先例。然而，如第二章所述，未经同意或欺骗弱势群体而进行的医学研究并未因此而结束。

委员会的研究结果为在哈瓦那全面灭蚊提供了支持。这项任务的监督权落在了医务官员威廉·戈加斯（1845—1920年）身上，他对受感染的地区实施隔离，并提供纱窗以阻挡蚊子。他还把目标定位在蚊子的滋生地。检查人员不放过任何一个敞开的淡水水源。他们排空水坑，在水管上安装丝网，并在敞口的水桶上浇上一层油，以防幼虫浮出水面。哈瓦那居民接到命令排干房屋排水沟，清除积水，如果在他们的住处发现蚊子幼虫，他们就会被罚款。戈加斯的方法并不受欢迎，但它们奏效了。在1901年的春季，只有三月份报告了一个病例，四、五、六月份均没有报告。然而，黄热病的致病原因仍未被查明；病毒躲过了显微镜的检查，并能穿过用来滤出细菌的过滤器。但综合卫生措施确实缓解了地方性黄热病对古巴的困扰。

加勒比地区的疾病、种族以及美国帝国主义

在美西冲突中，美国成长为一个羽翼丰满的帝国政权。蚊虫防治成为美国在加勒比地区和菲律宾军事行动的常规组成部分。从经济角度来看，最有深远意义的行动是美国接管巴拿马地峡的一块狭长土地，并建成一条跨地峡运河。正如苏格兰人和西班牙人所发现的，这一战略区域的占领者会将自己暴露在美洲最严峻的疾病环境中。在 19 世纪 80 年代，由法国开发商费迪南德·德·莱塞普斯（1805—1894 年）监管的运河建设项目惨遭失败。此前，莱塞普斯监管的苏伊士运河项目顺利完工，1867 年后连通了红海和地中海。然而在巴拿马，莱塞普斯的公司遭遇了泥石流和财务管理不善等难题，而最沉重的打击来自于黄热病和疟疾，这些疾病使超过 2 万名工人丧生。在经历破产和重启项目的失败尝试后，1904 年，投资者说服美国官员以 4000 万美元购买了该工程和附近的铁路。美国还为巴拿马叛军脱离哥伦比亚提供支持，并通过谈判签订条约，获得了运河区的控制权。这片约 500 平方英里的区域当时被指定为"无组织的属地"，由美国政府的一个委员会直接控制。

从 1904 年到 1914 年运河竣工，约六万名工人挖掘了超过二亿三千万立方码的泥土和岩石。除了这一显著的成就外，运河地区的准殖民地状态使美国军队能够在疾病控制方面采取特殊的环境治理措施。戈加斯被任命为首席卫生官，他采取了和哈瓦那抗疫运动类似的策略，并加以改进。在巴拿马城和科隆，黄热病威胁着移民工人，他们所受的危害比本地居民更严重。戈加斯专注于消灭蚊子及其幼虫，在隔离检疫方面的投入比在古巴少。在 1906 年灭蚊运动的高峰期，灭蚊队进行了超过 11.7 万次检查，并为 1.1 万座房屋浇油防虫。在农村也采取了同样规模的措施来消灭携带疟疾的按蚊。在运河两岸，数百平方英里的湿地被

排干，森林被砍伐，剩下的水体被浇入了数千加仑的化学品。作为运河的配套设施，还建造了一个154平方英里的人工湖，以便船只在穿越地峡时能够改变海拔高度。巴拿马运河的经济影响不可否认，横渡运河的货运量今天仍约占全球贸易量的百分之五，但该项目也使数以万计的人流离失所，并改变了该地区的生态，其不良后果至今尚未消除。

运河地区的管理者也试图复制自1865年内战结束以来在美国发展起来的种族关系，这表面上是出于公共卫生的原因。特别是在美国东南部，一部拼凑而成的《吉姆·克劳法》和社会规范强化了种族隔离，使非裔美国人社会地位进一步下降。在运河地区，熟练工人（几乎全是白人）获得黄金作为酬劳，而非熟练工人（几乎全是有色人种）只能得到白银，这造成了社会等级的分化。西非人和其他"有色人种"被认为对黄热病免疫，但即使他们没有表现出症状，他们的身体还是被认为可能藏匿黄热病并危及"黄金等级"工人。正如一位管理者在1908年的一次公开讲话中说："为了防止蚊子感染我们的人，（有必要）把他们的住处与当地人及有色劳工的住所隔开足够的距离，而后者是虫子的传染源。"这种隔离制度的一个结果是，非洲工人得肺炎和痢疾等其他疾病后，得到的治疗要少得多。

事实上，巴拿马的公共卫生运动表明，随着殖民官员在世界各地开展公共卫生活动，有关种族的看法发生了变化。早期欧洲人的挫败感主要来自恶劣的热带环境和旅行者在陌生气候面前的脆弱性。后来，当人们认识到细菌的存在后，军官和官员们转而把疾病归咎于殖民地人民不卫生的习惯，他们传播的疾病给"白人"带来严重影响，而对自己的影响较轻。在菲律宾，美国人开展了类似于巴拿马的卫生运动，美国军官们将战胜热带病纳入征服及控制菲律宾人的更广泛措施。正如亚历山德拉·明娜·斯特恩所指出的，公共卫生官员还将种族卫生措施移植到美国国内，如西海岸唐人街、美墨边境以及其他州和地方机构的政策中。美国殖民者并非独一无二。如第一、二两章所述，类似的种族隔离观念也影响了南非白人，为他们在 1948 年正式建立种族隔离制度奠定了思想基础。同样，当英国殖民官员在印度抗击鼠疫和疟疾时，他们批评了当地社会和文化中与西方卫生理念格格不入的方面。

威廉·戈加斯等殖民地公共卫生官员相信，他们的努力将使热带地区适宜白人生活，使文明的民族能够重新夺回人类起源的地区。在巴拿马，他们从传统的强调检疫转变为注重病媒控制（即灭蚊）。在 20 世纪 20 年代之后，微生物学家也开发了一种有效的黄热病疫苗。然而，媒介控制和疫苗接种都不能完全驯服这种疾病。

黄热病控制：前进两步，后退一步

在 20 世纪初，控制黄热病和其他疾病的卫生措施与美国日益增长的军事和经济野心齐头并进。由于美国也是世界上主要的移民目的地，官员们越来越关注来自南部邻国的疾病威胁。1902 年 12 月，来自美洲十二个国家的代表在华盛顿会晤，为成立一个旨在协调各国卫生政策的机构——国际卫生署——做准备工作。1923 年，该机构更名为泛美卫生局，此后（1958 年）又更名为泛美卫生组织（PAHO）。

对一些美国官员来说，古巴和巴拿马的成功使人们看到黄热病的负担大大减轻或完全解除的前景。然而，巴拿马运河的开通也大大增加了全世界"未经调适"人群接触疾病的危险。1916 年，洛克菲勒基金会宣布将消灭这种疾病设为目标，该慈善基金会拥有标准石油公司的老板约翰·D. 洛克菲勒（1829—1937 年）的巨额资助。1902 年，洛克菲勒开始致力于健康相关的慈善事业，当时他在纽约建立了洛克菲勒研究所，该所是疾病和生物医学研究的前沿机构。洛克菲勒基金会于 1913

年注册，为美国和其他国家的公共卫生培训提供资金，并在全球范围内赞助实地研究和疾病根除项目。该基金会提高了洛克菲勒的声望，并让公司从税收中节省了数百万美元，也在基于科学研究的全球卫生行动中发挥了领导作用。几十年来，洛克菲勒公共卫生慈善机构一直致力于扩大美国在全球范围内的影响力。

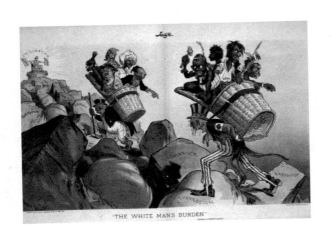

图 4.5　白人的负担（向约瑟夫·鲁德亚德·吉卜林道歉）
这幅由维克多·吉拉姆创作的漫画在美西战争期间刊登在英国《法官》杂志（1899年）上。它将帝国主义的冒险活动描画成是利他的、文明的使命。这幅漫画出现在吉卜林发表题为《白人的负担：美国和菲律宾群岛》的诗歌不到两个月时间内。吉卜林的诗句激起了美国的行动。其中有一段是这样写的："承担白人的负担／野蛮的和平战争／填满饥荒的嘴／让疾病停止。"
吉拉姆拟人化地描绘了英国和美国（约翰牛和山姆大叔）肩扛世界上文明程度较低的民族奋力攀爬。通往"文明"纪念碑的道路上到处都是标有"邪恶""无知""残忍"等文字的巨石。山姆大叔的红十字臂章象征着大规模接种疫苗、建立卫生设施和项目的重要性。居高临下的布局也表现了各殖民地民族中的种族等级：英国的老殖民地，包括埃及、印度和"中国"（即香港），相比在山姆大叔背篓里的古巴、夏威夷、菲律宾和波多黎各的粗鄙形象，显得更文明一些。

在抗击黄热病的活动中，该基金会向厄瓜多尔（1918年）和尼日利亚（1925年）派遣了多个团队，同时，法国科学家则在塞内加尔（1927年）展开了调查。这些项目遭遇到了一些挑战。在厄瓜多尔，一种细菌被误认为是黄热病的致病菌，以此为基础制成的疫苗被注射到数千人身上。幸运的是，这没有造成灾难性的后果，但洛克菲勒研究人员野口英世一直试图证明黄热病是由螺旋体引起的，这持续阻碍着研究的进展。该领域的科学家还确定黄热病病毒在其他灵长类动物和几种蚊子中传播。虽然这是一个重要的发现，但黄热病在人类以外的林地生态系统中大量存在，这一事实也表明完全根除黄热病是不可能的。

实验室研究也取得了成果。1927年，在非洲的法国和美国研究人员都分离出了病毒，这些病毒被用来制造能带来持久免疫的活性疫苗。疫苗的开发是建立在马克斯·蒂勒（1899—1972年）的研究基础上的，他在1937年仿效路易斯·巴斯德（1822—1895年）在19世纪80年代首创的减毒策略。正如下一章将讨论的，巴斯德通过加热和干燥受感染动物的身体物质，制造出了弱毒性的病原体。而蒂勒的团队则是通过感染连续几代的小鼠（一种被称为"传代"的技术）来减弱黄热病病毒，从而产生一种毒性较小的病毒。由此产生的微生物引起了人体免疫反应，但不会引起危险症状。

在20世纪30年代至70年代期间，随着区域和全球公共卫生运动在许多方面的扩展，对抗黄热病的措施结合了疫苗接种和灭蚊两方面。20世纪30年代中期，法属非洲殖民地强制使用"法国疫苗"，接种了超过八千万剂。出于对神经系统副作用的担忧，这种疫苗在1980年被停止接种，而另一种名为"阿西比"的疫苗在法国属地以外的地区（包括南美洲）显著降低了城市黄热病，这种疫苗用于血液样本中含有原始病毒的人群。灭蚊工作也集中在南美洲进行。1947年，泛美卫生局将埃及伊蚊定为消杀目标。埃及伊蚊种群数量急剧减少，部分原因是使用了杀虫剂，但也归功于公共教育项目——鼓励住户遮蔽储水容器，鼓励地方官员消除垃圾场中的长期积水。到 20 世纪 60 年代末，除最北部国家（哥伦比亚、委内瑞拉和荷属圭亚那）的部分地区外，埃及伊蚊已经在南美洲被基本消灭。根除运动的支持者，如弗雷德·索珀（1893—1977 年，洛克菲勒基金会的首席灭蚊专家）曾预言，疾病的彻底根除将成为未来公共卫生管理者的终极目标。

然而，仅仅十年之后，疫苗接种和灭蚊项目的许多成果都化为泡影。法属非洲殖民地在 20 世纪 60 年代初先后成为独立国家，由于资金缺乏、基础设施不足和政治动荡引起的卫生项目中断，使疫苗接种逐渐停滞。黄热病在美国和加勒比地区相对而言控制得较好，然而埃及伊蚊再一次占领了南美洲的大部分地区。专家们将疾病的再次蔓延归因于蚊子对杀虫剂的抗药性不断增强，同时也归因于埃及伊蚊在加勒比地区和美国南部的持续存在。像海地这样的加勒比国家没有能力开展灭蚊项目，而在美国，这些项目也只得到极少的资金或政策支持。灭蚊项目是劳动密集型的工作，需要一定的监管，而美国的私人土地所有者对此表示反对。疫苗容易获得，而且仅有德克萨斯州和佛罗里达州的少数几个县全年都存在埃及伊蚊，这两个因素进一步阻碍了灭蚊行动。

20 世纪 50 年代和 60 年代，全球公共卫生事业达成了空前的合作。但是，根除天花和永久降低脊髓灰质炎发病率的成功没有在黄热病控制领域重现。

结论

黄热病从未在亚洲流行。原因至今还是个谜，大约 20 亿人生活在埃及伊蚊栖居的亚洲国家，而登革热在亚洲许多地区流行。一些专家认为，在亚洲环境中，登革热在感染蚊子宿主方面已经"超过"了黄热病病毒。也可能是登革热感染提供了对黄热病的交叉保护性免疫。然而，随着中国和非洲部分地区之间的旅行增加，亚洲疫情暴发的威胁似乎更加迫在眉睫。2016 年初，中国报告了从安哥拉返回的旅客中出现的首批黄热病病例。安哥拉的局部疫情已发展成非洲数十年来最为广泛传播的流行病。病毒持续输入中国南部或泰国，有朝一日可能在大量未接种疫苗的人群中引发大规模疫情。

即使没有灾难性事件，全球黄热病的负担依然沉重：世卫组织公布的保守数字估计，每年新发黄热病病例为 8.4 万至 17 万人，死亡人数为 2.9 万至 6 万人，其中大部分在非洲。虽然非洲大部分地区没有收集到新发病例的长期数据，但可以肯定的是，在过去的半个世纪里，疫苗接种项目中断、人口急剧增长和城市化已经改变了黄热病的发病率和死亡率。1900 年，许多非洲孩子得了轻度黄热病后存活下来，他们绝大多数生活在农村地区，那里不可能暴发大规模的黄热病。在 21 世纪，大城市的发展（特别是在西非）大大增加了黄热病和登革热流行的风险。尽管南美的黄热病发病率较低，但在巴西，一个世纪以来最严重的黄热病暴发始于 2016 年夏季，并在接下来的两年内造成 670 多人死亡。一些病例发生在大城市附近，使人们担心被感染人群和埃及伊蚊之间的城市传播链将导致一场重大疫情的发生。由于疫苗供应不足，巴西卫生官员被迫稀释针剂，并向世界其他地区募集疫苗捐赠。

全球变暖会导致更多黄热病暴发吗？气温的升高和降水量的剧烈波动使得埃及伊蚊向新的栖息地扩散，并在雨季出现蚊子种群爆炸性增长。在世界范围内，大约有 38 亿人生活在有埃及伊蚊栖居的地区。如果目前的气候变化和人口增长趋势持续下去，50 年后这一数字将增长 20 亿到

25 亿。随着全球气温的上升，美国和欧洲所处的中纬度地区将变成蚊子的季节性栖息地。然而，专家们告诫，在未全面考虑各种可变因素的情况下，不应草率地作出预测。温度、降雨量和湿度都会对疾病传播和蚊子习性产生动态影响。通过研究疟疾得到的结论也适用于黄热病：考虑气候变化的影响时不应脱离生态和社会的变化及政治和经济的影响。

当欧洲人为几个世纪以来加勒比地区黄热病的可怕影响而哀叹时，具有讽刺意味的是，他们的国家在美洲创造了适合埃及伊蚊繁衍生息的条件。在 1500 年之后，奴隶贸易为埃及伊蚊的迁徙提供了途径，种植园为它们提供了前所未有的理想栖息地。殖民迁徙模式创造了一种人群间的免疫差别状态，使黄热病在革命起义中发挥了超乎寻常的作用。欧洲移民比土生土长的非洲人和加勒比人更易患黄热病和其他热带疾病。帝国主义和种族理论利用这种种族差异为西方的统治辩护。直到 20 世纪，对热带疾病和种族的看法为种族等级理论以及美洲等地的种族隔离措施提供了支持。

热带医学这门新兴的学科也支持了美国的帝国主义活动。然而，美军在哈瓦那和巴拿马运河地区策划的大规模隔离和灭蚊行动无法持续。埃及伊蚊现在像 1930 年一样猖獗，如今通过蚊子传播的登革热和寨卡病毒毒性更大。黄热病的卷土重来表明，如果蚊子、气候和人类之间的关系发生变化，局部或临时的控制措施可能会给未来埋下隐患。正如第九章将进一步探讨的，针对黄热病采取的措施凸显了灭蚊运动带来的危害和困难。

黄热病除了在政治局势发展中起重要作用外，还对 19 世纪关于贸易、检疫和公共卫生的广泛讨论有着深刻的影响。在这方面，它与另一种具有可怕症状、危及国际贸易的疾病——霍乱——不分伯仲。然而，比黄热病更严重的是，霍乱暴发在欧洲的心脏地带，迫使人们从根本上重新评估工业的影响和疾病的起因。

历史文献：革命时期费城疾病的传播

　　法国大革命一直被认为是分水岭，其影响范围超出了欧洲。最近的学者们试图将它放在全球历史的框架中进行深入探讨。当然，在1775年到1825年的半个世纪里，整个大西洋世界都是动荡不安的。除了英属美洲殖民地，一系列独立战争震动了反抗法国和西班牙的加勒比和拉丁美洲人民。政治意识形态和革命冲突并不孤立于生物力量：不仅黄热病戏剧性地影响了加勒比地区的事态，1793年在北部的费城暴发的疫情也揭示了年轻的美利坚合众国的政治弱点。

　　法国曾帮助美国起义者成功地争取了独立，但在1789年血腥的法国大革命爆发后，美国人开始考虑他们应该如何权衡与法国以及法属加勒比地区的贸易联系。法国是可利用的盟友和商业伙伴，还是危险意识形态的来源？对于医生和其他观察者来说，他们对法国的看法往往会影响对黄热病源头的理解。联邦党人害怕来自国外的激进影响，他们倾向于将疾病的输入归咎于来自圣多明戈的人。而共和党人希望支持利润丰厚的加勒比贸易，他们常常把疾病归咎于城市码头恶劣的卫生条件。

　　在非洲人的后裔中，法国大革命和海地独立战争带来的社会和思想动荡引发了种族平等问题。法国的宣言颂扬了人类固有的平等（尽管不是男女平等），美国1776年的独立宣言宣布"人人生而平等"是"不言而喻的"。对于那些了解海地革命的非裔费城人来说，这些信念似乎也适用于提高他们的社会和政治地位。这个问题在费城尤为突出，那里有许多自由黑人家庭与白人混居。由于有些人认为非洲人对黄热病具有免疫力，因此鼓励他们在疫情暴发期间帮助白人。非洲后裔担任了扛担架和照顾病人的工作。对他们服务的评估构成了更广泛讨论的一部分：非洲民族敏感细心的一面以及他们与白人同等的能力。

《关于费城恶性发热的出现、发展和终止的叙述》（匿名者，1794年）

　　包含这段文字的论文与其他几个文件同时由费城出版商本杰明·约翰逊发表。文章开头暗示商业繁荣已经侵蚀了这个城市的道德体系。但文章也为费城的环境洁净进行了辩护，以区别于外部（法国）移民带来的污染。作者依据传染病的概念提出，是来自圣多明戈或法国的感染者将黄热病带到了费城。

在恶性热病出现在费城的这个时期，这座城市已经历过多次商业快速发展，进入了一个前所未有的富裕（过度富裕）状态。居民沉溺于在西半球所能获得的一切奢侈和挥霍的满足中，街道上挤满了来往四方的马车，车内总是充满欢声笑语；每季度都有漂亮的新建筑拔地而起；港口聚集着来自欧洲和印度各贸易国的货船……这种不寻常的繁荣潮流产生了极其广泛的影响。市民们普遍忘记了他们所有的福祉都源自于哪里；他们甚至会有失虔诚地说："是你的智慧和贸易，增加了你的财富。"

　　由于在法国的一个岛屿圣多明戈发生了不幸的分裂，许多居民为了躲避强大对手的枪炮和刀剑，纷纷逃离家园；大约在费城传染病出现时，他们中的许多人在我们这里找到了避难所。在离开被烧毁的家园和血迹斑斑的海岸之前，他们的内心已经被最残暴的杀戮场面和尸横遍野的景象所惊骇，即使他们被允许留在那里，空气一定也已经被污染得无法呼吸了。许多不幸的难民乘坐船只来到这里，船舱极其拥挤，而且缺乏维持健康的必要设施。所以即使他们离开家乡时是健康的，航程结束时也病倒了。

　　大约同一时间，获得许可的海洋劫掠者（同样属于上述国家）带来了他们的战利品进行出售。劫掠者之一来自法国马赛（瘟疫的温床），经过漫长迂回的航行后，行驶"弗洛拉"号船来到我们的港口，此时的两者（人，船）都处于病态中。（之所以把马赛称为瘟疫的"温床"，是由于70多年前那里暴发了瘟疫。）居民们普遍认同后来的可怕灾祸（疾病）正是来源于这里。在这点上，他们得到了两位医生（威廉·柯里和艾萨克·卡瑟拉尔）的证实，这两位医生在疾病的早期和以后的每个阶段都去探望病人。

（以下文字由柯里和卡瑟拉尔所写。）"从我们能够收集到的所有证据中，"他们说，"我们得出结论，这场疾病首次出现在沃特街理查德·丹尼斯的住处，最近从一些可疑船只上下来的法国人多次来到这里……（文中随后列举了在丹尼斯公寓和沃特街其他地方人员死亡的例子。）从之前所有情况的比较来看——无论是从疾病的传染性质，还是从本次疾病与西印度群岛黄热病主要症状的相似性来看——毫无疑问，引起这次疾病的传染源是输入性的。而且（几乎可以肯定）它是由上述船只的一些船员或乘客输入和传播的。有人认为，发烧是由腐烂的咖啡引起的，这非常荒诞（即完全不可信）……"

（文章接着批评了"负有盛名"的医生本杰明·拉什的观点，他的理论与上述说法不一致，但文中没有提到他的名字。本文作者认为，这次疫情的罪魁祸首是外来船只，而不是码头的状况。）

但这一观点受到一位负有盛名、实践经验丰富的医生的驳斥……他推测，这种传染病是由于船上装载的咖啡变质后散发出的臭味引起的，疾病的首次出现和咖啡卸货在同一地点，因此怀疑植物腐烂可能会引起这种疾病。这位绅士在传染病最危险的阶段对不幸的病人给予了崇高和人道的照顾，理应获得赞誉，但同在本市的大多数市民认为，他在追查疾病源头时，把探索精神延伸得太远了。

可以肯定的是，自这个城市建立以来，这一疾病或其他任何类似疾病从未传播至这里，除非追溯到确定的国外来源……在过去，我们街道和码头的清洁比现在更加受到忽视；它们也受到比腐烂的蔬菜更严重的影响；我们四季气候多变——时而潮湿，时而干燥，时而炎热，时而寒冷，这加剧了上述影响；由于这位博学的医生没有提出足够的理由来说服他的同胞相信他的观点，因此他必须让人们相信有害的瘴气是从国外输入的，是来自于之前提及的三艘船中某一艘上的病人。

（在下一部分中，文章评论了非洲后裔所提供的服务。文章表明他们很勇敢，因为在疫情期间他们还不清楚自己是否对疾病免疫。文中还回应了一项指控，即非洲人乘人之危，向白人索要高额工钱。文章以工作的危险性为非洲人辩护，说明要求报酬的合理性。）

值得注意的是，在我们这里定居的法国人，特别是来自西印度群岛的法国人，由于某种特殊的原因免于这种疾病的伤害。然而，也有少数人得病死去。同样，黑人也由于特殊的原因免于传染。他们中很少有人得病，死亡的人则更少。如果不是因为这些被鄙视者的努力和关怀，这个城市的灾难和痛苦会更加严重……

凡是了解人性的人都会不假思索地同意，不管是黑人还是其他人，自我保护的原则都同样适用。尽管现在事实表明，他们几乎普遍能免受感染，但在当时（在疫情期间）这一事实还没有完全确定……因为他们对人的生理特性一无所知，就连我们这些受过教育的人，也还未曾了解（即确定）他们这种出色免疫力的原因，所以他们本来能够以自我保护为由而拒绝从事如此困难和危险的工作……应该考虑到，他们的成长环境使他们不能领略自然界的美好情怀，他们身不由己，普遍贫穷，必须像其他人一样为自己谋划，以便应对将来可能的不测。

《席卷费城的流行病的原因和影响的调查》(让·德韦兹，1794年)

德韦兹是一位法国医生，他在疫情开始前不久乘船来到费城。他的文章提出了传统的盖伦派医学观点，支持污浊的气体引起疾病的观点。在这里，他淡化可能存在的疾病传染，以此推脱法国或西印度船舶运输的责任。

我抵达费城几天后，1793年8月7日，有报道说许多人因喉咙痛而丧生。这种疾病的迅速发展使人们有理由认为它具有某种传染性。在同一地区，几乎同时有许多人死亡，这使得人们坚信，接近那些被感染的人是非常危险的……

简言之，报纸通过暗示疾病具有传染性而激起你们的恐惧。他们进一步采取措施，建议在那些已经有人因流行病死亡的房屋上做标记。毫无疑问，这是造成这座不幸的城市遭到迅速破坏的原因之一……

（在下文中，德韦兹提出了另一种观点来解释这种流行病的起因。）

我将从两个方面审视这些原因：一般性和特殊性。一般性的原因是众所周知的：上一个冬天不够寒冷，而随后的夏天却极其酷热，还时常伴随着暴风雨，使得一年的天气非常糟糕。

我们认为，特殊性的原因之一是城市中埋葬尸体的土地。这些埋葬地所释放出的有害蒸汽污染了大气，携带瘴气的雨水渗入土壤，进入井中……城市中污染的另一个来源是皮革工坊和淀粉制造厂，以及码头浅水区裸露的淤泥中释放出的大量有害蒸汽；简而言之，城市周围沟渠中的泥土被挖出用来制砖，同时，夏季不流动的污水散发出有传染性的蒸汽……

所有这些原因结合在一起，必然会腐蚀血液，使胆汁产生一定程度的毒性，从而成为流行病的主要原因。

《费城灾难晚期关于黑人的一段叙述》（阿布索伦·琼斯和理查德·艾伦，1794 年）

阿布索伦·琼斯和理查德·艾伦是一群非裔美国自由民中的领袖，他们在黄热病暴发期间看到了获得慈善救助和提高地位的机会。艾伦还积极尝试为基督教会筹款以服务于费城的非裔社区。

琼斯和艾伦对黑人的勇敢以及利他主义的赞美远超过上述的匿名文章。他们反对"把我们抹得更黑"的谣言（包括宣传册撰写者马修·凯里的指控），他们强调黑人的"感性"，与布什山白人主导的急诊医院的胡作非为形成反差。他们还反驳了黑人比白人更不易感染黄热病的说法，并暗示一些作家为了鼓励黑人提供帮助而低估疾病对黑人的风险。这篇短文与一封敦促废除美国奴隶制度的公开信同时出版。

在费城灾难晚期受雇护理病患的人受到了偏颇（即有偏见的）的评论，他们因此受到了伤害。我们受到他们的恳求，也受到一些可敬的公民的建议，决定挺身而出，陈述事实真相。……

九月初，报纸上出现了一份倡议，号召有色人种站出来帮助那些痛苦的、垂死的和被忽视的病人，同时给出有色人种不易受感染的保证。为此，我们和其他一些人会面并商议在如此令人震惊和悲伤的时刻应采取什么行动。……

为了更好地规范我们的行为，我们第二天就和市长商议如何行动，以便发挥最大的作用。他首先提出要密切关注病人以及招聘护士。阿布索伦·琼斯和威廉·柯里承担起了这些任务；为了让病弱无助的人知道在哪里申请，市长向公众发布公告，宣布一旦申请，他们将得到服务。不久之后，死亡率不断上升，将尸体搬走的难度陡增，以至于即使能得到丰厚回报，也很少有人愿意做这项工作。这时求助的目光投向了黑人。然后我们在公共报纸上刊登广告，宣布我们愿意搬移死者和充当护工。我们的服务是真正发自内心的付出：我们既不收费，也不要求回报，直到（因工作量增大）我们无法完成服务为止。死亡率迅速上升，迫使我们不得不请了五名雇工，协助埋葬死者的苦差事。……

当疾病到处蔓延，几位医生去世，大多数幸存者都因疾病或疲劳而筋疲力尽时，好心的拉什医生立即叫我们去照顾病人，因为他知道我们俩（琼斯和艾伦）都会放血（即放血疗法）。他告诉我们，按照他的指示来做可以提高我们的效率。于是，他指示我们在哪里获得配好的药物，如何正确给药，在疾病的何种阶段实施放血疗法，以及当我们发现自己无法判断应该怎么做时，向他求助……这对我们来说是一个不小的自我价值实现：因为我们认为，当无法找到医生的时候，我们就成了上帝手中的工具，去拯救我们数百名受苦同胞的生命。

许多人在紧急关头没有提供丝毫帮助，却对我们得到的一点费用滥加指责（即迅速提出批评），要知道这些钱是在那些病人在无助绝望时得到我们的帮助而给的酬劳。受到这样的苛责和侮辱，这使我们感到十分委屈。一开始我们没有收费，而是把钱留给那些被我们救治的人自己去埋葬死者，或留给他们认为的合适的人——我们没有定价，直到我们服务过的人确定了报酬。在付钱给雇来的帮手之后，我们得到的补偿比许多人想象的要少得多。

我们无意冒犯，但当一些人无端企图更加"黑化"我们的时候，就不必过于谨慎了；因此，我们冒昧地揭露一些白人的行为。

（在讲述了白人护士的不诚实行为后，文章描述了布什山的情况，那是一家医院兼隔离站，许多病患在那里死亡。）

凯里先生（此前对非洲护工写了一些评论）告诉我们，布什山的悲惨展现了前所未有的人类苦难。一群肆无忌惮的护士和护工（当时几乎找不到任何品行端正的人）在为病人准备的供给品和护理用品上做文章（偷取或滥用）。而病人（除了在医生看诊的时间）几乎完全得不到任何护理。垂死的人和死去的人胡乱地放置在一处。病人的垃圾和排泄物无人处置，不堪入目。哪怕一点点的秩序和规律都不存在。事实上，这是一个巨大的人类屠宰场，许多受害者在放纵的祭坛上被献祭（活活烧死）。

（文章将这一点与私下看护病人的护士们的坚韧不拔形成对比。）

我们可以向公众保证，查出有偷窃行为的白人和黑人一样多，尽管后者受雇当护士的人数是前者的 20 倍。人们很高兴有人来帮助他们：人们更喜欢黑人，因为黑人被认为不太可能得这种病（即感染这种疾病）。……在许多情况下，护士的境遇是值得同情的，因为病人总是异常愤怒，样子可怕。常常需要两个人来阻止一个病人逃跑，有人试图跳出窗外……还有人躺在床上吐血、尖叫，吓得他们浑身发抖。

（在下文中，琼斯和艾伦驳斥了非洲后裔不易受传染病影响的说法。）

公众被告知，在西印度群岛和其他曾发生过这种可怕疾病的地方，人们观察到黑人没有受到感染。如果我们的经历能证实这一点，那么你们会很高兴，对我们来说更是如此。

当有色人种得病死去时，我们被告知这并不是普遍现象，并被迫接受这种说法，直到这种谎言变得众所周知，无需反驳。然后我们又被告知因此死去的人并不多。这样我们被勒索继续提供危及我们生命的服务，然而你们还指控我们向你们敲诈了那一点钱。

死亡统计表会使任何一个有理性的人相信，有色人种死亡的比例无异于其他人种。1792 年，我们有 67 人死去，1793 年达到 305 人；也就是说我们的死亡人数增加了四倍多。难道，这就是那些被无端诽谤的黑人所应得的吗？

文件解读

1. 匿名的短文作者对法国人介入费城事件的态度如何？来自欧洲大陆和来自西印度群岛的法国船只有什么区别？为什么费城人会谨慎地对待法国人的商业活动？

2. 比较前两段对黄热病病因的描述。他们用了什么样的论点和论据？你认为这些截然不同的态度（关于瘴气和更广泛传染的观点）是否有可能共存？是否相信其中一种就要排除另一种？

3. 匿名作家和琼斯与艾伦的短文都称赞了非裔美国人的行为，但他们的方式不同。在琼斯与艾伦的文章中，体现了黑人什么样的处境？你认为匿名短文的作者会如何回应黑人在"情感"上与白人平等的说法？

头脑风暴

1. 思考匿名短文的开篇及其对费城"繁荣"的描述。比较这篇文章与其他种类流行病期间商业与疾病关系的分析，可以得出什么结论？关于疾病和人类道德责任的论述在哪些方面有差异？又在哪些方面相同？

2. 重读第一章中巴黎医学院对鼠疫原因的解释。比较当时关于疾病原因的观点和让·德韦兹对费城黄热病期间瘴气的描述，可以得出什么结论？

3. 非洲人和非裔美国人对黄热病免疫这一观点，与美洲原住民特别容易感染天花的现象形成鲜明的对照。你认为欧洲和美国的白人会如何解释这一矛盾？

5

霍乱和工业城市

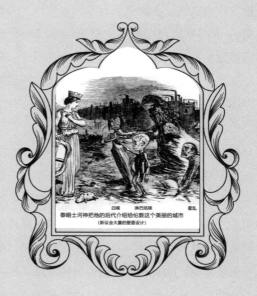

白喉　　淋巴结核　　霍乱
泰晤士河神把他的后代介绍给伦敦这个美丽的城市
（新议会大厦的壁画设计）

"泰晤士河神把他的后代介绍给伦敦这个美丽的城市。"

当这幅漫画出现在英国的《潘趣》杂志（1858 年）上时，认为水是霍乱和其他疾病的传染源的观点才刚刚开始被广泛接受。

隆隆声持续数日后，1815年4月10日，南太平洋松巴哇岛上的坦博拉火山猛烈喷发了。这次火山爆发，至今仍是人类历史上最剧烈的一次。附近的村庄被埋葬在炽热的火山灰中，并向空中喷发了体积约9.8平方英里的岩石物质。在接下来的几个月里，方圆数千英里区域上空的平流层黄云密布，遮天蔽日。在人们的记忆中，1816年没有夏季；整个北半球大批农作物歉收，美国东部有农民报告说8月份出现了霜冻。1817年，一年一度的季风提前来到印度恒河地区，给三角洲带来了倾盆大雨。突然暴发的可怕疾病使人们出现喷发性呕吐、腹泻，伴发剧痛痉挛而亡。社区民众聚集在河边焚烧尸体。一位来自英国的旅行者这样叙述当时的恐怖场面："燃烧的尸体发出恶臭，河水反射出可怕的火光。"

　　是前几年的异常天气导致了这次流行病吗？加尔各答的英国医生詹姆斯·詹姆森认为是这样的，尽管他未曾提出天气变化与坦博拉火山爆发的联系。詹姆森在1820年向加尔各答当局提交的一份综合报告中，详细说明了之前5年间"紊乱"天气的影响，并得出结论：罕见的湿度、旱灾和大风以某种方式使得新的霍乱肆虐传播。虽然詹姆森的报告在当时是一份里程碑式的文件，但很快就被欧洲人抛在了一边，因为他们把注意力转向了环境卫生，并最终转向致病细菌的概念上。但是，当代的科学家们不再否认他的判断，也不再否认火山沉降物引发了一种新型霍乱的观点。大量证据证实，霍乱的暴发和坦博拉火山爆发后急剧变化的海洋温度及其他气候状况密切相关。

　　发生这次火山爆发十六年后，观察人士焦虑地目睹了另一场疫情席卷俄罗斯和东欧。到1832年末，成千上万的欧洲人死于霍乱，疫病跨越大西洋，蔓延到了魁北克、纽约以及数百个较小的社区。印度及一些东南亚地区的死亡率甚至更高——残存的证据只允许粗略地估计，但可以肯定的是，自1817年霍乱首次暴发以来，已有100多万印度人死于该病。即使在印度整个19世纪其他疾病致死的人数要高于霍乱，但是，没有其他任何一种疾病会留下如此深刻的烙印。

霍乱体现了工业化以及城市快速发展所带来的新技术和社会紧张局势。铁路线加速了霍乱在亚洲和欧洲的蔓延。霍乱搭载护卫舰和轮船上的压载水箱，也存在于船上大量的移民和士兵体内，传播到了英国和美洲。一旦霍乱蔓延到工业化城市中人口密集的贫民窟，不洁的生活环境和受污染的用水就成为霍乱传播的理想条件。根据当时温文尔雅的维多利亚式礼仪，人体的生理功能是私密之事，因此呕吐和腹泻的突然发作意味着一种可怕的自我控制的丧失。人们把霍乱的暴发和污秽、猥亵联系了起来。这促使上层阶级对穷人进行审查，并对新来的移民产生怀疑。反过来，穷人的高死亡率激起了民众对权贵阶层的不满和抗议。

社会对疾病的反应加剧了医生、科研人员和政府官员中的争论。这些争论不仅是关于霍乱本身，还有关于病理观念的基本原理。在19世纪70年代中期之前，黄热病盛行时期，临床医师和公共卫生官员曾讨论检疫、卫生改革、瘴气和传染病的各种概念。此后，研究者们借助更先进的显微镜提出了一些生物学观点，这些观点的准确性是在此之前所无法达到的。1884年之后，当罗伯特·科赫宣称霍乱由微生物引起时，在抗击霍乱的过程中引入了病菌这一新概念，产生了基于病原体入侵的传染病研究范式，其影响有好有坏。

病原学和早期历史

霍乱菌是一种弧菌，一种带有长尾巴的逗号状细菌，能在温暖的咸水环境中旺盛生长。霍乱弧菌有 200 多个亚种，按其细胞表面抗原分为不同的血清型。大多数亚种是无害的，但也有一些会引起人类胃肠道疾病，包括引起霍乱的血清型 O_1 和 O_{139}。当这些弧菌通过受污染的水或海产品被人体摄入时，它们独特的尾巴利于穿透宿主的肠道黏膜。在一种被称为群体感应的行为中，弧菌发出的信号分子明显可以让它们同时检测到环境中其他弧菌的数量和细菌的总数。这会触发一种毒素的分泌，从而破坏肠壁内细胞间的结合。细胞将进入肠道的盐和水分排空；严重的呕吐和腹泻通常在感染后数小时内发生，并进一步传播细菌，如果不及时补充液体和盐，即会导致患者死亡。病例的普遍漏报掩盖了霍乱对全球造成的严重影响，但据估计，每年有数百万人感染霍乱，约有10 万人死于该疾病。

虽然对霍乱易感性的因素仍有许多未知之处，但可以明确，并非所有人都同样易感。胃酸含量低和一些营养素的缺乏会增加感染的风险，而 O 型血的人更容易出现严重的症状。一些感染者没有生病迹象，或几乎无症状；他们和正在康复中的个体可以在数天或数周内清除弧菌。因此，霍乱微生物可以不受控制地通过体液肆意传播，也可以不知不觉地通过看似健康的人传播。这种动态的状况扰乱了 19 世纪的公共卫生措施，并且现今仍经常给控制霍乱增加难度。

来自世界各地的古代文献，包括希波克拉底撰写的文献和印度的梵文著作，都提到了类似霍乱症状的胃病。但有证据表明，它的起源与印度东北部和孟加拉国所在的恒河三角洲有着较紧密的联系。对霍乱女神（印度教称之为欧拉维迪，穆斯林称之为欧拉比比）的崇拜，可以追溯到古代。最近一项对三角洲居民的遗传群体研究表明，多个世纪以来，霍乱死亡率一直影响着该地区的人口数量。

在 1800 年之前的几十年里，英国观察家报告说，在前往恒河朝圣的印度教徒中，暴发了一种类似霍乱的疾病。这些疾病的暴发相对来说是局部性的，但在1817年夏天，一波疫情袭击了恒河三角洲地区的加尔各答，并蔓延到亚洲的大部分地区，包括中国和日本。这次暴发在1823年得以平息；此后，又有四次疾病大流行起源于印度，并于1826年至1896年间在全球范围内传播。大多数地区都有数年或更长时间的无霍乱期，但由于大规模的人类迁移和克里米亚战争等冲突，霍乱又随之而来。欧洲的情况大抵如此，但其他地区又有所不同。例如，在日本沿海地区，在较温和的第一次疫情暴发后，1858年，一艘美国轮船再次带来了霍乱，此后霍乱流行了几十年。到20世纪初，公共卫生措施和供水系统的改善在很大程度上使欧洲和北美免遭疫情，但第六次大流行又严重摧残了印度和东南亚其他地区。自1961年印尼出现这种微生物的新变种以来，霍乱就从未完全消失过。除了美洲偶尔发生的疫情外，这种疾病在东南亚许多地区仍然流行，并在撒哈拉以南非洲地区找到了持久的立足点。

在霍乱微生物被发现后的几十年里，研究人员一直对它的特性，特别是对它消失和重现的独特能力感到困惑不解。20世纪70年代，海洋科学家丽塔·考威尔在美国东海岸切萨皮克湾发现霍乱弧菌。众多研究最终得出结论，人类感染只是该生物体非凡生命力的偶发现象。弧菌可以独立存在和繁殖，也可以与浮游生物，特别是被称为桡足类的微小甲壳类动物共同存在和繁殖。它们在淡水和咸水混合的河口繁衍生息。在这种环境中，它们可以进入持续数月的休眠期，并在水温、含盐量和其他条件达到理想时重新活化。研究表明，水温升高会促进桡足类种群及其所携带弧菌的生长。对弧菌作为独立生物体的研究又得出了一个令人失望的结论：由于霍乱的致病微生物在自然界顽强地繁衍生息，这种疾病无法被根除。

1831—1832 年欧洲大流行病

19 世纪的霍乱除了造成对人们身体的影响，也带来了恐惧情况的蔓延，因为观察人士可以提前很长一段时间预见它的到来却又无能为力。在 1829 年和 1830 年，这种疾病从印度向北传播，通过陆上和水上贸易路线扩散。虽然观察人士对霍乱的传播方式并未达成一致，但综合各种说法，霍乱的稳步前进类似于前几个世纪的几波瘟疫。俄罗斯和德国的当局尝试了隔离、消毒和卫生警戒等措施，这些措施曾阻止瘟疫的发展，尤其是在 1721 年的马赛。他们还尝试了诸如放血和摄入甘汞（氯化汞）溶液等治疗方法。这些疗法和当时的其他疗法实际上没有任何益处，真正有效的疗法直到 20 世纪才被广泛采用。

对疾病的恐惧促使人们采取许多社会防控措施。1830 年 9 月，当霍乱逼近莫斯科时，俄罗斯沙皇派遣士兵挖断道路，摧毁渡口和桥梁，封锁了莫斯科，只留有 4 个设有检查站的出入口。邻国普鲁士为加强与俄罗斯、波兰之间长达 200 英里的边境线，派遣了 6 万多人的兵力，其中包括骑兵巡逻队和在两两相距 100 米的木屋中驻守的士兵。旅客们被要求在检疫站隔离几天，同时他们的物品被清洗和熏蒸。信件被刺破或撕开。甚至纸币也用油布包装，然后在肥皂水中拆开包装，在纸币还潮湿的时候计数。在整个欧洲，城市实行宵禁，取消集市，杀死流浪猫狗，并安排迅速处理尸体，这一措施违反了传统的埋葬习俗，引起了民众极大的不满。房屋中如有人死于霍乱，房屋里的居民就被命令呆在里面，有时甚至整个社区都被武装看守。

但霍乱不同于瘟疫。货物的隔离和消毒对其病原体几乎没有作用，因为病原体通过水传播，而且很多情况下并不引起明显的症状。这些措施打击了商人，激怒了死亡率最高的、被困在疫情严重地区的城市底层居民和农民。在军事和卫生当局多数由贵族担任官员的俄罗斯和匈牙利，农民们袭击了防疫线，并抢劫了城堡。城市居民抗议物价上涨、生计中断以及财物被官员认定受到污染而遭到破坏。在柏林，市民抗议说："防疫线让人恐惧，而且'只针对较贫穷的阶层'。"最大规模的一次暴乱发生在1831年4月，当时巴黎的一名警察指示居民为一家签订了环卫服务合同的公司收集垃圾。这项命令的目的是要清理城市，但却激怒了以捡垃圾为生的拾荒者。数千人走上大街，焚烧财物，并在市中心设置路障。最终，警方压制了骚乱。

正如历史学家理查德·埃文斯所观察到的，这种普遍的骚乱与通常伴随瘟疫发生的暴力行为显著不同。饱受瘟疫之苦的社区民众常会袭击犹太人、所谓的女巫或其他边缘群体，但霍乱引发的暴动以当局为目标，指责当局采取了严苛的卫生措施，甚至引发了疫情。医生经常被怀疑与上层集团勾结而谋杀城市贫民，这标志着阶级之间的严重不信任。在匈牙利、德国和俄罗斯，谣言流传甚广，有的说医生在秘密地闷死霍乱病人，还有的说氯化合物和其他消毒剂实际上被用来在水井中下毒。这种怀疑在英国有不同的版本。英国的独立外科学校经常通过不正当手段获取解剖用的遗体。在包括伦敦和爱丁堡在内的许多城市，有人指责医生杀害病人用于解剖，这引发了骚乱。在曼彻斯特，一名男子发现他孙子的尸体被埋葬后头颅不翼而飞，这引发了人群抬着棺材穿过街道，袭击治疗霍乱的医院，并烧毁了用来运送尸体的手推车。

北美城市的疫情暴发始于1832年夏天，并沿铁路和河流向西扩散。在这里，人们的注意力集中在每年数以万计源源而来的移民身上。他们中许多人身体虚弱，有些人得了病；魁北克市的一家报纸把这些移民比作一支浩浩荡荡的军队，所到之处，留下大批病人、伤员和死难者。数百人死于魁北克和蒙特利尔的霍乱。与此同时，这种疾病搭载英国客轮，也通过新开通的连接五大湖和哈德逊河的运河到达纽约市。爱尔兰移民中的一些人曾出力挖掘运河，却被特别揪出来遭受批判。观察人士同意纽约健康委员会的观点，认为爱尔兰人"生活习惯极其肮脏，放纵无度，聚集在城市最糟糕的地方"。

正如这句话所表明的那样，19世纪30年代，道德准则和卫生要求是紧密联系在一起的，这类似于前几个世纪瘟疫或天花流行期间的情况。古老的观念认为，一个人的习惯或体质决定着他是否容易生病。现在，这样的观念被更新，用来反映19世纪城市居民的情况。面对令人恐惧的疾病暴发，宗教领袖呼吁集体忏悔和自我控制。传教士们认为，自然法则也是神的法则，霍乱等疾病可以被视为自然现象，同时也是上帝不悦的反映。对于这样的批评者来说，那些暴饮暴食、酗酒贪杯或沉溺于其他恶习的人不得善终，这是顺理成章的。当然，这些看法往往针对穷人或社会边缘人士，强调个人行为，而不是生活或工作条件等系统性因素。

社会动荡和城市贫困本已造成社会局势紧张，不断暴发的霍乱更是雪上加霜。然而，在后来的疾病大流行期间，欧洲政府官员大多避免采取隔离措施或破坏财物的侵入性消毒。1848年开始的疫情期间，许多社区面临的死亡率远远高于19世纪30年代初的水平，但较少发生与霍乱直接相关的骚乱。接二连三的疫情暴发也使得医生和研究人员能够调查这种疾病的起源和传播。他们的研究激发了新理论的产生，也给旧的理论注入了活力。

霍乱与工业化的伦敦

19 世纪中叶的伦敦迫切需要讨论霍乱和其他卫生问题。伦敦当时是工业的中心，也是全球殖民网络的核心。经过几十年的爆炸式增长，1840 年伦敦有近 200 万居民。涌入城市寻找工作的底层群体面临着有损健康的生活条件。在工厂和作坊里，他们遭遇烟尘、有害化学物质和危险的机器。在家里，全家挤在廉租公寓楼或没有窗户、没有供水、满地污泥的地窖里。1849 年，有人在寄给《伦敦时报》的信中哀叹道："我们生活在粪土和污秽中。""我们没有厕所，没有垃圾箱，没有排水沟，没有水管，没有下水道……我们都受苦受难，很多人生病了，如果霍乱来了，但愿上帝帮助我们。"纽卡斯尔的煤矿工人、曼彻斯特的纺织工人和利物浦的码头工人的情况也基本如此，但伦敦尤其臭名昭著，那里有乱糟糟的贫民窟和经常笼罩在街头散发着臭味的雾气。1832 年，该市死于霍乱的人数超过 6000 人，而 1848 年霍乱复发时死亡人数翻了一倍多。

伦敦和其他发展中的大都市中，供水基础设施有助于各种水传播疾病的蔓延。除了霍乱之外，这些疾病还包括伤寒（现在被归因于沙门氏菌感染）和痢疾（一种可能由各种细菌、病毒或其他病原体引起的肠道炎症）。这些疾病和其他引起腹泻的状况是当今引起疾病和死亡的重要原因，而它们无疑都伴随着霍乱发生，并经常单独传播。

到 19 世纪初，伦敦已经拼凑起了相当大规模的地下污水管设施，但这个系统的设计仅仅是为了从街道上排出地面污水。在包括多层建筑在内的住宅中，存放人类排泄物的粪坑可达几英尺深，必须定期由清除粪便的人清空，他们用马车把成吨的废弃物运走。自来水由几家私营公司之一提供给家庭，通常每天只有很短的供水时间。能够负担得起自来水的富裕居民也可以享受一种新的城市舒适品：冲水马桶，也称为坐便器。19 世纪 20 年代后伦敦有数万户家庭安装了坐便器。多年以来，随着液态废弃物量的增长，粪池里的污水溢出，积聚在街道上，再加上动物粪便和其他垃圾，散发出被普遍认为有损健康的恶心气味。

这些不卫生的状况引起了社会改革者的注意，他们要设法解决城市化带来的难题。改革者们由一位名叫埃德温·查德威克（1800—1890年）的积极活跃的律师领导，最初提倡政府部门应该监督大规模的公共福利投资。除了变革英国穷人救济计划之外，他们还把重点放在了医疗政策上，特别是当疾病显然成为穷人生产力的一大障碍时。查德威克和他的同事们把目标对准了生活条件。但关于工厂对社会问题的影响，他们大多避而不谈。在这一点上，他们不同于弗里德里希·恩格斯（1820—1895年）等社会批评家，后者记述了 19 世纪 40 年代曼彻斯特恶劣的工作条件，这是对工业资本主义提出的严厉批评。

改革者的观点也反映出人们越来越倾向于利用数据来研究人口以及贫困和疾病的整体影响。1838 年，英国议会成立了总登记处（GRO），记录市民出生、死亡和结婚的信息。其文摘的编撰者，前药剂师威廉·法尔（1807—1883 年）对死亡率进行分析，尝试将之前报道不一致的疾病名称标准化，并很快因此赢得赞誉。尽管对这个话题的关注并非新的现象（几个世纪以来，伦敦的官员一直在统计死于瘟疫和其他疾病的人数），法尔的方法鼓励官员从前后一致的报告中得出结论，并找出最紧迫的社会问题。1842 年，查德威克利用法尔和英国各地贫困救济官员提供的信息，编写了一份名为《英国劳动人口卫生状况的调查报告》的全面公开报告。这一文献结合了地图、统计数据和第一手资料，为改善通风和排水、街道清洁和控制流浪者提供了优秀的案例。查德威克指出，污秽肮脏的代价很大；恶劣的生活条件助长了不道德行为，并导致疾病，迫使工人及其家属寻求救济。作为应对措施，英国议会通过了《英格兰和威尔士公共卫生法》（1848 年），创建了由三个成员组成的卫生总委员会，为众多地方卫生委员会提供指导。从多方面来看，这项立法是一种折中方案——大都会伦敦得到豁免，显然是因为它的规模太大，委员会几乎没有权力强制采取行动。然而，该委员会反映出一种积极而非被动的公共卫生措施，并承认了地方和国家政府持续参与的必要性。

那么，什么样的疾病观念构成了这种公共卫生保健措施的基础呢？对于查德威克律师和他的医疗顾问托马斯·索斯伍德·史密斯（1788—1861 年）来说，疾病的源头就在大气中。成堆的污物构成了危险，因为它们产生的腐败蒸汽与空气混合并被周围的居民吸入。这一观点源于古老的瘴气理论，在当时被认为是保守的，但这些卫生工作者们通过统计数据以及道德和政治敏感性，证实了他们的观点。对污秽环境的抨击要求社会革新，而不是注重边境控制的对外检疫政策。

有些官员不赞同查德威克在集中公共卫生权力方面的严格措施。1854 年，他被从卫生委员会调离。1858 年，卫生委员会本身也被废除。然而，几十年来，公共卫生措施鼓励了地方当局的行动。它还为大规模公共工程项目的资金投入打下了基础，特别是下水道建设和水过滤项目，大大降低了某些疾病的发病率。而它产生的直接影响却不那么理想。因为查德威克和他的同事们认为污水的危险性低于被污染的空气，他们鼓励伦敦人把垃圾倒进河里。1846 年通过的一项法律授权市政官员执行这项措施。随后，建筑商托马斯·库比特观察到了灾难性的后果："泰晤士河现在变成了一个巨大的污水池，而人们本该有各自独立的污水池。"这项政策在水传播疾病方面尤其具有破坏性，因为泰晤士河的潮涌逆转了水流，并将垃圾推回上游。

查德威克等卫生工作者们很容易成为一些历史学家攻击的目标，他们因为关于瘴气的落后观念和污染泰晤士河的行为而受到批评。然而，就霍乱而言，当时大多数医生都对纯粹的传染病理论持怀疑态度。如果一种疾病被认为具有传染性，观察者们会寻找人与人或人与其他物体之间直接传播的证据。例如，天花被认为是通过密切接触传播的，通过接种很容易从一个人传播到另一个人。霍乱没有提供这样的证据；虽然这种疾病从一个地区传播到另一个地区，但在社区内，它往往同时在几个地方暴发，患者没有明显固定的特征。病人的照顾者并不比其他人更容易生病，甚至有一些勇敢的研究者吞下霍乱患者的体液后，也没有感染这种疾病。

因此，一些观察者经过深思熟虑后指出，霍乱和黄热病、伤寒属于同一类疾病，只有在某些情况下才会传染。威廉·法尔发表于1852年的论文《1848—1849年英国霍乱死亡率报告》，为"偶发传染"理论提供了一个极好的范例。在总登记处（GRO），法尔收集到包括霍乱导致的死亡在内的数十年间的死亡率统计数据，直到他于1880年退休。在这一过程中，他成为公认的人口统计权威和医疗监测的先驱。法尔的论文分析了他从英国城市收集的信息，还吸取了研究发酵的德国化学家尤斯图斯·冯·李比希的见解。发酵这一自然过程被认为与致病物质的生长密切相关。发酵最受关注的例子是面包和酒精制造过程中酵母的活性。冯·李比希将酵母与糖的相互作用描述为一种分解或腐败的化学过程，这种分解可能产生腐烂的蔬菜或烹调不当的肉类中存在的那种毒素。正如我们将看到的，这一观点很快就会受到挑战，但是，在19世纪50年代，法尔发现冯·李比希关于腐败的研究具有指导意义。他用"zymotic"这个词来形容以类似方式传播的疾病，这个词来自希腊语，意思是"发酵"。每一种"发酵"疾病都有一种催化剂（法尔把霍乱的催化剂称为"轻症霍乱"（cholerine 或 cholrine），当它遇到某种局部条件或大气条件时，可能引发疾病的暴发。

法尔无法分离出引发霍乱的催化剂，但他的理论将传统的瘴气概念与他的观察结果及死亡率数据进行了融合。法尔坚信，接近海平面的空气是有损健康的，因为有毒颗粒物悬浮在城市上空常见的低空云层中。污染物也会顺着水向下游流动，并渗入低海拔地区排水不良的土壤中。法尔在报告中特别关注伦敦，并提出了房屋所处的海拔高度与霍乱死亡率之间的一致关系。法尔的同事们称赞他的研究是一项重要的工作，他们认为这一理论解释了为什么霍乱和其他疾病会如此迅速地袭击某些社区。一旦被污染的空气遇到泥土和饥饿的人群，它所需要的只是一个火花，点燃在易受感染的穷人中的暴发。1849 年，卫生委员会宣称"一个感染者……可能通过发酵过程作用于一个群体，或者说，这个感染者相当于启动物质发酵的酵母"。"偶发传染"的学说包含了各种不同的论点，并强化了关于穷人促成疾病传播的刻板印象。

约翰·斯诺和伦敦的水

这些理论似乎可以解释霍乱的传播，并为许多卫生措施提供理论依据，但它们最终仍未得到证实。当 1853 年霍乱第三次袭击英国之际，关键问题——霍乱是什么引起的以及如何治疗——仍然没有答案。"我们一无所知，"医学杂志《柳叶刀》的一篇社论这样叹息道，"我们很迷茫，深陷臆测的旋涡之中。"

这时，一位名叫约翰·斯诺（1813—1858 年）的年轻医生加入了这场讨论。斯诺出生于约克的一个工人家庭，1844 年移居伦敦，获得了外科医生、药剂师和内科医生的职业资格。他对研究气体性质和人体呼吸非常着迷。1846年，斯诺观看了一个将乙醚用作麻醉剂的演示后，在家里的实验室中制作了一个吸入器。他还研究了一种更有效的气体——氯仿的性质。作为这一新领域的权威，斯诺在1853年4月维多利亚女王生产利奥波德王子时给她施用了氯仿。在这之前，许多英国人出于医学和宗教的原因都反对使用麻醉。王室的支持以及斯诺在接生比阿特丽斯公主时的再次成功，促使英国精英接受了这一做法。

斯诺对气体的研究也促使他去质疑霍乱主要通过空气传播的观点。1831年，斯诺第一次接触到霍乱，当时他是一名年轻外科医生的学徒。到1848年第二次霍乱暴发时，他了解到，氯仿等气体在一个人接受浓缩剂量时可能会致死，但这种气体经过很短距离的扩散后会变得无害。斯诺不明白：既然许多工人，如制革工人或屠夫，每天都吸入有毒的烟雾但并没有生病，在城市街道上吸入难闻的瘴气又怎么会导致疾病的传播呢？他转而把霍乱的传播和它的病理联系起来：霍乱的胃肠道症状表明它影响到了消化道，而消化道通向胃而不是肺。斯诺推测霍乱是摄入而不是吸入的，这意味着疾病的源头是被霍乱患者排泄物污染的水。他的一项研究是在离伦敦30英里的萨里进行调查，在那里，霍乱在一些连排房屋的居民中暴发，而那里的污水池就在供水系统附近。斯诺在《论霍乱的传播方式》（1849年）一书中证明了他的论点，并进一步指出，抽水马桶的污物冲入泰晤士河的行为恶化了最近的霍乱疫情。

斯诺的理论受到伦敦医学界礼节性的关注，法尔在1852年发表的论文中提到了这一点，但大多数观察家认为偶发传染的理论更有说服力。斯诺继续从事麻醉和全科医生的工作，直到1853年夏天霍乱再次侵袭伦敦。此后，斯诺阅读了每周死亡报告（由总登记处的法尔发布），这给他提供了一个测试水质作用的绝佳机会。当时，索斯沃克-

沃克斯豪和兰贝斯两家公司向伦敦南部部分地区供水。有些社区由其中一家公司供水，有些社区由两家公司同时供水。1848 年，两家公司都从泰晤士河受潮汐影响的河段取水。四年后，英国议会通过了《大都会水法》，命令伦敦的水务公司将取水口移到城市北部，使其不受潮汐影响。到 1853 年，兰贝斯公司执行了这一规定，而索斯沃克-沃克斯豪公司并未执行。他们供水的社区为自然实验提供了条件：在只有一家公司服务的地区，斯诺可以比较 1848 年和 1853 年的霍乱发病率；在两家公司服务的地区，他可以比较 1853 年水源不同但其他环境因素均相同的房屋居民的霍乱发病率。

这些调查需要斯诺采访数千名伦敦南部居民，了解霍乱病例及其供水情况。1854 年，他在业余时间用了几个月的时间从事这项工作。有些居民不知道哪家公司给他们的房子供水，为此，斯诺专门设计了一种水样测试的方法。1854 年 8 月底，他中断了这个项目，去调查他所住的索霍区暴发的严重霍乱疫情。正当附近数以百计的居民接连死亡时，斯诺一家接一家地奔忙走访，利用总登记处提供的地址追踪死者的密切接触者。在当地牧师亨利·怀特黑德的帮助下，斯诺确定霍乱暴发的源头是布罗德街上的一个水泵，许多霍乱患者就在那里取水。在斯诺的要求下，当地教区议会从水泵上取下了手柄，随后疫情就减轻了。1855 年，斯诺出版了他的著作的修订版，其中包括这次疫情暴发的证据和更大规模的研究情况。索斯沃克-沃克斯豪公司的客户中霍乱死亡率是两家公司共同服务区中兰贝斯公司客户死亡率的 8 倍多，这表明，霍乱完全是通过受污染的水传播的。

历史学家经常引用这篇论文，认为它是流行病学史上的奠基之作。然而，当时斯诺要承担举证责任，而许多人质疑他的论点。官员们认为，供水可能会促使疾病传播，《大都会水法》就是证据，但由于斯诺没有坚持主张受污染的水是霍乱的唯一原因，官员们的看法也就仅止于此。细心的读者指出了斯诺更大范围的研究所提供数据中的缺陷。此外，在斯诺求助于教区议会之前，布罗德街的疫情已经开始逐渐平息，而且正如他自己承认的那样，没有人能够证明移除水泵手柄对死亡率有关键性的影响。尽管斯诺用显微镜检查了布罗德街水泵中的水样本，注意到"白色絮状颗粒"的存在，但这些观察结果并没有在其他间接证据基础上形成实质性突破。恰巧，1854 年夏天，一位名叫菲利波·帕西尼（1812—1883 年）的意大利研究人员发表了一种霍乱致病微生物的论述和绘图，甚至提出"弧菌"通过水和腹泻物传播。但 1858 年去世的斯诺并未了解到帕西尼的研究。斯诺自己的著作提到了一种不明"疾病毒素"，而没有将霍乱与任何一种微生物联系起来。

到 19 世纪 50 年代末，霍乱的传播方式仍然不明，但越来越多的证据表明水起到了一定作用，再加上污染的河流观感和气味都很糟糕，这促使欧洲各地区的市政府投资建设下水道基础设施。1859 年，伦敦工程师约瑟夫·巴扎尔吉特（1819—1891 年）开始修建 1100 多英里长的污水管道、泵站和堤坝，来排出居民产生的城市污水。1855 年，巴黎也实施了类似的计划，25 年后，其下水道系统延伸了 350 英里。到 19世纪末，其他大城市、港口和沿河社区也纷纷效仿。1866 年，当霍乱再次侵袭伦敦时，威廉·法尔加入了支持水传播理论的行列。此时，法尔是少数几个熟悉帕西尼微观研究和斯诺地图式研究的专家之一。法尔在关于疫情的报告中批评了东伦敦自来水公司，该公司向客户提供来自伦敦利亚河的未经过滤的水，对此次疫情中大部分的人员死亡负有责任。法尔并没有完全放弃他关于瘴气和海拔高度的理论，但他对帕西尼弧菌理论的关注标志着研究人员中观念的转变：他们越来越多地将导致疾病的因素指向刚刚发现的微生物。

新的微生物科学

19世纪60年代，很少有观察家能达到法尔这样的认知程度，但无论是在科学研究方面还是在其发生的政治背景方面，都在发生着重要的变化。随着全新的、功能更强大的显微镜带来激动人心的发现，科学技术越来越象征着一个国家的文化活力。随着殖民贸易和全球运输网络的影响增强，抗击霍乱的斗争与国家和国际政治变得紧密相关。

对霍乱、黄热病和其他疾病的担忧促使欧洲国家在一系列国际峰会上讨论检疫和卫生问题。1851年至1874年间召开了四次这样的会议。尽管大多数与会者同意，霍乱是通过人类活动从印度向外传播的，但他们对霍乱的起因、传播方式以及需要采取何种公共卫生措施没有达成共识。一些与会者对慕尼黑大学德高望重的德国卫生学教授马克斯·冯·佩滕科弗（1818—1901年）的观点表示赞同，他主张改善卫生比隔离更重要。佩滕科弗承认可能存在某种霍乱微生物。然而，与威廉·法尔等持偶发传染理论的学者类似，他否认微生物自身会导致疾病，并驳斥了他称为"英国水热"的这种说法。那么肯定有其他的原因存在：虽然法尔认为海拔高度会影响霍乱的发病率，但佩滕科弗声称，需要某种特定性质的土壤来激发微生物的毒性。他用一个简单的公式表达了他的观点：霍乱微生物（x）遇到低处的从地下水中分离出来的多孔透气的土壤（y），引发细菌释放有毒的瘴气（z）。与帕西尼相对简单地宣称微生物弧菌攻击人体肠道相比，这种多因素的理论更具说服力，或更能在政治上被接受。

然而，随着微观分析重塑了人们对自然的科学认识，"细菌"——一种在特定条件下生长或繁殖的微生物，这个概念的发现影响了人们对疾病的认识。这一新生领域引起了研究人员的兴趣，其中包括法国化学家路易斯·巴斯德，他在 19 世纪 50 年代和 60 年代设计了观察和培养微生物的方法。巴斯德是一位天才的调查员，也是一位敏锐的机会主义者，他意识到微生物科学在农业领域的实用价值，而农业领域是法国经济的重要组成部分。巴斯德早期的研究集中在酸类物质的分子结构上，但他在 1854 年进入里尔大学后，对微生物学产生了更大的兴趣。当地酿酒厂请他调查甜菜根酒酿造过程中的发酵和腐败情况。因为这个项目，巴斯德加入了新科学领域中最激烈的争论之一：发酵是如尤斯图斯·冯·李比希所说的那样，由化学反应引起的，还是像其他人所说，由微生物引起的？经过仔细的测量，巴斯德证明，当参与酒精生产的酵母与糖和氨气结合时，酵母重量增加。冯·李比希曾将发酵描述为糖的化学分解，有酵母参与，但不是由酵母引起的；相反，巴斯德提出，酵母细胞在繁殖过程中分解糖，这一生理过程产生的副产物中，包括酒精和二氧化碳。

巴斯德对显微镜的运用和他对微生物作为生命体的关注开辟了新的研究途径，并使他有了卓越的发现。1865 年，他申请了一项加热葡萄酒以消灭细菌和霉菌的工艺专利。这就是"巴氏杀菌法"，它先后被运用于啤酒和牛奶的杀菌，减少了人体与致病物质的接触。同年，巴斯德进入了一个新的领域，当时他受邀调查一种离奇的家蚕流行病，这种病对法国南部利润丰厚的纺织业形成了极大的威胁。结果发现不止一种疾病在起作用；巴斯德不仅发现了疾病的特有迹象，他还训练农民使用显微镜来选择健康的蚕幼虫和蚕卵。在 19 世纪 70 年代末，巴斯德已成为一位著名科学家，他和同事们专注于诱发生物体对常见病原体产生免疫的方法。这项研究得益于一个偶然的发现，即引起禽霍乱（一种与人类霍乱无关的疾病）的细菌培养会随着时间的推移而减弱，并丧失其引发疾病的能力。接种弱（或降低效力的）病原体的鸡对全毒株产生了抵抗力。在 1880 年提交给法国科学院的一篇论文中，巴斯德将这一过程描述为"疫苗接种"，以表达对爱德华·詹纳发明牛痘接种预防天花的敬意。

在这一过程中，巴斯德创造了一种戏剧性的演示技巧，展示了肉眼看不见的微生物的能力以及他对微生物的控制。1881 年 5 月，巴斯德将衰减技术应用于炭疽病。在 1876 年罗伯特·科赫描述炭疽病原微生物的活动方式后，这种牲畜疾病再次引起人们的关注。在实验中，巴斯德使用了他的对手——一位名叫让－约瑟夫－亨利·杜桑（1847—1890 年）的兽医开发的程序。巴斯德满怀信心地邀请记者进行见证，几天时间中，他连续给 25 只绵羊接种了炭疽弱毒培养物，然后给这些绵羊和另外 25 只未接种的绵羊注射了一种全毒株。接种了弱毒炭疽的羊活了下来，而其他羊则全都死亡。就这样，巴斯德（未说明杜桑的功劳）巩固了他的名声。数百万的牲畜很快接种了疫苗；此后不久，巴斯德研制出一种疫苗，可以预防猪丹毒，这种猪的细菌感染会引起发热和关节炎，而且通常是致命的。

在工具和方法方面也产生了一些影响极为深远的创新。1884 年，巴斯德的一名助手查尔斯·爱德华·钱伯兰（1851—1908 年）发明了一种水的净化方法，即挤压水通过无釉陶瓷管中的小孔来净化水。使用"钱伯兰过滤器"最初是为了过滤供水中的细菌，这很快就为研究当时显微镜无法看到的微生物奠定了基础。这种微生物很快就被称为"不可过滤出的病毒"，它的存在是根据它们能够通过陶瓷管这一特性推断出来的，而较大的细菌是无法通过的。并非所有的早期研究都直接涉及人类，在 19 世纪 90 年代早期，第一批使用钱伯兰过滤器的研究证实，一种烟草植物疾病是由病毒引起的。而在几年内，钱伯兰过滤器就被用来分离引起人类白喉和破伤风的病原体（两种毒素）以及引起牛口蹄疫的病毒。

　　1885年7月，巴斯德监督指导了另一项治疗狂犬病的高风险实验。很少有人会感染这种疾病，但它会激发恐惧和病态的幻觉。在被动物咬伤并可能感染后到症状出现前，有可怕的几周时间间隔。狂犬病最终总是致命的；这些患者似乎失去了人性，因为他们陷入了一种强烈的神志失常状态，并常常伴有呕吐或过多的唾液。与炭疽或禽霍乱的病原体不同，狂犬病病毒无法培养，因为它小得多，在当时的显微镜下无法看见。然而，狂犬病有一个很长的潜伏期，这意味着在可怕的发作之前有一段时间可以尝试治疗。在几年时间里，巴斯德和他的合作者埃米尔·鲁克斯在一些狗和两个人类受试者身上试验了一种接种方法。尽管结果没有定论，但是当被疯狗咬伤的小男孩约瑟夫·梅斯特焦急的父母求助于巴斯德时，一个戏剧性的人类试验机会出现了。尽管巴斯德本人不是医生，不能合法地治疗病人，但他还是用感染狂犬病的兔子的脊髓物质制备了13种疫苗。每种疫苗都含有脊髓样本，这些样本被连续干燥较长时间，以削弱受感染物质的毒性。这让梅斯特活了下来。几个月内，数百名患者（其中许多人很可能实际上并没有感染狂犬病）前往巴黎接受这一非凡的治疗方法。随着热情洋溢的报道在世界各地流传，巴斯德在疫苗和其他研究方面获得了赞誉和资助。从1888年至1895年巴斯德去世，他担任巴斯德研究所所长，研究所很快就主导了许多传染病的调查工作。

　　巴斯德的实验沿袭了爱德华·詹纳牛痘疫苗的传统。然而，巴斯德的方法和詹纳的方法之间，以及巴斯德自己的实验之间都存在着重要的差异。詹纳接种牛痘以预防天花是利用一种疾病的物质诱导对另一种疾病的免疫，而巴斯德在他的禽霍乱和炭疽试验中，用一种病原体的弱毒株诱导对同一种病原体的强毒株的免疫。正如安德鲁·门德尔松所认为的，巴斯德的大部分工作集中在关于微生物毒性的新概念上，并试图对其进行修改，使人体能够产生有效的反应。在这些实验中，巴斯德还证明，适合用作接种疫苗的微生物培养可以在实验室中进行。因此，没有必要像天花疫苗那样，接种者常依赖儿童传播，将疫苗物质从一个人传给另一个人。巴斯德对狂犬病的实验更具投机性——他从未培养过狂犬病病毒，甚至从未见过狂犬病病毒。在对约瑟夫·梅斯特的实验中，他打包票说，他进行的注射将为被狗咬伤的梅斯特提供有效的治疗。巴斯德的实验中，没有一个能说明人体内发生了什么变化，从而使人体对他所制备的弱毒微生物作出反应。他的疫苗，如同詹纳的天花疫苗一样，在当时仍然是一个谜。

简言之，巴斯德直觉的飞跃带来了惊人的结果，但留下了未解的重要问题。有些人对他的成功不以为然。巴斯德的批评者中包括比他年轻二十岁的科赫，后者几乎一夜之间就崭露头角。19世纪70年代初，科赫是一名默默无闻的医务人员，为德国北部普鲁士州波森的农民服务。在一个普通的家庭实验室里，科赫给老鼠、狗和猪接种疫苗；他在兔子和公牛的房水（眼球液）中培养细菌。如上所述，正是科赫首先阐释了炭疽在农场环境中的持续存在和传播。之前的研究人员曾就炭疽病的病因进行过讨论。1868年，一位名叫卡西米尔·德瓦纳（1812—1882年）的巴黎研究人员曾提出，微生物是其唯一的病原体。德瓦纳推测，苍蝇传播炭疽病菌从而导致疫情暴发。而科赫的详细研究显示，这种微生物产生的孢子能在土壤中休眠多年，仍顽强存活，这解释了为什么牲畜在没有接触受感染动物的情况下仍会感染炭疽病，这个谜团一直困扰着欧洲各地焦虑不安的农民。因为孢子是杆状的，科赫把它称作"杆菌"，在拉丁语中是"小魔杖"的意思。

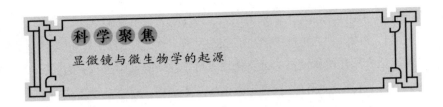

　　直到 19 世纪中叶，大多数人都认为，微小的生物能影响人类这一事实是难以置信的，甚至是荒谬的。显微镜使人们的思维发生了深刻的转变，从而彻底改变了医学和对自然界的基本认识。

　　最早的显微镜依赖于这样一个事实：光通过不同透明度和厚度的材料时会改变方向。光学显微镜（以及望远镜）的发明始于 1600 年左右，当时荷兰的玻璃工人开发了两种设备。复合显微镜用两个透镜——一个目镜和一个物镜来聚焦光线，而简单的显微镜则用一个安装在靠近眼睛的金属板上的小玻璃球聚焦光线。后者是由代尔夫特的布商安东尼·范·列文虎克（1632—1723 年）运用他的非凡才能完善的。他最好的显微镜能将物体放大 250 倍以上，并能"分解"（即分辨）小于 1 微米（即百万分之一米）的物体。

　　使用多个镜头的显微镜最终超越了列文虎克的设备，但这是以克服了某些难题为前提的。早期的复合显微镜产生的图像边缘模糊，颜色失真，因为光线一旦穿过物镜就会折射成不同颜色的光线。到 1830 年，几个国家的发明家设计了结合不同类型的玻璃来校正像差的物镜（示意图 5.1）。

　　起初，显微镜被认为仅仅是爱好者的玩物。然而，在 1865 年之后，显微镜结构的改进以及其他领域的创新使得这项技术强大到不容被忽视。在德国城市耶拿，物理学家恩斯特·阿贝（1840—1905 年）与仪器制造商卡尔·蔡司（1816—1888 年）合作，研究光折射的理论基础。阿贝的计算大大改进了显微镜物镜的制造，而之前这是一个极易出错、难以控制的过程。阿贝设计了一种称为聚光镜的透镜组件，它在光线通过样本之前就将其聚焦。他和合作者还开发了浸没透镜，这种透镜使用水滴或油来提高分辨率。罗伯特·科赫在 19 世纪 70 年代研究炭疽病时，是第一位将此项新技术与摄影相结合的医生。

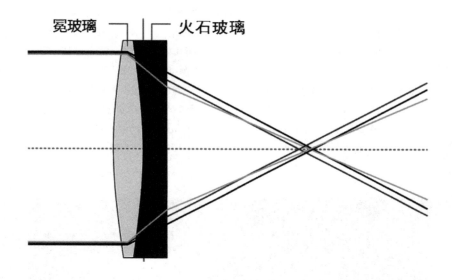

冕玻璃　火石玻璃

图 5.1　校正色差

光通过不同类型的玻璃时会以不同的角度折射。19 世纪的显微镜把冕玻璃和火石玻璃结合起来，使光线聚焦。这纠正了像差，并使放大率和分辨率更高。

　　到 1900 年，光学显微镜达到了其放大极限和分辨极限，它们是由光的波长决定的。然而，显微镜在 20 世纪向多个方向发展。20 世纪 30 年代，弗里茨·塞尔尼克（1888—1966 年）开发了相差显微镜，它可以调整光波的模式，以显示通过其他光学仪器看不见的透明结构。这消除了染色的必要性，使科学家能够观察细菌的活动，而染色会杀死活细胞。同时，研究人员开发出了利用电流并用电磁铁代替透镜的显微镜。电子显微镜于 1931 年首次使用，极大地提高了分辨率，并使人们能够观察到病毒，这些病毒大小不同，但通常比大多数细菌小 100 倍。虽然科学家已经通过其他方法证实了一些病毒的存在，但现在更容易对它们进行研究，也便于识别出新的病毒。

目前，光学显微镜和电子显微镜仍被用于临床评估和新病原体的检测。另外一些方法能够生成分子数据，而不是图片形式，可以用来生成计算机模型。在 X 射线晶体学中，研究人员分析了分子如何散射 X 射线，从而产生比电子显微镜更高水平的细节。原子力显微镜将一个微小的探针放置在分子旁边，并测量它们之间的吸引力和排斥力如何使探针上下移动。随着研究达到纳米级（十亿分之一米），出现了一个重要的难题——研究病毒蛋白质在自然条件下如何与 DNA 相互作用。显微技术的发展已经远远超出了它的光学起源，而成为一项结合了生物学、物理学、计算机科学和核能工程的跨学科项目。

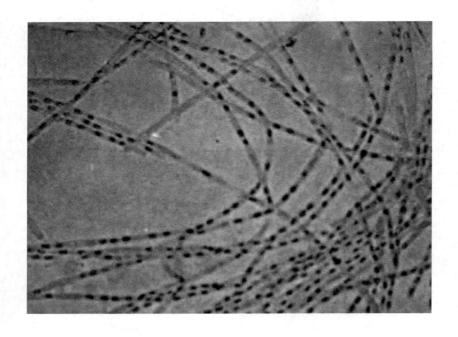

图 5.2　罗伯特·科赫发现的炭疽杆菌
这张发表于 1877 年的照片描绘了微生物的生命周期，包括长丝状体和小而持久的孢子（暗卵形体）的发育。首次发表的细菌照片为微生物的存在提供了有力的证据。

科赫于 1876 年发表的关于炭疽病的文章具有里程碑意义，这使他成为第一位以充分证据解释特定微生物如何引起特定疾病的科学家。他进一步证明，经培养繁殖而不通过动物传染的微生物，与直接从一种动物传递到另一种动物的微生物具有相同的能力。与巴斯德相比，科赫更加强调，各种微生物是不同种类的有机体；它们有独特的生命周期，它们可以通过一致的生物和化学特征识别，它们引起独特的临床症状，这可以在显微镜下分辨出来。因此，科赫的研究反驳了一种长期存在的观点，即瘟疫和霍乱等疾病可能是来自同一个源头，或者是症状因环境条件而改变的同一种疾病。

随着合作者圈子的扩大，科赫创造了许多培养微生物的方法，并用不同颜色对它们进行染色，以增加可见性。科赫急于传达自己的研究结果，因此他努力研究摄影方法，这也促使他改进标本的制备方法。科赫的炭疽图片首次发表于 1877 年，是首次出现在出版物上的微生物照片。科赫认为，照片为他的观点提供了重要的证据，他一直强调，照片不应该以任何方式被修饰。正如他在 1881 年所写，"照片不仅是一种图解，更重要的是一件证据，其可信度无可置疑"。尽管如此，对科赫和其他科学家来说，绘画仍然很重要：草图不仅允许用颜色描绘，还允许作者突出重要的结构，省略其他被认为不重要或分散注意力的部分。

1880 年，科赫加入柏林的帝国卫生局。正如在下一章中进一步讨论的那样，科赫的团队很快设计出了培养微生物的方法，成为微生物学科的基础。在 1881 年发表的一篇论文中，科赫详细描述了他的显微摄影和培养技术。在埃德温·克勒布斯（1834—1913 年）和雅各布·亨勒（1809—1885 年）的工作基础上，帝国卫生局的团队总结出了一套识别微生物致病作用的程序步骤。尽管这些步骤后来被称为"科赫假设"，但这是由弗里德里希·洛弗勒（1852—1915 年）于 1883 年发表的一篇论文中首次提出的。具体来说，这个程序包括以下步骤：为了证明因果关系，一种微生物必须持续存在于病变组织中；然后它必须被分离出来并在纯培养环境中生长；当这种培养物被引入另一种动物体内时，必须证明它能诱发这种疾病；然后应该再次分离出相同的微生物。

这一过程，再加上显微镜的技术改进，为国际疾病研究界开辟了一条新的道路。1882年春天，科赫提出，一种被称为"肺痨"的可怕呼吸系统疾病是由一种活的微生物引起的，他因此受到了全世界的赞誉。很快，一个新的时代开始了——"细菌学黄金时代"。

霍乱与国际政治

到1883年，科赫和巴斯德在各自的国家对科学研究方向产生了重大影响。他们的兴趣指向不同的方向，尽管他们的科学方法可能并不像有些人所说的那么大相径庭。巴斯德受过一位工业化学家的培训，他开发了一种微生物的生态研究方法，并试图利用微生物的特性来促进人类健康。科赫是一位医生，他把微生物看作病原体，必须消灭它们以预防疾病。民族主义情绪加剧了这两个雄心勃勃的对手和由他们主导的研究团体之间的竞争。在1870—1871年的普法战争中，普鲁士从法国手中夺取了领土，并与其他地区联合组成了德意志帝国。战争带来的痛苦和德国人重新燃起的自豪感鼓励两国领导人将科赫和巴斯德的地位上升至国家科学实力和文化活力的捍卫者。当科赫的学生发表文章批评巴斯德在炭疽实验中的方法时，他们的个人仇恨加剧了。1882年9月，科赫在日内瓦的一次会议上出席了巴斯德的讲座，他们的分歧进一步扩大。因科赫不懂法语，一位同事的错误翻译使他认为巴斯德的话侮辱了他的工作。几代人以来，他们的个人竞争和迥异的研究途径深深地影响了欧洲疫苗接种和传染病控制的方法。

在那个国际贸易迅速扩张的时代，经济目标影响着各国所青睐的传染病应对方法。在国际卫生会议上，法国和意大利的代表回顾了鼠疫的影响，敦促制定强有力的检疫条例。但其他代表的声音掩盖了他们的议题。在战胜法国后，随着国家政权的巩固，德国对贸易和领土扩张变得更感兴趣。英国在印度的公共卫生当局则直言不讳，特别是卫生专员J.M.库宁汉姆（1829—1905年）坚持认为，隔离不能解决霍乱最重要的原因——当地的环境问题。1869年，连接地中海和红海的苏伊士运河开通，成为争论的焦点之一。第七章将更详细地讨论，这条海上动脉在促进商业的同时，使疾病的传播更加迅速。这种风险得到了一定程度的承认，但英国官员反对海上隔离，因为这会延长孟买和伦敦之间的航行时间。

1883年7月，英国官员接到埃及发来的电报，说地中海港口达米埃塔暴发霍乱。随即，爱国主义、殖民政治和个人抱负达到了顶点。欧洲人很担心，因为霍乱在1865年曾经通过埃及进入欧洲。法国、德国和英国派出科学家进行调查。法国团队包括巴斯德实验室的两名成员，科赫本人也随德国团队一同抵达。对控制着苏伊士运河附近地区的英国人来说，承认霍乱可传播这一事实，意味着惨重的经济后果。英国的研究小组缺少一名显微技术专家（这也许是有意安排的），他们的成员不久就离开了埃及，因为他们声称，异常的天气模式，而不是舰载感染，导致了这场并不严重的局部疫情。法国和德国的研究小组观察到各种微生物，但都不能在接种的动物身上诱发霍乱。随着埃及疫情的减弱，除了法国小组的一名成员死于霍乱外，其他法国人均安全回国。但德国的研究小组循着踪迹前往印度，因为大多数非英国观察员认为印度是埃及疫情的源头。

科赫在印度的活动受到德国大众媒体和公共卫生官员的热切关注。在 1884 年 2 月发表的一份来自加尔各答的报告中，科赫描述了一种逗号形状的微生物，它存在于霍乱患者的肠道和粪便中，也存在于他们的衣服和被褥上，他称之为"霍乱杆菌"。他的团队还对死于痢疾等其他肠道疾病的人进行了尸检。由于上述微生物大量出现在霍乱患者身上，而不是其他人身上，科赫认为，无论体内或体外条件如何，它都会导致霍乱这种疾病。几周后，德国研究小组调查了以加尔各答郊区一个小池塘为中心的一起疫情，他们在水中发现了和霍乱患者尸体中同样的微生物。像约翰·斯诺所做的那样，德国小组追踪到传播霍乱的一个确定的水源，而这一次是利用显微镜技术确定了罪魁祸首。

科赫的观点对大多数观察家来说是一个启示。普鲁士的精英们称赞他的工作是德国科学的胜利，当他回柏林时受到了英雄般的欢迎。科赫主张严格控制水路交通、隔离受感染者和潜在受感染者、关注供水，并由国家当局不间断监测卫生条件。这些切实可行的建议符合急于提升德国政府影响力的皇室官员的利益。1891 年，科赫被任命为新成立的传染病研究所的所长，这是对几年前成立的法国巴斯德研究所的回应。然而，人们对科赫的霍乱传播理论仍有疑虑。根据他自己的证明标准，来自印度的证据并不切实可靠。并不是所有感染了这种细菌的人都得病了，德国研究小组也从未用细菌培养物在动物身上诱发过这种疾病。在印度的英国医务人员被科赫在殖民地的成就盖过了风头，公开否定他的研究结果。包括佩滕科弗在内的其他专家则强烈否认微生物本身能够引起霍乱，而认为应从其他因地区条件而异的方面找原因，如土壤质量。

但科赫的观点在 1892 年得到了证实，当时一场灾难性的霍乱疫情袭击了汉堡———一个靠近易北河河口的重要工业港口。汉堡由世袭的商人与精英统治，是普鲁士领导的德意志帝国内的一个独立城市。在蒸汽轮船时代，这个城市的人口激增到 50 多万。汉堡的供水和下水道系统建于19 世纪 40 年代，缺少过滤程序。在大多数观察家看来，霍乱的暴发显然是由于俄罗斯移民的糟糕生活条件所造成的。他们逃离饥荒和宗教迫害，成千上万地抵达汉堡，其中许多人想要搭乘前往美国的船只。市政府官员把他们安置在港口的营房里。当年 8 月，他们排出的污水污染了供水系统，4 个月内有 8000 多人死于霍乱，横渡大西洋的船只还将霍乱带往纽约。这种情况与阿尔托纳的情况形成了鲜明对比。阿尔托纳是临近汉堡的一个城市，由普鲁士控制，它安装了砂滤系统，死亡率低得多。

这次疫情暴露了汉堡对城市基础设施的忽视，以及富商和大量工人之间的不平等鸿沟。许多街道没有自来水，拥挤、不洁的环境堪比半个世纪前的伦敦。科赫赶来主导开展紧急应对措施，并巡视了该市最贫穷的社区。他对汉堡肮脏情况的评述震动了德国："先生们，我简直难以相信我身处欧洲。"从本质上讲，霍乱危机表明，汉堡的贵族无法代表市民的利益，也无法管理复杂的工业化城市。在普鲁士当局的领导下，消毒项目开始实施，水过滤系统开始建设，贫民窟很快被拆除。几年内，汉堡扩大了投票权，推行了全面的行政改革，包括按照帝国官僚机构的模式组织了一支有薪金的专业人员队伍。

这是欧洲最后几次重大霍乱暴发中的一次，预示着微生物疾病理论未来几年在公共卫生措施中的重要性。然而，科赫的细菌理论本身并不足以带来改变，其迅速被接受并不仅仅是因为证据的充分。在汉堡暴发疫情之前，大多数欧洲城市已经改善了供水和卫生条件。官员们甚至会在疾病原因不明确的情况下就这些措施达成一致。1884 年之后，许多人发现科赫的微生物观点不仅具有科学合理性，在政治上也是有利的。他声称霍乱微生物的活动方式总是相同的，因此，要求各地都采取同样的措施，这正符合一些官员的诉求，他们游说各国政府加强干预并提高医疗专业人员的地位。普鲁士官员们倾向于忽略科赫论点中的缺陷，而且越来越忽视佩滕科弗，后者主张可变环境因素的重要性。与防治黑死病的措施一样，防治霍乱的措施为各国政府提供了一个机会去加强对地方反对势力的控制。

"细菌"的概念最终推翻了瘴气理论，但科赫和其他理论家也强化了几十年来卫生工作者提出的一个政治论点：政府必须采取强有力的行动来预防疾病以及消除疾病的影响。欧洲国家大多继续沿用它们在整个 19 世纪使用的检疫、卫生和消毒措施。他们的具体做法根据每个国家的工作力度而有所不同，而且随着时间的推移也有所变化，但明显的趋势是各国政府加强了对卫生措施的控制。这也意味着，对于贫穷和"肮脏"在疾病传播中的角色，人们的态度发生了变化。在 19 世纪 30 年代，疾病在穷人中的传播常常被归因于不道德或不健康的习惯，这些习惯使他们易患疾病。60 年后，轮到汉堡不负责任的精英们受到鄙视了，因为他们允许供给市民含有有害病原体的水源。由于引起疾病的特定微生物可以通过专业方法确定，各国政府越来越强制要求富人和穷人无差别地遵守公共卫生法。

无止境的大流行？西方世界以外的霍乱

20 世纪初，大多数欧洲人和北美洲人得益于发达的供水基础设施而免受霍乱的侵袭。世界上其他许多地区却并非如此，特别是印度次大陆。从 1865 年到 1947 年英国在印度的统治结束，殖民地官员报告了 2300 万人死于霍乱，但可以肯定，这个数字低于实际情况。到 19 世纪末，印度的霍乱主要是一种农村疾病，因为像马德拉斯和加尔各答这样的大城市实施了类似于英国的卫生改革。虽然在欧洲，细菌传播疾病的理论日益得到证实，殖民地官员仍坚持认为，印度独特的环境助长了霍乱的传播。当时的气候研究表明，他们的观点可能有一定道理：温暖的强降雨期，如季风雨季，会改变河口的温度和盐度，并可能引发先前休眠的霍乱弧菌重新开始滋长。印度教徒到恒河的大规模朝圣经常引发重大疫情，这一情况为英方的断言——霍乱在印度人中是一种永久性疾病——增加了一个文化层面的解释。此外，如前所述，1869年苏伊士运河开通后的情形反驳了印度关于霍乱通过传染扩散的言论。

殖民政策加剧了印度在遭受霍乱、疟疾和瘟疫时面临的困难。从19世纪60年代开始，在英国的指导下印度修建了3万多英里的灌溉河流和渠道，其中许多没有排水沟。在卫生条件差的农业区，被水淹没的田地很容易使受污染的粪便扩散，并为携带疟原虫的蚊子提供滋生地。英国的饥荒救济政策也助长了疾病的传播。在19世纪70年代和90年代大面积死亡期间，数以千计处于饥饿状态下的家庭聚集在救济营，那里往往没有足够的卫生设施或供水，导致本就不堪重负的地区霍乱发病率更高。我们已经了解到（本书第一章），在了解啮齿类动物的媒介作用之前，英国抗鼠疫措施具有破坏性作用，且细菌理论的作用也很有限。殖民政策的影响也许是无法量化的，但毫无疑问，英国的干预增加了印度不同社区的疾病负担。

尽管全球霍乱发病率在20世纪20年代有所下降，但霍乱在1961年又卷土重来，当时一个相对较新的弧菌亚种引发了一场大流行，并一直持续到本世纪。与引起第五次和第六次大流行的"经典"霍乱相比，这个被称为"埃尔托"的亚种（以首次发现霍乱的埃及检疫站命名）死亡率较低，能产生更多无症状的人类宿主，并导致宿主长时间排出弧菌。在20世纪60年代至90年代初发展中国家暴发的霍乱疫情中，埃尔托型霍乱取代了常见的霍乱。1991年在秘鲁沿海城市暴发的大规模疫情，最终蔓延到整个拉丁美洲，出现数十万病例。目前的大流行已经持续了55年多，是以往霍乱疫情持续时间的两倍多，而且几乎没有减弱的迹象。

　　1991年的霍乱暴发促使科学家思考霍乱与海洋生态系统变化之间的关系。在秘鲁近2000公里的海岸线上均发现了霍乱。研究人员把霍乱的出现和以下因素联系起来：沿海水藻的生长；其他因温度上升而造成的水环境变化，这在短期内由厄尔尼诺波动引起，长远来看由全球变暖引起。海洋温度的上升会促使更多有害的弧菌进化吗？一些研究者认为，弧菌正在更频繁地交换DNA片段，增加了产生新埃尔托菌株或其他有害病原体的可能性。最近在北大西洋的研究表明，海面温度上升与弧菌的传播及相关人类疾病的小规模暴发有关。但这种关系很难测定，因为长期以来没有人收集海洋数据，关于大规模厄尔尼诺事件的测量数据无法解释某一地区影响弧菌和疾病的局部因素。未解之谜还有很多；具有讽刺意味的是，这项研究中，科学家们似乎又回到了19世纪，重拾对气候和环境的兴趣，尽管他们已经抛开了对印度次大陆及其人民的文化偏见。

　　气候对霍乱暴发的影响引起了人们的兴趣，但这种兴趣并没有消除他们长久以来对人际感染传播的担忧。2010年的海地霍乱疫情（发生在加勒比海的伊斯帕尼奥拉岛），说明了现在的常规航空旅行是如何使世界上任何地方的霍乱都可以让其他地方岌岌可危。霍乱暴发在一次强烈地震破坏了海地的供水和卫生基础设施后，而这些设施本就是西半球最差的。这是海地历史上第一次有记载的霍乱暴发。证据表明，它来源于遥远的地方——早期病例是在尼泊尔的联合国维和人员营地附近发现的，那里几周前就出现了霍乱。没有一名维和人员生病，但后来的基因组分析得出结论：霍乱菌株是从东南亚输入海地的，可能是由一个无症状携带者输入。联合国后来承认了自己对这次危机负有责任；霍乱开始在海地流行，自 2010 年以来，已感染至少 75 万人（约占全国人口的 7%），造成至少 1 万人死亡。在伊斯帕尼奥拉的另一个国家多米尼加共和国，报告了数以万计的霍乱病例，但其更完善的供水基础设施阻止了灾难性的暴发。

疫苗和治疗削弱了霍乱的影响，但没有消灭它。受巴斯德影响的研究人员在 1900 年之前研制出了第一批霍乱注射疫苗。自 20 世纪 80 年代以来，使用灭活细菌的口服疫苗已经取代了注射疫苗。目前的疫苗只在两三年内产生部分免疫，是有选择地接种的，要么是为了控制重大疫情，要么是提供给前往霍乱多发地区的游客。因此，更常见的措施是提供口服补液治疗（ORT），即清水和适当比例的糖和盐的混合物。ORT 包价格低廉，可以大范围分发；它对许多引起腹泻的疾病有效，每年拯救 100 多万人的生命，其中大部分是儿童。然而，疫苗接种和治疗仍不能解决从人类和动物粪便中过滤出持续供应的清洁饮用水的问题。在没有现代卫生设施的地区，公共卫生工作者寻求当地长久以来习惯使用的简单方法来过滤水。例如，在印度，人们发现水经过几层便宜的纱丽布就可以过滤微生物，并大大降低霍乱的发病率。

结论

霍乱是和贫穷及气候变化紧密联系的疾病。尽管温度变化对由霍乱弧菌引发的疾病的确切影响尚待明确，但可以肯定的是，气候变化影响了沿海地区洪水的水位、季风模式和极端降雨的发生。这些变化破坏了海洋生态系统，增加了水坝、下水道和其他水利工程系统的负担。这种冲击尤其能影响到较贫困地区和卫生基础设施相对较少的拥挤城市的居民。纵观霍乱的历史，它的影响通常呈现为一系列的波动状态，但卫生专家现在认为，霍乱可能会在世界上永久地流行下去。

这一全球性挑战让许多观察家联想起19世纪欧洲城市规模迅速扩大时所面临的问题。工业化不仅为霍乱的传播提供了渠道，还在城市中创造条件使霍乱暴发成为灾难，并促使其他水传播病原体扩散。然而，21世纪的城市化远远超过了19世纪转型的速度和规模。1900年，世界上的人口不到20亿，城市居民不到总人口的五分之一（按某些标准，不到15%）。今天的全球人口超过70亿；世界上大约一半的居民生活在城市，数亿人面临着住房不足、供水紧张或缺少安全的卫生设施等问题。巨大的、设施欠缺的城市环境不仅助长了常见病原体的传播，还增强了某些微生物或动物媒介的适应性，从而导致新的疾病的出现。在冲突地区，现代战争造成的大规模破坏也增加了民众的苦难。2017到2018年间，也门爆发了一场破坏力极大的内战，毁坏了供水系统，中断了粮食供应。据报道，内战期间出现了数十万的霍乱疑似病例。

19世纪和20世纪初，非洲和东南亚的许多地区由于处在不平等的殖民关系中，加入全球贸易网络时，更容易受到霍乱的打击。21世纪，霍乱在撒哈拉以南非洲地区仍然持续存在。普遍的营养不良，疟疾、艾滋病等抑制免疫系统功能的传染病的高发，无疑助长了该地区的霍乱发病率。对非洲霍乱状况的评估只能依赖于不完全的报告，但可以确定，非洲大陆霍乱年发病数在2010年代初增加了130万例。在印度次大陆，为了殖民国家经济利益而改变农业格局，助长了霍乱和疟疾的蔓延。现在的当务之急，是投资建设兼顾当地社会和文化模式的供水和卫生设施，来取代有利于殖民国家的"发展"模式。这对霍乱多发的沿海地区尤其紧迫，包括巴基斯坦、孟加拉国、印度尼西亚和莫桑比克的部分地区，因为随着海平面上升，这些地区将遭受更多的洪灾。

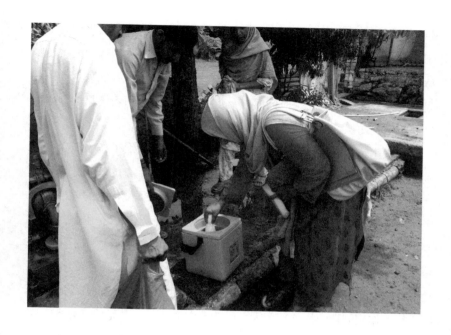

图 5.3 巴基斯坦霍乱疫情调查

2014 年夏天，一名卫生研究员在皮尔皮格瓦尔村采集水样。除了这项工作，专家们还采访一些家庭，并就控制和预防霍乱对社区居民进行指导，随后对水源进行氯化处理。

　　19 世纪欧洲对霍乱认识的变化，反映出新的显微镜技术和实验室研究地位的提高使科学思维发生了深刻的转变。19 世纪中叶，工程师和雇佣他们的官僚领导了抗击疾病的斗争。他们对霍乱的研究结合了古老的概念和日益复杂的检验人口影响因素的技术。1875 年后，欧洲科学家证明，炭疽、霍乱和其他人类疾病的直接起因是活的微生物。正如罗伯特·科赫所提出的那样，细菌的概念用一个清晰的、直截了当的简单叙述取代了模糊的、多原因的理论：特定的病原体在进入人体时引起了特定的疾病，为了预防疾病，有必要阻止微生物进入人体，或者使身体做好抵抗它们的准备。此后，卫生措施仍然很受重视，但医生和研究人员的权威性越来越高，他们拥有专业方法和普通人所看不见的微生物世界的相关知识。

对微生物特性的研究为19世纪对疾病的解释提供了新的视角。的确，瘴气理论的细节经不起微观的审视；强调环境因素的理论，特别是英国殖民官员的理论，有时带有私利色彩。然而，偶发传染的理论指出了一个近期科学研究再次证明的事实：霍乱的流行不仅仅是由微生物本身引起的，也是由微生物与环境、生物和社会因素的相互作用引起的。正如阿尔弗雷多·莫拉比亚所发现的，马克斯·冯·佩滕科弗的土壤理论在其细节上是错误的，但是他的"xyz等式"开创了流行病背景下多因素相互作用的理论概念。今天，虽然人们增进了对霍乱弧菌的遗传特性的了解，但科学家们刚刚开始揭示在个人、社区和生态系统中影响霍乱特性的多方面交互作用。微生物之间的关系也是如此：研究人员现在非常重视复杂的细菌群落（微生物群）在不同环境中的交互作用。

所谓的细菌学黄金时代仅注重一些简单的特征。在19世纪的最后25年中，科学家令人信服地将微生物描述为身体内的入侵者。公共卫生措施的范围扩大了，但也更加集中于这种看不见的威胁，而不是应对更广泛的社会和环境条件。细菌理论占上风的原因，既有说理，也有证据——罗伯特·科赫和路易斯·巴斯德在推动特定的卫生措施和科学研究议程时，都进行了戏剧化的演示，强调了他们的发现成果的重要性，并淡化了其不确定性。正如下一章将要探讨的，当细菌的概念从实验室转移到更广泛的西方文化中时，不仅影响了政府防治疾病的行动，而且也影响了对人们日常健康、卫生和自然界的认识。

历史文献：威廉·法尔、约翰·斯诺和流行病学的起源

布罗德街水泵的故事是现代科学史上最著名的事件之一。在许多记述中，这是一个关于医学进步的故事——疾病的瘴气理论被传染病概念所取代，从而引入细菌理论新范式。故事的主人公约翰·斯诺被塑造成一个独特的现代英雄：一个有远见的科学家，他对数据的创新性使用挑战了他那个时代的错误观念，并创立了现代流行病学领域。

但这种简单的叙述是有误导性的。当我们把约翰·斯诺和他的"合作者"统计学家威廉·法尔联系起来时，故事有了不同的情节和新的启示。尽管两人独立工作，但他们都在多次暴发霍乱时进行了调查，而且都依赖于不同地点疾病发病率的数据。斯诺医生将霍乱的胃肠道症状与死亡率的分布联系起来，以证明霍乱是通过受污染的水源传播的。这一假设是正确的，但如果没有法尔的监测系统提供的信息，斯诺不可能有这样的洞察力。该系统包括霍乱患者的姓名和地址，斯诺可以据此进行走访以获取特定病例的信息。实际上，法尔的调查数据提醒了斯诺供水对伦敦南部霍乱发病率的重要影响，对此斯诺表示认同。正如最近一位历史学家所说的，法尔和斯诺进行了一场"科学的二重唱"，他们互补的思想和方法汇聚产生了一种治疗致命疾病的新方法。

法尔关于霍乱传播的最初假设和其他强调大气或空气颗粒物作用的观点已被取代了。然而，在今天，当我们考虑温度、水质以及人类生活条件等因素如何影响霍乱和其他疾病的传播时，他对环境的重视仍然引起了我们的共鸣。此外，法尔还身体力行地说明了一种人们经常缺乏的重要分析技能：当新增的数据或不同的研究方法得出了不同

的结论时修改自己观念的能力。斯诺死后，正是法尔支持了微生物是引发霍乱的原因这一观点，这比 1884 年罗伯特·科赫发现致病微生物早了很多年。

《海拔高度对霍乱死亡率的影响》（威廉·法尔，1852 年）

作为一名统计学家，法尔深信自然界的许多模式都可以用数学的方式来表达，包括疾病的传播。1852 年，他认为某种霍乱颗粒是通过空气传播的。海拔位置较低的居民面临较大的风险，因为这些颗粒进入靠近地面的云层中，污物流向下游，在低处聚集。法尔准确地描述了相关性，但对其原因产生了误解：离泰晤士河最近的低阶层社区遭受的霍乱最严重，并不是因为他们的海拔较低，而是因为他们的水源受到了更多污染。

伦敦霍乱的死亡率与地面的海拔高度有某种固定联系，这一点在地区按海拔高度分组时就显而易见了。我们把平均高度不超过泰晤士河 20 英尺的地区放在一起分析，发现在伦敦盆地的底部，平均死亡率为 102/10000……从底层上升到三级区域，死亡率由 102/10000 下降到 34/10000；上升到六级区域，死亡率又减少到 17/10000。可以看出，三级区域的死亡率数字 34/10000 是一级区域死亡率数字 102/10000 的 1/3；而六级区域的死亡率是一级区域的 1/6。将 102 除以 2、3、4、5 和 6，得到一个近似于霍乱死亡率的数列……（本段中的数据汇总在图 5.4 中。）

伦敦霍乱死亡率	
地面超出泰晤士河高水位线的平均高度	每 10000 人中死于霍乱的平均人数
0	177
10	102
30	65
50	34
70	27
90	22
100	17
350	7

图5.4 威廉·法尔关于海拔与霍乱死亡率的相关性的数据

（法尔观察到，每升高 20 英尺，死亡率的下降大致遵循 1/2、1/3、1/4、1/5、1/6 的数列。例如，50 英尺高度所报告的死亡率正好是 10 英尺高度死亡率的 1/3，100 英尺高度的死亡率正好是 10 英尺高度死亡率的 1/6。死亡率与海拔高度之间的关系并不总是准确的，但法尔认为这种关系的密切性非常显著。）

霍乱在该国的低处死亡率最高，在该国的高处死亡率最低，而且对于居住在海平面以上的人口，死亡率也是成比例地减少。这种病开始流行后，沿海港口的死亡率是最高的；当我们逐步往河流的上游观察时，我们看到死亡率逐步降低。由此看来，海拔高度和霍乱对生命的伤害能力之间可能存在某种联系……

海拔高度涉及几个对生命和健康有着重要影响的因素。海拔升高，大气压力减小，温度降低，降水量增加，植被变化，在不同的海拔地带出现了不同的动植物种类……随着河水往下游流动，河床的落差往往会变小，水缓慢地向前流动，或在冲积（沼泽）土壤中渗透和蜿蜒。城镇中地势较低的地方排水比较困难，污物留在地表，或者渗入泥土。水井和各种水体都被污染了。房子建在山坡和高地上的地区，如伦敦，每一个高度等级的污水都会流过它下面的等级，随着水流变宽，每下降一个高度等级，地面的污染量会增大，直到高水位线以下的区域完全饱和。

（法尔的海拔高度理论也反映了他关于环境影响整个人类社会的观念。在下一段中，他补充了关于较高海拔地区文明的观点。）

居住在平原以上一定海拔高度的人，不仅可以免受霍乱、弛张热、黄热病和瘟疫的侵袭，而且在很大程度上可以免受其他疾病的困扰。他们的身体机能健全，他们的器官功能发育良好。他们是人类中最优秀的种群。这一点不仅在克什米尔、格鲁吉亚和塞西亚，而且在印度所有的山地部落都很明显……同样，阿拉伯人和阿比西尼亚人居住在沙漠的高地上以及尼罗河发源地的群山两侧，他们都比居住在埃及低海拔处的人优秀得多；他们热情的生活态度，对自由的热爱以及军事的才能，使他们远远地凌驾于那些下等人之上……

这些人生活在海岸的沼泽和低洼的河流边缘，那里滋生瘟疫。他们生活肮脏，没有自由，没有诗歌，没有美德，没有科学。他们既不创造艺术，也不享受艺术；他们既没有医院，也没有城堡，甚至没有适合居住的住所；他们既没有农场和不动产，也没有作坊。他们被各个强大种族的部落轮番征服和压迫，除了充当奴隶之外，似乎别无他选……

在高地，人们感受到最崇高的情感。每一个传统都起源于那里。最早的民族在那里敬神。在印度人和希腊人的想象中，他们最高的神住在印度高加索、奥林匹斯山和其他高山上；而他们自己与地狱之神一起住在地下的低洼地带、死亡的坟墓。这些神话有着深刻的意义，人在山中才能感受不朽的力量。

《论霍乱的传播方式》（约翰·斯诺，1855年，伦敦）

斯诺使用了几种证据来证明霍乱毒素是由水传播的：患者的陈述、黄金广场周边疫情的数据和地图，以及对不同供水地区的大规模比较。下面的文章讨论了1854年黄金广场疫情暴发期间的死亡率，斯诺利用来自总登记处的威廉·法尔提供的数据对此进行了调查。斯诺著名的地图（见图5.5）说明了他的看法，即霍乱通过布罗德街的水泵传播到附近地区。

这个王国有史以来最可怕的霍乱可能是几周前在布罗德街、黄金广场和邻近街道暴发的疫情。在剑桥街与布罗德街交界处250码范围内，霍乱在10天内导致500人丧命。在这个有限的区域内，死亡率估计不亚于这个国家曾经发生的任何疫情，即使是瘟疫造成的死亡率也不过如此；而这次暴发来得尤为突然，大多数人在短短几小时内暴病而亡……

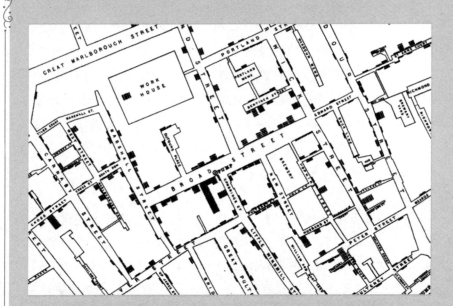

图 5.5　约翰·斯诺的霍乱地图和布罗德街水泵的细节
这张地图（是题为"1854 年 8 月至 9 月黄金广场的霍乱"的较大地图的一部分）显示，以黑条标出的黄金广场附近的霍乱死亡情况与到布罗德街水泵的距离密切相关。斯诺还发现，很重要的一点是，北边临近济贫院的几百名居民中只有几人死亡，而东边酿酒厂附近一例死亡也没有。这两个机构都有自己的水泵，提供未受污染的水。

　　我向总登记处申请，取得了一份霍乱死亡者的名单。该名单是在截至 9 月 2 日的一周内登记的，范围是黄金广场、伯威科街和索霍区的圣安街道……我详细询问了一周中最后三天登记的 83 例死亡病例。

　　在前往现场的过程中，我发现几乎所有的死亡病例都出现在离水泵不远的地方，只有 10 人死于离另一个街道水泵较近的房子里。在其中 5 起死亡病例中，死者家属告诉我，比起使用临近水泵的水，他们更喜欢从布罗德街的水泵取水。在另外三起死亡病例中，死者是在布罗德街水泵附近的学校上学的孩子。他们中有两个人确定喝了这个水泵的水；第三个孩子的父母也有这样的怀疑……

在分散在地图上其他地方的某些死亡病例中，死者可能是在离水泵较近的地方感染上疫病。有一个家具木匠被人从诺埃尔街的菲利普公寓送到米德尔塞克斯医院，他正是在布罗德街工作。死于诺埃尔街的一个男孩，就读于布罗德街尽头的国立学校，水泵正位于他的必经之路上，他很可能在经过时喝了水。一位裁缝死于摄政街赫登阁6号，他大部分时间都在布罗德街度过。一名妇女被人从赫登阁10号送到医院，之前她在马歇尔街护理一名死于霍乱的病人……

就在大暴发之前，离这个水泵不远的地方就有人死于霍乱，而且在水泵上游几英尺的地方，病人的排泄物（即粪便）极有可能与污物一起进入水中，根据先前详细说明的其他事实和分析，我们得出这样的结论……（约翰·斯诺的同事亨利·怀特黑德后来称，附近的第一例霍乱病例是一名婴儿。该婴儿在疫情大暴发前几天染上霍乱。她母亲清理脏尿布的粪池离布罗德街水泵只有几英尺远。）

布罗德街水泵的水受到霍乱病人排泄物的污染这一假定，为圣詹姆斯教区可怕的霍乱暴发提供了一个确切的解释，但不管对疾病的本质和原因作何假设，没有任何其他情况可以提供解释。

（在后面的一段文字中，斯诺否定了法尔的海拔理论，并引用他对供水更大规模的研究来支持霍乱在水中传播的说法。）

法尔博士发现，1849年伦敦不同地区的霍乱死亡率与地面海拔高度之间存在着显著的相关性；这种联系是一种负相关，即越高的地区受这种疾病的影响越小，而最低的地区受这种疾病的影响最大。法尔博士倾向于认为，土壤的高度对霍乱的流行有某种直接的影响，但是这个王国中海拔最高的城镇，如伍尔弗汉普顿、多莱、梅瑟·泰德菲尔和泰恩河畔的纽卡斯尔，曾多次饱受这种疾病的折磨，这一事实与以上观点是相反的。同样相反的还有伯利恒医院、王后监狱、马贩巷监狱和其他几座大型建筑的情况，这些建筑的供水来自建筑本身的深井，尽管地处海拔非常低的位置并被周围的疫情包围，但绝大多数或全部都逃过了霍乱。

1849 年我提出过，伦敦低洼地区霍乱发病率的增加，完全是由于这些地区的水受到更严重的污染。而如前几页所示，去年和现在的流行病期间，从泰晤士河迪顿镇获得日常用水（即兰贝斯公司的水）的人群，对这种疾病相对较高的免疫力，完全证实了这一观点；而且上述人口中大部分居住在大都市的最低洼区域。

《1866 年英格兰霍乱疫情报告》（威廉·法尔，1868 年）

1868 年，法尔被说服，接受了水污染是伦敦霍乱的主要来源这一说法。他的表态反映了来自两方面的影响：菲利波·帕西尼的研究结果，以及约翰·斯诺对供水的分析。法尔认为霍乱的"颗粒"或"微粒"是一种生命体，这解释了为什么它们对伦敦的影响只持续了一段时间。尽管法尔强调水的作用，但他并没有完全放弃空气传播的观点。

因此，到 1866 年，通过对三次重大疫情的研究，我们对霍乱的成因有了足够的了解，我们有理由相信，在伦敦可以通过以下手段把霍乱控制在较小的范围内：首先，防止霍乱物质在水中广泛传播，就像一些供水公司所做的那样——根据 1852 年《水法》的规定，自 1854 年以来这些公司对供水进行了净化过滤；其次，在卫生官员的组织下，确保先兆性腹泻得到及时治疗以及使用消毒剂阻断霍乱的传播……

乍看起来，在泰晤士河这样的河流中，一个或多个病人的霍乱物质可能不会产生任何影响。但是，具有无限增殖能力的活分子微小得令人难以想象，在一滴水里可达数百万个。优秀的微观观察者帕西尼发现，弧菌（分子弧菌）的直径小于1/25000英寸……毋庸置疑，一立方英寸可能含有数百万个霍乱颗粒，而一个霍乱病人可能在水中传播数百万个发酵分子……

含霍乱物质的液体，其传染力基本上是短暂的；它在特定的环境中剧烈地暴发；在社群和人体内，不管是在印度还是英国，它按照自己的规律发展和衰退：它只在几年内的一段时间内流行。它在各地都有播种期和收获期；某一天有毒的空气或水在几天后可能就变得无害了。因此，酵母菌毒液与砷等金属毒液有本质的区别。

（在后面的一段文字中，法尔指出，经济利益导致了对霍乱的误解，并再次指出，受污染的水是导致东伦敦疫情暴发的主要原因。注意此处援引了古代希波克拉底的文章《论空气、水和地方》。）

希波克拉底在他的伟大著作中从泥土、空气和水中探究了流行病的起因。17世纪，波义耳（17世纪英国科学家罗伯特·波义耳，他对空气的性质进行了著名的研究）等人对空气性质的发现使人们把注意力集中在了空气这个因素上；最近一段时间，有人归咎于空气，也有人归咎于水；但由于伦敦的空气不像自来水一样由公司提供给居民，所以无论是在议会委员会还是皇家委员会看来，空气都是最糟糕的因素。没有人为空气作科学证明，没有博学的律师为它辩护；因此，大气被肆无忌惮地指责为非法传播各种瘟疫的罪魁祸首；而泰晤士河——长久以来倍受尊敬的伦敦水神，被盛赞为纯洁无辜。一旦疾病传播，水没有责任，该指责的是空气……

伦敦的居民可能吸入了一些飘浮在空气中的霍乱颗粒，而更多的霍乱物质来自被污染的水域和下水道。与从河流或池塘的水中吸收的量相比，居民从空气中吸入的量所造成的影响是微不足道的。霍乱患者的排泄物（即呕吐物和痰）在腹泻期或崩溃期排入水中，翻滚的潮水把它和下水道污水混合在一起。在伦敦东部霍乱暴发的高峰期，大气中没有任何异常现象；空气是透明的，在阳光下常常是明亮的；但是利河靠近老福特水库，还有在那些可怕的日子里从那里取水的池塘，看上去是黑色的，肮脏的，污染的⋯⋯只有一个非常健壮的科学狂人敢在过滤后喝一杯利河的水。

文件解读

1. 法尔 1852 年的文本是如何描述环境和文化之间的关系的？你认为他对伦敦穷人的态度如何？总体来说，对穷人的看法是如何影响 19 世纪精英阶层对霍乱的反应的？

2. 约翰·斯诺对黄金广场疫情的分析包括地图绘制和对霍乱患者密切接触者的采访。不同类型的信息是如何证实斯诺对"布罗德街水泵"的看法的？

3. 黄金广场地图包括只有少数霍乱病例或根本没有霍乱病例的地点。为什么对于斯诺的论点来说，无霍乱和有霍乱一样重要？

头脑风暴

1. 到 1850 年，疾病通过空气传播的观念已经过时了。为什么威廉·法尔认为他有确凿的证据支持这一观点？他对瘴气或"酵母菌"效力的讨论与关于黄热病或早期疾病的观点相比可得出什么结论？

2. 将法尔对高海拔地区的看法与欧洲人对热带环境和民族的看法进行比较（见第四章）。在各种社会和科学背景下，什么因素构成了种族刻板印象的基础？

3. 霍乱的流行是由工业化发展和 19 世纪的城市新格局促成的。你能举出其他影响疾病传播的社会或技术变化的例子吗？

6

结核病、社会控制和自我调节

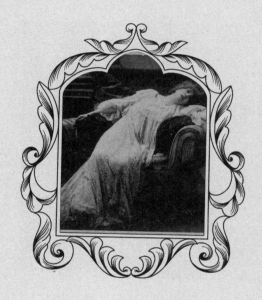

《茶花女》中的女演员莎拉·伯恩哈特（约 1890 年）

没有人像莎拉·伯恩哈特（约1844—1923年）那样在舞台上演绎死亡。1880年，这位著名的法国女演员在亚历山大·小仲马的戏剧《茶花女》（1852年）中担任主角，该剧描述了一位名叫玛格丽特的巴黎妓女历经坎坷与救赎，最终死于肺痨。三十年来，在世界各地的一千多场演出中，伯恩哈特激情四射的对白、昏厥和咳嗽的倾情表演，让观众感动得热泪盈眶，激起他们雷鸣般的掌声。1911年，她在一部早期的无声电影中重新演绎了这个角色，在法国和美国都深受欢迎。

伯恩哈特是位与众不同的名人，她称自己是躺在棺材里准备台词的，但还有许多艺术家也利用这种疾病固有的戏剧性进行创作，在19世纪这种疾病比其他任何疾病夺走的性命都要多。克里斯托巴尔·罗哈斯的病床肖像《悲惨》（1886年）、贾科莫·普契尼的歌剧《波希米亚人》（1890年）以及托马斯·曼的小说《魔山》（1924年）也都是非凡的作品，为全世界的人们描绘了一个普遍的现实：肺痨被认为是一种"社会病"，其表面原因——贫穷、营养不良和过度工作，再加上遗传或体质虚弱，反映出人们普遍为城市生活对健康的不利影响感到忧虑。对许多艺术家来说，其症状明显和缓慢加重的特点，诉说着人类普遍具有的脆弱性，虽然这种脆弱性在一些人身上更为明显。

然而，当伯恩哈特的形象在电影屏幕上出现时，她的标志性疾病形象在大众心目中的印象正在改变。在1882年罗伯特·科赫发现致病微生物后的几十年里，结核病由细菌感染引起的观念开始取代这种疾病会消耗生命的陈旧看法。关于"细菌"的警告为一种新兴的宣传文化提供了素材，这种文化倡导清洁生活对西方国家日益壮大的中产阶级非常重要。关于细菌的多层次论述是科学知识进入政府、消费和大众文化领域时转移和转化的一个具有启示性的例子。

结核病的病原

关于结核病研究的方方面面都很复杂，且进程缓慢。大多数细菌在几分钟内分裂；而结核分枝杆菌需要几个小时。其他疾病的暴发可能只持续几天或几周，而结核病的流行一般持续数年或更长时间。今天，超过 20 亿人，占全球四分之一到三分之一的人口，在人生的某个时刻会接触到结核杆菌。据世卫组织估计，2017 年有 160 万人死于结核病，其中 30 万人是艾滋病毒感染者。

结核分枝杆菌所在的属有近 200 种分枝杆菌，其中有一些以死亡或腐烂的物质为生，但约有十几种细菌——属于结核分枝杆菌复合物（MBTC）类型——会导致动物出现结核病的症状。这些病原体会感染猫、马和海豹等；其中有一种感染牛的细菌（牛分枝杆菌）一直被认为是人类结核病的来源。引起麻风的细菌也被归类为分枝杆菌（麻风分枝杆菌）。

结核病已经适应了在人体几乎每一个器官上生存。肺结核影响肺部的呼吸和血液循环，是迄今为止最常见的感染形式。在脊柱结核中，细菌破坏椎骨之间的组织，会导致脊柱弯曲。这种疾病到 18 世纪晚期被命名为波特氏病（以 18 世纪英国外科医生帕西瓦尔·波特命名）。这种特征性的身体畸形是鉴别木乃伊尸体和其他古代遗骸中结核病的关键线索。在神经系统中，这种细菌可以引起脑膜炎——一种发生在脑膜和脊髓膜的炎症。病菌也可以在淋巴结中繁殖，并在颈部形成巨大的肿块，几个世纪以来这种情况一直被称为淋巴结核。虚弱、急剧的体重减轻和盗汗伴随着活动性感染，这些症状导致人们形成一种普遍的观念，即结核病通过从内部消耗身体来造成破坏。

肺结核的病程体现了病原菌巧妙的生存策略及其对疾病控制带来

的挑战。细菌通过打喷嚏、咳嗽或交谈从一个人的肺传到另一个人的肺。在肺部的小气囊（肺泡）中，细菌缓慢繁殖，每隔20个小时左右分裂一次，同时受到坚固的细胞壁的保护，这些细胞壁能抵抗体内的酸和蛋白质。人体免疫防御的第一道防线是调度巨噬细胞，这些细胞的功能是吞噬和溶解有害微生物。有时，这些细胞会消灭细菌；也有的时候，巨噬细胞和免疫系统的其他部分无法控制感染，活动性结核病就会在一到三年内形成。然而，对于大多数感染者来说，巨噬细胞吞噬细菌，但并不能消灭它们。相反，细菌冒充身体自身的信号蛋白（细胞因子）来召唤更多的细胞到这个部位。聚集的细胞形成一个茧状结节，称为肉芽肿或结核结节，在那里病菌可以潜伏多年。

这些被隔离的病原体处于休眠状态，但没有死亡。这种细菌会在免疫系统减弱的个体中重新激活和传播，包括艾滋病毒感染者。最近的研究表明，结核细菌可以以死亡巨噬细胞的残骸为食，在这个前袭击者的外壳中自我复制，在条件成熟时逃逸。因此，要控制结核病，不能仅仅阻止新的感染。还必须应对导致潜在感染者群体免疫力减弱的社会因素。为什么有些人会患上这种可怕的疾病，而其他处于类似社会环境中的人却不会呢？这在过去曾是一个紧迫的问题，而时至今日仍然难以捉摸。

结核病的早期历史

结核病被认为是一种"群体性疾病"，与麻疹或天花一样，随着一些人类社区开始形成大型永久性聚居地和家畜的驯化而形成。但是，如第三章所述，并非所有现有证据都清楚地将天花的起源与早期城市化联系起来，结核病也是如此。分枝杆菌的祖先起源于数亿年前。一些基因组学证据表明，分枝杆菌在大约 7 万年前开始与非洲的人类共同进化，而结核病早在牛被驯化之前就已经找到了它的人类生态位。奶牛的结核病可能来自人类，而不是反过来。

在过去几千年或更长的时间里，世界各地已经进化出不同的人类结核病菌株。然而，随着时间的推移，这些细菌的行为使得古老的踪迹变得模糊了。分枝杆菌已经从一个物种转变为另一个物种；这使得我们很难追踪病原体的共同祖先，也很难确定它们是如何在人类和动物之间传递和转化的。在过去的几个世纪里，一种在欧洲流行的人类结核病传播到了美洲和非洲。这种毒性更强的菌株已经取代了其他先前存在的菌株，并在后来的人群中覆盖了早期分枝杆菌的痕迹。为了了解结核病的起源，未来的研究必须将微生物学的发现与已知的早期人类定居和迁移模式相结合。

除了古老的 DNA 和其他物质遗存外，古代的中国、印度和希腊的文字记载中，保存了结核样症状的疾病描述。在公元前两千年，希腊的作者们用 phthinein 这个词来叙述一种缓慢消耗的过程。在希波克拉底的著作中（约公元前 5 世纪），phthisis 这个词可能包括肺结核、肺炎、各种贫血、癌症和其他疾病。

因为麻风病和结核病现在被认为都是分枝杆菌的近亲引起，历史学家们探索了在欧洲中世纪晚期这两种疾病之间的关系。这个课题说明了当我们将现代疾病分类应用于早期社会时所面临的挑战。从 11 世纪末开始，许多社区建立了麻风病院，作为那些毁容和体弱者的收容所。1179 年，基督教当局正式授权将已知的麻风病人从社会中隔离出来，此后建立了数百个这样的机构。然而，从 14 世纪开始，这一运动逐渐衰落。到 16 世纪时，"急剧进行性肺痨"这种令人恐惧的杀手变得常见，而人们越来越少地提及麻风病。由于结核病在进化上比麻风病更古老，而且毒性也更大，随着欧洲城市规模和人口密度的增加，历史学家建议，结核病应逐渐取代麻风病的地位。一些研究还表明，结核病感染能赋予人体对麻风病一定程度的交叉免疫。因此，结核病发病率的增加，可能减少了易患麻风病的人口数量，或导致了两种疾病同时感染者的高死亡率。

然而，当我们考虑到中世纪影响麻风病院的其他因素时，麻风病与结核病的关系变得复杂。欧洲人对这些机构的支持是出于宗教虔诚和健康的原因，他们通常对"麻风病人"有一个宽泛的定义。来自古代DNA分析的证据表明，当时有些人患有现代意义上的麻风病（一种分枝杆菌感染），但另一些人（现在已无法知道确切人数）患有一系列人们唯恐避之不及的慢性、毁容性疾病。在中世纪晚期，人们对疑似麻风病人的普遍态度也发生了变化。随着13世纪希腊-阿拉伯医学的影响力不断扩大，医学专家们对这些不幸的患者进行了更为严格的检查。当局更积极地对他们进行隔离和污名化，继而确诊病例数量下降了。最后，感染麻风杆菌的人可能更容易遭受黑死病和一波接一波瘟疫的侵袭，这无疑造成了高死亡率，并加剧了对疾病传播的恐惧。总之，在某些情况下，一种分枝杆菌代替另一种分枝杆菌可能加速了麻风病患者的减少，但这并不能完全解释社会体制或死亡率模式的变化。

到了17世纪中叶，"肺痨"（导致肺部损耗的各种身体状况）被认为是欧洲城市中的主要死因，这种情况此后持续了200多年。根据伦敦17世纪60年代的死亡率统计，"肺痨"每年造成2000到3000人死亡。在那十年里，只有鼠疫被认为比它更可怕，而这完全是因为1665年毁灭性的鼠疫造成了该市6万多人死亡。到19世纪初，情况并未得到改善，甚至更糟：在人口数十万的大都市里，绝大多数居民都可能有潜在的感染风险。尽管在不同时间和地点的情况有所差异，但约有五分之一的城市死亡率是由结核病造成的。在食物短缺或其他物质匮乏的时期，底层社区的居民随时面临着结核病的暴发。随着工业生产规模的扩大，许多人从事的职业使他们不得不接触煤尘、布纤维颗粒或有毒化学品，增加了他们对肺病的易感性。

与鼠疫、天花或腹泻等迅速导致死亡或快速康复的疾病不同，肺痨的病程长达数月或数年时间。对于病人和他们的家人来说，这种疾病无处不在，真正的挑战是与疾病共存，而不是存活下来。这激发了人们去美化这种慢性病痛的兴趣，以使它更有意义，让人更容易承受。当时的医学权威认为，肺痨是由身体内部的腐烂引起的，但18世纪和19世纪的其他观察者发现了更多振奋人心的事实。

"肺痨时尚"与社会批判

血淋淋的痰、急促的咳嗽、瘦弱的身体以及众多肺痨患者所经受的其他症状，本身并没有什么诱惑力。尽管如此，随着肺痨成为城市生活的一大祸害，人们对这种疾病的看法与道德、文明甚至审美等观念的转变交织在了一起。18世纪以前，评论员们把"好"的死亡理想化为一场斗争：在灵魂的争夺中，在苦难面前坚忍不拔，美德战胜邪恶或痛苦。虽然这些概念没有被明确地反驳，但在18世纪和19世纪，人们更倾向于赞美在平静的沉思中逝去，接受命运的安排。而肺痨的剧烈症状被忽略，人们倾向于描绘这样一种意象——缓慢消耗生命的疾病，轻柔地把人们引向坟墓。

最近的一位学者称之为"肺痨时尚"，这种对疾病的美化源自历史悠久的医学传统。19世纪的医生仍然以阿雷泰乌斯（约公元前1世纪）的描述为指导：消瘦、咳嗽、咳痰和持续的"高热"。体内发热的肺痨患者有着鬼魂附体般的样子："鼻子尖，消瘦；脸颊突出，通红；眼睛凹陷，明亮，闪闪发光……"阿雷泰乌斯发现，肺痨"最常见于身材修长的人，他们的肩胛骨突出，好像折叠门或翅膀；也常见于喉结突出的人，以及那些肤色苍白、胸膛狭窄的人"。古代医生把这种症状归因于体液失衡。而19世纪的医生提出了其他解释。詹姆斯·克拉克医生所著的一本有影响力的手册《论肺结核》（1835年）指出，神经兴奋性，特别是年轻人的神经兴奋性，是该疾病的一个促成因素。克拉克（1788—1870年）和他的同时代人发现，"肺痨患者"往往高度敏感、智力早熟，他们躁动不安的精神活动增加了他们对疾病的易感性。某些人由于遗传或其他先天性因素而易患此病，这种观念的影响力一直持续到20世纪。

关于肺痨的观念巧妙地映射到了起源于文艺复兴的青春激情意念上，还融入了一个连接爱情、死亡和疾病的意象体系。早在1598年，在诗歌《黎明俪歌：忧郁的爱人月余的所见所想》中，英国作家罗伯特·托夫特曾把肺痨描绘成热恋之人的贪婪之火："我就这样燃烧，燃烧我最后的气息，我最后的气息，化为乌有。"19世纪的作家用相似的语言描述了创作天才的激情。浪漫主义诗人约翰·济慈（1795—1821年）的一位朋友说，济慈精致细挑的身材预示着他的英年早逝。对于这个观察者来说，很明显，"体内燃烧的火焰很快就会吞噬外壳（济慈的身体）"。在其他情况下，肺痨又标志着一种女性阴柔的精神或体质。除了神经过敏的男性艺术家，女性被认为是最脆弱的。关于一位妇人临终前被爱情救赎的故事，不仅激发了小仲马创作《茶花女》的灵感，也激发作曲家朱塞佩·威尔第（1813—1901年）创作了著名意大利歌剧《茶花女》（1853年）。这种结核病的文化美化并不局限于西方国家。正如威廉·约翰斯顿和福田真人所展示的那样，19世纪末，日本诗人和小说家对脆弱、优雅的结核病人呈现了一种类似的理想化形象。德富芦花广受欢迎的小说《不如归》，1899年后屡次再版，描绘了一位妇女在面临家庭冲突和战争动乱时，因患结核病而遭受的痛苦。

对于深谙基督教隐喻的欧美受众来说，关于赎罪的叙述也唤起了关于基督承受苦难拯救人类的意象。在许多小说和纪实作品中，作者利用这个类比来进行说教。在美国，哈丽叶特·比切·斯托广受欢迎的反奴隶制小说《汤姆叔叔的小屋》（1852年）中，主角伊娃这个天使般的奴隶主女儿，与虔诚的奴隶汤姆交朋友，但后来死于肺痨。这部小说把伊娃自己的精神纯洁、她垂死时希望汤姆获得自由的愿望，同一个基督徒对另一个基督徒的不道德奴役进行了对比。其他作家把肺痨的突出症状与有着数百年历史的圣洁的受苦传统相提并论。这一主题深深影响了一位年轻的法国修女——小德兰（1873—1897年），她的自传《灵心小史》（1897年）记录了她在修道院修女陪伴下痛苦的死亡。小德兰卧床不起，剧烈咳嗽使她痛苦不堪，但她接受了考验，把自己奉献给了基督。在这些作品中，因肺痨而得以善终，肯定了女性的纯洁和精神境界的至高无上，同时否定了物质的享受、堕落的性欲和社会的不公。

社会改革者则拒绝这种矫揉造作。贫穷也许是高尚的，但肺痨带来的痛苦却不是，它象征着这样的社会现实：城市大众在无情的、损害健康的世上挣扎谋生，悲惨死去。小说家查尔斯·狄更斯在《尼古拉斯·尼克尔贝》（1838年）、《圣诞颂歌》（1843年）等作品中，批评了资本主义带来的剥削关系，证明了伦敦的不人道状况。卡尔·马克思（1818—1883年）在《资本论》（1867年）中把肺痨、工作条件和资本主义联系在了一起。马克思引用的统计数据表明，工人需要500立方英尺的空间来确保身体健康。他总结道，由于工厂劳动不可能实现这一点，"劳动力中的肺痨和其他肺病是资本存在的必然"。

贫穷与呼吸系统疾病的关系自马克思时代以来就一直是疾病史学

家的研究课题。然而，对肺痨的解释在 19 世纪 80 年代发生了深刻的变化，因为新兴的微生物学领域从根本上改变了人们对整个自然界的看法。虽然最初的医疗方法变化不大，但随着时间的推移，细菌理论的引入在社会的各个层面都引发了重要的变化。

全新的细菌世界

在西方医学史上，几乎没有哪个转折点比罗伯特·科赫于 1882 年 3 月 24 日向柏林生理学会成员所作的陈述更惊世骇俗了。他的研究团队分离出一种杆状微生物，科赫最初将其命名为杆状病毒。与爱德华·詹纳和其他一些前人不同，科赫用"病毒"一词来指"病原体"（之前还没有人能明确地将细菌、病毒和其他微生物区分开来）。科赫的团队培养了这种微生物，并用它给豚鼠接种，从患病的动物身上分离出更多的样本，并再次进行这个循环。在他的汇报中，科赫做的比说的多：他带来了显微镜及数百张染色切片，邀请那些惊讶的观众用他们自己的眼睛来评判。在科赫公布他的发现后不到三周，这个消息被迅速翻译并传遍世界各地。

科赫的天才并非独一无二。早在 17 世纪晚期，一些医生就已经提到 tubercles（结节）用来指结节这一结核病的主要症状，这个词来自拉丁语词汇 tuberculum，意为驼峰或小山。1877 年，埃德温·克莱布斯也曾提出结核病是由微生物引起的。科赫还肯定了法国研究员让·安托万·维勒明（1827—1892 年）的贡献，他在 19 世纪 60 年代用牛和兔子测试了结核物质的传播性。但是科赫自信的发布使他在世界范围内声名鹊起，同样，也将细菌学的重要性提升到了一个新的高度。据他估计，世界上有七分之一的人死于肺痨。对此疾病，科赫给出了一个令人信服的简单解释：活的微生物进入身体，进行繁殖，并攻击人体引起疾病。

　　这一说法影响深远。科赫为疾病的病因（即最初的原因）和传播提供了有力的解释。首先，在病原学方面，结核杆菌的确认统一了看似完全不同的疾病。尽管先前的研究者已经将淋巴结核、波特氏病和各种肺痨联系起来，但科赫令人信服地解释说，所有这些疾病都是由一种微生物引起的。反之，不同种类的微生物引起不同的疾病。霍乱、肺炎、鼠疫、伤寒后来都很快被理解为感染了某种特定病原体的结果。其次，科赫重新审视了有关疾病传播以及瘴气、传染和遗传（或"易感体质"）各自作用的讨论。科赫认为，疾病控制的主要目的是防止活的微生物进入体内或在体内繁殖。这一重点将重新调整医学和公共卫生的方向。更广泛地说，新的细菌学揭示了一个生命世界，这个世界除了少数拥有恰当设备和训练的精英研究人员，没有人能看见。

　　科赫在德国帝国卫生局的实验室为新兴的研究领域开发了基础性的方法。他们的一项早期任务是找到一种固态培养基，以便研究人员在其中分离出纯细菌培养物。用蛋白和土豆片做的实验不足以解决问题，肉类提取物明胶也被尝试过，但是它的熔化温度太低，而且一些细菌可以把它蚀穿。1881年，实验室助理安吉丽娜·范妮·黑塞（1850—1934年）建议使用一种海藻提取物——厨师用来做汤和果冻的琼脂。"黑塞夫人的媒介"很了不起：细菌不会侵蚀它；它在高达85摄氏度的温度下仍不会熔化，而冷却后，直到降至40摄氏度左右才凝结。琼脂凝胶可以在冷却时接种细菌，并在培养细菌所需的较高温度下保持稳定。后来，添加剂的使用又改善了凝胶的性能。1887年，科赫的另一位助手朱利叶斯·理查德·皮特里（1852—1921年）设计了一个带有悬盖的容器——皮氏培养皿，可以防止细菌样本受到污染。改进仍在继续，但到1890年，基本方法已经可以用于研究种类广泛的微生物。

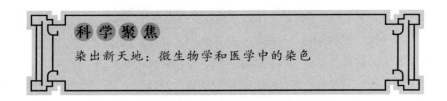

　　一个科学领域的创新往往可以被出色地应用在另一个领域。染色剂最初是为日益繁荣的纺织工业而发明的，但现在它们在医用化学中发挥着许多重要作用。研究人员和医生用它们来观察和分类微生物，有时甚至用来治病。

　　19世纪后期，研究人员从钢铁生产过程中常见的副产品煤焦油中提取了多种有机化合物。其中一种化合物苯胺，为微生物学中使用的许多染色剂提供了基本要素，包括亚甲基蓝（以及许多其他产品，如泡沫橡胶、胶带和塑料）。罗伯特·科赫的研究小组使用亚甲基蓝对含有结核菌的样本进行染色。当这种染料与一种复染剂结合时，结核杆菌在暗淡的背景下发出亮蓝色的光。因为染色使未经训练的观察者能看到微生物，所以当微生物学家与其他领域的科学家及公众交流时，染色是一种极为有效的证明手段。

　　1882年，丹麦研究人员汉斯·克里斯蒂安·革兰（1853—1938年）发明了一种染色方法，使后来的研究人员能够根据细菌细胞壁的差异对其进行分类。在"革兰氏阳性"细菌中，细胞壁在膜外有一层较厚的糖和氨基酸（肽聚糖）（图6.1）。即使使用脱色剂（如乙醇）处理细菌，该肽聚糖层仍会保留所染的紫色。在"革兰氏阴性"细菌中，肽聚糖层较薄，夹在两层膜之间。外膜包括帮助细菌抵抗抗生素的复合分子（脂多糖）。用脱色剂处理过的革兰氏阴性菌不会保留紫色，但它们会保留含不同化学成分的红色（藏红花色）染色剂。尽管仍在不断改进，革兰染色法一直被用于组织样本的初步分析。

　　早期的微生物学家，特别是保罗·埃利希，认识到染料可以灭活或杀死某些种类的微生物。埃利希主要研究锥虫——一种引起昏睡病和多种动物疾病的单细胞寄生虫。1891年，埃利希证明亚甲基蓝可以治疗疟疾，10年后，他测试了

244

100 多种合成染料，用于治疗马和牛的疾病。尽管埃利希自己并没有开发出昏睡病治疗方法，但其他研究人员继续他的研究路线，对数千种化合物进行了测试。1917 年，拜耳公司的科学家合成了"拜耳 205"这种药物，后来改名为苏拉明，它至今仍然被用于治疗早期昏睡病。德国化学家还合成了奎纳克林，一种黄色染料，在 20 世纪 40 年代成为一种广泛使用的抗疟药物。1935 年，一种被称为"百浪多息"的红色染料成为第一种广泛使用的磺胺类药物，这是一组合成药物，可治愈包括梅毒、链球菌性咽喉炎和脑膜炎在内的多种细菌引起的感染。

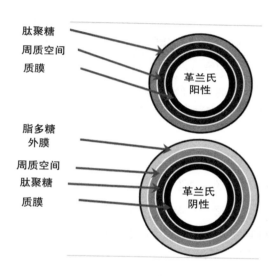

图 6.1　革兰氏阳性菌和革兰氏阴性菌
革兰氏阴性菌包括大肠杆菌、鼠疫耶尔森菌和淋病奈瑟菌。外膜中的脂多糖具有毒性作用，可引起动物免疫系统的反应，并抵御某些化学制剂。

　　事实上，从染料中提取的药物可能会变得越来越重要，因为其他药物会失去效力。2010 年代，疟疾研究人员重新对亚甲基蓝产生了兴趣，因为疟原虫对其他药物产生了抗药性。研究证实，这种染料可以防止寄生虫在人体血液中代谢血红蛋白。2017 年，马里的一项研究发现，当染料被添加到某些药物中时，能促进治疗效果。所有的结果都很有前景，除了一个小缺点：染料会使病人的尿液变蓝。

同时，科赫还试验了一些技术，帮助研究人员分辨出显微镜下可见的无数有机形态。他和其他研究人员转向了德国纺织生产商用来给织物上色的苯胺染料——煤焦油中产生的化学产物。科赫已成功将炭疽样本染色用于摄影，但结核致病微生物要小得多，最初对它们进行染色时，没有反应。后来，科赫的研究小组用亚甲基蓝染料成功证实，一种特定的细菌总是存在于患病的动物身上，而不存在于健康的动物身上，而且这种细菌的出现早于结核的形成。这种微生物而不是结核或其他症状的存在，是结核病存在的标志，不管它在身体的哪个部位出现。科赫之前是一个医生，但他一丝不苟的科学研究，以及他对疾病原因的看法，现在都集中在研究微生物的活动上，而不是它们所入侵的人体所表现出的特征。在1890年，科赫发表了一个完善版本的操作步骤，这是由他的团队开发的，后来被称为"科赫法则"。

科赫法则的局限性很快被发现，一些理论家坚持认为，"土壤"（即细菌传播的环境）和微生物这颗"种子"本身一样重要。一小部分人甚至认为，疾病是由其他环境或遗传原因导致的，而细菌只是其副产品。尽管如此，在1877年科赫发表炭疽病照片后的十年里，德国微生物学连续取得显著的成功。如第二章所述，阿尔伯特·奈瑟于1879年分离出淋病细菌。1886年，阿尔伯特·弗伦克尔发现了肺炎链球菌，从而有助于区分肺炎和肺结核。在科赫的亲密合作伙伴中，1883年至1884年，洛弗勒培养了埃德温·克莱布斯不久前发现的白喉病原体（白喉棒状杆菌），科赫的学生加夫基（1850—1918年）确定了引起伤寒的细菌（伤寒沙门菌）。最令人注目的成就是科赫在1884年全球霍乱病毒鉴定竞赛中战胜了法国和英国的团队（见第五章）。科赫获得了德国政府的嘉奖，并被授予柏林大学的卫生学教授职位。

这些都是辉煌的成就，但科赫仍感到有压力，他想要取得更多的成就。毕竟，最终的目标是预防或治疗疾病。尽管科赫的说法很快就引起了公共卫生官员的注意，但事实证明，有效的疫苗和治疗却很难找到。1885年，科赫的主要竞争对手路易斯·巴斯德对小约瑟夫·梅斯特和其他狂犬病患者的治疗取得了惊人的成功，成为人们关注的焦点。对科赫来说，这是一种令人痛心的羞辱：不仅因为巴斯德是法国人，还因为他对致病微生物提出了不同的看法。巴斯德声称，一种病原体的毒力可以被减弱，他已经使用连续注射的方法来治愈疾病。这似乎与科赫的说法相矛盾，科赫认为细菌有不同的种类，并且显示出不变的特征，尽管正如门德尔松所表明的那样，科赫并不反对天生毒力可变的观点，甚至称赞巴斯德的这一发现。最让科赫恼火的可能是，巴斯德获得了建立一个独立研究所的财政支持，而科赫当时是一名大学教授，被他所厌烦的教学和管理任务所拖累。

　　急于求成的心态导致了科赫最大的失败，这是一次结核病治疗的失败尝试。经过数月的秘密研究，科赫于1890年8月宣布，他发现了一种能阻止豚鼠结核杆菌生长的物质。这个发现是试验性的，但是科赫很快就被救助的请求包围了，他承诺在11月出售这种不久后被称为结核菌素的药物。同时，他与普鲁士文化部谈判，试图建立一个研究所，同时将出售结核菌素的利润保留数年。在许多病人接受注射后，到1891年初，有迹象表明结核菌素的效用被过分夸大了，有时甚至会造成伤害。当科赫透露结核菌素只不过是结核杆菌的甘油提取物时，有批评者指责他欺诈。更多的试验证实，注射少量结核菌素会在牛和人体内引起免疫反应，而这种方法可以识别出接触过结核杆菌的个体。这种"科赫淋巴"的诊断价值很快被认识到了，并成为公共卫生检测的重要工具。但结核菌素并不是人们所期望的理想药物；相反，结核菌素证明人体与细菌病原体的关系受到许多生理和环境因素的影响：一种疾病不能仅仅通过分离微生物来解释或治愈。结核菌素的失败迫使科赫接受柏林传染病研究所所长的职位，而不是成立一个独立于普鲁士政府的研究所。

在科赫的研究圈子里，第一个重大的治疗突破发生在 19 世纪 90 年代初，那就是由埃米尔·贝林（1854—1917 年）主导的白喉研究。白喉曾被称为"锁喉天使"，是由通过呼吸道飞沫传播的具有高度传染性的细菌引起的。它的一个常见症状是黏膜上出现一层灰色的厚膜，阻塞气管并导致窒息。白喉是 19 世纪婴儿死亡的主要原因，特别是在 19 世纪 50 年代末这一传染病从欧洲蔓延到世界各地之后。巴斯德研究所在 19 世纪 80 年代通过研究证明，白喉的症状是由细菌释放的毒素而不是细菌本身引起的。1891 年，贝林向动物实验对象注射了剂量逐步增多的白喉毒素，发现受感染的豚鼠、绵羊和马自然产生出一种中和白喉毒素的物质（后来的科学家称之为抗体）。在埃利希和赫希斯特化学公司的帮助下，贝林利用绵羊和马生产出了一种血清，他称之为"抗毒素"。埃利希于 1894 年发表了一项临床试验结果后，德国许多城市采用了这种新的治疗方法，德国的白喉死亡率在一年内下降了 50% 以上。血清疗法在治疗破伤风和腺鼠疫的试验中也取得了一些成功。

最近一些历史学家指出，白喉死亡率的显著下降并不完全得益于新疗法本身。随着细菌学检测日益变得普及，许多受感染的人被隔离，从而阻止了疾病的传播。其他儿童疾病，如猩红热、麻疹和百日咳也在减少，因此白喉抗毒素的发现可能只是加速了这个已经发生的更广泛变化。但对 20 世纪初的许多人来说，抗毒素是一个显著的进步，指明了以致病微生物为目标的公共卫生战略的前景。即使在疾病无法治愈的情况下，当时配备显微镜的官员也可以识别出感染者并保护社区居民。这种看法也有助于加强对 1918 年流感大流行的应对措施，尽管当时并没有有效的流感疫苗或治疗方法。

在公共领域和家庭环境中，新的卫生措施和产品反映了人们阻断细菌的新追求。随着公共卫生运动对入侵微生物发起宣战，在寻求健康道德规范方面，治疗和治愈"结核病"的措施占有特殊地位。早期的卫生运动强调公共基础设施建设，而 1890 年之后，公共卫生当局越来越强调卫生行为、社会成员资格和服从国家之间的联系。

健康公民与健康国家（1880—1920 年）

在 1850 年后变得越来越繁忙的国际边界，健康和卫生受到特别关注。由于工业化使一些工人流离失所，同时为其他人创造机会，数百万人在欧洲各国间迁移。更大规模的是横跨大西洋的移民潮，在 1880 年至 1920 年间，美国和加拿大的港口接纳了超过 2000 万移民。这些新移民比 19 世纪早期占移民大多数的不列颠岛民更加多样化。波兰人、乌克兰人、意大利人和斯堪的纳维亚人在新大陆东部城市或草原农庄的工厂寻找工作。在西部，成千上万的亚洲家庭在沿海城市或铁路建设和采矿的劳工营找到了生计。正如爱尔兰移民一直是遭受怀疑的对象一样，新移民往往被认为是劣等人种。除了对种族多样性的担忧，19 世纪 90 年代霍乱和腺鼠疫的流行，为严格的边境防控政策提供了更多的依据。

1930 年以前，大多数美国移民都是在纽约的埃利斯岛入境的，1892 年联邦政府在那里开设了一个入境港。在自由女神像的阴影下，公共卫生官员面向下层旅客介绍了他们在新国家将会接受的监管力度。一等舱和二等舱的乘客被免除严格检查或在船舱接受询问，但统舱的乘客却面临着被抽检的境遇，他们被要求脱光衣服，被任意摆布，有时还会被要求提供血样或尿样。横渡大西洋期间的这些差异加强了源自于种族和阶级差别的偏见。在拥挤的船舱里呆了几个星期，食物缺乏营养，饮用水短缺，卫生条件糟糕，许多旅客变得虚弱、肮脏，甚至染病，这就不足为奇了。尽管在 1915 年以前还很少进行细菌学检查，但埃利斯岛的官员在 1921 年就进行了 2 万多次实验室测试。在旧金山附近的天使岛等西海岸港口，亚洲移民往往在接受沙眼检查后被驱逐出境，（据官员声称）因为亚洲人的眼睑形状使得这种眼疾在他们中间尤其常见。一些想要移民的人被拘留数周或遣送回家。对于成功移民的人，兴师动众的体检表明了国家的意图，即对全国的工人和公民强化健康标准及服从意识。

美国许多城市的规模急剧增长，尤其是纽约。到 1900 年，纽约五个行政区的总人口为 340 万，是美国第二大城市芝加哥的两倍多。许多外表"肮脏"的移民来到这里，一定程度上造成公共场所人群拥挤。人口众多的家庭挤在肮脏的小房子里，因此公共卫生倡导者对其中的疾病风险表示担忧。早期的卫生措施侧重于社区规划、街道清洁和下水道系统，现在又加上了有关个人行为规范的建议。这些指示往往带有说教的口气。在伦敦、巴黎、纽约等大都市，没有什么比随地吐痰更能激起愤怒的了。作家们对这个令人厌恶且可能致命的习惯忧心忡忡。1908 年发表的一篇医学论文中记录，一位巴黎的研究人员甚至数出，歌剧院和著名的蒙马特大街之间的林荫大道上有 875 处痰迹。在工人和雇主的集会上，官员们警告说，不要让充满细菌的"杀人痰"伺机污染鞋底。有些人主张完全禁止公民在公众场合吐痰，当时大多数人认为这是不切实际的，因为当时男性普遍抽无烟烟草，专家们最终只是批评在地上吐痰的行为，并要求公共场所配备装满锯末的痰盂。结核患者被鼓励使用个人痰盂，尽管有些人表示反对，认为在公共场合使用或清洗痰盂是不光彩的。

另一个关注的焦点是饮用水，这种城市便利设施不仅惠及旅行者，也惠及长途旅行的牛马。19 世纪许多城市都有喷泉或水井，上面用链子拴着一个杯子，供众人使用。在美国，公共卫生官员警告这些杯子可能传播疾病之后，人们发出了捍卫这些"普通杯子"的呼声。铁路运营商提出，没有这些杯子，会给乘客带来不便；提倡戒酒的人担心，口渴的旅客会到酒吧里喝一杯。随着普通杯子开始消失，一些建筑安装了带纸杯的自动售货机，但即使是最低收费，对穷人来说也是一种负担，对于其他人来说也增添了麻烦。在1910年代许多州禁止使用普通杯子之后，一些城市安装了公共饮水机或者"泡沫喷泉"，这种装置可以将水流从管道中直接压上来。后来的设计在喷嘴上增加了一个护嘴装置，并使水流成一定角度，以防止受污染的水回流到水池中。

随着各国政府加强了对消费品的监管，出现了一些有争议的问题，涉及的对象是牛而不是人。正如第七章将讨论的，19世纪中叶，在一系列的牛病导致牲畜大量死亡促使政府采取行动之后，欧洲牲畜的健康问题受到了越来越多的关注。1890年，科赫的实验证实了结核菌素的诊断特征后，兽医们立即开始检测牛的结核病。他们在许多牛群中发现了较高的感染率，但官员们对必要的应对措施意见不一。斯堪的纳维亚国家和德国部分地区采纳了丹麦兽医伯纳德·邦（1848—1932年）的观点，他主张对所有动物进行结核菌素试验，对测试结果为阳性的动物进行隔离，并宰杀有晚期疾病迹象的牛。其他国家则更加谨慎，因为结核菌素试验并不总是准确的，而且它的重复使用对农场的动物来说是具有伤害性的。1901年，科赫在一次国际会议上提出牛结核病对人类的危害很小，而肺结核仍应是人们关注的焦点，这引起了争议。尽管科赫最终改变了自己的观点，但这种混乱导致了多年的犹豫不决和拖延，尤其是在欧洲。美国在1917年开始了一场全国性的牛结核检测运动，加拿大也在1923年开始了这项运动，但类似的措施德国直到二战后才启动，英国直到1960年代才启动。

牛奶的巴氏杀菌法是另一个热议的话题。到 1910 年，基于美国城市的研究估计，大约 10% 的婴幼儿死亡（特别是白喉和伤寒引起的死亡）是由受污染的牛奶引起的。巴氏杀菌法的反对者的理由是加热牛奶会改变味道，降低其营养价值。而奶农对这个程序的收费提出抗议。另外，有关达到安全效果所需程序的温度和时间的争议也一直存在。然而，医生和公众对巴氏杀菌法的支持率稳步增长，特别是由于牛奶配送规模的扩大以及许多奶制品厂的供奶集中在区域储存设施中。1908 年，芝加哥成为美国第一个规定采用巴氏杀菌法的城市，纽约也于 1914 年开始执行这一先前通过的法令。这一措施在 20 世纪 20 年代的美国、1935 年的法国和 1960 年的英国开始广泛实施。

正如前面的例子所表明的那样，随着人口和工业产能的迅速增长，美国在各个公共卫生领域首先采取行动。其他地区同样开始行动，通常从地方一级开始，政府采取措施清理街道上的动物粪便，检查工厂，实施建筑规范以及要求进行维修，并对水、食品和饮料进行质量监控。这些公共健康和卫生措施在降低死亡率方面，比治疗和其他有针对性的医疗干预措施效果更好，在城市尤其如此。规章制度的实施不仅提高了公民的健康水平，而且为国家当局提供了合法性的根据，也为其他领域的干预提供了基础。欧洲和北美日益壮大的中产阶级努力控制个人之间和家庭中的细菌传播，与政府主导的措施相辅相成。

疗养院与行为改革

从 19 世纪 80 年代开始，细菌理论的发展趋势，特别是从"肺痨"到"结核病"的转变，给公共卫生工作者、医生和病人带来了新的困惑。一方面，细菌理论解释了各种疾病的病因和传播方式，对医院操作流程产生了广泛的影响。人们更加关注微生物带来的危险以及隔离病人的必要性，尽管许多这方面的改革花了几十年才得以实施。另一方面，细菌理论没有在治疗方面带来多少改进。尤其是结核病，症状的缓解似乎还依赖于许多个人因素，完全治愈似乎前景渺茫。因此，标准的全套治疗方案又恢复到古老的做法：营养的食物和饮料，加上在新鲜空气和阳光下进行适当的休息和锻炼。随着医学科学威望的提高，这种治疗方法开始由受过训练的医生管理。此外，有越来越多的护士参与其中，他们断言，他们在卫生和治疗方面的专业知识可以影响个人疾病的进展，也可以减少结核在人群中的传播。在结核病和其他传染病得不到有效治疗的情况下，当局认为预防是最有效的武器。

在医院，根据细菌理论需要修改的项目之一，是手术过程中和术后护理设施的操作流程。一直以来，接受截肢或复合性骨折等手术的患者，面临着由入侵微生物引起全身疾病的极大危险。不仅在战场等恶劣环境是这样，在外科病房中同样如此。医生和护士在医院（和停尸房）的不同区域自由活动。虽然有些人注意到了手和工具的清洁，但没有系统性地采取任何措施来降低卫生工作者传播污染物的风险。1860 年后，随着外科医生采纳了路易斯·巴斯德等人的发现成果，这种情况开始改变。在一篇连载发表于多期《柳叶刀》医学杂志（1867 年）的长篇论文中，颇有影响的英国外科医生约瑟夫·李斯特（1827—1912 年）提出，外科感染是由飘浮在空气中的微小有机体引起的。李斯特严谨的论文强调了对细节的关注和手术抗菌所需要的操作技能。起初，他建议对手术器械进行化学消毒，方法是将它们浸泡在碳酸（当时已经用于保存尸体）中，并使用在消毒剂中浸泡过的伤口敷料。后来，他设计了一个带长柄的泵，向空气中喷洒碳酸溶液。最初，李斯特的发明成了人们嘲笑的对象，被戏称为"驴子引擎"。

但到了 19 世纪 80 年代，它已象征着一个被广泛接受的原则：外科医生应该遵循消毒程序，以防止细菌进入伤口并引起感染。

按照李斯特抗菌法进行的操作，把新的微生物科学和早期的环境清洁方法相结合。如前所述，19 世纪 80 年代对许多病原体的确定，很快将人们的注意力转移到了病原体的直接、局部影响上。到 1890 年，连李斯特也承认，空气中的化学喷雾相对而言是无效的，必须采取更有针对性的措施。巴尔的摩的约翰·霍普金斯医院等先进机构试图提供完全没有细菌的无菌手术环境。蒸汽和加热被用来代替化学药品作为消毒手段。在欧洲和北美的许多医院里，医生们试验了手术服和口罩。约翰·霍普金斯医院的护士是最早一批使用薄橡胶手套的，这是固特异橡胶公司在医院主任医师威廉·霍尔斯特德（1852—1922 年）的特别要求下提供的。1900 年以后，患者手术的存活率明显提高。由于医院采用了杀菌程序，他们开始逐渐摆脱了穷人和弱势群体"死亡之门"的名声。

细菌理论对疗养院（专门治疗结核病的机构）的工作没有产生那么直接的影响。这些机构的设置反映了人们普遍持有的观点：医疗和道德并行不悖，以及工业城市环境对体质虚弱者的健康不利。从 19 世纪中叶开始，医生们就在宁静的阿尔卑斯山和森林疗养地进行治疗试验。1884 年后德国的国家保险计划和 1911 年英国的国家保险法，都包括了为疗养院治疗提供资金的条款。到 1920 年，德国大约有 130 个这样的机构，英格兰和威尔士有 175 个。这种模式传播到了大西洋彼岸的美国，那里的病人之前曾在山区度假村或温暖干燥的西南地区寻求露天治疗。许多美国和加拿大的机构都受到爱德华·利文斯顿·特鲁多（1848—1915 年）的启发，他在纽约萨拉纳克湖如诗如画般的田园环境中建起小屋，提供疗养服务和疗养技能的培训。1900 年，美国有 34 家这样的机构提供近 4500 张床位；25 年后，536 个机构治疗了近 67.5

万人，总数接近全国人口的 0.6%。

其中一些机构，尤其是德国的机构，是由政府资助的，而另一些则由大公司或工会赞助。他们的情况大相径庭。少数一些机构给富人提供了奢侈的生活，在仆人的伺候下，他们裹着毯子躺在露天门廊里，在精心安排下定时散步，并每隔一段时间测体温。更常见的疗养院情况是，病人在细心监控下过着单调的病房生活，他们被要求遵守医嘱，有时还要参加勤杂事务或办公室工作等"分级劳动"。澳大利亚墨尔本的一位匿名作家将疗养院的刻板环境描述为类似于宗教修道院。这也许并不奇怪：这两种机构将人与外部世界分隔开来，并提供了个人身体护理与提升道德修养相结合的氛围。然而，与修道院不同的是，疗养院被看作是临时过渡的机构，在那里，病人需要为出院后应对其慢性传染病而掌握新的自我维护技能。

随着结核菌素诊断测试的开展，公共卫生工作者也将精力集中在预防儿童结核病上。1908 年，结核菌素测试程序在华盛顿的一次国际会议上得到推广，此后，医生们越来越多地报告一类新的"前结核病"个体，他们没有表现出结核病症状，但其测试显示存在结核菌。从 1909 年新泽西州的法明代尔开始，数十家被称为"预防所"的机构为这些被认为处于疾病风险的儿童提供了严格的休息、饮食和户外活动方案。这些机构几乎全部由护士管理，护士不仅负责儿童的健康，而且还负责家庭探访，以确保儿童回家后也能有健康、规范的环境。"我们的目的，"一位法明代尔的行政人员写道，"是永久地拯救每一个来到我们身边的孩子。"

尽管有这样改善社会的雄心壮志，但并不是每个人都能进入这样的机构。穷人往往承担不起长时间离开工作岗位和家庭的代价去进行休养。在法国，对德国方法的怀疑导致人们对此类机构不感兴趣，而由各种慈善机构和政府部门赞助的药房开始协调提供居家护理。这些药店提供洗衣服务、食品和牛奶；有些药店进行家访，就结核病治疗的卫生和常规做法向病人提供指导。药房将病人视为感染源，并敦促其家人和朋友采取保护措施。"治疗肺痨是一项值得表彰的工作，"1908年一位巴黎观察家说，"但是……最好还是防止健康人感染这种疾病。"在经历了1910年代的缓慢起步之后，到了20世纪20年代初，数百个这样的机构在法国和英国的城市中出现，给人们提供警戒。

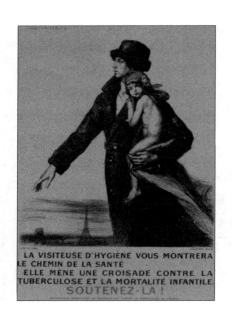

图 6.2　法国公众健康意识海报

图片文字："公共卫生护士会为你指引健康之路。她领导着一场对抗结核病和婴儿死亡率的斗争。支持她吧！"

在这张1920年由朱尔斯·玛丽·奥古斯特·勒鲁创作的海报中，这位女性的军人风姿激起了人们在第一次世界大战期间保卫法国的呼声。个人和家庭卫生与国家目标联系在一起，公共卫生护士被塑造成一个勇敢和权威的形象。

在某些情况下，对病人的监视更为公开。比利时和法国的城市汇编了卡西尔卫生档案，对各个社区的卫生条件和疾病病例进行了分类。1893 年，纽约市卫生部门开始了类似的登记，1897 年，它要求医生报告所有新增结核病例的姓名和地址。尽管一些病人和医生提出抗议，但美国数十个城市纷纷效仿。由于公共卫生部门经常与其他机构共享信息，许多人在寻求住房、保险和就业时因此面临歧视。

除慈善机构和工人协会外，抗结核病联盟还开展筹资和宣传活动，为公众提供支持。1891 年法国成立了一个全国性的抗结核协会之后，这个想法在接下来的 20 年里传播到了许多其他国家。像上文的药房一样，这种联盟旨在教导结核病患者及其护理人员，以期保护公众。这项任务的核心是，使居民能够获得疾病控制所必需的知识和技能。正如历史学家南希·托姆斯所说，改革者们提出了一个"细菌福音"，将个人对卫生健康的道德责任与公共利益联系起来。1900 年，多伦多大学（当时的名称）校长詹姆斯·劳登在该市抗肺痨协会的开幕会议上这样诠释这一理念："每个人的家都应该是疗养院。我很高兴得知，运用现有的办法，肺痨患者在家里就能得到相当好的治疗。"在美国，各地区协会于 1904 年在东海岸著名的医疗权威的领导下联合起来，这些权威人士包括费城的劳伦斯·弗利克（1856—1938 年）、纽约的赫尔曼·比格斯（1859—1923 年）和巴尔的摩约翰·霍普金斯大学的两名临床医生威廉·韦尔奇（1850—1934 年）和威廉·奥斯勒（1849—1919 年）。他们的组织最初命名为全国结核病研究和预防协会，后来又命名为美国肺脏协会，通过选举爱德华·利文斯通·特鲁多为第一任主席表明了对疗养方法的认可。

但是"每家都是疗养院"是什么意思呢？对于结核病人来说，这意味着要严格注意体温、体重、日常饮食、锻炼和休息。这意味着要避免有危险的活动，包括会传播细菌的大声唱歌，深夜外出妨碍休息，或者身体上的亲密接触，比如亲吻嘴唇。但限制行为也暴露了物质贪欲的一面。正如格雷厄姆·穆尼所解释的，对于一些中产阶级家庭来说，"结核病生活方式"包括通过医学期刊和邮购服务购买专门产品。病人可以买一个床上屏风来保护隐私或遮挡光线，或者买一个遮阳篷，这样他们睡觉时头和肩可以处在室外新鲜空气中，或者买一个脚踏板，可以折叠作防火屏。这种过度的病态消费文化，偶尔会遭到嘲笑。例如，在《魔山》（1924年）中，托马斯·曼（1875—1955年）嘲讽地描述了一个富有的病人，他在思考是否应该购买一个带有天鹅绒外壳的温度计，以匹配他的经济实力和社会阶层。

细菌的概念也催生了家庭管理和日常生活的新做法。在某种程度上，这种新的态度反映了以往的卫生保健倡议，如避免接触腐坏、肮脏的物质，但对微观颗粒的关注也将人们的注意力引向了家居用品和家具。装潢师们的兴趣从偏爱厚重的维多利亚风格、折叠的窗帘和厚织物，转向更简约的美学风格，减少可能藏污纳垢的过多装饰。家务管理手册和广告商推荐含有碳酸和碱液的清洁剂。最重要的家居用品是洁白光亮的瓷制马桶，它意味着个人空间中，饮用水和污水被分离，污物能够被轻松冲走。这种清洁标准隐含着道德和社会地位之间的联系。与拥挤的廉租公寓楼的居民不同，能够负担得起室内管道的人会通过恰当的清洁方法和个人的卫生习惯，来实施必要的自我控制，以防感染疾病。

对个人行为的关注甚至延伸到时装和发型领域。作家们批评说，曾经被视为女性端庄得体标志的拖地长裙，是吸纳灰尘和污垢的危险品。据称，毫无防备的家庭主妇会将城市中肮脏街道上的污染物带回家中。对细菌的恐惧也把焦点对准了一些男性特征——他们的满脸胡须被怀疑是传播疾病的载体。美国《哈珀周刊》1903年的一篇文章对"胡须的逝去"进行了讽刺评论，体现出这种态度的转变。文章指出，半个世纪前，人们认为胡须可以在空气进入人的呼吸道之前净化空气。现在却不同了："既然这种病不再被称为肺痨，而是结核病，不是遗传性的，而是传染性的，我们认为符合科学的说法是，胡须会沾染结核病菌，是将疾病传播到肺部的最致命的媒介之一。"新的科学观点鼓励了行为的转变，也鼓励人们尊重那些专家研究员和医生，他们拥有关于危险微生物和预防方法的权威信息。

艾莉森·巴什福德用"卫生公民义务"一词体现 20 世纪初控制结核病的一系列信仰、做法和法律要求。正如一个世纪以前一样，首要任务仍然是与疾病共存，而不是治愈疾病。然而，在西方，"与结核病共存"理念的形成，是依托于现代医学所赋予的观念和价值观，尤其是人们对细菌认识的不断提高和普及（尽管不精确）。

在西方，结核病的发病率在 1900 年左右开始持续下降，这种下降趋势在第一次世界大战后延续，在第二次世界大战后得以加速。而这一趋势在世界其他各地区的程度不同。在 20 世纪 20 年代，当一些孤立的太平洋岛屿和因纽特人群体第一次遇到携带病原体的欧洲人时，他们遭受到高发病率。不过，此处不必夸大"处女地"概念的影响。最近的基因组分析显示，结核病菌株当时已经在全世界广泛存在，而发病率的上升是由生活和工作条件的大规模变化所引发的。广义上讲，从 19 世纪后期开始，随着国家的工业化，以及工人处于工业城镇中狭窄、贫困的生活状况，结核病发病率上升了。地区之间情况有所不同。例如，日本在 19 世纪 70 年代迅速工业化过程中，纺织业不断增长，其工厂条件影响到的主要是女性工人。非洲南部的矿工患上了矽肺病，是由于吸入了粉尘，这会加重各种肺病。

1920 年后的几十年里，结核病防治运动的国际协作更加显著。随着新技术的开发，医疗干预的主要目标发生了变化，有时强调用疫苗预防疾病，有时则试图用新的抗生素来治疗。无论采取何种方法，世界各地结核病带来的挑战并没有从根本上减少。在某些方面，它的挑战比一个世纪前更加复杂。

20 世纪的防治

尽管在 20 世纪的根除天花运动中，数亿人（主要是儿童）接种了天花疫苗，但它并不是世界上接种人数最多的疫苗。接种人数最多的可能是一种不太成功的预防措施：卡介苗（BCG）。它以法国生物学家阿尔伯特·卡尔梅特（1863—1933 年）和卡米尔·介兰（1872—1961年）命名，他们在 20 世纪早期从牛结核病的致病菌——牛分枝杆菌中开发了这种疫苗。卡介苗是一种减毒活疫苗，通过培养多代细菌来降低其毒性。在 1921 年首次使用后，卡尔梅特的报告表明，涉及约 1000 名婴儿的早期试验取得成功，然而这个报告遭到了怀疑。1930 年，德国吕贝克的一次疫苗意外污染，导致 70 多名婴儿死亡。当时，疫苗几乎被废弃；但事实上它并没有被废弃，而且卡介苗至今已经给超过 40 亿人接种，这在很大程度上说明人们对有效的抗结核病武器的渴望。20世纪 30 年代，这种渴望在美国西部乡村和加拿大的偏远印第安原住民社区尤为强烈。研究在这些不太可能的地区开展，这至少在某种程度上将恢复对卡介苗有效性的信心。

19 世纪末，北美原住民面临军事冲突、被迫移民和陷入贫困的境地，这些状况都增加了他们对许多疾病的易感性。在美国，1865 年内战结束释放的军事力量，对原住民社区发动了侵略活动。而在北方，

1867 年加拿大联邦成立后，更试图集中力量控制原住民群体。此外，到了 19 世纪 70 年代，从德克萨斯引进的大量长角牛加速了曾经庞大的野牛群的崩溃，而正是这些野牛群为大平原的原住民社会提供食物。大规模的饥饿加剧了流行病的影响，牛本身也引入了炭疽、德克萨斯蜱虫热和牛结核病的病原体。通过食用牛的受感染器官和肉，牛结核病可传染给人类。詹姆斯·达舒克指出，这导致了 19 世纪 70 年代肺结核病例报告的急剧增加。此后，结核病成为对美国原住民群体健康最显著的威胁，特别是那些被迫迁入偏远的、资源不足的社区（即保留地，在美国称为 reservations，在加拿大称为 reserves）的人，在那里他们面临着过度拥挤、营养不良和缺乏基本生活必需品的问题。在更远的北方，尽管欧洲的入侵没有那么彻底，但是到 19 世纪 60 年代，地方性结核病在北至巴芬岛的地区稳固地扎下根基。进入 20 世纪以来，结核病频繁加重其他疾病的影响。麻疹、流感和肺炎会在偏远地区的人群中暴发，然后以不同于南方流行病的模式消退。

尽管白人公共卫生官员越来越关注这些情况，但他们仍然把"印第安人"中的结核病视为一个种族问题。1921 年，内布拉斯加州的一名医生写道："印第安人是环境的产物"，他们本能地抵制正确的卫生习惯，倾向于保持恶习。据称，原住民对结核病的抵抗力低于城市化程度更高（因此文明程度更高）的欧洲后裔。在加拿大，这一问题因政府政策的原因而更加严重，这些政策迫使成千上万的儿童进入寄宿学校，在那里他们遭遇到了食物差、空间拥挤和其他形式的虐待和忽视。

原住民社区令人震惊的感染率推动了卡介苗的长期试验，这影响了世界各地专家对疫苗的看法。1933 年秋天，萨斯喀彻温省的医生开始对大约 600 名婴儿进行测试。1936 年，美国研究人员开始对分布在阿拉斯加西部和东南部几个保留地的 3000 名儿童进行研究。这项由约瑟夫·阿伦森和卡罗尔·帕尔默于1946年发表的美国研究表明，卡介苗对抗结核病有"显著的保护作用"。受限于当时的研究条件，研究人员未能评估出排除其他因素后疫苗对发病率和死亡率的影响。尽管阿伦森对他的研究结果提出了警告，但国际观察人士从这项研究和其他研究中乐观地得出结论，卡介苗可能会减少多达80%的新增结核病例。

除英国外，到20世纪40年代中期，欧洲国家已经启动了卡介苗计划，其疫苗株已在各个国家实验室进行了配制。然而，在北美进行的研究很重要：尽管有局限性，他们还是提供了统计证据，证明卡介苗可以减少边缘贫困人口的结核病。讽刺的是，美国和加拿大官员从未大力推广卡介苗，反而在北美以外的全球地区推广。在其他抗结核病运动中，1952年至1962年期间，由世卫组织和联合国国际儿童基金会（UNICEF）合作的一个项目在发展中国家实施了1.3亿多例疫苗接种。

虽然这些措施的广度是显著的，但有时也会激起群众的抵抗。例如，在印度南部，疫苗抗议者援引甘地对这一做法的怀疑，主张优先改善卫生设施。批评人士中包括查克拉瓦尔蒂·拉贾戈巴拉查理（1878—1972年），他是印度马德拉斯邦一位有影响力的领导人，曾是甘地的助手。拉贾戈巴拉查理反对"大规模实验"，质疑疫苗的有效性，并推测它甚至可能导致疾病，因为它使用了活的（尽管是减弱的）细菌。疾病本身的特点也不利于改善人们对这场运动的看法。由于结核病是一种缓慢损耗身体的疾病，患者以成人为主，而且不会像天花那样出现致命症状，所以它并没有引起人们对疫苗接种员的认同。此外，许多感染者没有明显的症状，使其不可能像天花疫苗接种那样最终采用有针对性的监测和控制策略。尽管对卡介苗的抵制并没有使接种完全停止，但在印度遭遇的批评表明，当地精英并不总是接受世卫组织和其他机构全球卫生工作者优先推荐的方法。

卡介苗现在仍然是唯一的结核病疫苗，而且仍在许多人群中使用。但它的效果如何？经过 20 世纪 50 年代以来的多次争论，仍然很难给出答案。有几个影响疫苗效力的因素：首先，也是最重要的，卡介苗只能防止新的感染，不能治愈休眠的感染，后者在某些条件下可能会被重新激活。其次，不同的疫苗株具有不同的特性，它们与结核分枝杆菌和相关细菌的相互作用似乎也不同。一些专家认为，非致病性分枝杆菌的流行，特别是在热带环境中的广泛存在，可能会影响疫苗的性能。第三，与天花疫苗相比，对那些营养不良和反复受感染的人来说，卡介苗所提供的免疫力似乎被遏制了。总的来说，来自许多研究的证据表明，卡介苗有助于预防某些形式的结核病，特别是对于尚未接触分枝杆菌的儿童。但卡介苗对肺结核发病率的总体影响不大。与天花疫苗不同，卡介苗的使用并不是希望根除结核病，而是因为其他治疗方案被认为是不切实际（即太贵）或无效的。

在 20 世纪 40 年代和 50 年代卡介苗接种的鼎盛时期，另一项创新产生了更广泛的影响：青霉素、链霉素和其他能够治疗许多细菌感染的药物的开发。20 世纪 30 年代末，磺胺类药物以及青霉素的开发（见第二章），激起了人们的希望，并激发了进一步的研究。在新泽西州罗格斯的一所大学里，赛尔曼·瓦克斯曼（1888—1973 年）领导的研究小组对放线菌——呈放射状生长的土壤细菌进行了数千次测试，以寻找致命化合物。在一系列发现中，瓦克斯曼的学生阿尔伯特·沙茨（1920—2005 年）于 1943 年分离出一种能够对范围极广的病原体起作用的化学物质，并把它命名为链霉素。青霉素只能治疗由细胞壁相对多孔的革兰氏阳性细菌引起的感染，而链霉素能杀死更广泛的病原体，包括结核分枝杆菌和鼠疫耶尔森菌（导致鼠疫的细菌）。瓦克斯曼借用了以前用作形容词的一个术语——"抗生素"，字面意思是"对抗生命"，用它来表示一类抑制微生物生长的微生物物质。瓦克斯曼的细菌筛选方案也提供了一个识别更多抗生素的研究模型。

就像青霉素一样，链霉素的影响也是迅速的。通过肌肉注射，这种药在几个月内治愈了大量患者。特别是与结核病有关的脑膜炎患儿，用药后似乎奇迹般地康复了。在人口占比上，1945 年至 1955 年间，美国结核病年死亡率从每 10 万人 39.9 人下降到每 10 万人 9.1 人。同样，在西欧，结核病的发病率在 20 世纪 50 年代每年下降 7%~10%。发病率原本已经在下降，而且这种下降趋势会一直延续到 1980 年，但链霉素促成了结核新增病例和相关死亡人数的最大降幅。以往通常致命的其他感染，如肺炎或心内膜炎（心脏内膜的感染），现在可以迅速有效地治愈了。

这一成功促成了二战后美国等地公共卫生官员态度的转变。正如兰德尔·帕卡德等人所指出的那样，战后秩序中的领导人倾向于利用技术来解决问题，并促进欠发达地区的发展。与抗生素的发明同时发生的是有关减轻痛苦和促进康复的其他全球卫生倡议。卡介苗运动、广泛使用滴滴涕灭蚊、增加天花疫苗接种、新的抗疟疾药物——这一切都表明科学知识拥有改善生活的潜力。尽管取得了很大成就，但广受欢迎的针对性措施也阻碍了更广泛的健康措施的开发。在 20 世纪的最后一个阶段，随着抗击结核病的斗争出现新的挑战，以及富国和穷国之间的分歧扩大，这种狭隘的关注点将受到考验。

抗生素耐药性的出现

从一开始，研究人员就认识到细菌会对新的抗生素产生耐药性。1940 年，钱恩已经发现了青霉素酶，这是一种由某些细菌自然产生的酶，可以抵消青霉素的作用。1945 年，亚历山大·弗莱明在接受诺贝尔医学奖（与钱恩和霍华德·弗洛里共同获得）时的演讲中，发出了抗生素耐药性危险的警告。在链霉素的早期试验中，对成功的欣慰往往伴随着担忧。在英国，医学研究委员会对链霉素进行了一项具有里程碑意义的研究，将患者随机分配进行链霉素治疗，以便对其有效性进行客观的检验。这项发表于 1948 年的研究得出结论：接受链霉素治疗的成年人比仅卧床休息的患者病情改善程度高 43%。但是链霉素组中 20% 的人在 6 个月后出现了对该药物的耐药性。其他地方的专家也观察到了耐药性。鉴于此，一些医生拒绝为出院病人开抗生素处方；还有的医生拒绝在任何情况下开抗生素。

到 1960 年，全世界记录了三种主要抗结核药物的耐药病例：链霉素、对氨基水杨酸（PAS）和异烟肼。对这个问题的最初应对方法是联合用药，因为对一种抗生素耐药的细菌很少对两种或三种抗生素都耐药。治愈变得更难以实现，链霉素治疗需要注射几个月，而联合用药往往需要 12 至 18 个月，并造成更多的副作用。例如，对氨基水杨酸常常引起剧烈的恶心，而异烟肼则引起肠胃不适和皮疹。在结核病症状缓解，病人停止服药后，一些顽强的病菌会存活下来重新开始繁殖。医生们意识到，在同一区域人口和个别病人中，一场生物竞赛正在展开：针对每一种药物组合，几十亿病菌的进化能力迟早会产生一个成功的应对方案。被治愈的患者通常生活在拥有坚实的医疗保健基础设施的国家，这些基础设施提供稳定的药物供应并监督治疗方案。而在发达国家之外的地区，这些条件往往得不到满足。

在 80 年代早期，或更早的时期，新出现的艾滋病流行使人与疾病抗衡的天平进一步向结核病倾斜。从结核杆菌的角度看，HIV 简直是神助攻：它没有明显的症状来突显自己，只是抑制免疫，使它的人类宿主易患其他疾病。在 20 世纪 70 年代末之前，还没有研究出能够识别艾滋病毒的方法。最初的警告信号出现在 1982 年，当时美国和海地的医生观察到，感染这种新病原体的海地人大比例地患上了结核病。扎伊尔（现刚果民主共和国）的医疗工作者也注意到了同样的情况。此后很快就明确了，结核病是由艾滋病毒感染引起的最常见的机会性感染。然而，直到 20 世纪 80 年代末，大多数发达国家的公共卫生机构都未能积极应对这场新出现的危机。

抗生素耐药性和 HIV 感染相互融合，相互加强，形势十分严峻。1990 年，纽约市是北美艾滋病毒阳性人口最多的城市，该市 40% 的新增结核病例显示出耐药性。很明显，耐药感染在患者之间传播，而不仅仅是在治疗失败的个体中产生。许多经济困难的患者无法获得药物，或无法遵守规定的治疗方案，更加剧了耐药性问题。由于静脉注射毒品的大量使用，感染通过针头传播蔓延。联邦和各州推行反毒品政策，强制对毒品有关犯罪判刑，造成受感染囚犯的聚集。

其他国家也经历了类似的负面因素的协同作用。例如，20 世纪 90 年代初苏联解体，造成了社会混乱和医疗服务的严重破坏。进入 21 世纪，静脉注射毒品和高监禁率助长了俄罗斯联邦结核病的传播。撒哈拉以南非洲等地区的情况甚至更糟，这些地区没有像欧洲和北美那样获益于抗生素。正如第十一章将要讨论的，撒哈拉以南非洲还发生了相对较高的艾滋病毒感染率，这导致人体免疫系统受到抑制。这加重了该地区的结核病情况：在南非、博茨瓦纳和赞比亚，艾滋病毒使数以百万计的人患上了结核性疾病，这些疾病要么是由潜伏性感染引起的，要么是由人与人之间的传播引起的。

随着许多国家报告的新感染病例的年发病率急剧上升，卫生专家注意到了这一点。1993 年 4 月，世卫组织宣布结核病为全球卫生紧急情况，并支持对这场危机采取一种更加稳定一致的全球措施。这种新方法被称为督导短程化疗（DOTS），它结合了20世纪70年代以来结核病治疗的成功方法。DOTS战略要求援助团体和国家政府提供显微镜病例检测，不间断的药物供应，以及验证个人和人群治疗结果的报告系统。专家们设计了一个6到8个月的"短程"药物治疗方案，治愈了大多数患者，而且病人对治疗的遵从性比长期治疗更高。到2002年底，已有180个国家采用了DOTS，使世界约69%的人口能够得益于该方案。1995年至2002年期间，有1300多万人接受了治疗，估计平均治愈率为82%。DOTS的高性价比受到称赞，该计划获得了世界银行的支持，而世界银行掌控了全球卫生计划可用资金的很大一部分。

上述统计数据显示，DOTS项目帮助一些地区显著降低了结核病发病率。例如，中国开展了一个积极有力的DOTS项目，该项目包括免费药物，对收治患者的医生给予奖励，以及建立身份卡以跟踪患者并鼓励患者遵守医嘱。2000年进行的一项调查估计，中国的项目在十年内消除了大约66万例结核病。然而，一些观察家也质疑，发病率下降是否都应归功于DOTS。中国东部和较贫穷的西部地区之间存在着差距，在后者的农村和少数民族区域，结核病发病率仍然很高。总的来说，DOTS的成功取决于社区或地区的医疗基础设施水平。此外，正如许多专家指出的那样，DOTS并没有直接解决耐药结核病以及与艾滋病毒有关的感染所带来的具体挑战。被命名为"DOTS—plus"的DOTS改进版就一些批评采取了解决措施。此外，世卫组织还建议，艾滋病病毒携带者（PLHIV）应预防性地服用异烟肼，这是结核病控制的"一线"药物之一。

总结

到 20 世纪末，结核病控制进入了缩略词时代。在过去 60 年中，疫苗（BCG）、督导短程化疗（DOTS）和最近的异烟肼预防治疗（IPT）都取得了一些积极的成果，但它们对缓解全球结核病压力的总体影响不大。没有任何医疗技术能单独控制结核病，而最近的历史证实了诸如查尔斯·狄更斯这样的社会评论家在 19 世纪所认识到的：结核病是一种社会疾病，它反映一个国家或社会持续存在的不平等和面临的艰难困苦。

然而，从长远来看，结核病带来的问题显然与一个世纪前不同，人类的行为放大了这些挑战。19 世纪和 20 世纪初，结核病主要是伴随着城市发展和工业活动集中而出现的一种城市贫困病。此后，结核病的发病率出现分化，反映出全球经济的薄弱环节。第二次世界大战后，人类的干预产生了抗药性结核病的问题，艾滋病毒感染大幅助长了结核病的传播，特别是在非洲。这种疾病仍然大比例地影响着城市贫民，现在也可以说是一种特定人群的疾病，影响到原住民社区、少数民族、乡村居民、静脉注射毒品者以及战争和饥荒难民。正如萨尔曼·克沙夫吉和保罗·法尔莫所指出的，耐药结核病的确诊患者中，只有很小一部分人接受了美国公认的标准治疗。大幅度地减少结核病发病率有赖于在医疗服务方面实现公平，这需要付出比前 20 年更多的努力。

19 世纪末，罗伯特·科赫等科研人员提出了细菌理论来解释疾病的传播。这种观念上的转变并没有立即带来大量有效的治疗，但它推动了机构和个人行为的广泛变化，并与医疗干预合力，带来了发达国家结核病例的下降。看来，实施监控、在疗养院隔离病人、提高生活水平以及"细菌福音"所提倡的自我控制，这几方面都在 20 世纪初西方人取得的健康改善成果中发挥了作用。同样重要的是，从长期来看，有关结核病的讨论动员了普通公民参加预防运动，通过监测和调整自己的行为，促进个人和公共健康。自我控制、良好的健康和有效的社会身份三者之间存在一致性的假设随着时间的推移而愈加强化。21世纪，可穿戴（和嵌入式）技术使得个人能够监测自己的心率、呼吸和睡眠，自我调节健康的理念达到了一个新的内化水平。

日益强化的社会控制网络也促使政府采取措施来针对移民、穷人以及其他行为或信仰方面的非主流人士。那么，在全球范围内，究竟能否在尊重世界各地文化和个人自主权的前提下，实现医疗保健的公平呢？

历史文献：科学知识与"细菌销售"

1882 年春，罗伯特·科赫在柏林的演讲和随后关于结核病的文章引起了科学家们的共鸣。许多研究论文、实验室创新，甚至是其他研究人员的个人回忆录，都证明了科赫的直接影响。不过，我们也要考虑各种细菌理论更长期、更广泛的社会影响：关于致病微生物的说法是如何鼓励人们改变自身行为的？当科学技术概念离开实验室和讲堂，在非科学环境中被诠释和调整时，又发生了什么？

为了回答这些问题，历史学家必须转而研究各种第一手资料。例如，学者们分析了 19 世纪末和 20 世纪初向消费者"推销"有关细菌作用的广告。广告往往设计出言简意赅的叙述，将疾病起因的新解释与日常生活情境联系起来。最重要的是，他们通过发出细菌警告和表明需要消灭细菌，来引起人们对健康相关产品的兴趣，包括漱口水、家用清洁剂及陶瓷马桶。

这些产品的大力推销影响的不仅仅是卫生；它们强化了人们对自然界的认识，对性别角色的观念，以及对社会阶层的态度，后者在美国尤为重要。美国日益繁荣的经济造就了大量中产阶级，他们能够负担得起一系列的卫生产品和家居用品。通过推荐定期使用清洁剂和洗漱用品，广告鼓励人们严格自律、始终如一地关注周围环境和个人习惯。仅仅排除眼前的危险是不够的；卫生产品的使用，被视为个人及其所爱的人（特别是儿童）的风险防范积极措施。有鉴别力的消费者被建议听从医学专家的忠告，并将有关细菌的科学知识视为有助于自身安全和生活质量的要素。

对广告或其他大众媒体进行的历史研究存在着明显的缺陷，特别是在没有其他类型的证据的情况下对此类材料进行分析时。广告本身可以说明广告商希望消费者相信或假设消费者已经知道的东西。然而，广告并不能解释动机或行为，也不能揭示人们在阅读广告后的想法。此外，在某种媒体中出现的概念，在针对其他目标而设计的海报、小册子或广播中可能会呈现得迥然不同。

来自大众媒体的证据往往会为社会历史学家的观点提供支持，但这并不会限制这些证据来源的吸引力或者价值。对于善于观察的研究者来说，它们可能会激发其对流行文化进行更为深入的分析。

《结核病的病因》（罗伯特·科赫，1882 年 4 月 10 日）

科赫是在柏林向一个科技协会做展示时第一次宣读他的著名论文的。论文的部分内容概述了他向观众展示的染色和培养细菌的方法。不过，科赫还强调了几项引起人们普遍兴趣的声明：（1）他改进的染色方法有了突破性的发现；（2）在每一个人类和动物结核病例中都有结核杆菌的存在；（3）这种杆菌是在体内生长繁殖的独特生物；（4）从一只动物体内分离出的杆菌，接种到另一动物体内时，引起了结核病；（5）事实上，这种杆菌和人们怀疑存在的"结核病毒"是同一种物质，它们会引起结核病。

科赫的展示之所以引人注目，是因为它为这些相关声明提供了令人信服的证据。这些声明有力地说明了结核病的病因。由他的论点可推知，人可以通过避免接触细菌来防止结核病的感染，并且通过这种方法也很可能防止其他的疾病的感染。

……如果一种疾病对人类的影响是用它所造成的死亡人数来衡量的，那么结核病肯定比鼠疫、霍乱等极可怕的传染病更为重要。统计数字显示，全人类中有 1/7 死于结核病……

许多人对结核病的性质进行了研究，但没有取得成功。染色法在病原微生物的展示中非常有用，但在这里却没有成功。此外，为分离和培养所谓的"结核病毒"而设计的实验也失败了，因此孔海姆不得不在其最新一期的普通病理学讲座中指出，"'结核病毒'的直接演示仍然是一个尚未解决的问题"。[朱利叶斯·弗里德里希·孔海姆（1839—1884年）是莱比锡大学的一位杰出病理学家。]

　　在我本人对结核病的研究中，开始我使用已知的方法，但没有成功。几次偶然的观察使我放弃了这些方法，朝着一个新的方向前进，最终我取得了积极的成果。

　　这项研究的首要目标必须是证明体内有一种外来寄生结构，这种结构可能是病原体。这一证明通过某种染色程序是可能实现的，这种程序能够在已感染结核病的器官中发现某种特征性细菌，尽管之前还没有相关记录……

　　结核杆菌非常多见，而以前却没有人见过它们，这似乎非常令人感到意外。不过可以用这样一个事实来进行解释，即杆菌是非常微小的结构，通常数量很少，以至于在未使用特殊染色方法时，即使是最细心观察者也难以看到它们。即使在大量存在的情况下，它们常与细颗粒碎屑混合在一起，完全隐藏起来，因此即使在这里（即在科赫的演示中），要发现它们也是极其困难的……

　　（科赫提出了必须满足的标准，以确认特定微生物导致某种疾病。）

　　根据我的广泛观察，我认为可以证实的是，在人类和动物的所有结核病患中都存在一种我称之为结核杆菌的特征性细菌，它具有特殊的属性，使它能够与所有其他微生物区别开来。从结核性症状的存在与杆菌之间的这种相关性来看，并不一定说明这些现象是因果相关的。然而，这种因果关系的高概率可以从以下现象中推断出来：当结核病程发展或加重时，杆菌通常出现得最为频繁，而当疾病消退时，它们也会消失。

为了证明结核病是由杆菌的生长和繁殖引起的，必须将杆菌从身体中分离出来，并在纯培养基中培养足够长的时间，使其不受到任何可能仍附着在细菌上的动物有机体病态产物的影响。在这之后，杆菌必须将疾病转移到其他动物身上，并通过给健康动物接种自然生长的结核物质而产生相同的疾病……

（科赫概述了培养细菌的技术。然后他讨论了给豚鼠接种各种患病动物和人类结核的实验。他在每只豚鼠身上观察到相同的疾病过程，这表明结核杆菌在不同的动物和不同的人体器官中引起疾病。他观察到的感染是由接种直接引起的，而不是其他的原因。）

结核杆菌培养物是从豚鼠身上制备的，这些豚鼠之前接种了以下物质：猿的肺部结核、死于粟粒性结核（即严重的全身性结核）的人的大脑和肺部物质、患结核的肺部干酪样肿块、患牛结核病的奶牛的肺和腹膜（下腹）结节。在所有这些病例中，疾病的发展过程完全相同，从这些病例中获得的杆菌培养物无法以任何方式进行区分。共有15株结核杆菌纯培养物，其中4株来自感染猿结核的豚鼠，4株来自牛结核，7株来自人结核……

多次接种实验的结果表明，杆菌培养物接种到大量动物体内，并以不同的方式接种，都得到了相同的结果。简单的皮下注射（即通过皮肤）或腹腔注射，或直接注射到眼前房，或直接注射到血液中，都会产生结核病，只有一个例外……

所有这些事实综合起来，得出以下结论：结核物质中存在的杆菌不仅伴随着结核过程，而且是结核过程产生的原因。因此，杆菌就是真正的"结核病毒"。

福马明特（甲醛乳糖保喉片）（《科学美国人》，1915年）

福马明特（甲醛乳糖保喉片）是一种在欧洲和美国都很流行的英国产品，它把甲醛和乳糖结合在一起。这则广告将细菌与城市空间以及有轨电车和火车等大众交通日益普遍的拥挤现象联系在一起。它提倡持续关注口腔卫生，不仅是为了治病，而且也是一种预防措施。广告构图的关键部分是设计者对有害的、看不见的、且能被产品消灭的细菌进行渲染。许多广告强调，细菌是肉眼无法察觉的有害物质。广告的正文如下：

福马明特——杀菌咽喉片

——他今天喉咙痛，可能明天就轮到你！

每天你都被迫暴露在这样的感染风险中。因为当你进入一辆闷热的汽车或任何其他拥挤的场所时，你常常会被迫吸入数不清的细菌，有些是无害的，另一些是有害的，它们会停留在你的喉咙里。

因此，就像护理牙齿一样，定期护理喉咙变得至关重要，尤其是对于容易感冒的人。超过10000名医生已经在签名信中认可福马明特的效果，认为它是一种可靠的方法，可以消除那些威胁健康的细菌。

因为福马明特能为喉咙消毒——在它融化时释放到唾液中，这种杀菌剂会流入牙龈、扁桃体和喉咙的每一个小缝隙，抑制那里的细菌菌落，缓解组织发炎。

定期使用，福马明特是防止疾病的科学方法，味道爽口，携带使用方便，效果显著。当你的喉咙疼痛，或有喉痛前兆，立即使用，便会最有效地缓解。各大药店均有售。

来苏尔消毒剂（《妇女之家》杂志，1918 年）

　　清洁剂的广告商经常以有文化的中上层妇女为目标。他们鼓励家庭主妇（或他们的仆人）注重家庭环境。这则广告列举并形象描述了可能不清洁的家庭区域，鼓励人们小心细菌，经常使用清洁剂，并保持这种良好的习惯。广告文本还有一段关于到处"潜伏"着的细菌伺机向家人展开"伏击"而导致疾病的叙述，广告上的正文如下：

细菌可能潜伏的五个地方

　　水槽和排水沟、马桶、垃圾桶、地板、角落——这些都是家里细菌滋生的地方。你看不到病菌，但这并不能改变这样一个事实：它们数以百万计地繁殖，构成对健康的持续威胁。

　　因此，当你的某个家庭成员碰巧有些疲惫的时候，传染病就会趁虚而入发动攻击。

　　适当的消毒可以杀死病菌并能阻止病菌的繁殖。适当的消毒是指在所有可能潜伏或滋生细菌的地方，每周至少喷洒两次来苏尔消毒剂溶液。

　　洗抹布的水中也要加少许来苏尔消毒剂。作为一种肥皂类物质，来苏尔消毒剂可杀毒也可起到清洁作用。50 美分一瓶的就可以制成 5 加仑的杀菌液。25 美分一瓶的可以制成 2 加仑。

　　来苏尔消毒剂对个人卫生也极其有益。（进入 20 世纪 40 年代，一些广告宣传使用来苏尔维护"女性卫生"——用温和的溶液冲洗阴道，以消灭有害细菌和减少气味。性生活后采取类似措施也被视为一种节育手段，但广告中没有明确提到这一用途。）

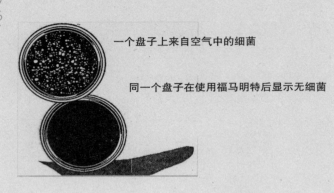

一个盘子上来自空气中的细菌

同一个盘子在使用福马明特后显示无细菌

图 6.3a　"细菌生命"的描述

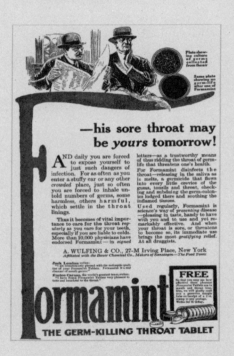

图 6.3b　"福马明特——杀菌咽喉片"

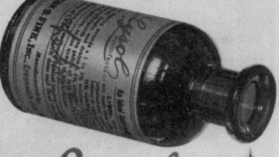

图 6.4a   "细菌可能潜伏的五个地方"

来苏尔消毒剂（《妇女之家》杂志，1919年）

关于致病因子传播的科学发现引起了人们对苍蝇、蚊子和虱子的再次关注。广告将疟疾、伤寒和黄热病研究中得出的结论引入日常生活之中。这类广告把普通的昆虫——本例中是一只巨型苍蝇——描绘成切实存在的威胁，使本应提供庇护、阻挡外界危险的家园成为危机四伏的地方。和其他广告一样，下面的文字将细菌的存在等同于疾病的传播。

不要忽视致命苍蝇的威胁

在每个城市、城镇和村庄的某个地方，都有疾病滋生的场所，在那里你会发现肮脏、垃圾和疾病。

在这样的地方大量的苍蝇在繁殖。正是从这些地方，这些带病菌的死亡使者成群结队地散开，进入千家万户——包括你的家庭。

许多致命的疾病都是由一只不起眼的苍蝇引起的。

苍蝇的威胁是如此可怕，你千万不能对它们疏忽大意。必须坚决地在苍蝇的聚集地和繁殖地消灭它们。

苍蝇会远离含有来苏尔溶液的垃圾桶。如果用含有少量来苏尔的水喷洒或清洗墙壁裂缝、地板裂缝或阴暗角落，苍蝇就不能在这些地方繁殖，因为来苏尔会把它们的虫卵杀死。

除了能让苍蝇远离，来苏尔还可以使家庭免受细菌侵袭。使用得当，它可以杀死水槽、排水沟、厕所和阴暗角落里的所有细菌。如果在苍蝇聚集或细菌滋生的地方定期使用来苏尔，在与疾病的战斗中你将立于不败之地。

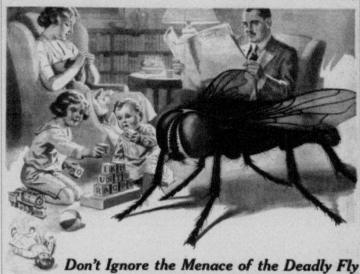
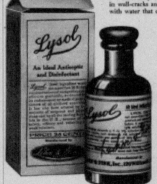
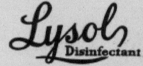

图 6.4b   "不要忽视致命苍蝇的威胁"

文件解读

1. 列出科赫赋予微生物的属性或特质。再列出广告赋予微生物的属性或特质。即使两者之间并不矛盾，这些描述又有什么不同呢？

2. 回顾第五章关于科赫的讨论。科赫是根据什么样的证据提出有关细菌的主张的？广告又是以什么为根据的？

3. 根据以上广告，人类行为是如何影响疾病传播的？这种广告鼓励人们对自然界持什么态度？

头脑风暴

1. 罗伯特·科赫如何定义疾病？他的定义与 19 世纪早期的疾病概念有何不同？与 16 世纪的又有何不同？

2. 将结核病对身体的影响和霍乱或腺鼠疫所造成的影响进行比较。这些不同的表现如何使不同的患者及其社会形成鲜明的反差？

3. 科赫的方法与约翰·斯诺、威廉·法尔的方法有何不同？比较他们在公共卫生措施讨论中的作用，可以得出什么结论？

7

牛瘟、帝国主义和生态剧变

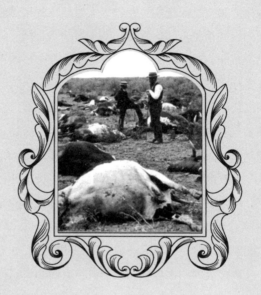

非洲南部弗雷堡附近的牛瘟扑杀（约 1896 年）

照片里的牛是为了阻止牛瘟的传播而被射杀的。这场大流行杀死了数以百万计的野生和驯养动物，改变了非洲东部和南部的生态。

1889 年 12 月 22 日，一次日全食遮住了乌干达南部和肯尼亚东非大裂谷上空的阳光。在内罗毕西北部的奈瓦沙湖，据说有一头白公牛探出水面，嗅了嗅岸上的母牛，又没入水下。以上事件被看作是接下来几年里东非动物和人类大量死亡的预兆。农作物遭到蝗虫和干旱的破坏，但最大规模的灾难是牛瘟，这种疾病杀死了大量的家养和野生动物。生态和社会变化的影响是深远的：在曾经大量放牧的自然环境中，荆棘和高大的草类的生长为昆虫和病原体创造了新的栖息地，继而带来广泛的影响。在整个东非，昏睡病、天花和其他疾病夺去了数百万人的生命，也摧毁了许多社区。肯尼亚的马赛族牧民称这个时代为"伊姆泰"——一个彻底的"终结"，即牧群和生活方式的彻底瓦解。

人类疾病与动物疾病之间的关系是现代医学史上一个常被探讨的主题。如前所述，爱德华·詹纳发现的天花疫苗是基于 18 世纪对牛痘的观察。从此，对动物的研究便使得其他理论、疫苗和药物的发展成为可能。然而，动物疾病的社会影响，包括对人类健康的影响，在许多历史叙事中扮演着更重要的角色。中世纪和现代早期，几乎没有什么力量比它对欧亚大陆的乡村和牧区造成更深刻的破坏。如第一章所述，14世纪早期，一场毁灭性的牛瘟横扫欧洲，在之后的大瘟疫来袭之前，极大地削弱了整个社会。19 世纪末，伴随着欧洲人试图夺取非洲的控制权，牛瘟在印度洋流域流行开来。对欧洲人而言，殖民的目的是获取领土、劳动力和原材料；对非洲牧民来说，这意味着丧失了为他们提供生活必需品的牲口。

与天花一样，牛瘟（截至 2011 年）是目前通过人类的努力已从自然界根除的两种疾病之一。虽然这是一项重大的公共卫生成就，但牛瘟更长久的历史表明，人类只能部分控制生态关系（如果可能的话）。大规模牛瘟的发生不仅仅与动物有关，它们往往发生在气候变化、战争或粮食短缺的混乱时期。1850 年以后，随着牲畜运输规模的扩大和人类生态影响的加剧，其威力的影响面也随着时间的推移而改变。牛瘟的历史表明，如果不能正确认识人类疾病与动物疾病之间的关系，我们就无法了解人类疾病的全貌。

病原学与早期历史

自从社区开始大量饲养家畜以来，家畜流行病就一直影响着人类。牛可能患上细菌性呼吸道感染疾病，例如牛传染性胸膜肺炎（也称"牛肺疫"）和牛结核病。导致牛结核病的牛分枝杆菌也可能感染人类。在20 世纪 20 年代早期，它被用作一种广泛使用的人类疫苗的基础（参见第六章）。牛还可能患上口蹄疫（FMD），这是一种具有高度传播性的病毒感染，不会感染人。（某些情况下，另一种病毒引起的手足口病可在儿童中流行。）热带病研究人员尤其关注由寄生原生动物引起的各种牛类疾病。这些单细胞生物与细菌的区别在于它们有一个膜结合的细胞核。大多数原生动物感染是通过节肢动物传播的（如蚊子、苍蝇和壁虱），这些疾病包括"德州热""东海岸热"（两者都通过壁虱传播）和锥虫病（一种致命的偶蹄类动物感染，通常由采采蝇传播）。正如本章后文将讨论的，某些种类的非洲锥虫也可引起人类锥虫病。我们将在第九章更详细地讨论疟疾，它是人类最广泛的原生动物感染疾病。

除上述疾病以外，牛瘟（以"牛""瘟"的德语名称命名）也显著影响了欧洲和全球的历史。牛瘟病毒（RPV）是一种麻疹病毒，与引起犬瘟热和人类麻疹的微生物密切相关。不同于引起天花或黄热病的病毒，麻疹病毒是核糖核酸病毒，由核糖核酸（RNA）组成，包裹在蛋白质鞘内。其他核糖核酸病毒包括埃博拉病毒（EVD）、流感和非典（SARS）的病原体。像其他核糖核酸病毒一样，麻疹病毒突变非常快，因为合成新分子的酶（称为核糖核酸聚合酶）缺乏"校正"能力，无法阻止遗传物质的转录。麻疹病毒传染性很强，而牛瘟病毒通常是致命的。牛瘟影响牛和其他野生动物（包括牛羚、水牛、丛林猪和某些羚羊）的喉、肺和泌尿生殖系统。除了脱水和特有的恶臭外，还会引起大量腹泻、流口水、鼻分泌物和眼分泌物，这些都是重要的传播途径。少数患牛瘟后幸存下来的动物获得终生免疫力，从母体传给后代的抗体也能在短时间内提供抵抗力。牛瘟存在于多种具有不同毒力的遗传谱系中，但当畜群初次接触该病毒时，死亡率通常高达80%。因此一个农业社区首次遇上牛瘟就相当于遭遇了世界末日。

　　牛瘟与人类疾病的同时出现引起了中世纪欧洲历史学家的兴趣。研究人员曾经认为牛瘟和麻疹有着古老的起源，但最近的分子钟分析表明，它们在中世纪的9世纪到12世纪之间发生了分化。此前，一种现已灭绝的麻疹病毒可能引起了人类和动物的瘟疫，其方式不同于最近的动物流行病。尽管很久以前引发动物瘟疫的一种或多种疾病还无法确定，但学者们已经根据进化生物学的数据重新评估了欧洲中世纪早期的墓葬遗址和文献。蒂莫西·纽菲尔德已经注意到两个较短的时期，即569—570年和986—988年。一些证据表明，在这两个时期，一种最早的麻疹牛瘟在人和牛中都造成了相当高的死亡率。这种见解很有吸引力，但并不严密。现在还没有工具可以从远古的骨骼中获取核糖核酸病毒的残留物。如果能实现这一点，研究人员可能结合历史学、考古学和生物学的观点，进一步完善牛瘟起源的历史。

　　观察人员通常将牛病的暴发与部队行军中随行的牲畜联系在一起。这种情况可能在14世纪早期欧亚大陆大规模流行并蔓延至西欧的牛瘟中存在。从13世纪80年代末开始，蒙古就报道了大量的牛类死亡。伴随乌兹别克可汗或金帐汗国其他首领的军队而来的牛群，可能从里海流域或更远的东部穿过亚洲大草原把疾病向西传播。

然而，细菌并非只是简单地从一个地方转移到另一个地方。正如第一章所述，从13世纪末开始，全球气候的变化引起了广泛的生态失调，在许多方面影响了植物和动物。特别是在1315到1322年间，西欧寒冷潮湿的天气为各种病原体的传播创造了条件。绵羊患上了疥癣———一种由螨虫引起的严重皮肤病；潮湿的田地和涨水的小溪为寄生肝吸虫提供了栖息地，这些寄生肝吸虫感染了大量牲畜，有时甚至感染了人类。较低的温度让牲畜变得孱弱，使它们更多的呆在围栏里，而在那里疾病会迅速传播。加上这些年份作物欠收，缺乏优质的饲料，使家畜营养不良，更容易感染。由于中世纪和现代早期的农场使用粪肥作为肥料，在暴雨破坏了耕地后，牛病的暴发可能导致了多年的农作物低产。

1310年前后，欧洲开始暴发牛类疾病。1315年前后一场大规模的动物流行病在波西米亚暴发，并于1321年蔓延至欧洲的不列颠群岛。同样，没有证据证明当时发生了牛瘟，但观察人员描述的症状和传播状况表明牛瘟病毒可能与其他病原体一起发挥了重要作用。在英国，庄园记录和修道院提供了一些有力的证据：大型畜群中的牛死亡率大约为60%。小产业农民失去了种植庄稼所需的役畜和供应牛肉与牛奶的奶牛。其他的经济发展趋势使情况变得更糟，正常情况下，牛和动物产品短缺会促使价格上涨，然而，在这种情况下，对传染的恐惧却导致了黄油、肉类和兽皮价格的下降。一首近现代的抒情诗《在爱德华二世的邪恶时代》描述了牲畜死亡和食物短缺的双重挑战：

所有的牛都很快死去，土地荒芜得如此之快，

从没有哪个到英国来的恶棍更令人惊骇，

即使有角的动物不再死亡，

上帝又让大地遭受了一次玉米灾荒……

13 世纪 10 年代中期，由于牛肉、小牛肉和奶制品的匮乏，加之农作物产量低，可能对那些熬过了动物性疾病又要面临黑死病的人产生了持久的健康影响。虽然确切的联系仍有待澄清，但似乎很明显，在这个灾难的时代，人类和牲畜的命运是紧密相连的。

现代早期欧洲的牛瘟

虽然欧洲人口最终从 14 世纪的冲击中恢复过来，但在面临气候变化严重影响牲畜、食品和相关商品市场时，乡村社区仍然不堪一击。间歇性的牛病暴发是世界上许多生态危机之一，对大多数人而言都是残酷而变化无常的经历。虽然这段历史大部分仍然未知，但生态危机的文化影响已超出了粮食供应、家庭结构和其他人口学要素。例如，学者们将气候变化与欧洲巫术起诉案件高峰期联系起来。这种联系在 1560 年后尤为显著，当时气温再次下降，并在接下来的七十年里持续低温。由于恶劣的天气毁坏了庄稼，寒冷的冬天冻伤了牛群，一种对厄运的超自然解释在一些地区流行起来。无数次对巫师的审判在德国南部、法国南部和苏格兰部分地区引发了震动。

诚然，女巫审判的原因和后果远远超出了人类与农作物及牲畜的关系。迫害背后的核心概念是，被告（通常是医治或照顾儿童和动物的妇女）已与魔鬼达成契约，以执行邪恶的行为。15 世纪晚期，律师们阐明了恶魔契约的法律概念。精英们认为巫术是一种邪恶的宗教异端，但在发生指控的村庄层面，冲突通常集中在人们日常生活的环境上。最常见的罪名是"影响天气"，但邻里间也会以给牛下毒或在牛和人之间传播疾病这样的罪行提出指控。例如，1663 年，一位名叫坦佩尔·安尼克的妇女在德国不伦瑞克被处以火刑，因为她承认了几项罪行，其中包括使附近村子里的牛患病。据说，她是在与魔鬼通奸后，产生自她身体的蟾蜍伤害了奶牛。

这种审判往往只限于一个或两个受害者，但有时，广泛蔓延的痛苦使绝望的人们在严刑逼供下扩大了指控的范围。1627 年，一些德国地区的报纸将一系列的霜冻、牛病、冰雹和流行病归咎于巫术。一些供词引起了恐慌，经过多次审判，在伍尔茨堡、美因茨、莱茵兰和威斯特伐利亚，数千人被当作女巫而烧死。当权的王公和地方官们屈从于（有时是鼓励）村民们对正义的诉求，特别是在政治和司法体系薄弱、无法遏制民众恐惧的小政体。

到 18 世纪初，情况发生了变化，当时庞大的国家军队参加的战争中暴发了大规模的牛流行病。流行事态与士兵中鼠疫、水痘和斑疹伤寒的传播几乎没有区别。随着军事行动的扩张，成千上万的战斗人员投入战争，大容量的补给车载着拥挤的牲畜，把病畜从一个地区运送到另一个地区。从 1709 年起，俄罗斯和瑞典军队在乌克兰交战之后，一种被认为是牛瘟的疾病从俄罗斯南部和西部传播到了波兰和克罗地亚。从那以后，这种疾病在欧洲流行了一整个世纪，其间，几次重大疫情暴发与奥地利王位继承战争（1740—1748 年）和七年战争（1756—1763 年）同时发生。

18 世纪，欧洲共有约 2 亿头牲畜死于牛病，给畜牧业和农业经济造成持续的压力。在特定区域内，疫情暴发的模式具有周期性特征。一场疫情会在一两年内杀死大多数体弱的牲畜；此后，在更多的牛出生或从其他地方引进之前，剩下的少数牲畜大多具有免疫力，疫情暴发的风险较低。在神圣罗马帝国的邦国和其他一些地区，有关牲畜贸易的一系列法规持续施行，以应对随时可能暴发的危机。

正如第一章所讨论的，18世纪的欧洲各国政府试图使用检疫隔离和警戒线措施来阻止鼠疫的传播，牛瘟也是如此。但还有另一种方法：屠宰被怀疑受到感染的牲畜。1713年，意大利帕多瓦的一位教授贝尔纳迪诺·拉马齐尼（1633—1714年）将牛瘟与天花进行比较后，称赞了这一严厉举措。他的言论引起了教皇的私人医生乔瓦尼·马利亚·兰奇西的注意。结果，在教皇控制的大片领地上，牛群在不到一年的时间里就摆脱了牛瘟。在某些情况下，强势的政府采取了类似的政策。1742年至1743年，法国多芬地区的总督下令军队在感染地区周围设置警戒线，就像马赛地区在1721年鼠疫暴发后被隔离一样。中央政府较弱的国家，如荷兰共和国，则很难不顾商人和饲养者的反对而实施极端措施。从17世纪后期开始，许多国家的政府要求对没有获得健康证明或试图出售受感染动物的牛贩子进行审查并处以相应处罚，对发现牛病的场所实施检疫隔离，并禁止销售兽皮、牛肉等动物产品。

这些规定能否实施取决于地方领导人的行动。有些人不愿执行长期的隔离令，给走私者逃避管制以可乘之机。但总的来说，针对牛瘟的运动反映出政府在卫生和经济事务中的影响力日益增强，也反映了人们越来越认识到牲畜卫生是国家的战略性问题。兽医学作为一门学科获得了一定的独立性和地位。1761年，欧洲的第一所兽医学校在里昂成立；1791年，英国建立了皇家兽医学院；随后德国也建立了几个类似的项目。

尽管动物科学有了上述进步，18世纪大部分的动物养护都类似于当时的人类医疗方法。为了防范有害的瘴气，人们用醋清洗货摊或燃烧羊粪或用杜松子进行熏蒸。流行的小册子提供了治疗处方，其中包括用蜂蜜、鸦片和其他几十种成分制成的糖浆。但没有什么方法能持续奏效，而这些徒劳无功的疗法却为幽默作家们提供了素材。在 1747 年在英国《绅士杂志》上匿名发表的一首诗中说，一个农民给他的母牛吃了一剂自己服用的药后感到非常绝望："主教的药水，挽救了我的生命；我用它喂牛，却没能救活它。"在这方面，牛瘟和天花的类比意义重大，因为它启发了一些农民在他们的牛身上尝试一种接种方法。一种常见的方法是将一根线浸泡在受感染动物的分泌物中，然后将线穿过另一只动物的皮肤。另一种方法是从受感染动物的鼻腔分泌物中提取"病态"物质，导入另一只动物的垂肉（下颌下的皮肤瓣）上的切口中。这种做法在英国和荷兰的一些农民中逐渐流行，一直持续到 19 世纪。在南非，布尔农民（荷兰和法国血统的非洲人，今天更常被称为南非白人或阿非利卡人）也尝试过类似的做法。

1820 年后，轮船和之后的铁路极大改变了长途牲畜贸易，更助长了各种牛病的传播。19 世纪 30 年代和 40 年代，口蹄疫和牛胸膜肺炎在欧洲肆意传播，并跨越大西洋影响到美国东部的畜群。19 世纪 60 年代，牛瘟开始了新一轮的大暴发，而在此之前的一段时间里，牛瘟主要局限于俄罗斯和进口俄罗斯牛的奥匈帝国部分地区。尽管兽医们（尤其是英国兽医约翰·詹吉）一再敦促及时防控，但大多数国家直到疾病广泛传播后才采取积极行动。1866 年，英国和荷兰（前荷兰共和国）政府在几十万头牛死亡之后，才不情愿地采取了隔离和屠宰政策。荷兰出动了陆军和海军部队强制执行，而农民得到了病牛价值的 60% 以及其他被屠宰牲畜的全额补偿。

19 世纪晚期，牛瘟在西欧被成功地消灭，尽管再次从其他地区输入的危险仍然存在。在某种程度上，它的消亡反映出官员们监控边境、强制遵守卫生标准能力的提升，以及他们对专业兽医的信赖。另一个因素也很重要：国际牛肉贸易越来越多地将肉冷却到足以杀死牛瘟病毒的温度后再运输到国外，而不是运输动物活体。这一转变（以及意料之外的结果）是由于 19 世纪 80 年代船舶配备了使用压缩空气、氨或碳酸的制冷系统。这项新技术确保了来自新西兰或澳大利亚的冷冻牛羊肉在航行近两个月后安全抵达伦敦。当然，动物活体也在继续运输，但必要的监测规模使疾病重新输入的总体风险显著下降。

牛瘟在整个欧洲衰退的同时，却在欧洲士兵、工程师和行政人员殖民的地区迅速蔓延。对于非洲和东南亚的许多居民来说，19 世纪 80 年代牛病的到来改变了整个地区环境，标志着一个受欧洲影响的新时代的到来。

辛纳时代：牛病、社会崩溃与殖民统治（1885—1905 年）

1884 年 11 月，欧洲各国领导人在柏林会晤，宣布对非洲各地拥有主权。他们达成协议，却把非洲人排除在外，反映了他们对欧洲利益和价值观在世界事务中处于中心地位的淡定自信。这一时期的帝国商业活动往往是从欧洲的角度来审视的。按照传统的说法，欧洲公司和政府的动机是对橡胶和象牙等原材料不断增长的需求，以及希望非洲人最终会购买工业化世界生产的产品。丹尼尔·海德里克所说的"帝国工具"促成了这种征服。新型武器，如后膛步枪和早期的机关枪，为欧洲人提供了压倒性的军事优势。一旦占领成功，就可以用电报进行通信。更大的轮船使得货物和军队以前所未有的规模迅速运抵目的地。

发生变化最显著的原因是苏伊士运河的开通。这条新的海上大动脉于 1869 年竣工，使伦敦和孟买之间的航行时间缩短了几个星期。越来越多的欧洲人使用这条新的"通往印度的高速路"穿越印度洋盆地。荷兰和西班牙的殖民者试图扩大他们在爪哇岛和菲律宾群岛的影响力，于 16 世纪在这两地建立了据点。在非洲东海岸，欧洲商人的公司在红海入口处附近建立了战略前哨。在非洲南部，英国殖民者和军队在布尔人的老定居点和包括祖鲁人、巴苏托人和科萨人在内的非洲部落中争夺地盘。当非洲内陆地区发现了大型钻石矿藏，然后又发现了黄金，这就对手工挖掘矿藏和寻找宝石的劳动力产生了无止境的需求。

　　但是，非洲殖民地的其他遭遇超出了欧洲人的意料和控制。这个时代的特征是深刻的生态剧变，而这种剧变受到气候、战争的驱动，以及植物移植和动物迁移造成的不可预见的影响。在 1876—1879 年、1889—1891 年和 1896—1902 年间，由太平洋东部热带地区变暖引起的一系列厄尔尼诺现象减弱了季节性降雨的强度，造成长期的干旱和作物歉收；水稻等粮食的全球市场不断增长，促使粮食流向最富有的买家而不是最饥饿的地区，这更加剧了作物歉收。当时流行病盛行，19 世纪 90 年代，黑死病开始在全球蔓延，仅在印度就造成了数百万人死亡。19 世纪 80 年代末和 1900 年前后，霍乱席卷了南亚岛屿和众多港口城市。

　　牛瘟在印度洋流域的蔓延是由于贸易和殖民接触的加速。19 世纪中期，这种疾病已经在英属印度的大部分地区流行。在那里，估计每年有 20 万头牛死亡；其中损失最惨重的疫情和 1865—1867 年英国的疫情同时暴发。这种疾病在埃及也暴发过，是由 1841 年随同英国军队抵达埃及的俄罗斯牛群引发的。虽然有证据表明牛瘟可能在 19 世纪 70 年代已向南传播，但大多数学者认为意大利军队在 1885—1887 年建立厄立特里亚殖民地时把疾病带到了东非。苏伊士运河开通后不久，意大利鲁巴蒂诺航运公司在沙漠海滨城镇阿萨布建立了一个供煤站。1885 年，意大利军队登陆，将控制权扩展到临近的一条狭长地带，包括之前由埃及控制的马萨瓦港。意大利人从那不勒斯进口了一些牛，包括一些原产于印度的牛，此后，牛瘟在 1886 年底或 1887 年初传播到了东非。

牛瘟只是 19 世纪 80 年代末和 90 年代初困扰东非的诸多挑战之一。在它到来之前，牛胸膜肺炎和"东海岸热"使牛群饱受折磨。1885 年以后，干旱造成了大面积的农作物歉收。在一个已经备受压力的地区，牛瘟又给了它沉重一击。许多家庭眼睁睁地看着他们的牛群在短短几天内大批死亡。干旱迫使家畜和野生动物向稀缺的水源处聚集，更加剧了人类疾病和动物疾病的传播。随着许多社区完全崩溃，数百万人在后来成为埃塞俄比亚、苏丹南部和肯尼亚的地区丧命。

一些有关 1891 年流行病进程的最骇人听闻的证词来自于埃塞俄比亚南部的博拉纳·奥罗莫部落成员的口述，并被记录下来。他们将那一年称为"辛纳"———一切都走到尽头，世界翻天覆地的时刻。在博拉纳人的回忆中，牛大批大批地死去，散发着腐烂的恶臭，尸体被大量的黑蝇吞噬，空气中充满了振翅的嗡嗡声。整个畜群的消失抹去了财富和社会阶层，使每个人都陷入同样的贫困和绝望。人们只能吃煮熟的动物皮，挖出仅存的植物，甚至从动物粪便中拣出未消化的种子。对许多叙述者而言，最能说明惨状的是野生动物（他们称之为"戈尔加姆"）的行为。由于许多猎物死于牛瘟，饥饿的鬣狗和其他食肉动物开始攻击因饥饿而变得虚弱无助的人类。再加上天花紧随着牛瘟到来，使毁灭更为彻底。

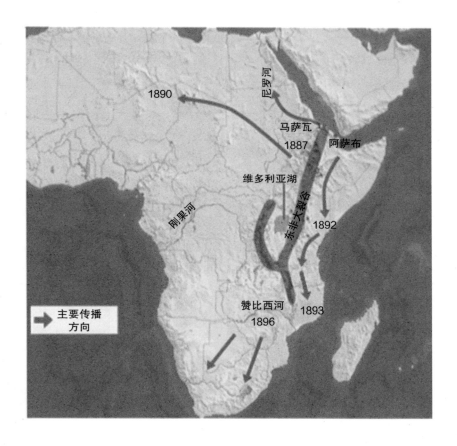

图 7.1　非洲牛瘟（1888—1898 年）

几年里，牛瘟在东非的游牧民族中迅速蔓延。虽然它的传播在赞比西河停滞了几个月，但在 1896 年春天后传遍了南部非洲。

博拉纳的故事也证明了人类的坚韧和适应力。社区采取了新的贸易和农业策略，重建在生存斗争中流离失所的家庭。然而，在许多地区，牛瘟与其他因素相结合，瓦解了传统的社会组织模式，加速了对土地和劳动力的殖民控制。至少在南部非洲，遏制牛瘟的殖民措施产生了一些效果，但是安置政策也使生态危机的某些方面进一步恶化。以下部分将讨论非洲部分地区和印度洋流域其他地区的事态发展。

社会动荡和环境剧变

19世纪90年代早期，东非的欧洲人最初主要集中在沿海地区，在内陆地区生活的人并不多。随着英国的商业利益扩展到内陆，英帝国东非公司试图在海岸和维多利亚湖之间修建一条铁路。1895年，这家公司破产了，它将肯尼亚和乌干达基地的保护国直接控制权交给了英国政府。紧接着，德国在南部建立了坦噶尼喀殖民地，后来连同沿海的桑给巴尔，建立了坦桑尼亚这个国家。

马赛族牧民是深受欧洲移民影响的部落之一，他们的大草原和高地横跨英国和德国声称拥有主权的地区。牛瘟于1891年到来，几乎把他们的牛群消灭殆尽。无数的马赛人几乎在一夜之间变得一贫如洗；一些人通过收养或与其他部落的亲属关系来寻求保护，而另一些人则掠夺邻近社区的牲畜。1896年，一个马赛部落分支在名叫奥拉纳纳的宗教领袖的带领下与英国人结成了非正式联盟。东非的德国人和英国人一开始并不太关注牛瘟。一些人指出，这种疾病会杀死野生动物和家养牛群，并得出结论，这是一种非洲特有的灾难，不会影响进口牲畜。

到了20世纪初，马赛人面临着巨大的挑战，而英国人的势力日益壮大。奥拉纳纳的派系和由另一位以坦噶尼喀北部为基地的首领森特尤领导的社区之间出现了紧张局势。随着英国驻军的增加，大量从印度输入的劳动力完成了铁路修建。"东海岸热"的暴发促使欧洲定居者迁移到被认为没有灾祸的"洁净"地区。最终，英国军队迫使剩下的大约 2 万名马赛人和他们的牲畜离开最理想的高原牧区，向南迁移。马赛人被迫来到一个他们认为不那么富饶的环境中，他们本可以根据牲畜的需求变化，迁徙到生态最适宜的地方，现在这种迁徙的灵活性被生生剥夺了。几十年后，非洲的老人们坚持说英国人告诉他们"Shomo Ngatet mikiwa ol-tikana"，意思是"去南方吧，愿那儿的东海岸热把你们杀死"。

随着牛瘟向南扩散，它在 1896 年春天跨过赞比西河，到达了由英国控制、但主要由布尔人和非洲部落居住的南部非洲殖民地。当长途跋涉的牛被感染倒在路上时，运输人员将牛的尸体和它们身上的货物丢给当地的小偷。在贝专纳保护区，也就是茨瓦纳游牧民族的传统家园，由于前一年的干旱和蝗虫肆虐，牛群损失惨重。英国管辖者已经在实施一项土地所有权计划，将迁徙的牧民分配到保护区，并限制他们接近水坑和河流。可以理解的是，非洲人怀疑欧洲人试图利用牛瘟，甚至怀疑欧洲人通过给牛下毒，来剥夺非洲人对这片土地的所有权。事实上，毫无疑问，殖民当局是在实施大规模的牲畜宰杀和对非洲人的其他保护措施。例如，只有非洲迁徙者需要接受"浸泡"，即在检查点浸泡在消毒液中，然后等他们晾干了再继续上路。布尔和茨瓦纳的畜牧主都对英国人建造围栏隔离牛群的做法表示不满，因为将牛群集中在小块区域的措施使它们容易受到感染。加里·马夸特最近提出，社会的紧张局势和不断变化的畜牧管理方式可能是疾病迅速扩散的原因之一。

历史学家曾思考过，牛瘟是如何影响几次反抗欧洲统治的叛乱的，当时瘟疫正好蔓延到非洲南部。在英国海角殖民地和巴苏陀兰边界上，建设围栏和招募边防警卫引起了年轻的穆苏图战士的怀疑。查尔斯·范·昂塞伦指出，他们的领袖马卡奥拉利用牛瘟造成的政治紧张局势，动员他的亲属反抗英国的统治。在其他地方，精神领袖效仿一些欧洲神职人员对霍乱的反应方式，暗示这种疾病是一种神圣的惩罚，旨在促进非洲的宗教和社会复兴。虽然这种反应或许具有革命性意义，但最近有学者指出，大多数非洲原住民，不同于他们的酋长，有其他方面的诉求。正如莫洛西瓦的研究所揭示的那样，牛群数量的锐减既造成了生存危机，也导致了严重的社会混乱。例如，由于女方要求男方提供牛作为结婚彩礼，婚礼只能推迟或取消。另外，食物短缺颠覆了传统的家庭角色，过去从事野外劳动或狩猎的男人现在加入了妇女和儿童的行列，成为野生植物、蠕虫和昆虫的觅食者。随着根深蒂固的食物分享习俗变得越来越难以遵守，食物准备和用餐时间变得更加不为人知。

从殖民者的角度来看，牛瘟和饥荒会促使人们去从事挖掘矿井、铺设铁路或架设电报线的工作。许多非洲男性的确参与了新兴的移民工人经济活动。然而，令殖民者沮丧的是，许多男人不认为通过工作赚取工钱是有意义的事情，于是他们又放弃了工作，与家人一起从事种植庄稼或其他与食物有关的活计。"懒惰的非洲人"的殖民观念与其说与职业道德有关，不如说与相互冲突的价值观、生存需要以及非洲人不愿接受殖民者强加的生活方式而放弃传统生活方式息息相关。

1893年，东非的英国官员弗雷德里克·卢加德说过一句著名的话："（牛瘟）在某些方面有利于我们的事业。尽管游牧部落强大而好战，但牛瘟的到来践踏了他们的骄傲，也同时加速了我们的势力扩张。白人的到来从来没有这样平静过。"欧洲和非洲之间的武装冲突的确反映了这一点，而牛瘟和其他生态力量给整个非洲和东南亚带来的剧烈变化远远超过任何战争的影响。

生态剧变

牛瘟不仅给非洲带来了一种新的疾病挑战，而且加剧了一种古老的疾病：一系列被统称为锥虫病的疾病。这些疾病是由几种非洲锥虫引起的，锥虫是一种在采采蝇体内成熟的单细胞原生动物寄生虫。锥虫通过吸血的苍蝇传播给各种偶蹄食草动物和人类。尽管人类非洲锥虫病（HAT）已不再与疟疾或艾滋病并列为人们死亡的主要原因，但每年仍有数以万计的非洲人死于昏睡病，约有 7000 万人仍生活在有致病风险的地区。

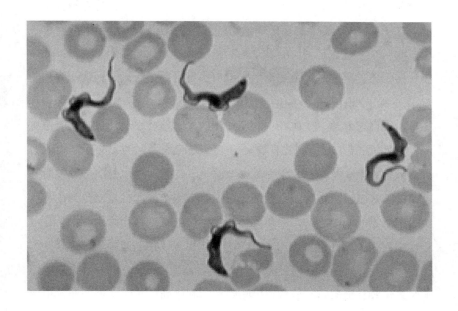

图 7.2 锥虫

这张显微照片描绘了一幅人类血液涂片，上面有放大 1000 倍的布氏锥虫寄生虫。与疟疾原生动物相似，非洲锥虫有着复杂的生命周期，在昆虫和哺乳动物中有不同的阶段。人类是布氏冈比亚锥虫的主要宿主。

非洲锥虫分成若干种类和亚种类；它们与各种宿主之间的相互作用已进化了数百万年，我们可能永远不能完全知晓它们对早期人类历史的影响。从家养的牛羊被引进非洲开始，就受到锥虫感染的影响。携带疟疾寄生虫的蚊子以人类为目标，部分原因可能就是锥虫病减少了易感的大型哺乳动物群体。在没有大量畜群的情况下，人类成为首选的宿主。我们将在第九章再次讨论这个问题。在这里，锥虫病和牛瘟之间的历史关系让我们能更详细地考虑人类和生态的相互作用。

　　引起昏睡病的各种原生动物是布氏锥虫的亚种。它们是以苏格兰研究员大卫·布鲁斯的名字命名的。他在1895年第一次观察到锥虫，然后在1903年证明了是采采蝇把这种原生动物感染传给了人类。锥虫感染的一个关键点是各种哺乳动物的易感性差异。非洲本土物种，如羚羊和灌木猪，可能是锥虫的宿主，但很少发生严重疾病。大约一万年前被引进到非洲的家畜，如牛，更容易受到感染。这种感染被称为"那加"，会引起发热、贫血和恶病质（消瘦），最终引起死亡。布氏锥虫亚种对人类的影响也各不相同。布氏菌只感染食草动物；布氏罗得西亚锥虫大多感染食草动物，但在某些情况下，这个亚种也可能导致致命的人类昏睡病暴发。布氏冈比亚锥虫主要感染人类，而且是迄今为止人类疾病最常见的原因之一，但在其他动物中可能长期存在感染库。

　　引起人类非洲锥虫病（HAT）的寄生虫主要在血液中循环，最初引起发热、关节疼痛和淋巴结肿大。如果不加以治疗，它们就会进入中枢神经系统和其他器官，导致极度嗜睡和睡眠中断。布氏罗得西亚锥虫感染者通常在2~3个月后死亡，而布氏冈比亚锥虫宿主在死亡前往往会有2~3年的慢性虚弱期。昏睡病的治疗仍然是个难题，有几种药物可用于化疗，一些药物仅在感染早期有效，而另一些药物毒性很强或难以使用。

　　早在牛瘟之前，锥虫感染就是对人类的严峻挑战。尽管在19世纪中期之前，人们对昏睡病的流行情况知之甚少，但至少在此前一个世纪，西非的奴隶贩子就对这种疾病保持警惕，并拒绝接受有明显症状的奴隶。19世纪60年代，西非海岸曾有疫情暴发的记录，该疾病在接下来几十年里的蔓延引发了整个非洲赤道地区的高死亡率。1890年前后，欧洲牛和牛病的到来打破了中非与东非锥虫、苍蝇、野生动物和家畜的平衡。在乌干达南部靠近维多利亚湖北岸的地区，牛瘟使动物数量锐减。大片曾经放牧并由牧羊人清理维护的土地被废弃，长满了灌木丛和其他植被，为采采蝇提供了适宜的栖息地。随着当地野生动物种群的恢复，在19世纪90年代后期，当牛群再次遍野的时候，锥虫病卷土重来。

乌干达保护区的人类迅速死亡，这表明毒性更强的布氏罗得西亚锥虫原虫在从中作祟。一项分析表明，这种流行病是由寄生虫引起的，当人们以进口牛来代替感染死亡的牛群时，这种寄生虫就会传播到新的地区。许多因素导致了不同地区的差异，但1900至1904年间乌干达的年死亡人数估计多达20万人。绝望的殖民政府迫使成千上万人移居到距离维多利亚湖几英里远的地方。这一举措最初并未阻止疫情的蔓延，新定居点密集的人口还提高了许多乌干达人对天花等疾病的易感性。昏睡病也沿着坦噶尼喀湖岸向南蔓延。截至1920年，撒哈拉以南非洲地区死于该病的人数超过了100万。

由于牛瘟、人类疾病和被迫迁徙，东非和中非的许多大草原几乎难觅人类和牲畜的踪迹。政府实行干预，阻止这些土地被开垦用于放牧或耕种。这些不久前的牧场现已成为丛林地带，但在欧洲新移民的眼中却是非洲原始荒野的遗迹。正如弗雷德·皮尔斯所说，殖民者、游客和运动爱好者的所见所闻使西方人产生了一种观念——非洲需要现代化力量的保护，才能保持亘古不变的"荒野"。殖民者通过了法律，并最终建立了荒野保护区，如坦桑尼亚北部的塞伦盖蒂，以保护大型动物。这些政策大多忽视了野生动物、牛群和火灾等环境因素对草原生态的影响。相反，野生动物保护区为采采蝇及其宿主提供了一个持久的安乐窝。

在东南亚，牛瘟对动物、食品采购和人类疾病也有类似的影响。1850年后，香港（1860年）、加尔各答及其周边地区（1864年）、上海（1872年）和新加坡（1874年）市场中的牛群发生了周期性牛瘟暴发。牛瘟可能在19世纪60年代就开始在爪哇（当时由荷兰统治）出现，而1879年暴发了一场特别严重的疫情。随着牛的死亡率上升，来自荷兰的兽医实施了隔离措施，监督建造了围栏，并由士兵守卫，还下令屠宰了大量牛群。这些措施没有起到多大作用。四年里，估计有22万头牲畜死亡，而且这种疾病开始在邻近的苏门答腊岛上长期存在。

菲律宾群岛的情况更糟，群岛当地人对西班牙殖民者的暴力反抗和美国军队的入侵加剧了殖民的生态压力。19世纪末之前，进口到菲律宾的牛数量相对较少。肉类不是菲律宾人饮食的重要组成部分，岛上饲养的水牛（被称为卡拉宝水牛）主要用来耕犁稻田。19世纪70年代，大量外国劳工（包括中国人和西班牙人）来到这里，为了获取牛肉，进口牛群数量大增。牛瘟是在1880年代中期随着牛或羊的运抵而出现的。1886年至1887年牛瘟大规模暴发，十年后又暴发了一场大牛瘟，与此同时，1896年8月安德烈斯·博尼法西奥（1863—1897年）领导了一场起义。

随着菲律宾革命陷入停滞，1898年5月美国海军部队的到来进一步给政治局势蒙上了阴影。如第四章所述，古巴哈瓦那港的缅因号战舰发生爆炸，随后美国袭击了西班牙在加勒比海和太平洋的领土。美军在菲律宾摧毁了西班牙船只，并占领了首都马尼拉。菲律宾爱国者宣布成立新共和国，但美国拒绝承认其独立。1899年2月初，美国人和菲律宾人展开了第二次争夺马尼拉的战斗，以美军胜利告终。1902年夏天，菲律宾被宣布为美国领土，尽管游击队的抵抗又持续了十年。

在这个动荡时期，牛瘟的暴发导致菲律宾社区同时出现生存危机和疾病危机。美军征用一些卡拉宝水牛并杀死了另一些卡拉宝水牛，菲律宾人逃离被摧毁的村庄和受殖民影响或有争端的地区，这一系列事件均加剧了问题的严重性。尽管统计数据不能说明完整的情况，但据美军1903年对大部分岛屿进行的普查估计，仅1902年就有大约63万头牛死亡。在人口最多的吕宋岛，整个地区都面临着牛群灭绝的问题。由于没有耕畜，许多稻田多年无人耕种。随着水稻产区粮食供应和经济的崩溃，家家户户挖食植物的根茎以求生存。废弃的农田变成了一片死水漫漫、草木丛生的荒野。这为携带疟疾的按蚊创造了理想的栖息地，而饥饿的雌性蚊子没有牛作为觅食对象，大大增加了人类感染的机会。美国1903年对该地的人口普查显示211993人死于疟疾；而那一年的实际死亡率无疑更高，此后几年的死亡率也基本处于同一水平。除了伤寒、天花和肺结核的暴发，在1902—1903年间，一波霍乱还夺去了大约20万居民的生命。

东南亚的情况类似于非洲，人类和生态力量共同发挥作用，破坏食物和水的供应，瓦解社区，引入新的病原体，加剧旧病原体的影响。19世纪90年代末，非洲的"大陆牛疫"成为国际科学精英关注的焦点，他们利用疾病和卫生调查来达成不断扩张的殖民帝国的利益。

热带医学的遗产

如第四章所述，1875年以后，热带医学这一新兴学科影响了欧洲和美洲在加勒比和拉丁美洲的战略。非洲也有一个小范围的专家学术圈，主要是伦敦、利物浦、巴黎和柏林新研究机构的学生，他们将热带病研究视为竞争与合作的平台。正如萨迪厄斯·桑瑟里指出的，微生物理论的迅速发展鼓励了欧洲和美国科学家的"实验文化"，他们尝试了大量涉及输血和疫苗制备的动物和人类实验。另外，当地还有其他组织与此相关。欧洲政府和殖民公司把非洲的动物，甚至人类，视为经济利润的来源，这种观念影响了对牛瘟等疾病的反应。当地的农民和兽医，尤其是南部非洲的农民和兽医贡献了专业知识，有时还反驳了欧洲游客的观点。非洲社区经常抵制欧洲的控制势力，或试图迁移出欧洲的影响范围。

1896 年秋，英国开普殖民地政府邀请罗伯特·科赫来应对牛瘟难题。虽然科赫是欧洲顶尖的微生物学家，但他在结核菌素研究上的失败却给他造成了创伤（见第六章）。他的离婚和与一位年轻女性的再婚让他的同事们感到震惊，使他更加受到排挤。科赫第一次前往撒哈拉以南非洲时，基本上放弃了欧洲的研究环境，成为了一名公共卫生领域的环球旅行顾问，渴望有新的发现。在非洲，他给一位同事的信中写道："街道上仍然铺满了科学的黄金。"正如研究人员所发现的那样，热带疾病在昆虫媒介和哺乳动物宿主之间的传播产生了许多令人着迷的问题。此外，科赫越来越关注病原体在人群中的传播，而不是微生物对个体的影响。自从研究炭疽病以来，科赫已经认识到动物模型对人类医学的价值，他对涉及大量牛群的研究前景满怀信心。

科赫于 1896 年 12 月抵达，并在金伯利的大型矿藏附近建立了一个由戴比尔斯钻石公司资助的独立机构。与非洲南部的其他研究人员一样，科赫也受到了埃米尔·贝林成功使用血清接种来诱导对白喉免疫的影响（见第六章）。他自己的实验有反复试错的成分。科赫首先尝试使用从山羊和绵羊身上提取的感染物质制造一种弱型牛瘟，作为疫苗的基础。在获得好坏参半的实验结果后，他改变策略，给健康动物接种从牛瘟康复的动物身上提取的胆汁。1897 年 3 月，科赫宣布他的治疗取得成功，并预测牛瘟疫情将会结束。随后他启程前往印度，却留下了不少争议。

科赫在开普殖民地的赞助者支持胆汁治疗，其他人则认为科赫的说法言过其实，而且他从当地专家那里汲取了一些观点却没有向对方致谢。同年，两位生活在非洲的科学家，阿诺德·蒂勒（1867—1936 年）和赫伯特·沃特金斯·皮特福德（1868—1951 年），提出一种疫苗接种方法——将受感染动物的血液和已康复动物的血清结合起来。事实证明，这种方法比科赫的方法更安全，后来巴斯德研究所的两位科学家，朱尔斯·博尔德（1870—1961 年）和让·丹尼什（1860—1928 年）对其进行了改进。在 19 世纪 90 年代后期，非洲南部成千上万的牛接种了疫苗，但是牛瘟仍然摧毁了大约一半的牛群和至少一半的易感染野生动物。

科赫还多次前往非洲和太平洋岛屿，在那里他研究了牛和人类疾病的流行病学，包括"德州热"、疟疾、非洲锥虫病和昏睡病。在英国的帮助下，科赫于 1906 年 5 月在乌干达保护领地边界的维多利亚湖塞塞群岛上建立了一个机构。远离了批评者和道德谴责，他在昏睡病患者身上试验了阿托西耳，这是一种英国研究人员研制的治疗动物锥虫感染的砷化合物。在人类身上，阿托西耳存在缺陷，它有时会损伤视神经，导致部分或完全失明，停止治疗后，这种药物对症状的作用不会持续。但阿托西耳降低了外周血管中的原生动物水平，从而阻止了吸血的蚊子摄入寄生虫并传播它们。这对病人个体没有太大帮助，但阿托西耳确实减少了昏睡病在人群中的扩散。

虽然科赫这一阶段的研究不如他早期的研究为人所熟知，但它对西方国家及其殖民地的影响是巨大的。科赫根据自己的经验得出结论，寄生虫可能在动物体内存活很长一段时间，无论是在明显的疾病症状出现之前还是之后。也有其他科学家在此之前就注意到了这种情况——例如，巴斯德注意到一些在禽霍乱中存活下来的鸡仍然会排泄出有毒的细菌。科赫的研究进一步巩固了动物或人类"携带者状态"的概念，这些动物或人类即使自身看起来很健康，也可能会将病原体传播给他人。这一概念被应用于欧洲，影响了伤寒等疾病的控制措施，并通过立法批准实施细菌学筛查以确定个体是否携带致病菌。正如克里斯托夫·格拉德曼所说，携带者状态这一概念"有助于形成这样一种观念，即受感染的个人对社会构成威胁，需要通过隔离和控制来应对"。此外，科赫的方法被一位历史学家称为"先检测后治疗"，它优先考虑的是阻止疾病在人群中的传播，而不是单个患者的治愈。政府官员越来越多地将人体健康视为促进经济或政治利益的一种集体资源。

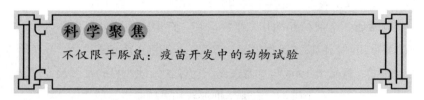

科学聚焦
不仅限于豚鼠：疫苗开发中的动物试验

并非每一项医学进步的取得都全靠科学家们自身的努力。疫苗开发的重大进展还需归功于动物实验，而此类试验在一些研究领域仍然非常重要。

动物实验和解剖有着悠久的历史。在古代，一位希波克拉底学派的学者描述了用猪做的实验，盖伦的解剖学著作表明他熟悉狗和猿的内脏器官。但直到19世纪中期，当欧洲大陆和英国的许多研究人员对活体动物进行侵入性解剖，以探索诸如神经功能或注射化学药品的影响等课题时，动物实验才引起争议。

许多科学家，特别是受人尊敬的博物学家查尔斯·达尔文（1809—1882年）主张有限制的动物实验，有些人则完全反对动物实验。英国议会通过的《虐待动物法案》（1876年）做出了最低限度的界定，反虐待动物的倡导者得到了部分公众的支持。然而，当1890年研究人员发现免疫动物的血清可以治愈白喉后，主流的观点发生了转变。活马提供了这一治疗所需的大量血液。白喉抗毒素的成功，加上人们对其他动物试验价值的认识，有效地抑制了反活体解剖运动。

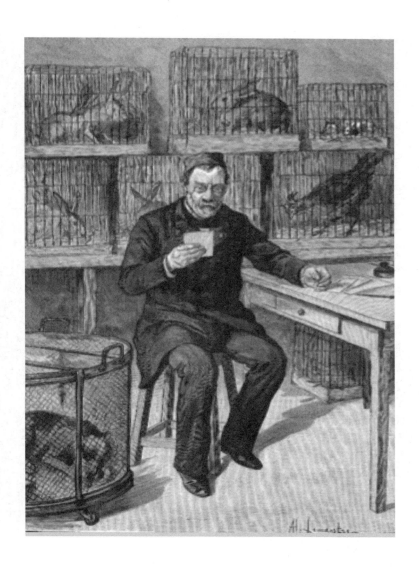

图 7.3　路易斯·巴斯德和动物

这是 1893 年巴黎出版的一本儿童杂志上的一幅插画。人们认识到动物实验对疫苗研究至关重要。

20 世纪，科学家们依靠"动物模型"来研究病原体的传播并开发疫苗。这些研究对如流感等的病毒感染尤为重要，因为病原体无法培养（而且，起初甚至看不见）。各种标准决定了动物的选择。20 世纪 30、40 年代，研究人员转向用雪貂来模拟流感的传播，因为雪貂很便宜，也很好养。最重要的原因是，雪貂流感的症状与人类相似——它们像人类一样打喷嚏。另外，研究人员在多代小鼠体内培养病毒株以使它们存活，他们还用小鼠进行抗体研究。20 世纪 30 年代中期，约瑟夫·斯托克斯（1896—1972 年）主导的研究小组牺牲了 11000 多只老鼠，为人类临床试验做准备。

用灵长类动物进行的实验引发了棘手的伦理问题，但在某些情况下，科学家发现它们是不可或缺的。例如，人类是脊髓灰质炎病毒的唯一自然宿主，而灵长类动物是一些重要研究中唯一的非人类替代者。1910 年代，洛克菲勒研究所（Rockefeller Institute）的研究人员对恒河猴进行了研究。几十年后，匹兹堡大学的乔纳斯·索尔克（1914—1995 年）领导的一个研究小组用 15000 只猴子进行了大规模的脊髓灰质炎病毒分型研究。当儿童的生命受到威胁时，政策制定者和美国公众接受了进行动物试验的必要性。今天，对灵长类动物的猴免疫缺陷病毒（SIV）株研究（较小规模的）仍在继续，因为它与人类免疫缺陷病毒（HIV）株密切相关。

近年来，一些动物权益保护者要求彻底停止动物实验。总的来说，科学家们并没有同意这个要求，但是关于动物权益的长期争论已经产生了重要成果。负责任的研究人员已肯定了限制动物试验、尽可能人道地对待试验动物的道德义务。最重要的是，研究人员有义务权衡对动物造成的伤害和潜在科学发现的价值。在某些情况下，方法上的创新使他们能够用实验室测试代替动物实验。

对一些动物进行的研究可能会直接有益于另一些动物。例如，研究人员已经将注意力转向了感染鸟类的流感毒株。禽流感疫苗在造福人类的同时，将使数百万鸟类受益。

与携带者状态相关的概念也影响了在菲律宾的美国行政人员，他们当时已接受微生物是导致疾病的主要原因这一事实。战争过后，许多菲律宾人面临贫困，身体虚弱，容易患病。血液分析似乎表明其疟疾和其他"动物寄生虫"的感染率很高。类似于巴拿马的殖民代理人试图将当地劳动力与移民隔离（见第四章），美国医疗权威部门警告要防备菲律宾人，因为他们可能成为热带疾病的"物理储备库"。这些官员认为，当地人卫生习惯松懈，加剧了危险。一位外科医生说："当地人不注意保持手部卫生，尽管据说他们每天清洗身体。"他总结道："无论如何，从微观上看，他们都不干净。"尽管殖民者关注的焦点从不健康的热带环境转移到了原住民民族的生物和文化特征上，但种族等级观念依然存在。从显微镜下获得的证据可以用来解释感染的原因，但也可以用来强化长期以来的成见。

　　在非洲，对人口健康的关注加强了非洲人被作为集体劳动力或经济商品来对待，而得不到作为人的待遇。欧洲霸主们在对抗昏睡病等疾病的过程中也追求类似的目标，尽管他们的策略各不相同。如前所述，英国官员把乌干达人从维多利亚湖迁走，并试图清除灌木丛，排干沼泽，以破坏采采蝇的滋生繁殖地。但那些安置点只是临时的，因此治理结果也是短暂易逝的。尽管如此，据估计，英属乌干达的昏睡病年死亡率从1900年至1904年间的20万下降到1905年至1909年间的不到2.5万。英国试图限制人类与传播疾病的蚊子之间的接触，而法国医生则在法属赤道非洲和喀麦隆尝试了不同的方法（喀麦隆是德国在第一次世界大战后割让给法国的领土）。在丛林茂密、灌木丛无法被清除的地区，法国医生把目光投向了感染者身上的病原体。1917年后，尤金·贾莫特（1879—1937年）领导了这项工作，他组织流动小组，步行到偏远的丛林村庄进行诊断和注射药物。在显微镜和注射器的帮助下，贾莫特医疗队取得了惊人的成绩：仅在1928

年一年里，他们就诊断出 54000 多例昏睡病病例，并用阿托西耳（Atoxyl）或锥虫肿胺（另一种砷化合物）进行治疗。对于中非和西非的数百万居民来说，殖民医学意味着村民们排着队在肩膀或屁股上挨一针。

横扫欧洲的运动有什么结果呢？从欧洲人的角度来看，他们的目标是保护殖民代理人免受疾病的侵害，并保护生产橡胶、金属、棕榈油和其他自然资源的工人。当然，成千上万的非洲人幸免于难，在昏睡病肆虐的地区，整个村庄都得救了。但是，为减少某些疾病而采取的措施助长了其他疾病的传播。数以百万计的注射是用携带少量血液的注射器进行的。在丛林里，用过的器具在重新使用之前并未全部进行过消毒。有相当多的证据表明，血液传播的病原体，尤其是丙型肝炎，是通过防治昏睡病、疟疾和梅毒的运动传播的。注射器里残留的血液可能已经传播了另一种病原体，这种病原体在几年之后才引起明显的症状——那就是艾滋病病毒。我们将在第十一章中更详细地讨论这个问题。

因为许多动物都携带锥虫，所以本世纪不可能实现昏睡病的根除。然而，有关牛瘟却有一个更明确的结论。科赫在 1897 年预测牛瘟即将被消灭时过于自信了，但科学家、公共卫生官员和养牛人在过去的 20 年里实现了这一愿景。

牛瘟的根除

牛瘟在 20 世纪初仍然是一个全球性的威胁。1920 年 8 月，一群受感染的泽布牛从印度运往巴西，在安特卫普（比利时）港口停留，与前往欧洲目的地的牛相遇，引起疫情。几个月后，各地疫情被扑灭，但此次危机促使法国官员召集举行了一次关于动物疾病的国际会议。1924

年，世界动物卫生组织（以法语首字母缩略词 OIE 命名）展开了正式的国际合作，并很快制定了陆地动物贸易的健康和安全标准。世界动物卫生组织一直是一个领导性的国际机构，自 2001 年以来，它还将动物权益作为一项关键的优先任务。

和其他病毒一样，20 世纪 30 年代初电子显微镜发明之前，牛瘟病毒是无法被直接观察到的。然而，与此同时，疫苗研究人员通过使毒性物质在多代动物中传递来减弱其毒性。20 世纪 20 年代，在印度伊扎特纳加尔的一个英国研究所，J.T. 爱德华兹将牛瘟病毒传给山羊，制造出一种不需要血清的疫苗。这种疫苗可以冷冻干燥，易于分发。韩国研究人员中村穆治（1903—1975 年）用兔子进行了类似的实验。中村的"兔化疫苗"不仅在蒙古和中国使用，后来还被送往肯尼亚。20 世纪 40、50 年代，法属赤道非洲、中国和印度开展了为 1 亿多头牛接种疫苗的运动，每年报告的牛瘟病例数量降低了 90%。

要想攻克彻底根除牛瘟的难关，光靠科学创新是不够的。脊髓灰质炎研究人员率先使用组织培养技术培育出大量病毒株用于检测，牛瘟疫苗的改进就运用了这些技术。在肯尼亚，由英国兽医科学家沃尔特·普罗莱特（1923—2010 年）领导的一个小组利用小牛肾脏组织研制出一种牛瘟疫苗，使所有类型的牛能够终身免疫。在一项名为"联合项目 15"的多国行动支持下，个别非洲国家继续在疫苗接种方面取得进展。1979 年，只有苏丹有新感染病例的报告。但是由于资金匮乏和监测工作遭遇失败，牛瘟在东非和西非的野生动物和放牧社区中传播了一段时间才被发现。20 世纪 80 年代初，源自尼日利亚和苏丹的疫情横扫非洲大陆中部，导致数百万动物死亡。

1994 年，联合国粮食及农业组织（UN—FAO）制订了全球牛瘟根除计划（GREP）以监督一项综合的全球战略。决策者越来越多地依靠计算机建模来关注疫苗接种策略。这项运动还得益于 1990 年推出的一种新型耐热疫苗，这种疫苗可以在没有冰箱的情况下储存 30 天，不需要冷却机或冷藏卡车提供的"冷链"，就可以向非洲最偏远地区的牧民运送疫苗。与根除天花一样，当地合作伙伴的参与是成功的最后一个重要因素；对大量社区工作者的培训帮助个体畜牧业主确保自己畜群的安全。21 世纪初，东非是已知的最后一个牛瘟"贮藏地"。2000 年苏丹南部据说发生了疫情，积极的监测证实，2001 年后该病毒已不再传播。发生在肯尼亚的另一次小规模疫情也被遏制了。到 2011 年 6 月，世界动物卫生组织（OIE）和联合国粮农组织（UN—FAO）都宣布牛瘟已从自然界中根除。

结论

人类麻疹和牛瘟很相似，下一个根除的会是麻疹吗？有迹象表明这是可能的。2000 年，美国宣布消灭麻疹。2016 年 9 月，泛美卫生组织（PAHO）证实，美洲各地已消灭了流行性麻疹传播。但是，同年麻疹在全球造成 9 万人死亡。在欧洲，这种疾病从 2017 年开始死灰复燃，2018 年前 6 个月报告的病例超过 4 万例，死亡 39 人。麻疹重新输入美洲的可能性仍持续存在。2014 年 12 月，加州迪士尼乐园暴发疫情，导致美国 7 个州、墨西哥和加拿大各地出现近 150 例病例。2019 年 4 月，在布鲁克林区报告了近 300 例病例后，纽约市官员下令在一些社区强制接种疫苗。麻疹和牛瘟一样，传染性很强。为了使一个社区获得群体免疫所提供的广泛保护，必须有 90% 以上的人口从先前的病原体接触或（理想情况下）通过接种疫苗获得免疫。在全球化的世界中，每年有 1 亿多孩子出生，只有彻底根除麻疹才能消除继续进行全球监测和疫苗接种的必要性。

就动物疾病而言，为防止牛瘟而率先采取的监测战略能有效应对新的威胁。目前存在的危险之一是牛海绵状脑病（疯牛病），这是 1986 年首次发现的一种致命的中枢神经系统感染。人类如果食用了被感染的神经组织，可能会摄入致病因子———一种叫做朊病毒的错误折叠蛋白质——并患上克洛伊茨费尔特 - 雅各布病（这种病也可能有其他原因）。20 世纪 80 年代末到 21 世纪初的情况尤为严重，当牛被喂食受感染的工业屠宰副产品——肉和骨粉时，致病的朊病毒就传播开来。多年来，对疯牛病的恐惧导致了更严格的监管，破坏了国际牛产品市场。与牛瘟一样，旨在遏制疾病的新规则的实施反映了经济和公共卫生目标的对应关系。

迄今为止，与疯牛病相关的人类死亡总数只有几百人，但这种疾病表明，致病性物质可能会蔓延到农业以外的环境。由于农业生产的工业化，这类事件发生的可能性大大增加了。20 世纪 60 年代以来，家禽、猪、牛和鱼的饲养密度日益增大，这意味着它们的生存环境极其拥挤，有限的空间容纳了数十万甚至数百万的动物。这大大增加了动物之间的生物交换——它们的身体废物和体液，这就使得在动物饲料中广泛使用抗生素成为必须。这反过来又增加了人类致病原出现的风险，更有可能的后果是，来自农业的遗传物质会转移到一种人类病原体中，使其毒性更强或更难治疗。正如下一章将更全面讨论的，流感进一步说明了人类与动物病原体之间交叉关系的潜在危害。

集约化畜牧业是长期历史发展过程的新事物：现代人类社会极大增加了家畜的数量以及畜牧业和交通运输对生态的影响。14 世纪时，由于气候变化造成的生态破坏，牛疫（可能是牛瘟）的影响大大加剧。之后的环境因素也发挥了重要作用。但从 18 世纪开始，牛瘟暴发的范围日益反映出人力因素的影响，特别是战争、帝国主义和牲畜迁移规模的扩大。一旦轮船使病牛的全球运输成为可能，牛瘟就从根本上改变了非洲和东南亚地区微生物、哺乳动物和昆虫的平衡。随着欧洲人的影响扩大，疾病不仅削弱了非洲社会，还在整个 20 世纪深刻影响了非洲的土地利用和劳动模式。

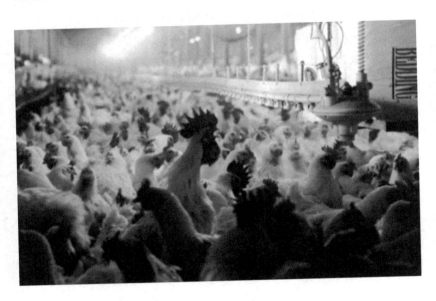

图 7.4　一家商业性的养鸡场
2011 年，宾夕法尼亚州迈尔斯敦附近的这家养鸡场饲养了 17000 只家禽，生产了大约 250 万只小鸡。在这样的设施中，拥挤的生存条件要求在饲料中使用抗生素来预防疾病。这会导致新禽流感毒株和其他病原体的出现。

　　20 世纪早期，牛瘟的流行往往会扩大刚刚消灭牛瘟的西方国家与首次出现牛瘟的非洲和东南亚国家之间本已巨大的差距。1918 至 1919 年，连续几波的流感至少在表面上看产生了与此相反的影响。紧跟着第一次世界大战之后出现的流感大流行堪称是当时绝大多数人类的共同（或许是独一无二的）经历。

历史文献：非洲南部的牛瘟和殖民紧张局势

殖民历史似乎是建立在新移民与原住民、殖民者与被殖民者之间的差别之上的。事实上，殖民地环境中的关系和冲突并非如此简单。通常，历史学家的首要任务是阐释大群体内部的分歧，尽管这些群体起初看起来可能很有凝聚力。当我们考虑非洲南部对牛瘟的不同反应时，就验证了这一点。这场生态灾难加剧了殖民地社会各阶层的社会紧张局势。

以下节选讨论了 1896 年发生在几个政治实体边界上的事件，这些政体包括：贝专纳皇家殖民地（几个月前被英国当局吞并加入南部的开普殖民地）、德兰士瓦南非共和国以及奥兰治自由邦。后两个政体由荷兰血统的殖民者（布尔人，其祖先在 17 世纪来到这里）统治。该地区还居住着说班图语的茨瓦纳人，他们是南部非洲的原住民。

上述各方都相互猜疑，同时牛瘟危机也使英国政府官员与每个营地的牲畜主人对立起来。英国兽医试图通过建造围栏、巡逻边境、射杀患病或受感染的牛来消灭这种疾病。而布尔人和英国农民经常反对这些措施，他们联合起来在边境采取行动，以保护他们的牧群或阻挠根除活动。许多农民认为接种疫苗就可以保护他们的牲畜。在贝专纳地区，部落居民对所有南非白人的行动都持怀疑态度，并认为修建围栏是英国进一步吞并行动的前奏。茨瓦纳社区内部存在代际的分歧，年轻人比他们的长辈更支持对政府措施采取强烈的回击。

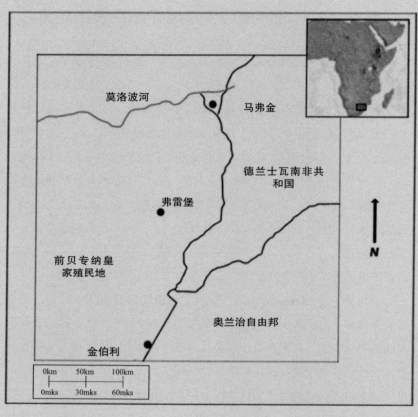

图 7.5　1896 年的南部非洲

1896 年春天，兽医官员希望能控制莫洛波河（位于贝专纳皇家殖民地南部的弗雷堡北部）以北的牛瘟。但行动失败了，疾病很快蔓延到整个南部非洲。

以下两位兽医的评述代表了饱受批评、四面受敌的科学精英们的观点。这些文本来自一本由开普殖民地总督转交给英国议会的兽医报告集。兽医们记录了1896年12月罗伯特·科赫到来之前发生的事件以及几种接种程序的系统发展。作者认为，农民自己接种的疫苗没有任何一种是有效的。

《索加先生的报告》（乔特洛·费斯蒂里·索加，1897年）

乔特洛·索加是个与众不同的人。他的母亲（珍妮特·伯恩赛德）是苏格兰人，父亲（蒂约·索加）是第一位被任命为联合长老会牧师的南非黑人。他父亲的社会地位为索加提供了对于一个混血儿来说非常难得的机会。从苏格兰兽医学校毕业后，索加于1889年成为英国好望角殖民地的二级助理兽医。

索加向开普敦首席兽医提交了报告。他描述了牛瘟越过莫洛波河后不久发生的事情。作为一个训练有素的精英医疗从业者，索加对待牛瘟和茨瓦纳南非人的方式与欧洲白人殖民地管理者一致。他接受过一些细菌学方面的培训，他希望能找到一种专业的科学解决方案，取代当地农民无知的接种尝试。他的措辞虽然谨慎克制，但却表明牛瘟正在像失控的野火一样蔓延。

3月26日，由于特别派遣，我被召至马弗金，在那里等候你的到来，因为牛瘟当时在贝专纳引起了极大恐慌。关于这一可怕灾难，用一份简短的报告陈述一些重要的事实就足够说明问题了……

1896年4月15日，一个名叫韦勒姆的本地人向管理人R.考恩先生报告了森尼赛德（马弗金东北约6公里）暴发的疫情，应该是牛瘟。这确实是贝专纳第一次真正的疫情暴发，因此，在第一道防线——"拉马特拉巴马·莫洛波防线"之后（这里指的是莫洛波河以南的地区），详细介绍这次疫情和其他疫情的结果可能会引起兴趣。

欧洲人、农民和当地人一开始并没有意识到情况的严重性，因为明显的事实是，一旦高度警惕的警察报告牛群中出现疾病，就会有工作人员立即赶到现场，扑杀的决定就会立即执行。在这种情况下，几乎没有人注意到牛瘟的毒性作用，直到事态严重，为时已晚。在我看来，如果欧洲人和当地人通力合作，家畜（牛群）的毁灭就不会发生……

（在森尼赛德）三个星期内没有出现一例牛瘟的症状。所有受感染死亡的牲畜都被小心地掩埋，对到过该地的人也进行了消毒。在纳尔逊中士的带领下，一支强有力的警察卫队被派驻在感染点周围。邻近的八个可疑的牛栏（即附近的动物围场）被仔细监管。

我可以在此声明，许多低收入的"瓦本斯"（受到其他原住民群体残酷对待的贫困家庭）已经把他们的锅带来，用来分享死牛；幸运的是，这些人都还活着。我为他们浸泡（指浸泡在消毒液中），用"杰伊斯"（消毒剂）清洗手和器皿，因此没有发生疫情。这些人是牛瘟传播的重要来源，他们喜欢在夜间流浪的习惯造成了很大的麻烦。人类是极度贪婪的，他们会为了获取肉食无所不为，似乎有一种奇怪的磁力引导他们去寻找被感染或死亡的牛。他们都是穷人，或者可以称他们为奴隶，他们简直就是巴拉朗人中的奴隶，这让我们非常焦虑。此外，奴隶制竟然存在于我们中间，真是件可耻的事情……

（不到三周后，索加记录了他在另一个农场的活动。）5月4日，我被告知，在塞特拉戈利河和莫洛波河的交汇处（在马弗金西北大约40公里处）发现了疑似病例，受害的是鲁科夸里和亚伯兰这两地。在我到达的时候，牛栏里有80头牛死了，牛栏外还有160多头病牛，同时有警察在看守着。在342头牛中，鲁科夸里人还剩下9头，其中5头被警察射杀。我们有机会对瓦尔彭斯采取了非常严厉的措施，并以杖刑（击打他们的脚底）来威胁他们服从。我可以向你保证，先生，这是有效的。我们焚烧和掩埋了成磅的生肉干（即腌肉，官员们担心它是由受感染的牛制成的），这些牛可能已经感染了更南边的农场……

（索加随后声称，一名原住民酋长将受感染的牲畜从德兰士瓦南非共和国边境带入了贝专纳保护区。）

八月中旬左右，是我们在贝专纳的多事之秋。大量的污染物从德兰士瓦流入，最初是由塞特拉戈利保护区的原住民带来的。由于某种原因，莫什特酋长带着大批追随者逃到塞特拉戈利，同时在德兰士瓦留下了大量的牲畜。看到人们用铁丝栅栏来防止他的牛进入，所有的来往都将被切断，即使疾病在德兰士瓦盛行，他还是将牛偷偷带进了保护区……并将整个自然保护区"点燃"了。速度如此之快，以至于我们还没来得及查明传播情况，疾病就已在整个保护区扩散开来，射杀也已无力挽回……据统计，2万头牛中，大约还剩500头……

（索加重申他的观点，即接种和消毒剂是无效的，对它们的过分依赖已经妨碍了消灭疾病的努力。）

接种和浸泡（浸泡消毒剂）是一种诅咒；因为这些做法不但没有延缓疾病，反而传播了疾病……到目前为止，在科学给我们提供彻底的预防措施之前，我们唯一的办法是通过射杀和创造洁净地带（即没有牛瘟的地区）来消灭这种疾病。当疾病处于饥饿状态、缺乏宿主时，牛瘟会灭绝的。我们有明确的证据证明这个有机体在南非草原不会持续很长时间。这一点很重要。但致病体在腌制的牛肉（腌肉或咸牛皮）中可以存活多长时间还没有确定。在科学能够向我们提供完善的解决方案前，我们有责任用自然手段来阻止牛瘟的发展，而其他国家已经证明这些手段是有效的。

宿命论似乎成了许多人（其他人）的习惯，这是多么幼稚、粗鲁的想法！当然，这不应该是一个开明民族的原则。我认为，在很大程度上，导致贝专纳未能防止牛瘟蔓延的原因是——缺乏合作。

《牛瘟会议通过的决议》（1897年）

以下节选是由首席外科医生邓肯·哈钦或他的第一助理约翰·博思威克撰写的。8月30日至9月1日，南非几个地区的当局同意了一项牛瘟战略：扑杀受感染的牛群，并建造很长的铁丝网围栏，由警察巡逻。以下摘录撰写于随后的10月，表明了民众对根除计划的强烈抵制。

第三天（1896年10月3日）清晨，在富勒上尉和福尔先生的私人秘书皮尔斯先生的陪同下，我乘坐火车离开弗雷堡，前往干哈茨，准备前往几个农场执行规定的措施，因为这些农场的主人之前向委员会报告，这种疾病在他们的牲畜中出现，但他们不允许射杀牛群。我们在干哈茨车站见到了当地政府官员瑟伦先生，然后一起去了有关的农场。我们遭到了农场居民的强烈抗议，他们中的一些人拿着装有子弹的枪围着我们跳舞，并威胁我们说，如果我们碰了他们的牛，将会带来各种可怕的后果，但我们以坚定和耐心的态度，成功地压制了他们的强烈反对。但是，这些人的脾气很暴躁，我很清楚，我们无法在那个地区继续推行扑杀政策，这是毫无成功可能的。此时，一种对接种疫苗好处的夸大信念已经使德兰士瓦农民（即邻国德兰士瓦南非共和国的农民）深信不疑，对于殖民地朋友的牛遭到射杀，他们表达了深切的同情，并坚定地鼓励他们把牛带到德兰士瓦以避免被杀死，因此我们的四个农民在一个晚上就带着他们的牛冲过了警戒线。另一个农民试图用身体抬高铁丝网把牛送过去，但被警察当场抓住而没有成功，这使我非常恼火，因为他的牛已经受到感染，必须被射杀。我想他后来会意识到自己是幸运的，因为他的儿子是带着牛冲过警戒线的人中的一个，几乎失去了他的整个牛群。我 5 日晚些时候回到了弗雷堡……

（这名外科医生描述了他在弗雷堡一次社区会议上为宰杀牲畜所做的辩护。由于遭到一致反对，城镇周围地区的宰杀政策最终被放弃了。）

10 月 12 日，星期一，在弗雷堡的牛瘟委员会会议室举行了一次半公开会议。在场的大多数人是来抗议继续推行通过杀死受感染的牛群来消灭牛瘟的政策。我竭力跟他们讲道理，并试图向他们解释，与政府措施的优点相比，他们反对的后果会是什么，但他们都坚决反对进一步屠杀（除了几个例外，主要是商人）并坚决要给他们的牛接种疫苗，因为当时对接种预防效果的夸大报道正广为流传。我极不情愿放弃我一直强烈主张的政策，但我两周前才意识到，农民不会再同意继续执行这项政策，尽管我对那些被光鲜报道误导的农民感到非常遗憾，但我很难责怪他们，因为他们反对的是一项迄今未能根除这种疾病的政策。但这主要是由于长期的干旱和缺水，使得整个地区的牲畜必须不断迁徙。……因此，这次会议实际上决定，应该放弃施行在弗雷堡地区消灭这种疾病的政策。会后，当天晚上，我乘坐火车前往金伯利，去参加在克莱恩·卡里潘举行的农民会议。

文件解读

1. 为什么许多牛主人相信接种疫苗可以保护他们的牛？

2. 在整个南部（和东部）非洲，很少有书面资料或口头文字记录非洲人的第一手观点。你认为索加描述的部落居民的主要目的是什么？在部落社会里，牛代表什么？

3. 你认为牛瘟大流行如何影响英国在开普殖民地和南部非洲其他地方建立统治的管理措施？

建立联系

1. 比较牛瘟暴发期间的社会紧张局势与欧洲城市霍乱爆发期间的社会动荡（第五章）以及印度对英国抗击瘟疫措施的反应（第一章）。有什么相同点和不同点？

2. 比较公众对专家权威（本例中为兽医）和对欧洲公共健康官员的态度。今天的医生和兽医也面临类似的挑战吗？

8

1918 年流感大流行及各种经历

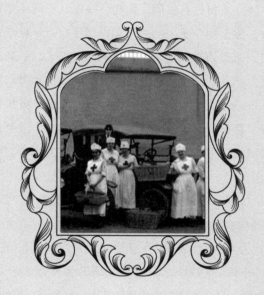

底特律红十字会

在 1918—1919 年的全球流感大流行期间，女性护理人员在应对流感方面发挥了重要
作用。药物是无效的，良好的护理是唯一真正可行的治疗方法。

在凯瑟琳·安·波特的短篇小说《苍白的马，苍白的骑马人》（1939 年）中，一位名叫米兰达的年轻女子在与流感的殊死斗争中陷入谵妄：

> 静静地，她沉入黑暗的深渊，直到像一块石头躺在生命的最深处。她知道自己将失明、失聪、失语，不再感知自己身体的各个部分，完全抽身于人世的一切，却还在以一种奇特的清醒和惯性活着；所有的思想观念、合理的怀疑求索、所有的血缘和内心的欲望，都从她身上消散远离，只剩下片刻独自炽烈燃烧的生命微粒。……这颗火热而静止的微粒孤立无援，抵抗着毁灭，努力地生存，存在于自身的疯狂之中，没有动力，没有计划，只有一个最终结局。相信我，永不消退的愤怒之光说道。相信我。我留下来。

米兰达的病映射了波特自己的经历。1918 年 10 月波特在科罗拉多州丹佛市生活，为《洛基山新闻报》撰稿期间生了这场病。波特经历流感后幸存下来，一个帮忙照顾她的年轻士兵却不幸去世。波特后来谈到她与死神擦肩而过时说："它就这样生生地分割了我的生命，就像那样切下去。所以在那之前的一切都是在准备，在那之后，做好准备的我以某种奇怪的方式改变了。我花了很长时间才走出来，重新生活在这个世界上。"

对数以百万计的人来说，1918 年秋天暴发的流感大流行是一个重要的转折点，甚至比同期发生的"第一次世界大战"更为重要，在某种程度上，这两次危机是不可分割的。军队的调动助长了流行病的蔓延，疾病的蔓延又在 11 月 11 日停战之前的最后几次欧洲战役中削弱了参战军队的力量。这一流行病也蔓延到全球，从南非到加拿大北极区最遥远的地方，甚至偏远的太平洋岛屿的死亡率都位居前列。全球四分之一至一半的人出现流感症状；在短短 18 个月内，至少有 5000 万人死于该疫情，其中美国约 67.5 万人，加拿大约 5 万人。健康的年轻人经历了异常高的死亡率。由天花、黑死病或霍乱引起的大流行可能曾经使某些人群死亡的比例更高，但没有其他疾病比此次流感造成的打击更集中、更广泛。最初研制疫苗的尝试没有成功，当时的生物医学治疗也几乎无效，抵御流感最好的方法是进行有效的护理。

如果历史上有什么事件可以被称为人类的共同经历，那么一定是这次流感大流行；然而，随着历史学家深入研究 1918—1919 年流感的影响，其整体图景被分解成各种截然不同的经历、想法和行动。这场大流行提出了一些基本问题，这些问题以不同的方式引起了历史学家和健康倡导者的关注：什么是"全球事件"？我们如何描述地方环境与影响全世界的力量之间的相互作用？

病原学与早期历史

流感表现形式多样，而且传播迅速。研究人员根据它们的蛋白质结构区分了几种病毒类型——甲型、乙型和丙型（第四种流感类型只影响牛）。甲型流感是人类疾病的主要元凶，它随鸟类进化而来。水禽是其最常见的自然宿主，但该病毒也可能由家禽和包括蝙蝠、马、猪和人类在内的许多哺乳动物携带。猪可能同时感染禽流感和人类流感。因此，猪被认为是一个"混合体"，在它身上可能出现新的流感病毒株。在人体中，这些变异可能很难被个体先前获得的免疫力识别。流感通常在宿主出现症状前有两天左右的潜伏期，但宿主可能在症状出现前感染其他个体。通过现代交通方式，流感可以在几周内传播到整个大陆甚至全球。

甲型流感的许多亚型是根据两种表面蛋白的组合来命名的，如针状血凝素（HA 或 H）和蘑菇状神经氨酸酶（NA 或 N）。迄今为止，已经确定了 18 种血凝素亚型（H1–18）和 11 种神经氨酸酶亚型（N1–11）。因此，有无数蛋白质组合的可能性，尽管只有少数流感亚型与人类疾病有关。这还仅仅是在微生物表面，在它的蛋白质包膜内，每个甲型流感病毒都有八个核糖核酸基因片段，可以与其他流感病毒交换。由于表面蛋白特别是 HA 的突变频繁发生，流行病毒的精确组合变化迅速。这个过程被称为抗原漂移，可帮助病毒逃脱宿主的免疫反应。病毒通过以下两种方式之一发生抗原漂移的情况较少：一种是整个病毒从一种宿主跳到另一种宿主身上，另一种是动物和人类病毒交换遗传物质（这一过程称为重组），同时影响表面蛋白。病毒的变异会影响它的向性，即对特定细胞和组织的适应性，这有助于确定病毒从一个呼吸道传播到另一个呼吸道的难易程度。

除了流感病毒自身迅速变化的能力外，许多环境因素也影响其传播。在温带地区，几个世纪以来，冬季"流感季节"时的发病率一直很高。较低的相对湿度和 5 摄氏度（40 华氏度）左右的温度特别有利于微生物在宿主之间通过空气传播。这种关系的确切原因很难解释，微生物、水滴微粒和动物的状况显然都发挥着作用。可能是病毒本身在低温下更稳定，或者宿主在较冷的条件下更容易释放病毒。这种病毒通常在相隔只有几英尺的宿主之间传播，但较低的相对湿度会促使水滴微粒将病毒携带得更远。一项在亚寒带气候下进行的流感研究进一步表明，温度和湿度的突然下降增加了传播的风险，这可能是因为天气变化对呼吸道产生了较大影响。尽管流感每年通常会导致数百万人出现严重症状，大约 30 至 60 万人死亡，但关于人类之间或动物与人类之间的传播动态，仍有许多未知之处。因此，研究人员把关注的焦点集中在 1918 年流感的起源、其独特的症状以及为什么它在青壮年人群中传播如此广泛和危险（见图 8.1）。

这个漫长的侦查过程始于 1918 年，当时美军临床医生从患者身上采集组织，并将样本保存在石蜡中。20 世纪 30 年代初，研究人员分离出人流感病毒和猪流感病毒，并最终从 1918—1919 年后被冻土层封存的北极墓穴中获得了遗传物质。20 世纪 90 年代，基于聚合酶链式反应（PCR）的测序技术帮助研究人员将核糖核酸片段编织在一起，绘制整个基因组图，并将 1918 年大流行的原因确定为甲型 H1N1 亚型流感。随后，该病毒的克隆体被复制并用于动物实验。研究人员认为，H1N1 大流行起源于马或鸟。在 1918 年或稍早的时间，它对人类来说是完全陌生的，并一直在不断地进化，以至于至少有两种不同的 H1N1 病毒毒株在流感大流行期间传播。目前尚不清楚猪或其他哺乳动物是如何充当中间宿主的。

研究人员对这种致命流感的生理影响了解多少呢？对 1918 年秋保存下来的组织样本的分析表明，两种重叠的模式导致了极高的死亡率：在大多数情况下，病毒伴随一种侵入性的细菌感染，导致患者感染肺炎，破坏肺部；较少发生的情况是，在大约 10% 至 15% 的病例中，该疾病导致患者肺组织积液，引起窒息，同时由于缺氧，他们的脸部变成灰蓝色或紫色，可怕的死亡接踵而至。引起这些症状的根本原因是近期的调查焦点。

流感最常见的症状——发热、喉咙痛、身体疼痛和乏力以及黏膜发炎——并不容易与历史记载中描述的其他疾病区分开来。流感可能属于希波克拉底派学家、盖伦和其他理论家所提到的"热病"之一，但它的历史影响尚不清楚。尽管学者们有理由相信，自 16 世纪初以来流感疫情就反复出现，但对 19 世纪之前的疫情分析，大多是根据知识或经验做出的猜测。就过去 150 年而言，研究表明，流感大流行之后往往是呼吸道疾病导致的高死亡率时期。可能是大范围的流感疫情引发了"流行病时代"，在这一时代，其他疾病的高发病率也随之而来。

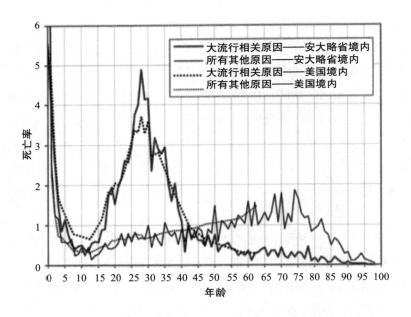

图 8.1　1918 年 9 月至 12 月北美地区的死亡率和患者死亡年龄的统计
这张图显示了在美国和加拿大安大略省死于大流行相关原因的年轻人人数比例异常高的情况。例如，在安大略省所有与流感相关的死亡中，有近 5% 发生在 28 岁的人群中。相比之下，安大略省 60 岁的老人仅占流感相关死亡人数的约 0.3%。大流行造成 20 多岁和 30 多岁人群的死亡率远远高于其他各种死因的总和。美国与流感相关的死亡率也出现相同的分布。

因此，毫不奇怪，许多观察家直到19世纪后期才把流感和其他疾病区分开来。如第五章所述，到19世纪30年代，工业化力量开始扩大城市规模，铁路和轮船的交通方式加速了霍乱等流行病的到来。1847年后，在伦敦总登记处工作的统计学家威廉·法尔开始区分由流感引起的死亡，并为超额死亡率赋值，以评估各种流行病的影响。除了他对霍乱和"发酵病"的讨论所做的贡献，法尔条理清晰的方法也在很大程度上把流感定义为一种独立的疾病。对与法尔同时代的一些人——爱尔兰医院医生罗伯特·格雷夫斯（1796—1853年）——来说，很明显，流感比霍乱夺去了更多人的生命，部分原因是流感会重创那些已经患有支气管炎、哮喘或肺结核的人。然而，大多数医生的认知并不如法尔和格雷夫斯准确，或者说他们并未认识到1847年和1857年可能在整个欧洲发生的严重流感。

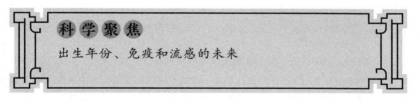

科学聚焦
出生年份、免疫和流感的未来

一个多世纪以来，流感病毒一直是一个谜：为什么流感似乎在某些年份比其他年份更为猖獗？是哪些因素决定了什么样的人群受流感的影响最为严重？

直到最近，1918—1919年流感大流行的研究人员还在通过关注不同年龄段的流感相关死亡率来探讨这些问题。在大流行期间，20、30岁人群的死亡率尤其高。因此，研究人员探索了这个年龄段人群的哪些共有特征会使他们容易出现严重的症状。一个主导的假设是：他们经历了免疫系统的过度反应——被称为细胞因子的信号蛋白失控，集合了大量的免疫细胞而阻塞了肺部。实际上，身体免疫反应的（破坏性）力量导致健康的年轻人易受病毒攻击。

2016 年，一个研究小组进行了一项研究以解答一个新问题：个体首次接触流感是否会影响免疫系统在以后对流感病毒的反应？这项研究的关键是红细胞凝集素（H）：人类和禽流感病毒中的 18 种血凝素蛋白亚型。研究人员已经证实，根据构成蛋白质的氨基酸，病毒可分为两类：1 组病毒包括季节性毒株 H1、H2 和禽流感毒株 H5；2 组病毒包括季节性毒株 H3 和禽流感毒株 H7（见图 8.2）。

1 组	2 组
H1N1（1918）	H3N2（1968）
H2N2（1957）	H7N9（2013）
H5N1（1997）	

图 8.2　最近的流感病毒和明显的出现时期

研究小组假设，个体会对他们年幼时感染的第一种流感病毒和与之同组的其他病毒产生免疫抵抗，同时也更容易受到另一组病毒的感染。此外，这种免疫系统的"印记"会伴随他们一生。因此，每种病毒的蛋白质结构，决定了不同年龄群体的免疫能力与未来接触的流感毒株是否匹配。

研究人员用最近出现的两种流感毒株数据验证了这一观点：1997 年首次出现的 H5N1 和 2013 年首次出现的 H7N9。这两种病毒都是由禽类传染给人类（通常是与禽类相关的工作人员）的"禽流感毒株"。这些病毒在世界范围内引起的人类病例很少，但病情却很严重，并导致非常高的死亡率。根据蛋白质构成，H5N1 归入 1 组，H7N9 归入 2 组。在 1997—2015 年间，研究小组分析了大约 1500 例由这些菌株引起的重症病例（见图 8.3）。考虑到各种因素，这些数据表明，1968 年以前出生的人非常容易感染 H7N9 病毒，对 H5N1 病毒的抵抗力相对较强。而对于 1968 年后出生的人群，情况恰恰相反：H5N1 可导致严重的病症，而 H7N9 则并非如此。

为什么 1968 年是人类流感免疫的转折点？那一年，一场 H3N2 型流感（一种 2 组病毒）的全球大流行，开启了一段 1 组病毒在全球传播中不占主导地位的时期。因此，1968 年以后出生的儿童第一次感染流感，更多的是感染 2 组病毒。所以，他们对 2 组的其他病毒（包括 H7N9）产生了免疫力，而 1968 年以前出生的儿童产生的是对 1 组病毒的免疫力（包括 H5N1）。获得性免疫与流感病毒株的不匹配使人更容易受到严重病症的伤害。

简而言之，研究结果表明，一个人的年龄并不是决定其对各种流感病毒抵抗力的最重要因素。而儿童时期的初次感染会显著影响人的身体将来对流感的反应。这项研究为 1918—1919 年间 H1N1 引起的异常死亡率提供了新的解释：在 19 世纪 80 年代和 90 年代早期，一种不同类型的流感病毒在受感染最严重的人群免疫系统中留下了印记，当时他们都还是儿童。

走出历史，回到现实，这项研究是否会影响疫苗开发和人们接受的疫苗注射？将来，在需要的地区人们也许可以选择注射流感疫苗来增强免疫力。特别是在新的大流行性流感毒株出现时，这方面的工作将有助于疾病预测和公共卫生战略。流感仍是一个未被完全解开的谜团，关于第一次感染病原体如何形成终身免疫还有待进一步研究。

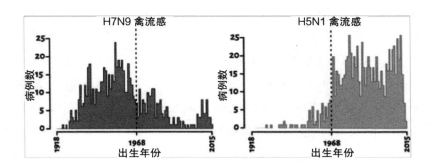

图 8.3　出生年份和流感病毒易感性
两幅图显示了 H3N2 大流行如何影响对两种禽流感毒株的免疫模式。对于 1968 年以后出生的儿童来说，接触 H3N2 加强了其对包括 H7N9 在内的 2 组病毒的免疫力。同时，该人群对属于 1 组的 H5N1 毒株抵抗力较低。

几十年后，1889 年出现的"俄罗斯流感"则完全不同。虽然 1918 年的流感导致更高的死亡率，但这次疫情的杀伤力也很可观：从 1889 年秋季到 1894 年初的冬季，全世界至少有一百万人死于几波席卷全球的感染浪潮。这场流感的到来正值这样一个时代：新技术正迅速将世界大部分地区紧密联系在一起。到 1890 年，超过 12 万英里的铁路使穿越俄罗斯和西欧的快速运输成为可能，北美的铁路网络也具有了相当规模。随着人口的快速流动，信息的流动也越来越快。1851 年，在加莱（法国）和多佛（英格兰）之间铺设了第一条电报电缆，以连接伦敦和欧洲北部的其他主要城市。15 年后，一条永久性的电报线横穿大西洋，电缆网络纵横欧洲和北美。"俄罗斯流感"是第一次可以对数百万人实施不同程度的实时追踪的大流行病。

　　一些观察家自然而然地将大流行与人类旅行规模和速度的增加联系在一起。然而，全球互联性意识的日益增强也催生了新的环境解释。在一篇被美国报纸广泛转载的文章中，费城医生罗伯茨·巴瑟洛（1831—1904 年）试图将细菌理论与"种子和土壤"的类比相结合，这一类比与马克斯·冯·佩滕科弗的方法类似。尽管巴瑟洛将个别流感病例归因于刺激黏膜和支气管表面的"某种微生物或其卵细胞"，但他也考虑了更广泛的使流感得以传播的因素，并形成了他所说的"系统性中毒"理论。他认为，轻微的流行病并没有"足够的动力"跨越具有某种土壤和气候的地区。巴瑟洛得出结论说：大规模的流行病一定与"太阳的光球层和磁暴"引起的巨大全球扰动有关。

　　在新细菌学的推动下，许多欧洲研究人员也在寻找微生物元凶。最有可能的候选者是一种细菌，它是由具有显赫背景的科学家理查德·法伊弗（1858—1945 年）提出的。理查德·法伊弗是赫赫有名的罗伯特·科赫的门徒和女婿。其他研究人员很快证实，感染者的痰中含有大量法伊弗氏杆菌（或称流感杆菌）。当这种杆菌被接种到各种哺乳动物体内时，并没有引起流感，因此，它并不满足科赫最终证明的"病原体引起疾病"的假设（见第五章）。但观察家们却倾向于忽略这一事实。卡通漫画把流感描绘成一种可恶的、狡猾的"喷嚏细菌"。

正是这次大流行，推动了致病微生物概念的广泛传播，而不是三十年后的"西班牙流感"。如第六章所述，关于结核病的论述为"细菌讨论"提供了另一种途径，也让相关产品和做法进入西方人的生活。但这一切在 1918 年并没有任何直接用处，细菌理论对有效的治疗或预防几乎没有起到任何作用。当流感再次来袭时，它似乎畅行无阻，无处不在。

1918—1919 年的流感

自从 1927 年埃德温·奥克斯·乔丹（1886—1936 年）第一次回顾流感大流行期间的流行病史以来，研究人员提出了几个可能的流感发源地。许多学者都指向了美国的堪萨斯州。1918 年 2 月，莱利堡军事基地的一场重大流感暴发之前，附近的哈斯克尔县出现了异常严重的病例。该基地的士兵很快就在美国和海外各地流动。第二种观点将注意力集中在 1916 年 12 月在法国埃塔普斯暴发的一种叫做"化脓性支气管炎"的疾病上。在这个法国战事的中心地带，成千上万的士兵来来往往，附近饲养着大量供应军队的鸡和猪。第三种假设指向亚洲神秘暴发的呼吸系统疾病。1918 年春天，数千名前往法国的工人抵达加拿大温哥华岛维多利亚市附近的一个港口，数百人在那里患病并接受治疗。加拿大各地和法国的劳动营都有应征士兵患严重肺部疾病的报道。关于发源地的争论仍在继续，但各种假设都是合理的，这一事件本身就是一个教训。正如约翰·巴里所指出的那样，这场大流行源自美国的可能性"警告调查人员应在何处寻找新病毒。他们必须调查所有可能的地方"。

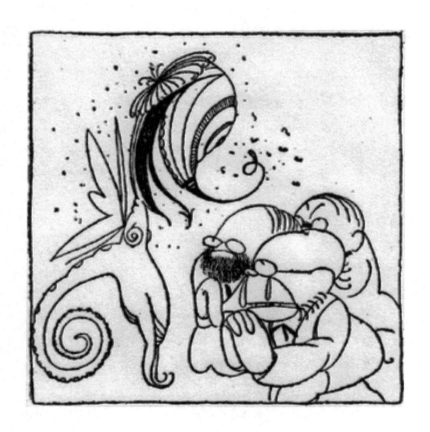

图 8.4 "生物学家们：'来吧，宝贝！……告诉我们你是谁！'"
这幅由路易斯·巴加里亚手绘的漫画于 1918 年 5 月首次出现在西班牙《太阳报》上。研究人员跪在流感面前哀求，后者被描绘成一个奇异的"喀迈拉"（多种生物的嵌合体）。由于当时的显微镜无法帮助观察者识别病毒，其病因仍然是个谜。

这场大流行的总体事态通常被描述为始于 1918 年的三个阶段席卷全球的浪潮。与 1889 年开始连续几年仅在冬天出现的流感疫情不同，这一次的每波疫情间隔时间较短。起初，在 1918 年初的冬末和春季，疫情是偶发和分散的。那时 H1N1 流感可能已经流行，但尚未对样本进行分析确认。8 月下旬，界定明确的第二阶段在三大洲的数个港口几乎同时暴发：塞拉利昂的弗里敦、法国的布雷斯特、马萨诸塞州的波士顿和附近一个名为德文斯营地的军事集结地。疫情开始蔓延，很少有地方未受影响。绝大多数患者在 1918 年 8 月底至 11 月期间患病并死亡。感染者的死亡率非常高；在普通年份，流感导致的死亡率约为 0.1%，但在 1918 年，这一比率超过 2.5%，至少比前者高出 25 倍。第三阶段始于 1919 年初，有些地方持续到 1920 年初，但造成的死亡人数较之前少。没有哪波疫情是起源于西班牙的。"西班牙流感"这个绰号来源于西班牙的报纸愿意报道这种疾病的影响，因为它不是第一次世界大战的参战国。

在许多地区，特别是战争相关人员流动的地区，流感沿着铁路和轮船航线迅速蔓延，并从城市中心向农村蔓延。在美国，疫情从东部沿海地区向西移动，从墨西哥湾向北沿密西西比河移动，从西海岸港口向内陆移动。在加拿大，有人认为感染是从美国传播来的，而不是从欧洲返回的军队传播的，而且士兵们是在向西行进加入跨西伯利亚远征部队时传播这种疾病的。不管怎样，扩散的主要途径是圣劳伦斯航道和向西的加拿大太平洋铁路。另外，非洲中部和南部新建成的铁路系统和刚果河流域的轮船为疾病的传播提供了渠道。印度的铁路和中国的河流也成为病毒的传输线路。大多数发达国家报告的总死亡率为 4‰~10‰，这些国家似乎面临着相似程度的疫情影响。通过比较可以发现：美国、日本和新西兰的人口差异巨大，分别为 1.05 亿、5700 万和 100 万，但它们报告的总死亡率是相似的（美国为 6.4‰，日本为 4.5‰，新西兰为 5.8‰）。来自西欧国家甚至是主要参战国德国和法国的报告，也反映了类似的情况。

　　然而，这些数字所提供的趋于一致的图景是具有欺骗性的。对于世界上的许多地方，获得的数据只包括那些确切的统计数据。但很明显，非西方国家的死亡率往往（但不总是）比西方国家高得多，而且流感与其他因素相互作用的方式也因地而异。例如，在伊朗，阿米尔·阿夫卡米估计，总人口中至少有 8% 死于流感相关原因。因为在这里，饥荒、疟疾和钩虫病（由生活在小肠中的寄生虫引起）的高发病率，或许还有鸦片的大量使用，都加剧了流感的影响。在当时被德国控制的坦桑尼亚，间歇性战争使局势动荡不安，德国和英国军队夺走了人们的食物和牲畜，流感的到来对他们来说更是雪上加霜。詹姆斯·埃利森指出，在 1918 年 10 月至 12 月期间，一些社区失去了 10% 的居民，其中大部分是年轻人。总的来说，这次疫情可能是南部非洲有史以来最严重的短期人口危机。印度面临的死亡率是所有国家中最高的，据估计，次大陆的流感死亡总人数在 1700 万以上。

　　正如这些简短的例子所示，在一些大规模人群中没有出现典型的流感大流行。同样，疫情在社区内的影响也各不相同。虽然仅仅一章的篇幅无法全面讨论这一主题，但以下部分将探讨有助于了解疾病全貌的各种因素。

战争中的流感

　　1918 年秋季以前流感对战争的影响很难评估。它常见的、非致命的症状通常不被视为一种值得一提的显著威胁。在大多数冲突中，有更严重的疾病值得人们担心。在欧亚大陆，整个近代早期，黑死病都伴随着军队的足迹。大批军队和动物聚集在一起污染了水源，导致伤寒、痢疾和霍乱的暴发。在热带地区，黄热病和疟疾影响了许多军事行动的进程。从长期来看，一类名为斑疹伤寒的疾病可能在掩盖流感的战时影响方面发挥了主要作用。各种形式的斑疹伤寒是由寄生在人类身上的虱子、跳蚤和壁虱等通过叮咬和排泄物传播的细菌引起的。斑疹伤寒通常是致命的，它会引起皮疹，也会引起高烧和严重的身体疼痛。1812—1813年拿破仑的军队对俄罗斯的灾难性入侵期间，斑疹伤寒的暴发可能加速了侵略大军的瓦解。虽然有些致病微生物在1914年就被发现了，但在世界大战期间和俄国革命（1917年）之后，斑疹伤寒在中亚和东南亚夺去了数百万人的生命。很有可能，斑疹伤寒掩盖了各种与其有某些相似症状的疾病。

这些疾病中有很多在第一次世界大战的头几年起了重要作用。然而，在1918年，流感的毁灭性影响是显著和可怕的。在法国战场上，战壕战让数百万疲惫不堪的年轻战士们近距离接触，使他们很容易传播和感染上疾病。然而，在这场冲突中对流感病毒最为有利的情况是：生病的士兵被撤往医院，而战斗人员在前线内外频繁轮换。这两种模式都是病原体寻找新寄主的天赐良机：医院将病人集中摆放在密集的病床上；前线易受感染的宿主不断得到补充。在军营等待部署或挤在火车上的士兵可能面临着最大的感染风险。英国远征军在1918年报告了31.3万例流感病例，但实际数字可能更高。法国军队在1918年5月至1919年4月间报告了40多万例。由于美国直到1918年9月才派出一支大规模的军队，其战争经历或多或少与疫情的高峰期相吻合。成千上万的士兵出发前在营地就得病了，很多美国人一到达法国就生病了：因流感住院的美军约34万人，超过战争伤亡人数的50%。不过，对他们来说幸运的是德国人也生病了：他们的军队记录了超过70万病例。

虽然流感并不能决定第一次世界大战的结果，但它确实影响了战争的进行方式。德国将军埃里希·鲁登道夫公开承认了其影响的严重性。1918年春季，最初的流感暴发可能削弱了德国军队进攻的能力。1918年9月，数百万士兵参加了两场主要战役，圣米歇尔战役（9月14—16日）和默兹－阿尔贡战役（9月26日至11月11日）。由于数千名士兵患病，伤亡士兵又丧失了战斗力，医务人员赶赴前线，成千上万的伤病员被来回运送，都给后勤工作带来了挑战。在实际战场之外，战时环境增加了非战斗人员的致命流感发病率。在为前线提供物资的巴黎，年轻女性死于流感的人数大大超过了年轻男性。帕特里克·齐尔伯曼曾提出，巴黎或南希等"前线城市"的年轻女性在做佣人或补充工厂劳动力时，大量处于狭窄拥挤的环境中，面临着营养不良和疾病的威胁。在整个战区，战争和疾病的联合冲击超出了参战人员的范畴。

流感与"家庭前线"

一些学者强调，在那些本土没有发生战争的国家，社会的不平等影响了大流行的进程。这种关注是近来的一种趋势。直到本世纪初，大多数历史学家都同意阿尔弗雷德·克罗斯比的观点，即尽管狭窄拥挤的住房环境助长了疾病的传播，但"总的来说，富人和穷人一样容易死亡"。确实，在大流行带来的直接创伤中，深重的苦难促使许多观察人士承认其影响的普遍性。《伦敦时报》上一篇悲伤的评论很有代表性："（流感）来了又走，一场飓风横扫生命的绿野，把我们成千上万的年轻人带走，留下的是我们这一代人无法估量的病痛。"

然而，实地可以获取的统计数据往往反映出不同的情况。早在1931年，美国公共卫生服务机构的分析师埃德加·西登斯特里克

（1881—1936年）在对全国10个城市进行数据分析时，把重点放在了阶级差异上。在考虑了性别、年龄和种族背景后，西登斯特里克得出结论："经济水平越低，流感的发病率越高。"此外，"极度贫困"的家庭的死亡率接近"富裕"或"中等"家庭死亡率的三倍。虽然流感在富裕和贫穷社区都有传播，但它对贫困家庭的影响更为严重。西登斯特里克的分析存在局限性，他的主要研究方向是工人家庭，这使他忽视了一些因素，如南方非洲裔美国农民的社会从属地位。他的数据也没有解释他所发现的相关性背后的原因。那些更易受疾病感染的体弱者，是否谋生能力也较低？穷人的工作或生活条件是否增加了他们的感染机会？又或者富人和穷人在卫生保健方面是否存在差异？西登斯特里克承认有许多因素在起作用，但他否认流感是一种完全"民主"的疫病这一说法。

总的来说，正如霍华德·菲利普斯和戴维·基利格雷所说，很明显，"穷人以及那些生活在过度拥挤和不卫生环境下的人，更有可能感染并死于病毒"。例如，埃希尔特·琼斯对温尼伯市的研究表明，死亡集中在一个贫穷的北部地区，那里居住着犹太人和斯拉夫移民。他们的住所与生活富裕的英裔加拿大人隔离开来。社会经济的不平等不仅仅导致了更多的死亡。琼斯称，温尼伯市的流感还引发了社会抗议，包括1919年5月举行的工人总罢工。在欧洲，一项对挪威克里斯蒂安尼亚市（现为奥斯陆）的社区调查发现，社区收入状况、住房面积与疾病之间存在相关性。一居室公寓的居民面临的流感死亡率比四到六居室公寓的居民高出50%。总体而言，克里斯蒂安尼亚市最贫困教区（即地区）居民的死亡率比最富裕地区的死亡率高出50%。然而，并非所有地方的研究都能得出完全相同的结论。杰弗里·赖斯在对新西兰克莱斯特彻奇镇进行的详细分析中得出结论：高薪专业人士患病的概率低于熟练与半熟练的技术工人，而且较差的住房和卫生条件似乎与患病有关。但赖斯也认为，与有年幼子女的父母的

337

高死亡率和人人都可能感染该病的现实相比，以上事实都不重要。面对如此广泛的传染，每一个社区或每一个历史学家都可能做出不同的叙述。

原住民社区的经历

在流感大流行期间，与其他群体相比，世界各地的原住民社区遭受了更多的痛苦。在有统计数据的地方，对比十分鲜明。加拿大原住民的死亡率估计为 37.7‰，而整个国家的死亡率为 6.1‰。在一些省，如不列颠哥伦比亚省，原住民的死亡率甚至更高。在新西兰，毛利人的死亡率估计为 43.3‰，是欧洲后裔死亡率的七倍以上。

当时，西方观察家将原住民的高死亡率归因于遗传的"种族"特征或先天的弱点。正如第三章所讨论的，这种说法在历史学家中一直存在，他们认为遗传特征或者至少是原住民民族遗传多样性的缺乏，解释了疾病来袭时土著居民死亡率普遍居高不下的原因。但是对于流感，就像大多数其他疾病一样，在种群水平上没有分辨出相关的遗传差异。现在人们的注意力集中在一系列复杂的免疫特征上，这些特征在不同的家庭甚至个体之间都可能存在不同。当然，由于一些原住民社区相对孤立，个人几乎没有可能获得免疫力。1918 年，对当时偏远的太平洋岛屿上的居民来说尤其如此。在 19 世纪 30 年代蒸汽船到达他们的海岸之前，这些小型社会因为距离和航行时间而得以保全，因为当时的长距离航行时间超过了流感或麻疹等传染病的持续时间。即使在 19 世纪后期，随着各种疾病来袭，原住民社区开始避免接触病患，孤立的状态得以进一步强化。然而在 1918 年，除非采取非常措施，否则个人和集体的防御就会崩溃。

萨摩亚群岛居民的经历特别生动地说明了疾病对原住民社区的不

同影响。20世纪初，德国和美国瓜分了对这个南太平洋群岛的控制权。1914年，随着第一次世界大战的爆发，英国对德国港口实施了封锁，并阻止其海军到达南太平洋殖民地。太平洋国家纷纷赶来填补缺口，其中新西兰军队于8月接管了德属（即西部的）萨摩亚。几年后，萨摩亚流感大流行沿着政治走向蔓延开来。1918年11月7日，从新西兰奥克兰出发的"塔鲁恩"号轮船抵达西萨摩亚（乌波鲁岛），船上载有受感染的乘客和船员。由于没有采取预防措施，流感开始肆虐，在不到两个月的时间里导致7500多人死亡（约占该岛人口的20%）。而距此40英里外，美国控制的图图伊拉岛上，官员们一开始就意识到了流感的危险，对抵达乘客采取隔离措施，并且由于知晓了西萨摩亚的感染状况，来自那里的船只被拒绝入境。隔离一直持续到1920年中期，这一举措得到了民众的大力支持，岛上没有一例流感死亡的记录。

我们可以从萨摩亚的经历中得出结论，是否接触流感病毒是原住民命运最重要的（或可能是唯一的）决定因素。然而，其他因素也很重要，加拿大温尼伯湖地区的两个社区"挪威之家"和"费舍尔河"的对比就说明了这一点。19世纪末，面对欧洲移民影响的日益增长，作为经济支柱的动物皮毛供应日趋减少，该地区的原住民采取了不同的应对方式。夏天住在"挪威之家"社区的原住民继续在冬天从事狩猎活动，因此不得不在寒冷的天气里离家跋涉数百英里。在"费舍尔河"社区，以前的商人和捕猎者在锯木厂工作，从事雇佣劳动，饲养牲畜，这些活动使他们常年定居此地。1918至1919年期间，"挪威之家"社区估计有18%的人死于流感。死亡率主要集中在身体健全的成年人（21—65岁）和有一个以上家庭成员死亡的家庭。疫情始于12月，当时许多家庭被困在积雪封路的森林里，生病时无法获得任何援助。"费舍尔河"社区的情况有所不同：13%的居民死亡，其中80%的死者年龄不超过

20 岁。虽然现有记录不足以描述完整的情况，但凯伦·斯洛尼姆认为，"费舍尔河"社区的儿童和年轻人得了其他呼吸道疾病如结核病，这些疾病加剧了与流感相关的死亡率。总的来说，社区的援助使"费舍尔河"比"挪威之家"孤立无援的捕猎者更有效地抵御了流感大流行，但定居的生活方式也增加了感染其他并发疾病的风险。这些社区和其他地方一样，用"原住民的经历"对流感一语盖之的意义并不大。

流感及医务人员

正如对费舍尔河和挪威之家的分析所示，持续周到的护理有助于降低死亡率和提高社区复原力。虽然许多训练有素的医生和护士在大流行期间英勇无畏地工作，但他们的努力产生了截然不同的结果。

在某些方面，精英医学研究人员在大流行期间经历了最少的成功和最大的挫折。19 世纪 80 年代以来，对疫苗、治疗方法和致病病原体的探索取得了突飞猛进的进展。在美国，巴尔的摩的约翰·霍普金斯大学创立了先进的医学研究中心。之后的 1918 年 10 月，几位约翰·霍普金斯大学的专家目睹了德文斯营暴发的可怕疫情，感到震惊与不安。第二年，各种研究小组对抗血清和疫苗进行了随机的测试。起初，许多制剂是从法伊弗的乙型流感杆菌中提取的。当越来越多的证据表明，乙流实际上是一种"继发性侵入者"而不是致病病原体时，更多的疫苗研究开始针对肺炎等继发性感染，而不是流感本身。随着科学上的混乱不断显现，美国公共卫生协会（APHA）制定了一套疫苗试验必须达到的标准，以确保数据的质量。一个关键的标准是对照组：疫苗测试应该将接种过疫苗的受试者与同样暴露于该疾病未接种过疫苗的受试组进行匹配。这一举措对未来几十年医学研究的一致性和质量保障做出了重大贡献，但当时并没有立即见效。尽管 1918—1919 年的大流行在很长一段时间内没有削弱公众对医学的尊重，但失败让疾病专家们倍感受挫。

大流行为护理人员提供了一些其他教训。和医学研究人员一样，医生们也痛苦无奈地意识到他们无法治愈流感。有助于病人康复的具体措施，如毯子、干净的床单和衣服、基本的食物和水，都属于护士的职责范围。当数以百计的人同时病倒时，有效的护理常常对社区保持完好还是彻底崩溃起到非常重要的作用。南希·布里斯托指出，这在护理人员中产生了一种独特的性别化反应。护士和男性医生一样对疾病有恐惧感，但也更倾向于将自己的工作与积极的成就和满足感联系起来。有时，护士的服务会受到赞扬，比如1919年《文学文摘》的一篇文章中这样写道："在抗击流感的斗争中……尽心尽责的女性曾在前线投身服务，默默支持英勇战斗的士兵们，很多都失去了生命。她们无私奉献，不求名利，可歌可泣。"

这种对前线女性的评价是对女护士和男士兵所做的一种肤浅比较。然而，最终，观察人士和护士自己在描述她们的贡献时，都强调她们作为无私护理者和模范妇女的作用。虽然一些训练有素的护士强调其职业所需的技能和培训的重要性，但总的来说，在大流行期间和之后，关于护理的评述强化了传统的性别角色，而不是对其提出疑问。

流感大流行的遗留问题

我们如何描述一场夺去许多生命的战争和一场夺去更多生命的大流行病的影响呢？有几项研究试图对这个时代的人口变化进行描述。在参战国家，战后结婚人数较少，单身年轻女性相对较多。然而，正如伊丽莎白·罗伯茨所指出的，这些女性不一定享有更好的就业机会，相反，许多人因为男性的回归而失去了战时的工作。安德鲁·诺伊默和米歇尔·加伦进一步指出，第一次世界大战和流感造成年轻男性死亡率特别高，但此后，男性的预期寿命增加了，因为幸存者较不容易患上肺结核、肾脏疾病和心脏病。然而，总的来说，对于为什么会在如此短的时间内失去这么多的儿童、父亲、母亲、兄弟姐妹和配偶，还没有令人信服的解释。正如特伦斯·兰杰所说，这可能是诗人和小说家的领域，他们可以从压缩的事件片段中提取意义，超越对事件、原因和影响的历史叙述。

当我们考虑流感病毒本身的遗留问题时，我们的立场略为坚定。杰弗里·陶本伯格和大卫·莫伦斯称 1918 年流感为"所有大流行之母"，因为此后的甲型流感疫情是由 1918—1919 年流行的 H1N1 流感的后代引发的。1920 年后，H1N1 流感形成了一种更为固定的每年季节性复发模式，其影响从 50 年代初开始减弱。1957 年出现了一种病毒，它包含了 1918 年病毒的关键基因，但同时也包含了两种不同的表面蛋白 H2和 N2。这种病毒引起的死亡率与 1889 年相似，但随后也进入了季节性模式。1968 年，H3N2 在另一次大流行中取代了 H2N2。尽管这种菌株传播广泛，但其影响相对温和，这可能是因为"N"（神经氨酸酶）保持未变，而且世界人口中积累的抗体有助于缩短病程和减轻疾病的严重程度。

1977 年，一种 H1N1 流感菌株突然再次出现。分析很快发现，该病毒的基因组成与 20 世纪 50 年代在斯堪的纳维亚半岛采集到的样本几乎完全相同。最有可能的也是令人不安的情况是实验室事故、疫苗试验出错或将其作为生物武器故意释放等人类行为重新激活了病原体。H1N1 流感持续传播，但幸运的是，它没有像 1918—1919 年的暴发那样造成毁灭性的影响。然而，科学家重新释放潜在威胁的可能性引发了关于生物安全标准和病毒研究项目范围限制的争论。研究人员现在不仅有能力解禁旧的病原体，而且能重新创造或改造它们。这类研究可能带来的益处，例如开发出一种比现有疫苗更有效的疫苗，必须与不同研究群体所觉察的风险进行权衡。

除了H1N1"遗留病毒"外，还有动物中流行的病原体威胁，也可能感染人类。1976年1月，美国新泽西州的迪克斯堡军事基地暴发了一场可怕的猪流感，导致13人患病，1人死亡。虽然感染没有扩散，但它促成了一项草率的疫苗接种计划，在年底被叫停之前已经有4000万美国人接种。世界卫生组织官员在2009年春天也面临类似的警报，当时发现了一种人类病毒，它结合了两种先前存在的猪病毒遗传物质。正如本章前文所讨论的，新型禽流感病毒株也令人担忧。1997年，东亚地区首次出现人类感染H5N1型禽流感病例。2003年至2009年之间，H5N1病毒在鸟类中大肆蔓延，世卫组织报告了468例人类确诊病例和282例死亡，60%的死亡率令人警醒。尽管自那以后人类病例有所减少，但专家们担心病毒可能会进化成一种在人类中迅速传播的形式。2013年，H7N9加入了H5N1的行列。这种毒株也在家禽中传播，虽然仅报告了约1500例人类病例，但其中的病死率高达约30%。

正如第七章所述，近几十年来动物养殖的集中化转变极大地增加了病原体进化以及在鸟类、哺乳动物和人类之间传播的可能性。世界动物卫生组织（OIE）制定了动物疾病报告指南、诊断和控制标准以及其他条例，以确保国际动物贸易中的卫生安全。但风险依然存在，包括家养禽类与受感染的野生禽类接触、饮用水可能受到污染以及猪流感在禽流感多发地区的持续传播。2015年，一种高致病性病毒株从加拿大进入美国，感染了明尼苏达州和爱荷华州近100个商业家禽养殖场的4000万只禽类。这种病毒也在几种野生鸟类中传播。这类事件对经济造成了破坏：扑杀家禽的成本超过10亿美元，并引发了人们对流行病失去控制、在饲养场外大范围传播的担忧。

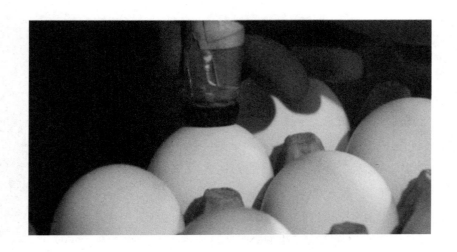

图 8.5 培养流感病毒样本

美国疾病控制与预防中心的一位科学家在胚胎鸡蛋上打孔。将注射器插入孔中，将病毒物质注射到空腔中让其在内生长。这一方法产生大量的病毒材料用于实验室测试。

　　实验室和饲养场的人类活动增加了未来流感大流行的风险。那么，开发预防性疫苗或治疗的情况如何呢？ 1918 年，医学对此还无能为力，但在 1933 年用电子显微镜分离出一种人类流感病毒后，研究人员开始取得实质性进展。几年后，洛克菲勒基金会的研究人员托马斯·马吉尔（1903—1999 年）和托马斯·弗朗西斯（1900—1969 年）观察到了甲型流感病毒的抗原变异。美国很快开始了疫苗试验。与其他疾病控制措施一样，在第二次世界大战期间保护军队的愿望促进了 20 世纪 40 年代的进一步研究。1943 年，一种使用灭活即"被杀死"的病毒的疫苗投入使用；在发现病毒很容易在受精的鸡蛋中生长后，受精的鸡蛋被用来培养所需的病毒。如今，鸡蛋仍被广泛用于培育疫苗所需病毒。研究人员希望能开发出一种疫苗，对各种流感毒株提供持久的保护，但这一愿望尚未实现。相反，根据从100多个国家的监测站收集的数据，每年都在研制的疫苗分为两种，一种针对北半球，一种针对南半球。高抗原漂移率意味着用于构建疫苗的病毒株可能与特定时间内流行的流感病毒株不完全匹配。有关疫苗接种的数据因国而异，但在西方国家，只有不到一半的居民接种了季节性流感疫苗，其他地方的疫苗接种率更低。

在过去的几十年里，抗流感药物也得到了研发，但它们在应对流行病方面的更广泛作用却引发了争议。金刚烷胺等药物在20世纪60年代末投入使用后，扎那米韦（商品名为瑞乐沙）于1999年上市，标志着流感治疗进入了一个新阶段。扎那米韦和奥司他韦（商品名为达菲）都是神经氨酸酶抑制剂。它们通过阻断神经氨酸酶蛋白的活性阻止病毒从被感染的细胞中释放出来。21世纪初，包括加拿大和美国在内的国家开始储备数百万剂药物，作为其大流行应对战略的一部分。2010年，世界卫生组织将奥司他韦添加到基本卫生保健系统的核心药物清单中。然而，越来越多的证据表明，这些神经氨酸酶抑制剂的作用并不大：虽然它们可能会缩短一些人症状的持续时间和严重程度，但没有关于个人或人群的研究表明，神经氨酸酶抑制剂会影响流感的传播、住院率或降低肺炎的发生率。2017年6月，世卫组织将奥司他韦降级为"补充"药物，原因包括该药物有效性的证据不足以及各国已转移数十亿美元用于更有效的医疗投资。

结论

尽管在疫苗、治疗、动物养护和全球监控方面人们取得了许多进展，但仍无法消除发生另一场流感大流行的可能性。然而，人们对流感的普遍看法仍在不断变化：它是常见的季节性"负担"，也是迫在眉睫的全球威胁；是历史的产物，也是当前的困扰。通常，围绕流感的讨论并不集中于潜在的大流行，而是关注其对弱势群体（如老年人）的影响以及疫苗对"本次流感"的有效性。由于每年有数十万人死于流感，常规的预防措施与已知但尚难预测其风险的真正全球危机同样需要我们的关注。当我们从生物学的角度来看待流感大流行时，我们可能会把它理解为甲型流感病毒亚型的产物。但疾病的许多表现形式提出了各种社会和医学挑战：流感并不是孤立存在的。

正如两位研究人员最近指出的那样，"我们人类面临的挑战是，要像流感病毒已经了解我们一样，尽可能多地了解它们"。努力的重点是开发能有效对抗各种流感病毒的疫苗。与此同时，将现代监测、现有疫苗和应对病毒和继发感染的药物相结合，减轻大流行对发达国家的影响。然而，和1918年一样，医疗和护理服务资源的不均衡对全球应对大流行形成了挑战。

在《被遗忘的传染病：美国1918年的流感》一书中，阿尔弗雷德·克罗斯比提出一个问题：为什么美国如此迫切地要把1918—1919年的流感抛之脑后？当然，战争使许多国家的官员无法公开评论其影响。流感来去匆匆，以至于大多数机构都没有机会做出反应；它的突然来袭让人措手不及、难以应对，它的症状也无法治疗。克罗斯比发现，只有在个人陈述中，也就是在私人信件或口述历史中，这种流行病的深刻冲突才得以显现。正如最近的历史学家所表明的，即使在1918年流感也不是孤立存在的。然而，当我们考虑未来大流行的前景时，许多与一个世纪前相关的因素仍然非常重要。

本章以文学沉思开始，并将以另一次文学沉思结束。对英国作家弗吉尼亚·伍尔夫来说，文学界对流感的沉默反映了英语这种语言面对疾病时的贫乏。"最普通的女学生，当她坠入爱河时，也会有莎士比亚或济慈代她倾诉心事，"伍尔夫在 1926 年写道，"但让一个患者试着向医生描述他头部的疼痛，语言立刻就枯竭了。"（尽管我们还记得莎士比亚的戏剧借用梅痘进行讥讽，济慈作为一个患有痨病的唯美主义者和诗人赢得了关注。）伍尔夫本人对严重的流感和其他疾病并不陌生，她认为疾病和爱情或死亡一样，是伟大的文学主题。尽管如此，她承认"公众会说，一本关于流感的小说缺乏情节，他们会抱怨里面没有爱情……"伍尔夫认为，流感是一种很容易被认识的经历，但作家却很难挖掘其普遍意义："他自己的痛苦只会唤醒朋友们的流感经历和他们去年二月份遭受的那种无人理解的痛苦。""流感"这个概念包含的不止是人们内心的故事，但 1918—1919 年那场迅猛而可怕的大流行在其变得普遍化、常态化之前就消退了。

流感大流行没有带来关于社会或环境差异的教训。相反，随着 20 世纪的发展，疟疾等"热带"疾病表明，仍然面临疟疾威胁的国家与无疟疾威胁的国家之间的差距越来越大，二战后尤其如此：杀虫剂等手段帮助欧洲和北美地区消灭了疟疾；而在其他地方，公共卫生干预遇到了更大的困难，这些措施本身常常给非洲和东南亚地区的居民带来新的挑战。

历史文献：如何看待报纸和信件中的"流感"

报纸上的文章是第一次世界大战相关事件丰富而耐人寻味的历史资料来源。然而，必须细心阅读，因为它们的读者、观点、目标和主要主张都是值得商榷的，即使是表面上呈现"客观"信息（如姓名和日期）的短文也是如此。这些文章与其他原始资料的比较揭示了纸媒是如何通过陈述或强调某些观点，同时忽略其他观点来解读事件的。

以下前两份书面文件描述了德文斯营地的情况，美国士兵坐船前往法国之前在此集结。德文斯营地位于马萨诸塞州，波士顿以北 35 英里，是一个占地约 2000 公顷（7.7 平方英里）的营地。尽管那里的医疗设施和人员都受到好评，但 9 月下旬，德文斯营地还是被流感淹没了。医生们称之为"the grip"或"la grippe"，这是法语中"流感"的意思。对这场危机的报道常常把流感病例和"肺炎"引起的死亡区分开来，而实际上肺炎是流感最明显的继发感染症状。

《德文斯 3000 人患流感》（《波士顿邮报》，1918 年 9 月 17 日）

医院新增 12 个病房；可容纳 1500 多人

德文斯营地，9 月 16 日，今天开始了"西班牙流感"暴发后的第二周，有 3000 名患者在基地医院接受治疗。不久前新建的 12 个病房已经开放，可以容纳 1500 个病人。到目前为止，还没有一例死亡可以确诊为流感。

得到最好的照顾：尽管不是隔离区，但基地医院区域不对平民开放，并且设置了一名警卫，阻止平民未经允许步行或驾车进入。医院并未隔离，穿军装的人可以自由通行。军需补给车送来大量填充床铺的稻草和用于新病房的铁床。

士兵们不用去外面的医院就能"摆脱"疾病。有一位上校就以顽强的抵抗力战胜了它。

麦凯恩少将视察了基地医院，对士兵们得到了最好的照顾感到满意。今天，在阳光下，许多病人盖着毛毯，舒适地躺在病房门廊的行军床上。

肺炎引起的死亡：今天，第7步兵团9连的士兵，缅因州哈林顿的法兰·斯普拉格夫人的儿子乔治·斯普拉格死于肺炎。第42步兵团8连的士兵，缅因州贝尔格莱德的埃菲·亚当斯夫人的儿子，梅伦·亚当斯也死于肺炎。第73步兵团8连的士兵，伍斯特的塞尔玛·赫本斯特鲁伊特夫人的儿子，威廉·赫本斯特鲁伊特在抽搐中死亡，将通过检查确定死亡原因。仓库旅第44连士兵，缅因州威尔斯海滩的厄尔·约克死于术后反应。

今天上午，英国总参谋部代表戴少校和法国高级教官贝洛特少校的演讲拉开了总参谋部学校开学的序幕。按照计划，周三将会有两个炮兵连来演示如何布设火力网。一个作战力量营正在组建，以解决在斯蒂尔沃特河作战区的野战战术问题。学校将于周一、周三和周五上课，不对访客开放。

来自马萨诸塞州德文斯营的信（罗伊·格里斯特，1918年9月29日）

格里斯特是德文斯营的一名医生，在疫情最严重的时候，他写了这封信给一位朋友。在上述报纸文章发表近两周后，格里斯特对营地的情况提出了截然不同的看法。

德文斯营，马萨诸塞州

16 号外科病房

1918 年 9 月 29 日

亲爱的伯特……

　　德文斯营地在波士顿附近，有大约 5 万人，确切地说在这场流行病暴发之前有这么多人。那里还有东北师的基地医院。这场流行病大约开始于四周前，它蔓延得如此之快，以至于营地变得士气低落，所有的日常工作都被耽搁，直至停滞。所有的士兵集合都被禁止。这些病人一开始似乎是患了流感，当他们被送到医院时，很快就发展成最严重的肺炎。入院两个小时后，他们的颧骨上出现红褐色斑点，几小时后，可以看到发绀（字面意义为"变成蓝色"，即缺氧的迹象）从他们的耳朵延伸到整个脸庞，直到有色人种与白人都变得很难区分。死亡前的整个过程不过几个小时，这是一场努力获取空气的挣扎，最终他们窒息而死。这太可怕了，一个人可以忍受看着一个、两个甚至二十个人死去，但看到这些可怜的家伙像苍蝇一样殒命简直让人抓狂。平均每天约有 100 人死亡，而且还在继续。毫无疑问，这里有一种新的混合感染正在发生，但我不知道这是什么……

　　我们失去了数量惊人的护士和医生，艾耶尔小镇出现了可怕的情景。运送死者需要专门的火车。由于好几天没有棺材了，尸体堆得很多，我们常常去停尸房（就在我病房后面），看那些摆放成一长排的男孩。这比在法国战场打完仗后看到的任何景象都要震撼。一个超长的营房被腾出来供停尸使用，我们走在死去的士兵排成的长队之间。他们都穿戴整齐，被摆放成两排，这会让每个人睡不着觉。我们在这里忙得不停，早上 5 点半起床，一直工作到晚上 9 点半睡觉，周而复始。当然，有些人是一直守在这里的，他们累了……

我不希望你倒霉，老伙计，但希望你能在这里陪我一小段时间，有朋友在身边比较舒坦。这儿的人都是好人，可是我得了肺炎，吃东西的时候就想找个能闲聊的人，可是一个都没有。我们吃、睡、做梦都和疾病相伴，更不用说每天 16 小时都呼吸着疾病了。如果你偶尔写信给我，我会非常感激。我向你保证，如果你陷入这样的困境，我也会为你做同样的事……

再见，老朋友。"上帝与你同在，直到我们再次相见。"

罗伊

《拿出士兵的勇气》（《纽约时报》，1918 年 11 月 5 日）

这篇报纸社论发表的当天，欧洲传来消息：奥地利投降，塞尔维亚军队重返首都贝尔格莱德。文章预测大流行即将结束，强调了国内外要共同为战争作出努力。

也许流感大流行最显著的特点是没有带来一丝恐慌，甚至没有带来一丝激动的迹象。……没有针对任何人的批评与怨愤，尽管人们有理由这么做，而逃过这场疾病的人已经开始坚定而满怀希望地开展他们的日常生活，尽可能地采取预防措施，并努力遵循他们得到的良好建议。现在灾祸正在消退——像通常的流行病一样，即使没有任何干预也会"自行消失"——几天后，我们也可以满怀信心地期待不再有病例的新增和死亡……

我们都学会了或多或少地从个人利益和安全以外的角度来思考问题，而死亡本身也变得如此熟悉，以至于失去了它的冷酷性和重要性。勇气已成为一种普遍的财富，而恐惧由于勇气的存在，比以往任何时候都大打折扣。

也许人们普遍的想法是，我们应该像在国外的战士临危不惧一样勇敢面对这里的危险。无论如何，危险已经被征服，现在我们正在照顾伤员，就像他们在法国与德国人交锋之后所做的那样。

《致编辑的信》（G.R.，《美国护理杂志》，1918年12月）

在没有直接卷入战争的农村地区，大流行的影响同样严重。在那些离医院很远的地方，居民们依靠的是由受过训练的志愿者提供的各种零散服务，其中包括当地的红十字会分会。虽然红十字会是全国性组织，但其组织国内流感救济的能力因可用的人员和资源而异。令当地护士感到沮丧的是，许多分会将战争的需要置于平民的需求之上。

一位北达科他州的护士（仅署名为"G.R."）在一份专业期刊上发表了一封信，其中包括她写给同事们的话。她在信中阐述了危难时期农村护理人员面临的挑战和压力。

亲爱的编辑：

您可能会有兴趣了解一下北达科他州大草原上的一个小村庄是如何应对西班牙流感的。就组织工作而言，我们完全措手不及。我们红十字分会及时收到了工作指令，但主席却对此置之不理。他是一个有官僚作风的人，根本没有能力应付任何他不熟悉的紧急情况。因此，红十字分会没有进行合作。……

我的丈夫是个医生，一个星期天早晨他带我出去"做点什么"，他是这么说的。我发现四个穿得整整齐齐的孩子躺在一张干净的小床上，床垫是一件马皮长袍，他们的年龄从2岁到6岁，体温102华氏度到 105 华氏度不等，一个患有哮喘的男孩费劲地呼吸着，脚上穿着新鞋，正在踢小床另一端弟弟的下巴。他们病得太厉害，对四周一无所知。一个四个月大的婴儿坐在婴儿车里，边躲避着苍蝇的袭扰，边不停地咳嗽。他吮吸着空奶瓶，以获得一些安慰。隔壁房间躺着他们神志不清的母亲。……你可以想象当我看到这一切，我内心多么痛苦，这本来是可以在有简易设备的地方就能处理好的事情。仅在我们县，相同的情况成倍增加，往往只有钱没有增加。……

医生（一位不是她丈夫的医生）说我们必须要有一所医院，我必须开办。……在朋友们的帮助下，我们获得了病床，从药店和医生办公室弄来足够的设备，来接收一位有九个孩子的母亲。她还有她的三个孩子正在来的路上，第四个孩子被认为病得不重无需担心。家里还有五个孩子的父亲以及一个时日无多的孩子。第一个晚上的疯狂和混乱非常可怕：志愿者并未接受过专业训练，当神志昏迷的人有了苏醒的迹象他们却不在床边；那个善良的护理者，唯一关心的是那个患有哮喘的男孩。烟雾缭绕的火炉，纷至沓来的请求，除了我以外，没有人有能力开展救治，即使我拥有七年在医院工作的经验也不能应对这样的场面……

我唯一能给出的建议是，应该用更严格的制度和更多的监督来保护守卫后方的护士，这样他们积极的付出就不会受到某分会负责人的干扰。这个分会负责人既不知道护士的作用，也不明白护士为国家做贡献的愿望，还有权阻止整个县红十字会的护理活动。……我想让我们（在欧洲军队服务）的护士们知道，我们在国内正努力尽自己的职责，尽管没有人谈论这一点。

1. 报纸上的文章没有署名。他们代表什么样的观点？私人信件与它们有什么不同？关于每种材料对于理解社会或职业群体的价值，你得出了什么结论？

2. 格里斯特这封信的语气与《波士顿邮报》的文章有何不同？他们写作的时间相隔两周，这是导致前后反差的原因吗？抑或你认为是否还有其他更重要的因素？你可以做什么研究来找到答案？

3. 在流感大流行期间，北达科他州护士面临哪些后勤挑战？你认为她会对《纽约时报》的评论作何反应？

4. 护士描述的情况与德文斯营的报道相比可得出什么结论？你认为医生和护士在流感大流行期间的服务经历有什么不同吗？

头脑风暴

1. 几十年来，1918—1919年的流感被认为是"被遗忘的流行病"，因为在当时或之后的多年时间里，关于它的公开报道相对较少。你认为为什么大流行受到人们相对较少的关注？

2. 到1918年，各种"细菌理论"的思想开始在医学专业人员和更广泛的公众中传播。你认为这些思想是否对医学或公共卫生领域抗击流感的工作产生了影响？比较应对流感大流行和结核病分别采取的措施，可以得出什么结论？

9

疟疾与现代景观

"不要与疟蚊同眠。"

在这张 1943 年的海报上，一只妖冶的疟蚊语气和蔼地提醒美国士兵避免在就寝时遭受其叮咬。这一海报之所以运用女性形象，是因为其受众主要为男性，且只有雌性疟蚊才会吸食人类血液。

1946 年，英属肯尼亚殖民地西北部的基普西吉斯保留地暴发了一场疟疾。由于蚊子会传播疟疾，国家医疗部门官员决定通过灭蚊来消除这种传染病。因此，医务人员带着罐装杀虫剂深入各个部落，在当地居民的住处喷洒杀虫剂。他们此举的初步目标是要让部落居民相信这些杀虫剂是无害的。因此，在一段由胶片记录、此后又被搬上银幕的影片中，一群持怀疑态度的当地村民看着一名英国官员用一根长棍指了指地上的一碗粥，然后在粥中拌入了白色的粉末，也就是化学杀虫剂滴滴涕。另一位官员从地上端起这碗粥，用勺子舀起粥吃了起来。

如今的我们会如何看待这一场景？如果是一位了解吞食化学物质危险性的观众可能会同情那些困惑的肯尼亚人。然而，对那些官员来说，村民们的生命均处于危险之中，因此他们有必要证明滴滴涕是无害的。彼时，杀虫剂刚刚帮助人类赢得了一场全球性的战役：全球各地的丛林中被喷洒了杀虫剂；数十万士兵及数百万平民使用杀虫剂或类似的化学物质给自己的衣物和身体消毒。滴滴涕看起来对人体健康没有损害，再说，即便大量接触杀虫剂也显然好过疟疾、黄热病或昏睡病所带来的直接致命威胁。多年后，疟疾专家加纳姆（1901—1994 年）回忆道，基普西吉斯滴滴涕使用区的疟疾致死人数不及未经用药的对照区的十分之一。

在 20 世纪 40 年代后期及 50 年代，滴滴涕所造成的危害变得越来越明显，但对于当时发起这场灭蚊大战的卫生工作者而言，使用杀虫剂仍是利大于弊。然而，那些没有抗疟相关经历的人却更容易接受不同的观点。许多人确实受到了蕾切尔·卡森的史诗巨作《寂静的春天》（1962 年）的影响，作品通过描述人类活动对于自然环境的影响敲响了警钟。卡森（1907—1964 年）承认虫媒疾病的危险性，但她认为滥用杀虫剂实际上使这一问题更加严重，因为这会导致昆虫产生抗药性，从而破坏人类赖以生存的自然环境。从来没有一部作品能像卡森的书这般引发人们对一场全新的环境运动的关注。从那时起，《寂静的春天》在美国引发的政策变化及其在全球范围内所导致的连锁反应，便引发了激烈的争议。

人类的干预行为不仅改变了疟疾防控形势，同样也改变了这一疾病本身。自古以来，疟疾通常在人造环境中滋生。对于土地利用的规划，尤其是与堤坝、排水及灌溉有关的规划，深刻地影响了疟疾的发病模式。近年来，寄生虫已对抗菌化学品产生了抗药性，而蚊子也对杀虫剂产生了抗药性。以上两种转变使人类控制疟疾这一致命灾害的工作更加进退两难。自20世纪中叶以来，随着科学技术在全球范围内对生态系统所造成的影响不断扩大，关于疟疾防治的争论已成为现代世界人类与自然关系的意识形态斗争的一部分。

疟疾的病原

疟疾的复杂多样程度令人震惊。研究人员刘易斯·哈克特（1884—1962年）说道，"疟疾受到地域环境因素的塑造和影响，衍生出数以千计的不同疾病和流行病学难题。就像国际象棋一样，只有几个棋子，却能走出无限的可能性"。哈克特于1937年写下了这篇文章，此时美国仍有零星的疟疾病例诊出，感染疟疾的经历也仍令许多人记忆犹新。八十年后，疟疾几乎已从北美大陆消失，但全世界每年仍有超过2亿人罹患疟疾。据估算，2017年约有43.5万人死于疟疾相关疾病。如今的专家们一方面对哈克特在20世纪30年代所面临的一些问题依然感到困惑，另一方面还面临着二战后出现的新挑战。

疟疾病原体与引起昏睡病的锥虫类似，均被归类为原生动物。导致疟疾的原生动物均被归为疟原虫属。锥虫的宿主既包括哺乳动物也包括舌蝇。与之相类似，致疟原生动物在其一部分生命周期里存活于蚊子体内，另一部分则存活于其他动物宿主体内。在热带、亚热带和温带环境中，按蚊属中有 30 至 40 种不同的蚊子种类携带疟原虫。这些蚊虫所喜好的栖息地、行为习性与传播疟原虫的效率均各有不同。以上各因素均对现代灭蚊运动的成功率产生了一定影响。在非洲等地，冈比亚按蚊被视为疟原虫的高传播性媒介，部分原因在于其偏爱吸取人类血液。在北美洲，人们通常会关注四斑按蚊，这种蚊子通常偏好在沿海低地地区活动，但目前已开始向其他地区扩散；而栖息在欧洲及英国部分地区的则是黑小按蚊。

昆虫能够将超过 200 种疟原虫属寄生虫携带至空中，并由此影响各种鸟类、蝙蝠、蜥蜴、灵长类动物及哺乳动物。目前已知仅有五种原生动物能够感染人类（已对人类构成极大危害）。目前所知，其中三类疟原虫——卵形疟原虫、三日疟原虫和猴诺氏疟原虫，由于所导致的发病症状相对温和或活动的地理范围有限，因而所造成的影响相对较小。这里我们将主要关注另外两种疟原虫，即分布更广泛的间日疟原虫和更致命的恶性疟原虫。

以上五种致疟疟原虫的生命周期均较为复杂（见图 9.1），包括有性与无性繁殖阶段。其生命周期中有几个阶段位于蚊子的中肠，配子体在此发育成雄配子及雌配子，两者相互结合，最终产生数千个幼体（子孢子），子孢子将移至蚊子的唾液腺。当蚊子进食时，雌蚊将子孢子注入各种宿主的血液中。在二级（或中间）动物宿主体内，疟原虫将发生更多的变化。子孢子进入肝脏，通过无性繁殖产生裂殖子并重新进入血液，穿透红细胞，并在其中自我复制。最终，裂殖子从红细胞中大量同步爆出，释放出一批新的寄生虫。当部分裂殖子分化成配子体形式时，配子体将在宿主血流中循环，直至被另一只蚊子摄取，这一循环将重新开始。疟疾感染最常见的症状——发热、虚弱及贫血，主要与人体内红细胞每间隔 48 或 72 小时破裂一次有关。研究人员尚未能确定寄生虫同步破出细胞的原理及目的。该行为一方面可能反映了寄生虫的适应能力，另一方面可能是由宿主动物的某种生理特征所决定，抑或是两者的共同作用。脾脏肿大是疟疾感染的另一特征，因此古代文字记载中对于这一症状的描述如今通常被认为是疟疾存在的标志。

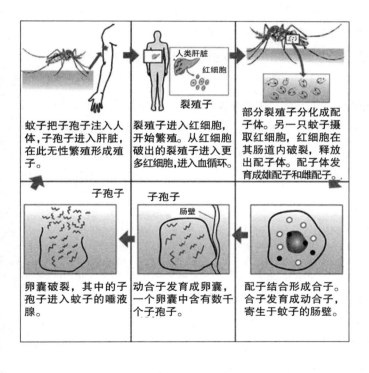

图 9.1　疟原虫的生命周期

从广义上讲，此流程适用于所有疟原虫，但不同疟原虫之间的差异会对人产生重要影响。间日疟原虫（以及卵形疟原虫）在肝脏中会进入休眠阶段，称为"休眠子"，这一阶段可持续数月或数年，之后新一轮破出活动开始并导致复发。虽然复发后感染者疲乏及贫血等症状可能会加剧，但间日疟原虫所导致的疟疾在没有其他疾病的人群中很少致命。与之不同，恶性疟原虫没有休眠期，但会造成感染者严重贫血，且可能引发脑型疟疾，进而导致失明、脑损伤或死亡。不同种类的疟疾或疟疾相关疾病所导致的死亡率差异很大，但一般认为，未经治疗的间日疟原虫感染者的死亡率为 1%~2%，而恶性疟原虫感染者的死亡率约为 20%。同时，以上两类疟原虫还分布于不同的地理范围，分布情况随气候而变化。恶性疟原虫在低于 19 摄氏度（66 华氏度）的温度下无法进行繁殖。因此，它一般偶见于气候较温和的地区，且通常仅出现在夏季。耐寒性更强的间日疟原虫可在较低温度下存活。这一特性以及休眠的能力，使其能够在较小规模的人群中传播，且传播范围比恶性疟原虫更广。疟疾感染可能在子宫内实现母婴传播；但是，对恶性疟疾免疫的孕妇也可能将免疫力传递给胎儿，并且这一免疫力能够在胎儿出生后持续数月。

以上提及的最后一点引发我们进一步思考：什么因素会影响个体疟疾发病及复发的时间及其严重程度？然而情况并不乐观：曾经感染疟疾的人可能会再次感染；感染一种疟疾不会影响对其他类型疟疾的易感性；而最糟糕的是，一个人可能会同时感染多种类型的疟疾。在某一类型疟疾流行的地区，尽管幼儿受感染后发生严重并发症的风险较高，但个体能够在反复感染后获得一定程度的免疫力。当人们离开传染病流行区域或当感染源被消除后，其所获得的免疫力便会消失。因此，无论是在按蚊活跃的热带地区边缘，还是在蚊子只在气温较高时才会出现的温带地区，疟疾的剧烈大暴发往往发生于间歇性出现疟疾的区域。自 20世纪后期以来，类似的疫情发生模式阻碍了为暂时减轻疟疾负担所做出的公共卫生措施。若感染源再次出现，例如，蚊子数量在停用杀虫剂后出现反弹，那么已失去此前所获免疫力的人可能会再次遭受疟疾的侵袭。在诸多实例中，降低感染风险（但不能完全消除）的干预措施仅能延缓儿童的首次疟疾感染时间。此外，目前我们还面临另一个新问题：艾滋病引起的免疫抑制加剧了疟疾在非洲部分地区以及其他地区所造成的影响。

疟疾对于人类的影响可追溯至远古时代。近年来，基于疟疾在人类基因组中所留下的烙印，再结合其他相关证据，人们对其影响早期人类社会的因素产生了新的看法。由于人类对于非洲远古时期的探究深刻影响了我们对疾病的看法（同时也为西方主导的现代化世界提供了陪衬），得益于近年来古代非洲研究所取得的学术进展，我们终能一窥长期以来人类与疟疾的恩怨纠葛。

疟疾——古老的疾病

古代历史记载经常会描述欧亚大陆居民定居与从事农业的巨大进步，这一农业经济始于约 1 万年前的美索不达米亚等地区，围绕播种与驯养动物而发展。在此期间，天花和麻疹等"群发性疾病"在人类及动物聚居区域起源，使欧洲人在遇到非洲和美洲定居程度较低的人群时拥有一定免疫方面的优势。本书先前的章节已表明，近期的基因组学研究质疑了这一表述的某些内容。天花早在农业经济形成之前就已出现，而人类活动可能导致奶牛与这一病原体接触，并最终演化为牛结核病。同样地，对于疟疾历史的探究，也有助于我们深入了解非洲这个人类早期家园的复杂社会发展历史。

疟原虫病原体及其人类宿主的遗传分析为我们提供了一些证据。目前普遍认为，数百万年来，间日疟原虫和恶性疟原虫是各自独立演化的，但学界仍对于另一个问题存有争议，即这两种疟原虫是如何在约10万年前与灵长类宿主共同演化的？现代间日疟原虫与感染早期人类的间日疟原虫有着共同的祖先，目前尚不清楚其来自非洲还是东南亚。人类在某个时间点发生了随机基因突变，从而对间日疟原虫感染产生了一定的抗性。今天约97%的中非和西非人口所携带的"达菲突变"导致红细胞分子表面的受体改变，能够阻止间日疟原虫的侵入，这也最终使得以上地区的非洲人通常对全球最普遍的疟疾类型具有免疫力。

这一突变是何时以及如何产生的？一些研究人员着眼于近来的考古发现，以期寻得线索。今天人们认为，热带地区的非洲人早在9万年前便开始使用骨制工具进行季节性捕鱼活动。詹姆斯·韦伯认为，季节性定居于疟疾多发地区会导致婴儿死亡率上升，并使得演化选择逐渐有利于"达菲突变"的携带者。虽然仍有其他研究人员认为，该突变的广泛传播时间可能晚于这一时期，且传播的速度也更快，但不可否认的是，韦伯的假设结合了不同类型的证据，令人信服。

恶性疟原虫的早期演化史衍生出了另一个有趣的假设：尽管其演化轨迹可追溯至数百万年前的非洲猿与类人猿，但一些遗传证据表明，西非地区的人类恶性疟原虫感染数一万至一万五千年前才开始有所增加。大约在那一时期，季节性迁徙的社群开始进行山药辅助栽培，具体做法是在收获野生山药后将其剩余的块茎头埋在地里。而这种对山药的依赖也为人们带来了益处：一方面，山药块茎本身含有能够抑制疟原虫生长的化学物质，并可能有助于某些个体抵抗疟疾；另一方面，在热带雨林边缘地区居住的家庭则会不断地被按蚊叮咬。正如此前牛瘟的章节所述，由于锥虫可导致牲畜死亡，因此限制了大型动物的数量，进而导致蚊子的叮咬目标更多地转移至人类。在此情况下，许多婴儿可能会感染疟疾并死亡，但幸存的居民若继续在当地环境中居住，则其对疟疾的抵抗力将得到增强。数千年来，辅助栽培技术也因此吸引了更多人在热带雨林的边缘区域永久定居。

研究早期非洲社会的学者强调，当时人类对于野生山药的开发利用独立于（也更早于）基于播种的农业实践。而这一观点对于以下假设提出了挑战，即早期非洲人依赖从其他地区引进的农业技术，同时也使我们更为深入地了解中非人口史。这一地区的乡村居民是班图语族群的祖先。这些社群的成员通过种植山药以及此后的香蕉和大蕉，获得了免疫方面的优势，进而可能使一批批班图语族群的移民得以最终取代依靠狩猎和采集生活的人。

可能也正是在这种环境下，恶性疟原虫相关的遗传性状——镰状细胞基因得以延续，该基因表现为突变的红细胞分子。该遗传性状是影响恶性疟原虫易感性的几种遗传性状之一，在中非和西非（特别是刚果盆地及尼日尔河三角洲）以两种不同的形式广泛存在。与未获得这一性状的儿童相比，从父母中一方遗传获得镰状细胞基因的儿童的恶性疟原虫致死风险大大降低；但是，从父母双方遗传获得这一性状的儿童却会出现血红蛋白异常的情况，导致血细胞出现僵硬及镰状变形。此类红细胞的死亡速度比正常红细胞要快，由此引发贫血，进而导致儿童早夭。尽管如此，由于兼具一个正常基因和一个镰状细胞基因的人具有对疟疾的抗性，因此镰状细胞性状仍得以延续。

我们如今对于这一段遥远历史的回溯与研究必然需要依赖现代的科学手段及推论。然而，自公元前一千年开始，整个欧亚大陆的文献在描述疟疾或其他一系列疑似疟疾的疾病时，均在试图将"发热"这一症状进行合理化解释。古代的文字记载不仅证实了疟疾对传统社会的巨大影响，同时也阐明了疾病与环境的基本关系，这对欧洲的医学思想产生了持续 2000 多年的决定性影响。

"罗马热"及其遗留问题

古罗马人对于发热（由疾病导致，当然也包括疟疾）的理解影响了其后崇尚古典文明的欧洲人。罗马帝国的扩张可能为疟疾的传播创造了条件：大规模的建筑工程导致了滥伐森林与地表径流，扩大了适宜蚊子生存的沼泽地；奴隶和其他成年移民的不断涌入提供了疟疾易感人群。古罗马人认为，该市东南部的蓬蒂内沼泽卫生状况不佳。直到 20 世纪早期，该地区一直是疟疾的主要来源地。与罗马低洼谷地及易受洪水侵袭的台伯河沿岸的居民形成反差的是，该城市中包括西塞罗（公元前 106—前 43 年）和李维（公元前 59—17 年）在内的富裕居民均能呼吸到来自著名山地的洁净空气。这些富裕的居民认为高海拔处的空气更为健康洁净，这一观点在后世影响甚广。1852 年，威廉·法尔写道："人类在群山中方能感受到自己的不朽。"他对伦敦霍乱所做出的基于海拔高度的解释在很大程度上便源自于古人对发热这一症状的认知。

对于古代后期著名且多产的医学理论家、来自帕加玛的盖伦而言，罗马也是其开展研究的绝佳地点。如第一章及第二章所述，盖伦的希腊语作品扩展并重塑了起源于公元前 5 世纪的希波克拉底医学传统。盖伦强调个体体液失衡以及先天性疾病的易感性对人的影响，但同时也效仿希波克拉底关注环境问题，这些内容均记载于《论空气、水和地方》等著作中。盖伦将许多疾病归因于有毒的瘴气或温度较高的沼泽等地所散发的腐臭气体。他在希波克拉底传统医学理论的基础上指出，发热症状有着独特的规律。他将不同类型的发热与某种体液的过剩相联系，如间日热（每间隔一天发生）由黄胆汁过量所引发，三日热（每间隔两天发生）由黑胆汁过量所引发，日发热（每天发生）由痰液过多所引发。他还认为混合型发病也有可能出现。盖伦将他认为最危险的发病类型称为"半间日热"（每日热与间日热的结合）。近年来的研究已证实，由间日疟原虫、恶性疟原虫和卵形疟原虫所引发的疟疾均存在 48 小时的发病周期，这与间日热相对应；而三日疟原虫发病周期为 72 小时，与三日热相对应。当然，这只能部分解释人类早期对于发热的观察结果。正如盖伦及其前辈所认识到的那样，发热症状的发生率受诸多因素的影响，且这一点至今仍然如此。古代罗马人受到诸多导致发热的疾病困扰，例如伤寒和流感，但却并不能很好地对不同种类的疾病加以区分。

此后，疟疾在欧洲地中海地区也造成了一定的影响，而发热对人们的影响也是众所周知。例如，12 世纪的维泰博诗人戈弗雷戏言，即使在刀剑无法抵挡的情况下，狂热者（发热）也会保卫罗马。一些证据表明，截至 16 世纪，疟疾在欧洲的活跃范围已开始进一步向北蔓延至英格兰及斯堪的纳维亚半岛。这其中一个可能的原因是欧洲的人口增长，在黑死病后一段缓慢的人口恢复期之后，这一增长势头强劲。在 16、17 世纪，特别是在英国、法国和荷兰共和国的沿海地区，土地所有者建造水坝以及排水系统以扩大农田面积。这些项目导致水塘的形成，降低了一些沿海地区的海拔高度，并改变了咸水和淡水的分布情况。上述环境变化结合人口流动性的增加，为蚊子创造了适宜的栖息环境，也提供了稳定的易感人群。至此时，威尼斯（另一个易患疟疾的沿海社群）地区已开始使用 "mal' aria"（字面意思为"不洁空气"）一词指代间歇性发热。在此地以及更南端的地区，夏季的高温很可能使得恶性疟原虫与间日疟原虫、三日疟原虫共同引发季节性传染病。

在北欧较凉爽的气候条件下，由间日疟原虫所导致的疟疾虽不及上文提及的地区严重，但仍具有巨大危害性。莎士比亚笔下的悲剧《尤利乌斯·恺撒》（1623 年）通过对疾病的戏剧性描写将伊丽莎白时代的英格兰与古希腊及罗马时期联系起来。用恺撒的对手卡西乌斯的话来说，疟疾使勇猛的将军变为"单薄的影子"，他呻吟着要喝水，眼睛呆滞，浑身发抖，脸色苍白：

> 他在西班牙的时候，曾经害过一次热病。
>
> 我看见那热病在他身上发作，
>
> 他的浑身都颤抖起来；
>
> 是的，这位天神也会颤抖！
>
> 他怯懦的嘴唇失去了血色，
>
> 他那令全世界惊悚的眼睛也失去了光彩。
>
> 我听见他的呻吟；
>
> 是的，他那使罗马人屏息凝神、
>
> 把他的话记载在书册上的舌头，
>
> 却吐出了这样的呼声："唉！给我一些水喝，泰提涅斯！"
>
> 就像一个害病的女子一般。

虽然间日疟原虫所致疟疾导致了一些儿童的死亡，但其主要的影响是引发慢性不适，加剧营养不良及其他感染对健康所造成的危害。在英格兰东南部的一些地区，包括"沼泽热"在内的诸多疾病在整个 16、17 世纪造成了年均 5%~6% 的可怕死亡率。对于贫穷的农民而言，这便是其无法逃避的现实。他们只能寄希望于巫术和民间疗法，而且经常求助于麻醉剂。东安格利亚沼泽的居民曾使用大剂量的鸦片及鸦片酊（鸦片和酒精的混合物）来抵御由疟疾或其他疾病所引起的发热。他们将麻醉剂放入本地酿造的啤酒中饮用，甚至给儿童服用罂粟茶。

在法国东南部的多贝斯等地区，情况也不容乐观。这些地区的硬质黏土不易排水，在雨后会形成水塘，吸引蚊子聚集。1808年，一位观察者将生活在这一"广袤沼泽地"中的农民描述为"三十岁老去，四十或五十岁伤残老朽。他们徘徊在死亡边缘过完短暂而又悲惨的一生"。他在描述当地农民所遭受的痛苦时直接引用了盖伦的话："阳光几乎无法透入他们的住所，而当他们沿着同样阴冷潮湿的森林走进肮脏的沼泽地时，会再次吸入那里散发的有毒气体。"在欧洲最大的城市经历工业化扩张的时代，许多农村人口生老病死的状况却仍与中世纪晚期相似。在19世纪后期，机械泵和其他工业用具的出现使得排水工程得以顺利进展，进而抑制了蚊子滋生，减少了疾病传播。

与此同时，欧洲殖民企业的扩张也到达巅峰。疟疾对长期殖民历史的影响具有双重性：一方面，这种疾病阻碍了欧洲势力向非洲的渗透；而另一方面，在其他地区，疟疾阻碍了欧洲建立起践行其生产性农业理念的社会。种植园、河边定居点的出现，以及后来的大型排水工程、灌溉系统及水坝的建成，均极大改变了殖民地的环境。因此，尽管疟疾在19世纪末已从欧洲大部分地区消退，但20世纪初这一疾病在全球范围内仍较历史上的任何时候都更为流行。

疟疾——殖民地疾病

大多数学者认为，美洲大陆在15世纪末之前可能并不存在疟疾这一疾病。在史前时期，穿越白令陆桥的移民需穿过寒冷的气候带，而这种寒冷气候会消灭寄生虫。同样，在10、11世纪，偏远村镇中的维京人当中也不会存在可持续性的传染链。

自15世纪末开始，跨大西洋航行把疟疾带到了美洲大陆。如第四章所述，葡萄牙人和西班牙人在加勒比海地区推行强迫劳动，这一劳动方式是他们此前在更东部的马德拉和圣多美所首创。因此，加勒比海地区的人口大量减少，且美洲大陆被征服导致劳动力供应不均衡。之后，欧洲人在16世纪中叶扩大了非洲的奴隶贸易，并在巴西海岸引进了糖料植物种植园。17世纪初，英国殖民者抵达大西洋海岸。英国的十三个殖民地中有几个位于东南部，那里土地肥沃，夏季炎热，且全年气候相对温暖。17世纪后期，英国人开始向该地区输入大量非洲奴隶。1655年，英国人还从西班牙手中夺取了巴巴多斯的控制权。值得注意的是，尽管岛上存在其他疾病，但该岛在20世纪之前一直不存在疟疾。

正如黄热病和天花，疟疾的影响与大西洋沿岸植物、动物和人类的广泛交流具有不可分割的联系。在整个加勒比和美洲地区，自愿及被迫的移民促使不同生态区域产生了各种疾病模式。葡萄牙和西班牙的探险家自伊比利亚地区向外移民，而那里存在着间日疟原虫与恶性疟原虫。这些旅行者可能在16世纪20年代前将疟疾传入了中美洲的岛屿和大陆。大量非洲人的到来影响了疟疾的传播模式，大多数西非奴隶由于携带有"达菲突变"，因而对间日疟疾具有免疫力。至1600年，恶性疟原虫在巴西东北海岸的种植园开始流行，同时还向北传播至中美洲，并在那里与黄热病一道折磨着此后到来的欧洲探险队。在南美洲的其他地方，适应了不同海拔与地形的蚊子虽无法达到其在种植园和沿海低地所具有的高传播能力，但也能够同时传播两种类型的疟疾。

欧洲人在加勒比海群岛采用了复合种植园模式，非洲奴隶被迫过度劳动且营养不良，死于各种疾病。大多数输入此地的非洲人已遗传了间日疟原虫的免疫力，在经历一次或多次感染且成功存活后，同样会对恶性疟疾产生一定程度的抵抗力。而此时欧洲人则处于极为不利的地位。对此，欧洲人一贯持有的观点是非洲人天生便适合在恶劣的热带环境中工作，这与欧洲人的经济利益和种族等级观念相一致。

在北美洲，法国定居者有可能将疟疾传播到了高纬度地区，但由于该地气候凉爽，这种疾病暴发频率较低。在更南部的大西洋中部地区，英国移民——其中一些人来自英格兰东南部疟疾肆虐的地区——输入了间日疟原虫。弗吉尼亚殖民地（1607 年于詹姆斯城建立）的早期记录表明，第一批定居者在夏季会受到疟疾的威胁，而在冬季又会受到寒冷天气的突袭。至 17 世纪末，英国殖民地已出现多种疟疾暴发模式。马萨诸塞和罗德岛等北部殖民地的间日疟疾呈周期性暴发，但由于该地温度较低，因此恶性疟原虫无法侵入。到 17 世纪后期，从宾夕法尼亚向南到马里兰，以及随后弗吉尼亚烟草种植园（此地输入了大量奴隶），恶性疟原虫又开始变得更为常见。继续往南，南卡罗来纳沿海的种植园主要种植水稻，为携带疟疾病原体的蚊子提供了理想的栖息地。此时，种植园、加勒比群岛以及巴西沿海地区便形成了一个特定的区域。在此区域内，恶性疟原虫在以西非后裔为主的人口中肆虐。

疟疾对美国的发展，尤其是战争时期的发展，产生了重大影响。美国革命期间，在天花和黄热病造成巨大影响（见第三章和第四章）的同时，疟疾于 1780 年使得英国军队步履维艰，并促成一系列事件，导致他们于 1781 年 10 月投降。在南北战争期间（1860—1865 年），当南北两军在美国东部争战时，疟疾导致了高发病率及死亡率。进入 20世纪，疟疾仍持续存在于南卡罗来纳、乔治亚、阿拉巴马和路易斯安那等南方各州。在气候较温和的地区，如整个密西西比河流域以及更远的西部地区，在温暖的夏季都曾出现多次严重的疟疾暴发。随着时间的推移，越来越多的混血儿出生，由此导致许多非裔人口丧失了达菲突变。由于共同在美国生活，欧洲和非洲后裔最终均易患间日疟疾。

至 19 世纪初，美国和英国在大西洋的其他殖民地已大多获得独立。然而在印度，英国的殖民政权继续推进着大规模的社会与环境变革。在该地以及非洲和印度洋盆地的其他地区，欧洲殖民当局均引入了一种有效的药物——奎宁，有助于其实现殖民目标。

奎宁与殖民

距已知的奎宁首次使用已过去了近四个世纪，但它如今仍然是全球抗击疟疾感染的重要武器。奎宁的天然来源为金鸡纳树的树皮，这种树原产于秘鲁、玻利维亚和厄瓜多尔的安第斯山脉的山麓。金鸡纳树与愈创木、烟草、檫木、可可同属 17 世纪后期兴起的新大陆植物贸易的商品。与彼时的诸多其他疗法不同，奎宁的抗寄生虫特性经由 20 世纪的实验得到了证实。金鸡纳树皮含有 20 多种有机化合物，即生物碱。其中除奎宁外，另一些具有抗疟疾特性的化合物也被用来杀灭某些类型的细菌、放松骨骼肌、消除炎症。奎宁作用于红细胞中，研究人员认为它能够干扰裂殖子消耗血红蛋白及中和血红素的能力，而血红素是一种对寄生虫具有毒性的副产品。对于间日疟原虫和三日疟原虫而言，奎宁还可以在被蚊子摄食之前杀死配子体。

金鸡纳的欧洲名字来自西班牙总督的妻子钦琼伯爵夫人。17 世纪的作家称，钦琼伯爵夫人在利马生病后，于 1630 年被金鸡纳树的树皮治愈。1742 年后，著名瑞士植物学家卡尔·林奈（1707—1778 年）在其颇具影响力的生物分类系统中，使用伯爵夫人的名字命名了一个开花植物属。然而，金鸡纳树的这一传说却与伯爵夫人传记中的其他证据不符，且这段有趣的历史目前仍然存在不少鲜为人知的内容。在 16 世纪 70 年代，西班牙植物学家描述了秘鲁原住民使用一种树皮治疗腹泻，但直至目前仍不清楚这种树皮（若确为同一种树皮）是如何用以治疗发热的。总之，利马耶稣会士所赞助的一家医院的信件和记录表明，至 17 世纪 20 年代末，他们已将金鸡纳树皮与其他货物一道运往西班牙总督辖区的其他耶稣会机构。1631 年，一位耶稣会士将树皮样本带至罗马，此后不久这种树皮就开始被用于治疗发热。"耶稣会士的树皮"被研成粉末，在预计发热开始前数小时让病人服用，以缓解"间日热"与"三日热"所导致的最严重影响。酒精或巧克力会被用来掩盖其苦涩的味道。

金鸡纳很快在罗马及其他天主教城市赢得了众多拥趸。一些新教徒对天主教或"教皇制"所推广的药物心存疑虑，而且由于药物的使用剂量或制备方法均未达成共识，因此对该药物的质疑也一直存在。不过，1670 年后，金鸡纳疗法取得了重要进展。在伦敦，这一进展始于一个名叫罗伯特·塔尔博尔的年轻人宣布自己能够使用秘密疗法治愈发热。就在其他人纷纷尝试金鸡纳疗法时，塔尔博尔在疟疾肆虐的埃塞克斯沿海地区改进了他的疗法。由于他没有医疗许可及证书，英格兰的医疗精英们纷纷对他置之不理。然而当时的趋势是，医生若拥护古代理论便会受到众人的嘲笑，而有些精明的江湖医生则能受到有影响力的赞助人的青睐。1672 年，塔尔博尔被查理二世任命为国王的御医。1678 年国王封他为爵士后，塔尔博尔前往法国，并成功医治了国王路易十四的家人和朋友，因而声名大噪。塔尔博尔一直保守着这个秘密，直至其 1681 年去世。此后，在国王的授意下，一位法国皇家医生发表了一篇文献，题为《英国疗法：塔尔博尔治疗疟疾与发热的绝妙秘诀》（1682 年）。在治疗指南出版后，金鸡纳使用的功效在 17 世纪末和 18 世纪传遍整个欧洲。

此后，对金鸡纳树皮的稳定需求（部分原因在于其对军事医学的重要价值）促使人们努力保障供应，同时进行化学实验以确定其有效成分。1820年，法国化学家皮埃尔-约瑟夫·佩尔蒂埃和约瑟夫·卡旺图从树皮中提取并分离出一种生物碱，并将其命名为奎宁。经纯化的奎宁日益成为治疗疟疾的理想药物，而拥有这一植物的国家也乐于对外出售其树皮。不过若想获得植物活株或种子则需另当别论。西班牙帝国及其前南美殖民地（到1825年全部实现独立）的政府禁止出口此类产品。起初，走私行为要么彻底失败，要么只能获得低品质的植株。1854年，荷兰政府派往秘鲁的植物学家哈斯卡尔将几十株金鸡纳树装上了"弗雷德·里克公爵"号轮船，但在穿越太平洋到达荷兰控制的爪哇岛后，仅有两株幼苗存活了下来。后来，另一批被寄予厚望的种子于1865年运抵伦敦，一名荷兰官员在那里购买了一部分种子。爪哇的气候与多山的地形十分适合金鸡纳树的生长，而且这些移栽植物中的奎宁含量尤其高。

奎宁会引起明显的副作用，最为显著的副作用是恶心。因此，劝导民众及士兵忍受奎宁所带来的不适与苦味成为反复出现的公共卫生挑战（杜松子酒奎宁水的调制灵感便是来自于英国士兵在"印度奎宁水"中添加酒精这一做法）。此时，持续获得这种药物供应仍然是官方的重要目标。第二次世界大战期间，日本占领爪哇，奎宁供应量的减少促使盟国生产其合成替代品。这些国家将目光转向了20世纪20、30年代所研发的两种化合物：阿的平以及氯喹。阿的平并未受到广泛使用，原因在于它会导致皮肤发黄，并传闻会导致阳痿。氯喹同样有明显的副作用，但经过二战期间有限的测试后，于1947年开始普遍使用。

然而，与此同时，奎宁也改变了欧洲企业在整个非洲及印度洋盆地温暖气候下的发展前景。如第四章所述，疟疾、黄热病和其他疾病扼杀了欧洲在 19 世纪 40 年代之前渗透非洲内陆的企图。即使是在西非海岸，每年派驻塞拉利昂的英国士兵也有近一半的死亡率。1854 年，当 66 名探险人员在尼日尔河上航行 4 个月且无一人死于疾病时，转折点出现了。探险队的医疗官威廉·巴尔福·贝基就此宣称奎宁兼具预防与治疗的价值。随后，更大规模的探险得以开展，其中便包括 19 世纪 70 年代亨利·莫顿·斯坦利广为人知的穿越中非之旅。很快，欧洲统治者重拾了与非洲交易往来的信心，1884 年的柏林会议便是这种信心的体现。而如果没有奎宁的成功使用，这一切便不可能发生。

东南亚开始种植金鸡纳树的时间，大致与英国在印度殖民地发生重大转变的时间相同。自 1765 年以来，印度大部分地区一直由英国东印度公司控制。1857—1858 年，一场反对该公司统治的起义促使英国政府接管了该地区的直接控制权。此后，殖民地官员开始大力扩张灌溉及水利工程，以增加耕地面积、预防饥荒以及为英国的金融家提供利润。几十年来，工程师以及不计其数的劳工在这里创造了惊人的成就。到 20 世纪 20 年代末，这里约 75000 英里的运河已能够为 3000 万英亩的土地供给水源。但同时，疾病所造成的死亡人数也颇为惊人：据报道，1904 年至 1909 年间，平均每年有 400 万人死于"发热"，而死亡原因很可能是疟疾或由于并发疟疾感染而恶化的疾病。疟疾与霍乱并列成为印度次大陆人口死亡的最重要原因。

虽然疟疾早在殖民时期之前便已在印度出现，但英国发展计划的某些方面进一步加剧了疟疾的影响。该国许多灌溉渠没有平行排水系统，导致农田在雨季被淹没，而为公路和铁路修建的路堤通常也是如此。同时，一些新开辟的灌溉区土壤坚硬且呈黏土状，不易吸收雨水，因此形成水塘。积水的溢流为按蚊创造了繁殖区，这些蚊子进而将疟疾传播到新的地区，或在已存在疟疾流行的地区提高发病率。来此挖运河的移民尤其容易感染当地的疟疾。早在19世纪40年代，印度北部的朱姆纳（或称为亚穆纳）运河沿线的英国官员便已注意到上述情况。到1925年，当人们已能够将疟疾与其他导致发热的疾病加以区分时，卫生官员查尔斯·本特利注意到孟加拉地区的感染率与铁路建设项目的数量存在一致性。在西孟加拉邦最发达的地区，居民感染率超过90%，而该省其他一些地区的感染率也相差无几。

　　然而，少部分观察者则将这一疾病与英国当局的政策相联系。正如马克·哈里森所述，在整个19世纪，殖民地的医疗官员仍然受到环境因素导致疟疾这一观念的影响，而此观念则能够回溯至盖伦的瘴气理论。他们将印度居高不下的"发热"率与两个因素相关联：一是分明的气候周期，二是潮湿气候中大量腐败的蔬菜。随着时间的推移，人们的注意力转移到了其他方面，其中包括印度的文化及社会习俗。例如，欧洲观察家经常批评印度各村庄中心提供公共用水的池塘，这种池塘被称为"水箱"。1817年后，霍乱的反复流行促使官员着手调查那些可能会向空气中释放有毒气体的死水坑或沟渠。广为人知的是，1884年，罗伯特·科赫领导的一个研究小组便在这样的一个池塘中发现了霍乱杆菌（见第五章）。

　　19世纪后期，虽然专家们对该疾病的解释发生了变化，但这并未改变欧洲人指责印度人的倾向。1936年，即便是疟疾专家J.E.辛顿也指责印度人由于忽视卫生预防措施而造成了"人为导致的疟疾"，他估计该病每年的发病数为1亿例。辛顿关注的重点是无效的卫生举措，而不是使印度人易感疾病的先天性因素。即便如此，他的观点也变相反映了西方的普遍观念，即"文明"的民族在某种程度上与"原住民"的社会及环境无法相容。如前几章所述，在20世纪初，此类观念在西方人控制的其他地区加剧了种族隔离，这些地区包括巴拿马运河区、南美和西非的种植园以及南非新兴的种族隔离政体。

到了 20 世纪 10 年代，英属印度已是世界上最大的奎宁消费国之一。19 世纪 90 年代，英国殖民政府在印度民众中推广使用奎宁的努力得以大幅加强。政府官员采取措施以确保奎宁产品的质量，并试图建立能够到达村庄一级的供应链。由于疟原虫的种类得到明确，且人们已能够将疟疾与其他导致发热的疾病进行区分，奎宁在促进健康方面的作用被重新定义。罗伯特·科赫便是该药物最有影响力的支持者之一。1901年，在对新几内亚种植园的工人进行奎宁的临床试验后，科赫断言奎宁能够杀灭疟原虫，并能在群体中起到预防疟疾传播的作用。随着奎宁从退烧药转变为微生物终结者，将其用作预防性药物是否仍有功效还并不明确。换句话说，奎宁是否能如贝基等观察人士所声称的那样，在未感染者服用后起到预防疟疾的作用，仍是一个未知数。英国官员虽仍在继续鼓励使用奎宁作为预防性药物，但他们的努力仅换来了部分的成功。正如哈里森所言，印度仅有少数城市居民真正接受西方的卫生改革，且即便是这些支持者也往往不愿意看到自己所交的税收被用于推行卫生措施。

奎宁使用方向转变的同时，到 1900 年，疟疾被人们以一种更触及其本质的方式重新审视：这一疾病日益被传播它的蚊子所界定。在印度以外的世界，这将对 20 世纪中叶形成的公共卫生战略产生重要影响。此外，随着工程师、昆虫学家和化学家扩展了对抗这种疾病的可用手段，生理及疾病模式的转变开始呈现出明显的意识形态特征。

疟疾——虫媒传染病

如第四章及第七章所述，19世纪末，由小部分科学家组成的国际团队应用新兴微生物学技术，对热带寄生虫和昆虫媒介进行研究。他们将非人类寄生虫进行比较研究，并进行基于人类的研究，疟疾之谜的部分解开便归功于他们的团队努力。

1880年，在阿尔及利亚的法国军医夏尔·路易·阿方斯·拉韦朗（1845—1922年）决定开始研究新鲜的人类血液样本，而不是被染色的干抹片。拉韦朗看到了活动的微生物：微小的身体舞动着鞭毛。此前还从未有人见过原生动物栖息在人类血细胞中。尽管其他研究人员对此持怀疑态度，但拉韦朗的发现最终得到了俄罗斯研究者瓦西里·达尼列夫斯基（1852—1939年）的支持，他在对鸟类与爬行动物寄生虫的研究中有类似的发现。1890年，科学家们终于接受了以下事实：疟原虫能够侵入红细胞，且多个种类的疟原虫能够引发症状迥异的不同疾病类型。

但是寄生虫是从哪里来，又是如何进入人体的呢？对鸟类所做的比较研究为此提供了一些答案。1896—1897年，马里兰州约翰·霍普金斯大学的两名学生威廉·麦克卡勒姆（1874—1944年）和尤金·奥培（1873—1971年）发现，麻雀和乌鸦体内存在配子体，一旦被牛蝇摄食，配子体便开始在牛蝇的胃内有性繁殖。虽然这一研究部分解释了疟原虫的传播模式，但研究人员仍在思考寄生虫是如何从鸟类传播到人类的。蚊子早就被认定为嫌疑犯。帕特里克·曼森等观察家认为蚊子可能会污染饮用水。在伦敦，曼森解剖了数百只昆虫，他鼓励为印度医疗服务机构工作的罗纳德·罗斯也进行类似的研究。罗斯驻扎在印度中部的塞康德拉巴德，1897年8月，他培育蚊子用于吸食感染者的血液，由此观察到寄生虫是如何自感染者传播到蚊子体内的。此后，罗斯移居到加尔各答，那里很少有人患疟疾，因此他的研究方向转移到了鸟类寄生虫和蚊子上。更多的蚊子解剖显示，杆状结构的寄生虫能够抵达昆虫的唾液腺，并可以从那里被注入新的鸟类宿主体内。罗斯正确地猜测到人类也是以同样的方式感染疟疾的，但他并不是第一个证明这一点的人。在意大利，人类感染疟疾的病例颇多，1898 年至 1900 年间，由乔瓦尼·巴蒂斯塔·格拉西领导的研究团队查明了疟原虫的整个生命周期，并进一步证明了只有雌性按蚊才会传播疟疾。

蚊子摄食并传播疟原虫的证据为人类抗击这一古老疾病提供了新的途径。罗斯在《灭蚊战队及其管理》（1902 年）一书的序言中指出，世界各地的人们都在采取措施避免蚊虫叮咬。然后他问了一个简单的问题："与其费尽心思保护自己不受这些昆虫的叮咬，当下便将其消灭岂不是更好？"罗斯认为在有限的地区消灭疟蚊是可能的，但这样的一场战役需要军事级别的精确性及指挥体系。他认为，灭蚊战争首先必须具备"精力充沛、坚忍不拔、完全不受公共或个人意见影响"的特征。自 1902 年开始的七年里，印度官员在旁遮普（今巴基斯坦）的军事前哨站棉米尔测试了他的方法，主要措施为清除浅灌溉渠道及积水塘中的蚊子繁殖点。在这一实验被视为失败后，罗斯的进一步提议便大多被印度殖民政府所忽视，且后者开始转而提倡使用奎宁。然而，他的观点在其他地方并没有被忽视。如第四章所述，《灭蚊战队及其管理》一书所提及的基本要素——军事思维、专注于病原媒介昆虫、不受当地平民影响——均产生了持久的影响，并强化了其他地区的蚊虫灭杀运动。

事实上，媒介控制（如消灭蚊子）、寄生虫控制以及预防性治疗的相对优点早在 20 世纪初便在全球范围内引发了争议。这些方法的实施在很大程度上需视当地情况而定，特别是要考虑到多种按蚊在不同环境中会表现出不同的属性及行为。对这一问题的研究要么在私人种植园

（通常由洛克菲勒基金会发起）进行，要么由政府及军方官员开展。然而不同的研究最终得出了截然不同的结论，这一点并不令人意外。1900年，罗伯特·科赫赴荷属东印度群岛和新几内亚进行实地调查，证实了他的观点，即防治寄生虫比在大片区域内消灭蚊子更加具有可行性。因此，科赫建议使用奎宁来打破感染链。在意大利，1870年半岛统一后，消灭疟疾成为国家的首要问题。20世纪前20年，公共卫生工作者将土地改革与农业发展、农村教育，以及将奎宁作为预防和治疗疟疾手段的推广相结合。在当时日本控制下的中国台湾岛上，官员在1906年后开始推行一项联合策略，其中包括血液检测、奎宁用药、排干沼泽及砍伐竹林。20世纪初的巴拿马运河地区，在美军采取措施对抗黄热病和疟疾的过程中，美国陆军军官威廉·高加斯偏爱军事化管理的灭蚊队。殖民当局发现很难强制人们使用奎宁，人们一般更倾向于灭蚊，因为武装部队可以代劳完成这项工作。在巴勒斯坦，疟疾防控与政治变革之间的联系尤为明显：第一次世界大战中奥斯曼帝国的统治崩溃后，巴勒斯坦于1920年成为英国的被保护国。呼勒谷湿地的排水工程及抗疟疾措施成为犹太复国主义者的思想感召点，他们宣称要"治愈这片土地"，试图从英国管区中划出一个犹太国家。

尽管印度和意大利南部等地区继续使用奎宁，1920年之后，各类大规模运动越来越多地使用砷基化学杀虫剂消灭蚊子。其中便包括乙酰亚砷酸铜（一种砷和铜的化合物），自19世纪末以来，美国农民一直用它来控制病虫害。携带疟疾的非洲蚊子（阿拉伯按蚊）搭便车横渡大西洋后，病媒控制于20世纪30年代成为巴西的首选防疫方式。弗雷德·索珀彼时刚刚为洛克菲勒基金会策划了巴西黄热病抗击运动，继而领导灭蚊队再次展开行动，对建筑物、汽车和火车车厢进行熏蒸。当各个灭蚊队终于在18000平方英里的范围内消灭非洲蚊子之后，胜利的号角吹响了，尽管此时其他本地按蚊仍在传播疟原虫。从 20 世纪 30 年代到二战期间，蚊子成为疟疾威胁的视觉化身。广播台向前往热带地区的士兵们播送的信息轻松戏谑，但始终不失恳切：带上奎宁，提防那些危险的雌性蚊子，切勿宽衣解带。

滴滴涕

在 20 世纪 40 年代初，病媒控制法得到了一种白色无味粉末的极大推动，这种物质的名称很长：双对氯苯基三氯乙烷。它的首字母缩写滴滴涕（DDT）先是成为了科学成就的象征，随后又成了环境保护主义者眼中危险污染物的代名词。滴滴涕最早于 1874 年被合成，但其作为杀虫剂的历史则始于 1939 年瑞士化学家保罗·穆勒（1899—1965 年）的发现。他在研究如何保护农作物免受外来入侵害虫（科罗拉多马铃薯甲虫）的侵害时，观察到了滴滴涕所具有的显著特性。几年后，穆勒的雇主，一家名为 J.R. 嘉基的化学公司，将一些滴滴涕粉末送到了纽约。很快，检测显示滴滴涕的威力远超任何其他杀虫剂。即便是最微量的滴滴涕粉末都足以杀死蚊子、苍蝇、虱子和其他昆虫，而且这种杀虫剂对幼虫或成虫的效力能够持续数周或更长时间。此时，滴滴涕已成为战时的秘密武器，并被大量生产以供应全球范围使用。1943 年的秋冬两季，滴滴涕首次向大众证明了它的价值。当时德国军队从意大利南部撤退，盟军控制了那不勒斯。正当斑疹伤寒疫情日益扩大之时，滴滴涕运到了。在洛克菲勒基金会的帮助下，军队建立了数十个除虫站，对人员和衣物进行大规模的消毒。1943 年 12 月至 1944 年 3 月间，超过 300 万人接受了滴滴涕消毒，从而避免了一场灾难。

滴滴涕功效强大，易于制造，且价格低廉。在其使用取得最初的成功之后，这种化学物质迅速地达成了控制许多疾病的目标。1944 年 5

月，索珀在埃及接管了疟疾控制工作。此前英国官员未能阻止一场恶性疟疾的毁灭性流行，这场疫情夺去了 10 多万人的生命。到 1945 年底，一场卫生运动通过使用滴滴涕彻底消灭了尼罗河流域的冈比亚按蚊。1944 年 6 月 6 日盟军抢滩登陆诺曼底时，大批士兵穿着浸有杀虫剂的衬衫涉水上岸。就连温斯顿·丘吉尔也对滴滴涕的威力赞许有加，并对在缅甸作战的英军使用滴滴涕的前景非常乐观。在南太平洋，疟疾或登革热的杀伤力通常超过战争本身，因此美军在部队上岸前会用轰炸机向岛上的海滩喷洒药物。在美国国内，战区疟疾控制办公室（MCWA）在 1944 年就归国士兵可能传播疟疾及其他疾病一事表示关切。随后，MCWA 为灭蚊工作拨款，该机构亦被重新命名为传染病中心（CDC），并且受到大多数美国人的热烈欢迎（CDC 如今为美国疾病控制与预防中心）。当时，美国大陆的疟疾病例并不多，但在 1947 年至 1950 年间，在 CDC 的监管下仍有 500 万户家庭接受了药物喷洒。这场运动最终提前结束，因为美国本土已无疟疾病例。此后，滴滴涕在美国被继续用于其他害虫防治以及农业生产，其使用量于 1959 年达到峰值，当年有 8000 万磅滴滴涕与其他化学品一同使用，甚至连家养宠物都用它来清除跳蚤。

滴滴涕一些最显著的成功案例来自意大利。1943 年 9 月初投降后，德国军队在撤退时摧毁了防止海水回流到蓬蒂内沼泽的水泵和堤坝。1944 年夏天，疟疾肆虐，消杀人员将喷雾罐安装在炸弹架上并装上飞机，为整个沼泽地喷洒杀虫剂。1946 年至 1951 年，在北部的威尼斯地区以及撒丁岛，也采取了类似的措施。撒丁岛的行动尤其引人瞩目，此行动共雇用了 14000 名农民作为侦察员与喷雾员，以努力消除该岛的主要疟疾传播媒介——羽斑按蚊。虽然有些蚊子得以逃逸，但撒丁岛所报告的疟疾病例从 1946 年的 75447 例下降至 1951 年的 9 例。截至 1962

年，疟疾在该国已被消灭。疟疾侵扰该地 2000 多年后，这一任务终于得以从意大利半岛的"待办事项清单"上删除。

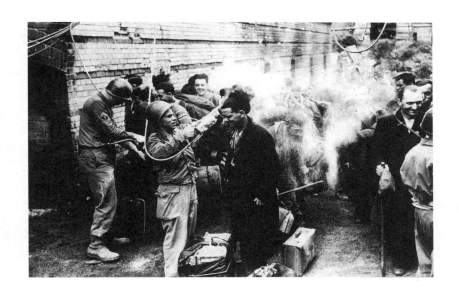

图 9.2　美国士兵为获释囚犯消毒
此照片摄于 1945 年春。在第二次世界大战结束时，意大利南部的盟军同样使用含有 10% 滴滴涕，余为煤油的溶液擦拭房屋内部，以对付疟蚊。对滴滴涕的支持者来说，这些措施与疾病预防、美国的科技实力以及和平与繁荣的恢复息息相关。

　　此次行动的成功虽然常常被解读为化学害虫防治的巨大胜利，但历史学家弗兰克·斯诺登却认为，意大利所取得的成功得益于该国在社区公共卫生方面数十年的努力，这些努力使得当地民众认识到奎宁的价值以及安装金属纱网以阻止蚊子进入的必要性。在蓬蒂内沼泽周边的利托利亚地区，即便药物喷洒运动正在进行时，医生和护士仍帮助 10 多万人进行了疟疾的治疗与预防。同样，撒丁岛的药物喷洒运动也是一个公共项目，这一项目为当地人提供了数千个工作岗位，使他们能够获得所需的食物及衣物，并集中体现了多年以来健康教育所树立的"卫生意识"。从这一角度看，意大利"征服疟疾"行动所反映出的是该国历经多年逐步达成的以社区为基础的统合性疾病控制的成功，而不仅仅是从空中喷洒杀虫剂那么简单。

这还并不是决策者从 20 世纪 40、50 年代滴滴涕的成功使用中所吸取的主要经验。滴滴涕的出色表现使许多人相信，化学杀虫剂为我们提供了一种经济有效的手段以大大减少甚至消除常见的疾病灾害。美国及西欧的许多国家均认为，滴滴涕能够成为促进全世界发展的一整套技术手段的一部分，并在全球竞争中对一些大国起到制衡作用。20 世纪 40 年代中期，在奎宁的基础上，抗疟疾药物氯喹的加入进一步提升了大规模疟疾根除行动的效率。1945 至 1965 年间，疟疾根除计划取得了实质性进展，且在某些案例中还取得了持久的效果。此后，随着根除疟疾的希望逐渐暗淡，针对滴滴涕及其所代表的人类发展方式出现了新的声音。

疟疾消除行动的障碍

历史学家经常将 20 世纪中叶的灭虫措施视作人类对科学的力量过度自信的例证。但就疟疾本身而言，许多科学家从一开始便意识到该计划的实施是利弊权衡之下的冒险。身处非洲的研究人员担心根除措施会导致人群丧失本已形成的对恶性疟原虫的免疫力，一旦疟疾卷土重来，这些人将束手无策。到 20 世纪 40 年代末，研究人员还认识到昆虫很快便对化学杀虫剂产生了抗药性，尽管当时人们对于影响这一过程的变量还知之甚少。

弗雷德·索珀以及其他支持根除计划的人坚持认为，至少在热带非洲以外的地区，根除计划是具有可行性的。他们指出，只需要杀死某一区域内足够多而非所有的蚊子，便能保护人类不受疟疾侵害。实现这一目标的关键是在房屋内部表面、室外屋顶及墙壁上喷洒滴滴涕溶液，这样药物便能在不影响自然环境的情况下提供持久的保护。那时人们认为，如果疟疾的传播能够中断 5 年，则人体内便不会残留寄生虫供蚊子摄食与传播。在抗药性方面，索珀的解决方案是：在一定时间内，快速、强力地灭除蚊子。此时，滴滴涕已使美国摆脱了疟疾且仍在广泛使用，它的支持者无法理解为何世界其他地区不能从中受益。

1955 年，世卫组织发起了一项雄心勃勃的疟疾消除计划（MEP）。该计划首先针对疟疾传播低的地区，随后转战热带非洲以驯服疟疾。随着成吨成吨的滴滴涕运往世界各地，数十万人接受培训，携带装有加压罐的手持喷雾器挨家挨户进行消杀。在一些地区，如巴尔干半岛、中国台湾、加勒比部分地区、澳大利亚北部以及北非部分地区，疟疾已被消灭，且从未有过严重的疫情复发。即使在一些感染率很高的地区，疟疾防控的进展同样十分显著。印度的努力在短期内取得了巨大成功：在 20 世纪 50 年代初，估计有 7500 万人感染疟疾，而到 60 年代初，这一数字已缩减至约 5 万人。西方富裕国家和一些卫生保健事业发达的社会主义国家也同样实现了疟疾的持久根除。

但在其他地区，疟疾消除计划的推进则不那么成功。在南亚和拉丁美洲的大部分地区，这项计划未能取得大的进展。在非洲的大部分地区，这项计划甚至从未起步。这其中的一个原因是滴滴涕被持续广泛地用以保护农作物。特别是在南亚和拉丁美洲，滴滴涕在农作物上的大量喷洒加速了大量蚊子种群的抗药性进化。同时，诸多地区因素也影响了药物喷洒计划的推进。例如，人们发现泥墙会吸收滴滴涕，从而降低滴滴涕的效力。而组织管理方面的障碍则包括政府的不作为与腐败以及房主拒绝在其屋内喷洒滴滴涕。喷洒计划所需的资金往往无法得到保障。随着形势的变化，甚至连印度也经历了疫情状况的部分逆转：在 20 世纪 60 年代后期和 70 年代，报告的疟疾病例数一度攀升，在 1976 年达到 650 万的峰值，而在恢复抗疟疾措施后，其病例数量才得以迅速下降。

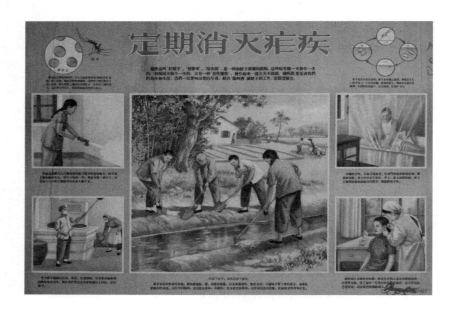

图 9.3 "定期消灭疟疾"

这张公共卫生海报由天津卫生宣传教育研究所于 1956 年发行，描述了在整个亚洲轰轰烈烈推进的疟疾控制方法。其核心是高效灌溉，同时保持河岸上没有植被。自左上角顺时针方向开始，侧边的四张图片依次描绘了杀虫剂喷洒、蚊帐的使用、针灸治疗和彻底清洁的场景。最上方标题两侧的图片描绘了蚊子如何传播疟疾（左）以及疟原虫的生命周期（右）。

MEP 最大的盲点或许在于其并未考虑到外来务工人员和其他流动人口所带来的挑战。当工人前往新的地区务工时，他们的身体容易受到新的疟原虫种类的侵害，且经常无法获取足够的抗生素以保护自己。一旦药物未能成功地杀死寄生虫，便会促进其进化产生抗药性突变。在20世纪50年代末60年代初，这一现象在泰国的外来矿工中表现得尤为明显。由于所接受的氯喹剂量不足，这些工人产生了抗药性疟疾，并将其传播至周边地区，最终传播到整个南亚。受感染的外来务工人员还可能会在已结束抗疟的地区重新传播疟疾。有一些感染者没有出现明显的症状，因此若不进行持续性的血液检查，很多携带寄生虫的人便无法被监测到。尽管这一地区的关注要点是抗药性疟原虫问题，但这一问题反映出在许多疾病治疗时使用抗生素的危机日益严重。

政治与新环境运动

20世纪60年代的西方，尤其是美国政治文化的转变，对抗疟疾项目所获得的资金支持产生了巨大的影响。二战后，美国为世界卫生组织和其他机构资助的全球卫生项目提供了很大一部分资金。1958年，美国国会向世卫组织拨款1亿美元用于消灭疟疾。到1963年，这一数额已增至4.9亿美元，价值约相当于2019年的40亿美元。然而，各方并无意愿长期执行全球化抗疫行动。此后，美国停止了向世卫组织提供基金，并将资源转向与个别国家发展双边伙伴关系之上。美国的援助转而支持拉丁美洲的国家抗疟项目或是人口控制等非疾病问题。到20世纪60年代末，上述资金支持的减少对消灭疟疾运动产生了不利影响，特别是在印度及其邻近的锡兰岛（现斯里兰卡）。美国日益减少的投入也印证了疟疾根除行动倡导者的担忧。弗雷德·索珀认为，来自官僚机构的抵制力量与蚊子的负隅顽抗一样都在破坏他的计划。

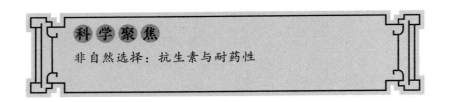
抗生素，这种来源于活有机体的微生物灭除分子，在现代世界普遍存在，其用途远远超传染病范畴。它们能够预防手术期间的感染，促进动物的生长，保护作物免受虫害，并能用于各种表面的消毒。然而，它们的另一些使用后果却不那么乐观：抗生素在全球的广泛使用给细菌和其他微生物带来了进化压力，从而加速了耐药菌株的进化。在许多不同的情况下，抗生素耐药性已对人类健康构成越来越大的威胁。

自20世纪40年代青霉素开始广泛使用以来，数百万吨的抗生素物质已进入土壤、水和空气。在工业化的农场中，抗生素被添加到饲料中，并通过粪便和水进入土壤。工业生产领域大量制造或使用抗菌化学品。来自家庭及医院的消费者会将抗生素与普通垃圾一同处理，多余的药物被丢弃于垃圾填埋场或下水道。不同国家中个人获取抗生素的途径及使用频率各不相同，但专家认为，包括北美在内，全球范围内抗生素的使用均处于过量状态。近来一项对76个国家的调查发现，2000年至2015年期间，抗生素的日限定剂量增加了65%。

微生物是如何对抗生素产生耐药性的？在某些情况下，耐药的可能性明显从一开始便存在。例如，在1940年，第一批大量生产青霉素的研究人员发现，一些细菌已经拥有一种能够破坏抗生素的酶。细菌在自然变异时同样会进化出抗性。一旦一种特性得以建立并提供了生存优势，存活的细菌就会将这一特性传给后代。最常见的是，不同菌株的细菌通过侧向基因转移的方式相互传递遗传物质（见示意图9.4）。这种转移通常通过质粒进行，质粒是与染色体分离的DNA小环。由于质粒可以自行复制和传播，因此能够使耐药基因在细菌间迅速传播。微生物已经进化了数十亿年，但是抗生素通过创造一个只允许耐药微生物繁殖的环境，大大加速了这一过程。从这一点来看，20世纪的微生物进化模式与之前的漫长进化是不同的。

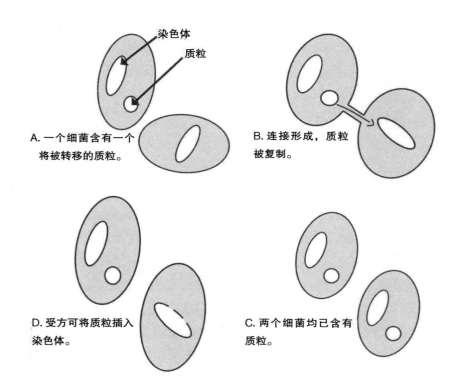

A. 一个细菌含有一个
将被转移的质粒。

B. 连接形成，质粒
被复制。

D. 受方可将质粒插入
染色体。

C. 两个细菌均已含有
质粒。

图 9.4　侧向基因转移过程

耐抗生素微生物使得结核病与疟疾等疾病的防治工作变得复杂化。然而，在某些医疗环境中，细菌在免疫系统较弱或身体在治疗过程中失去防御的人群中传播，此时，其他类型的感染更为常见。有时，抗生素本身也会导致疾病。例如，一种名为难辨梭状芽孢杆菌的细菌在其自然菌种被抗生素削弱后，在许多病人的肠道内定植。仅在美国，每年就有几十万人感染该细菌。仅2015年，就有约15000人直接因难辨梭状芽孢杆菌死亡。

许多专家建议，个人和工业均必须减少抗生素的使用。而抗生素的威胁也激发了人们对疫苗的兴趣，其原因在于疫苗以增强人体免疫系统为目标，不会导致细菌的耐药进化。然而，对于许多极具危险性的感染方式而言，除非人类能够找到其他有效疗法，否则药物与微生物间的军备竞赛仍将继续。

此外，到了20世纪60年代中期，反对使用滴滴涕的人士有了一个新的、强有力的灵感来源：正当科学家们继续研究杀虫剂对生态的影响时，蕾切尔·卡森的《寂静的春天》（1962年）明确反对有毒化学物质，指出它的使用就是在改造自然。作为生物学家以及科普作家，卡森曾写过几本关于海洋生态的畅销书。在《寂静的春天》中，她用了辩论的口吻，控诉化学公司以及监管不力的政府机构放任环境被污染。1962年夏天，《纽约客》首次分节刊登了这本书。《寂静的春天》的标志性开篇描述了一个虚构的小镇：在那里，杀虫剂的滥用破坏了人类与其他生命间的和谐关系。卡森笔下的毁灭发生得隐秘而缓慢："这里有一种奇怪的寂静。例如那些鸟，它们去了哪里？许多人在提及这些鸟时，感到困惑而不安。后院里的喂食站早已荒废。仅存的几只鸟也是奄奄一息，它们剧烈地颤抖着，无法飞翔。那是一个寂静的春天。"

在《寂静的春天》问世的同时，美国人还了解到孕妇使用沙利度胺（一种在欧洲有售的抗恶心药物）会导致胎儿出现可怕的畸形。在这一情况下，卡森引用了相关的科学研究，表明滴滴涕会导致蛋壳强度变弱，从而影响知更鸟、麻雀甚至秃鹰的繁殖。由于滴滴涕在环境中持续存在，在其向动物食物链上游移动的过程中会增加浓度，因此，猛禽和人类都特别容易受到毒素的侵害。卡森还指出，昆虫具有迅速发展出对化学物质抗药性的能力，而且抗药性蚊子的出现已经开始阻碍抗疟项目的推进。卡森承认虫媒疾病不容忽视，但也警告道，若不加选择地使用杀虫剂，那么很快杀虫剂就会变得毫无用处。

而化工行业的代表人士则貌似正确地抗议说，没有证据表明正常接触滴滴涕会导致人类患上癌症或遭受其他伤害。相关公司的发言人指出，卡森的论点仅仅是基于情感的夸张，而非科学事实。他们试图以此来迫使"卡森小姐"缴械投降。然而，卡森生动的叙述不仅关乎人类接触滴滴涕所直接带来的风险，她还把滴滴涕和其他杀虫剂描述为对自然界生物网的侮辱，且这种侮辱会造成广泛而危险的后果。她的关注点集中于受主观价值影响的更广泛争论，涉及美国在世界事务中的作用、运用技术解决复杂问题的价值以及人类影响环境带来的未知危险。随着一种新的测量技术气相色谱法的问世，人们对滴滴涕所造成影响的担忧进一步加剧。这一技术能帮助科学家检测出微量的化学物质。滴滴涕在环境中持续存在的证据本身并不能证明它对人类或动物有害，但对具有环保意识的美国人来说，一知半解是一件可怕的事情。《寂静的春天》激发了公众对使用滴滴涕的强烈抗议。1972 年，随着美国环境保护署（EPA）的成立，抗议才告一段落。该机构很快取消了滴滴涕的注册，并几乎全面禁止在美国使用滴滴涕。

到 1969 年，财政以及实践方面的挑战已迫使世卫组织放弃消灭疟疾这个目标，转而将重点放到"控制"疟疾上。在此前的 14 年里，数百万人甚至数千万人被挽救或延长了生命。尽管如此，世卫组织的政策变化仍然意味着其承认了疟疾消除计划的失败，或者说，承认了不顾当地情况而强行推进技术方案的发展计划的失败。诸多力量影响着根除计划的最终成果。然而，美国停止使用滴滴涕无疑使得在全球范围内获取这一杀虫剂变得更加困难，也使得贫穷国家在数十年里无法获得有效手段对抗疟疾。最终，公共卫生倡导者为一些地区寻求了一个折中方案：允许其在紧急情况下使用滴滴涕。到 21 世纪初，即使是一些最活跃的滴滴涕反对派如美国环保协会，也同意在不造成过度伤害的情况下可用滴滴涕进行室内喷洒。2006 年 9 月，世卫组织建议在疟疾持续高传播地区（包括整个非洲）室内滞留喷洒滴滴涕。

随着对杀虫剂使用的长期影响的评估持续进行，对滴滴涕的评估无疑也将不断推进。目前，仍然几乎没有证据表明滴滴涕是强致癌物，而在某些情况下，它仍被用作有效的杀虫剂，但滴滴涕在全球范围内的持续推广使用仍导致了令其早期支持者始料未及的挑战。滴滴涕以及其他持久性有机污染物（POPs）在风力和水流的作用下能够到达全球各地的偏远地区，进而渗透到远离其最初使用地的生态系统之中。POPs在极地环境中的影响尤其令人担忧，因为有毒物质会积聚在大型动物（鲸鱼、海豹和海象）体内，而这些动物是北方原住民饮食的重要组成部分。全球范围内，使用滴滴涕的代价及收益并不对等，这使得全球卫生决策者以及环境公平倡导者陷入了两难的困境。

在过去的二十年中，抗疟项目因几项创新而受益。在撒哈拉以南非洲的部分地区，已有数亿顶经杀虫剂处理过的蚊帐被分发及销售。这些蚊帐可能会对环境造成一定影响。一项研究称，在蚊帐投入使用后当地的蚊子产生了杀虫剂抗药性。尽管如此，这些蚊帐仍显著降低了疟疾易发地区的婴儿死亡率。20 世纪 90 年代后期，制药公司开始分销青蒿素衍生物制剂。青蒿素是一种常见的草药，又称苦艾。该药物由药理学家屠呦呦于 20 世纪 70 年代进行研究，基于中国使用了 2000 多年的传统疗法而研发。现在，青蒿素衍生物已成为治疗恶性疟疾的一线药物；与其他药物联合使用能够有效防止抗药性寄生虫。近年来，疫苗研究也取得了进展。一种针对恶性疟原虫的候选疫苗"RTS，S 疫苗"已通过临床试验，并于 2018 年被加纳、肯尼亚和马拉维纳入常规疫苗接种计划，惠及数十万儿童。尽管其总体保护效果目前还无法预见，但仅需几剂疫苗就可以使恶性疟疾的发病率降低 30%~40%。另外，研究人员还探索性地释放了抗疟原虫的转基因蚊子。但在此前的杀虫剂事件引发轩然大波之后，科学家们并不急于尝试另一种形式的"自然工程"。

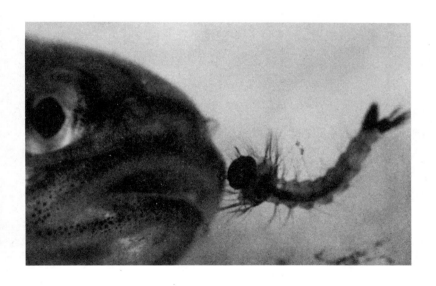

图 9.5　以蚊子幼虫为食的食蚊鱼
这条小食蚊鱼每天能捕食相当于自身体重的蚊子幼虫。这种鱼已被引入世界各地的水道，以帮助控制蚊子数量，降低疟疾和黄热病的威胁。

总结

摆脱疟疾绝非易事，也绝无捷径。虽然有时人们将全球性根除疟疾设为目标，但公共卫生专家更倾向于探索如何在特定区域控制或消除疟疾。疟疾目前仍然植根于热带非洲，同时也威胁着南美洲和东南亚的部分地区。可以说，从长远来看，疟疾根除计划的持久成果，便是将疟疾驱逐出其早已侵入几个世纪的温带地区。

然而，从更为重要的方面来看，近年来人类对疟疾的进攻在人类、蚊子和寄生虫漫长而交错的历史中制造了新的挑战。在 20 世纪 30 年代，J.E. 辛顿认为"人为导致的"疟疾源于不够细致的卫生措施和不甚完备的水利工程。当然，上述因素在多个世纪里都是疟疾发病的原因之一，尤其是当殖民者试图更大规模地改造农业环境时，更是如此。然而，自 20 世纪 50 年代以来，人类开始以其他方式改造疟疾。在湄公河的周边地区（东南亚），疟原虫已对青蒿素及其他新药物产生了抗药性。如果以不适当的剂量施用药物或仅使用一种药物时，寄生虫的抗药性便会被激发。不仅如此，现在许多蚊子已具有对滴滴涕和其他杀虫剂的抗药性。公共卫生措施的反复变化同样影响了数百万人的获得性免疫力。毫不夸张地说，正是人类的干预在不同的环境及生态下创造了许多不同的疟疾类型。在非洲，由于人口的迅速增长，如今接触疟疾的人数比以往任何时候都多。当前不容乐观的情况到底是由什么原因造成的？是由于科学的傲慢导致行动方向被误导？还是由于信念不够坚定致使全球卫生项目放弃采取有效的手段？这一问题的答案见仁见智，因地而异。

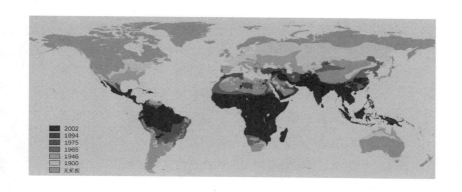

图 9.6 1900—2002 年全球疟疾风险分布图

20 世纪下半叶，疟疾所造成的负担越来越集中于热带地区。

　　1955 年，世界卫生组织启动疟疾消除计划的同一年，美国的无数普通家庭开始向小儿麻痹症宣战。数以百万计的儿童露出手臂，注射由乔纳斯·索尔克领导的团队研发的新型疫苗。仅仅二十年后，这一疾病便几乎从北美消失了，但它的幸存者们为残障人士寻求社会包容性的行动才刚刚开始。

历史文献：疟疾、滴滴涕与环境保护运动

科学证据不仅为历史研究，也为当前关注的问题带来了解读上的挑战。理想情况下，数据应可以由科学家群体来验证，他们能就某些问题、调查方法和实验结果的有效性达成一致。然而，研究人员都是凡人，他们的研究主题、研究方法和呈现研究结果的方式都会受到所处社会的影响。历史上，科学观点为强大的社会群体利益所左右的例子比比皆是。例如，关于种族特征的诸多观点一度被认为是有"客观"依据的，而这为奴役或胁迫非洲人、印第安人及其他殖民地人民提供了正当理由。

因此，历史研究需要批判性地审视科学知识的形成，这一点非常重要。但是，对科学的质疑也催生了一个问题：科学发现并不是中立的，即科学证据必然反映研究者的价值观或假设，而非不容置疑的事实。这一认识，可能会削弱国家或国际社会解决冲突或就共同目标达成一致的能力。在一个全球化的世界中，具有挑战性的问题往往涉及各种力量。这些力量规模巨大，以不同的方式影响着世界各地的人们，往往需要专门知识才能理解。这些因素使得人们很难解读科学发现，甚至很难决定应该首先考虑哪些研究问题。

持续至今的关于滴滴涕的争论，就很好地说明了这一问题。20世纪上半叶，新一代化工产品被广泛用于家庭、工业和军事。昆虫和寄生虫与破坏性微生物之间日益紧密的联系似乎越来越需要科学的解决方案。第二次世界大战后，特别是自20世纪60年代初疟疾在美国大陆和意大利被消灭后，人们对防治疟疾运动寄予了厚望。卫生专家仿佛看到了大幅减轻全球疟疾负担甚至彻底根除疟疾的美好前景。其他公共卫生领域的成就，特别是20世纪50年代脊髓灰质炎疫苗的迅速成功，增强

了人们对滴滴涕等相关创新成果的普遍信任，使人们坚信科学能够找到根本问题的持久解决方案。

20世纪60年代，社会潮流开始发生变化，这首先反映在对已有制度的广泛质疑上。作为二战后对世界事务产生重大影响的国家，美国在这一时期有以下显著特点：第一，非裔美国人争取公民权利的运动；第二，对于军事干预越南的异议日益增多。对辐射、致癌物和杀虫剂所造成环境问题的关注，标志着一个前所未有的问题的出现：人类不仅能够显著影响环境，还能够对自然界的基本结构产生重大影响。

滴滴涕及其他杀虫剂给科学家、官员和广大公众带来了一个棘手的难题。许多作家寻求广泛性的支持，但其争论的内容围绕的却是非专业人士所不熟悉的概念以及大量难以独立验证的证据。归根结底，对于滴滴涕所抱有的不同立场一方面反映了有关化学品对自然影响（已知的和潜在的）的相反态度，另一方面也反映了对于人类在自然界中的位置和科学在人类事务中充当的恰当角色的矛盾观点。

《交流创造理解》（罗伯特·怀特·史蒂文斯，1962年10月）

怀特·史蒂文斯是美国氰胺公司的一名农业化学研究员，他在纸媒和电视上强烈反对蕾切尔·卡森。他和其他杀虫剂产业拥护者意识到，有必要开展一场集中的媒体宣传活动，以提高人们对化学产品特别是杀虫剂益处的认知。在这篇专为业内人士撰写的文章中，怀特·史蒂文斯将环保主义定性为城市精英的产物，并认为这类人根本不了解维持充裕且安全的食品供应所需的措施。这篇文章一方面反映出他对人类干预自然的信心，另一方面也表现了他的这一观点，即"对真相和事实给予高度的关注"是对抗歪曲和误解的关键。早在数字通信技术尚未广泛使用的几十年前，他的这番关于快速交流的影响力的言论似乎很有先见之明。

现代文明的一大特点，同时也是助力人类在 20 世纪上半叶取得惊人进步的最大功臣，便是交流的进步。信息的交流，无论是视觉上的还是口头上的，在全世界范围内几乎都能够即时进行；商品和服务的交流已彻底实现全球化，仅受经济和政治因素所导致的时间或地点限制。民族之间或民族内部不再有隔阂，除非是人类自己强加的隔阂。

如此广泛的交流在带来巨大优势的同时也必然会导致相应的不利因素：国家或群体内部或彼此之间均不可能再有秘密。尽管相关部门及人员可能会努力将信息进行限制及分类，但充其量只是临时且短暂的手段罢了……

我们必须为现代交流系统付出的另一个代价（或许是最重要的代价），在于它赋予我们的巨大责任，要求我们明智、诚实、平衡、克制地使用它……在我们这样一个民主国家里，立法通常根据公众的意见与认可情况来启动、修改和执行。这种对事实和真相的孜孜以求，无论是以引证还是解释的方式，都变得倍加迫切。

然而，近年来发生的诸多案例让我们看到，数百万人的福祉与赖以生存的基础因事实被蓄意歪曲而受到不利影响；我们庞大且无所不在的交流系统被用来误导大众，而非传递信息。早年间，交流还不那么迅速与便捷，对于错误信息还能够更及时地进行更正，从而将大众的认知保持在良好的平衡之中。然而，如今我们经常发现，早在某一事件得到审慎评估和客观呈现之前，各类虚假陈述便如洲际弹道导弹般迅速升空，继而在电视、广播、报纸、杂志甚至书籍中爆炸扩散。

目前，我们所在的产业作为受害者之一，正遭受这样一系列毫无道理的攻击。出于制造虚假警报和影响立法的目的，碎片化的事实被故意歪曲并误传给公众（这里所说的公众通常指占我国人口大多数的城市居民）……

现在，我们需要尽一切努力告诉城市居民，包括农业化学在内的农业科技对他们的健康、福祉以及生活水平意味着什么。我们应该在学校、服务性社团、宗教集会以及我们的民众所参与的成百上千的其他团体中表明以下几点（怀特·史蒂文斯在此列举了农业科技的相关成就）：

联邦政府、州政府和杀虫剂产业用于农业研究的全部成本，甚至低于这些研究成果每年为美国人民所节省的食品开销金额；

在过去的 15 年里，仅滴滴涕一种农药所挽救的生命便相当于所有特效药物所挽救生命的总和；杀虫剂被证明将至少一个亚洲国家（他指的是印度）的居民预期寿命从 32 岁延长至 47 岁……

在实验室、大学、田地、工厂和农场中，农业科学及其所有分支学科的密切合作，在人类与食物匮乏的长期斗争中，首次在我们这个时代获得了从地球上消除饥饿的手段……

（怀特·史蒂文斯接着指出，这些益处仍不足以吸引公众的注意。而蕾切尔·卡森等环保人士却凭借误导性的言辞成为关注的焦点。）

我们需要用生动而又鼓舞人心的方式讲述我们的故事，以吸引城市居民的关注。

蕾切尔·卡森小姐在其《寂静的春天》一书中却从反面做到了这一点，因为这位作家以非凡、生动的笔触和优雅的表达描写了生物学题材。她描绘了一幅怀旧的极乐世界（比如天堂）般的画面，那是一个虚构出的美国早年间的村庄。那里的一切处于和谐平衡的自然之中，充满幸福和满足，直到杀虫剂和其他农用化学品的出现将疾病、死亡和腐烂传播至村庄的每一寸土地。

但她所描绘的画面是虚幻的。作为一名生物学家，她必然知道她所描述的乡村乌托邦生活会不时地被以下情形无情地打断：居民的寿命仅有约 35 岁；每一百个婴儿中有多达二十个在 5 岁前便死亡；20 多岁的年轻母亲死于产褥热或肺结核；在前一年夏天基本作物歉收后，频繁的饥荒迫使孤立无援的人们在漫长、黑暗、冰冷的冬天陷入困境；害虫和污秽遍布于他们的家中、他们储存的食物中以及他们的身体内外……

她忽略了一个事实：正是依靠她所贬低的科学，今天全球各地的人类才得以维持自己的生命。在过去的 100 年里，人类从几乎任由自然和环境摆布的弱小生物崛起，成为独一无二的物种。他们能够到达地球每个角落，与地球上的任意地点即时通信，能在任何地点生产衣、食、住所需的物资，还能改变土地、海洋和宇宙的形式样貌，甚至能穿过天穹进入太空。

这一切便组成了科学，而人类已经学会使用它。现在已无法回头；人类已经越过了卢比孔河（尤利乌斯·恺撒率领军队跨过卢比孔河，控制了罗马），必须用理性和科学武装自己，向未来前进。要做到这一点，人类无疑将不得不挑战大自然的规律和力量。人类已经在这样做了：现在人类的数量已远远超出了大自然的承受能力，并打破了大自然的遗传和生存法则。现在，人类必须一路走下去，因为他不得不挑战自然。他选择了在前方带路，必须自己承担责任。

《人与杀虫剂》（托马斯·H. 朱克斯，《科学美国人》，1963 年 9 月）

朱克斯于 1933 年在多伦多大学取得生物化学博士学位。20 世纪 60 年代，他与罗伯特·怀特·史蒂文斯一起在美国氰胺公司工作，后成为加州大学伯克利分校医学物理学教授。他在营养学方面的研究有助于开创在动物饲料中使用抗生素的先河，后来他成为了杰出的分子生物学家。

朱克斯用十年时间在众多出版物中论证滴滴涕和其他杀虫剂的优点。他屡次驳斥滴滴涕的主要反对者查尔斯·伍斯特的主张。查尔斯·伍斯特的文章节选见下文。朱克斯认为滴滴涕是技术实力进步的体现，可解决诸多现代问题，尤其是为迅速增长的全球人口提供粮食的这一问题。他的文章体现了对于美国应干预全球事务的深层信念以及自然资源应造福于人类的理念。

这篇文章发表在一份科普杂志上，大约是在蕾切尔·卡森《寂静的春天》引发争议的一年之后。尽管没有提到卡森或她的书名，但朱克斯文章中所影射的内容毫无疑问指的正是卡森作品所引发的恐惧。

杀虫剂滴滴涕（双对氯苯基三氯乙烷）对疾病和饥饿所产生的影响可能比任何其他人造化学物质都要大。滴滴涕使用所产生的结果有三个方面：第一，它杀死了数以十亿计的昆虫和其他节肢动物，而这些昆虫和节肢动物携带了许多自古以来一直给人类带来祸害的疾病；第二，它控制了许多破坏粮食作物的害虫，包括苹果蠹、马铃薯甲虫、玉米螟、蓟马、蚜虫和夜盗虫；第三，作为其对抗疟疾和营养不良的附带成果，滴滴涕还降低了许多细菌性疾病的发病率。……滴滴涕和其他氯代烃化合物之所以能够有效控制这些疾病，与节肢动物对杀虫剂的脆弱性息息相关，而其中最为敏感的是那些携带疟疾、黄热病、登革热、丝虫病和虱传疾病的介体。滴滴涕使用所带来的社会影响十分深远，包括开垦土地用于农业和城市扩张、工作缺勤率降低、收入提高和经济状况改善……

（朱克斯接下来探讨了滴滴涕的特性，并引用了关于滴滴涕预防疟疾能力的报告。）

滴滴涕是一种稳定的物质，喷洒后容易留下具有持久性的残留物。这种持久的性质近来备受批评。然而，残留效应在疟疾肆虐地区至关重要，因为喷洒在建筑物墙壁上的残留物能够连续几周杀死孵化出来的蚊子，足以打破疟疾的传播循环。在意大利，台伯河三角洲地区的5689栋建筑被喷上混合有5%滴滴涕的煤油，随后据米西罗利报道，奥斯提亚（意大利城市）达到了2000年来从未有过的健康水平。此后，意大利全国于1945年开始了一场滞留喷洒运动，每名居民仅需花费55美分。西蒙斯于1959年记录道，意大利自1948年以来无一人死于疟疾，大片肥沃的土地已从亚边缘状态转变为健康繁荣的农田，而且蓬蒂内沼泽过去2000年来疟疾肆虐，无法居住，如今已有10万健康人口居住在这里。帕尔于1962年报道称，自1953年以来，印度已经使用了超过1.47亿磅的滴滴涕以及少量的六氯苯和狄氏剂（另外两种杀虫剂）。他估计，在此期间，印度的疟疾病例已从7500万例减至不到500万例，印度的平均寿命从疟疾灭除运动之前的32岁延长到如今的47岁……

（朱克斯还介绍了使用滴滴涕控制斑疹伤寒和腺鼠疫的类似例子。随后他提出，杀虫剂的危害并不比使用现代科学技术随处可检测到的天然残留物或污染物强。）

我们的食物中广泛存在少量异物，其中有些来自少量的细菌、霉菌和酵母，有些来自高等植物，有些来自灰尘和土壤，还有一些来自农业化学品残留。并无证据表明正常条件下来自杀虫剂的残留物对人类具有明显危害……大多数人相对来说已经适应了这一事实，即微生物污染物无处不在，而人类消化道便是数万亿潜在致病细菌的家园。盖格计数器（1944年发明的一种用于探测和测量辐射的仪器）的出现使人们认识到，所有生物材料，当然也包括食物，本身就具有放射性。一磅滴滴涕的量便足以在美国每平方英尺的土地上覆盖10亿个分子。这些事实的意义并不在于鼓励公众去忽视污染物的存在，而在于应向公众更谨慎和更准确地解释相关的事实……

（以下段落的开头明确参考了《寂静的春天》的修辞手法。朱克斯批评了对杀虫剂的危言耸听，指出现代生活的其他方面对野生动物的破坏性更大。他通过引用包括环保组织——国家奥杜邦学会——所收集数据在内的各种证据，来消除人们对于滴滴涕会影响鸟类种群的担忧。）

一片毫无防备的土地上，被无情地、无端地大面积喷洒了一种令人厌恶的致命化学物质，因此一只脆弱而精巧的鸣禽在麻痹中痉挛死去。这一情景，不管其真实性如何，都对敏感的人们产生了强大的影响。许多自然保护主义者对此深表担忧，因为他们认为这一情景仅是一系列事件中的一部分，在这些事件中，技术和数量上的优势使得北美的人类在与自然的斗争中取得了可悲的胜利。

城郊的扩张、工业污染、沼泽地的排水、高速公路的修建、人口的增加，都对野生动物种群产生了破坏性的影响，相比之下，杀虫剂所造成的影响微不足道。举个例子，杀虫剂对野生鸟类有何影响？本文不会大篇幅地探讨这一问题，但仍将就此提出几点看法。很明显，直接接触大量杀虫剂能够杀死鸟类。然而，据报道，在宾夕法尼亚的舞毒蛾灭除行动中，

"……没有一例因滴滴涕使用（每英亩1磅）而引起的中毒病例报告。国家奥杜邦协会的官员们对于此次行动未对鸟类包括雏鸟造成伤害而感到满意"。（此处是指美国政府于1957年实施的一项计划，该计划在密歇根州、宾夕法尼亚州和纽约州的数百万英亩土地上喷洒滴滴涕。）

据称，知更鸟是此次喷洒计划的受害者，部分原因在于知更鸟会捕食含有滴滴涕的蚯蚓。然而，威斯康星大学最近的一份报告指出，这些鸟类在食用含有26ppm（1ppm=百万分之一）滴滴涕的蚯蚓三十天后仍未受到影响。……经蚊虫传播的包括鸡痘和新城疫（鸟类的病毒感染）在内的禽类疾病提示人们，在沼泽地喷洒杀虫剂可能会对野生鸟类产生保护作用。根据奥杜邦学会圣诞数鸟活动的统计，栖息于沼泽地的

美洲红翼鸫数量从 1940 年的 140 万只跃升至 1959 年的 2000 万只。

（朱克斯最后指出，杀虫剂的使用将为迅速增长的全球人口提供必要的粮食供应。与苏联所推行的灾难性政策相比，美国的领导作用对实现这一目标至关重要。）

世界人口曲线不可阻挡地以每小时 5600 人的速度向上延伸。……解决全球粮食问题的最大希望在于将美国超强的农业技术推广至其他国家使用。在苏联，李森科（苏联科学家）所提出的反科学措施在斯大林的扶持下，给农业造成了巨大的损害。（苏联在 20 世纪 20 年代至 30 年代的农业改革加剧了饥荒的毁灭性影响，造成数百万人死亡。）美国农业的进步决不能因为有关杀虫剂危害的不准确陈述而受到立法上的类似阻碍。根据规定，拥有出版权的机构在报道事件时，不得出现歪曲事实、遗漏内容、错误引用或含沙射影的情况。这一问题不仅仅涉及 2% 的化学工业销售额，这关系到保护自由世界免受饥饿与疾病的威胁。

《经证实，滴滴涕的使用既不必需也不安全》（查尔斯·F.伍斯特，《生物医学》，1973 年 2 月）

伍斯特于 1957 年取得化学博士学位，成为纽约州立大学石溪分校的教授。1967 年，他参与创建了环境保护基金会，该基金会发起了针对滴滴涕使用的法律诉讼。伍斯特比朱克斯要年轻一代，他专门研究杀虫剂的化学与生物学影响。这一关注点明显地体现在他著作中反对滴滴涕的论点之中。在 20 世纪 60 年代，随着环境研究及实验室研究证实了这种杀虫剂的影响，此类证据也越来越多。

这篇文章写于美国环境保护署署长威廉·D.鲁克尔斯豪斯于 1972 年下令取消美国所有滴滴涕注册后不久。在很大程度上，美国环境保护署的决定取决于一个相对具体的问题：滴滴涕的生产商无法证明这种杀虫剂不会伤害目标以外的其他生物。伍斯特对滴滴涕的批判背后还存在着一个更为广泛的主张：必须保护自然免受人类干预所可能导致的最坏影响。

去年 6 月 14 日，环境保护署（EPA）行政长官威廉·D. 鲁克尔斯豪斯在仔细审查长达 7 个月的滴滴涕听证会的大量记录后得出结论：滴滴涕已经失去了它的效用，继续使用的成本和风险均超过了它对社会的益处。因此，他下令在 1972 年底前停止几乎所有滴滴涕的跨州销售。

关于滴滴涕的听证会和最终裁决并非如杀虫剂产业人士所表明的那样，归因于蕾切尔·卡森的《寂静的春天》或源于"情绪化"或"歇斯底里"的公众抗议。相反，环境保护基金会（EDF）和其他几个地方、州和联邦级别的环境组织对滴滴涕的诉讼得到了大量科学家的支持，其中大多数致力于研究昆虫防治或持久性杀虫剂对非目标生物及生态系统的影响……此命令（环境保护署下令停止销售滴滴涕）仅针对由于特定原因所使用的滴滴涕，这场诉讼从未针对所有杀虫剂。滴滴涕在国外用于疟疾防治的做法也从未引起争议。

（伍斯特接着解释了为何要在除特殊情况外的所有情况下禁止使用滴滴涕，以及为何其他害虫控制方法更可取。）

根据联邦法律，制造商有责任证明其杀虫剂在按照规定使用时不会伤害非目标生物。滴滴涕之所以被禁止，是因为它的支持者未能证明其安全性和必要性。相反，为环境保护署和环境保护基金会作证的科学家证实了滴滴涕在关键领域的危害和不足。

有资质的昆虫学家认为，综合防治（害虫及其捕食者）是一种有效、经济且安全的办法，可取代过时且日益失效的滴滴涕。综合防治法将生物技术与非持久性杀虫剂的选择性使用相结合，能够提高作物产量和农民的利润，同时减少杀虫剂的使用。

滴滴涕之所以与综合防治法不相容，原因在于前者会杀死害虫的天敌，进而常常导致害虫数量呈暴发式增长。农民、消费者和环境均能受益于综合防治法，但农药销量却会下降。鲁克尔斯豪斯的决定尤其鼓舞人心，因为它将加快向这些现代害虫防治方法转变的步伐。

（伍斯特接着概述了有关滴滴涕对环境造成损害的科学发现。他断言，杀虫剂支持者无法反驳这一证据。）

听证会上，众多科学家详细介绍了主要由滴滴涕所导致的各类猛禽和海鸟数量急剧下降的现象。滴滴涕通过影响激素和酶的正常运作，使得鸟类产下容易过早破裂的薄壳蛋。杀虫剂产业没有一个有资质的科学家能够驳倒这一证据。几经努力，他们所提出的滴滴涕对鸟类安全的"证明"，也仅仅来自于在鹰山和圣诞节数鸟活动观测到的鸟类数量增加的结果。交叉问询显示，数量的增加源于观察者数量的增加，而非鸟类本身。

几位科学家的证词详细说明了滴滴涕对鱼类和某些甲壳类动物的危害。滴滴涕降低了鱼类的繁殖成功率，因为它会在卵黄中积聚，并导致鱼苗从受污染的卵中孵化后不久便死亡。……滴滴涕的支持者无法否定滴滴涕对鱼类的危害。

化合物致癌领域的权威人士，包括美国国家癌症研究所的两位专家，证实了滴滴涕对男性具有致癌危害，因为多个实验室的实验均表明，滴滴涕会引发小鼠肿瘤。由于无法用人类受试者测试药物的致癌隐患，因此在小鼠身上使用高剂量的滴滴涕进行对照实验，而这是对潜在人类危害的标准测试方法。……滴滴涕对人类具有癌症危害的有效证词并未受到杀虫剂业界的成功反驳。……

鲁克尔斯豪斯禁止滴滴涕的使用并非出于政治考量，而是基于充分可靠的科学资料，且这份资料可能是所有污染物资料中最为全面的。

滴滴涕产业没有履行举证责任，因为它既没有明确滴滴涕使用的必要性，也没能确定滴滴涕对包括人类在内的非目标生物的安全性。

文件解读

1. 怀特·史蒂文斯如何看待人类在地球上所处的地位以及技术在改变人类地位方面的作用？你认为像查尔斯·伍斯特这样的环保主义者对此会如何回应？

2. 怀特·史蒂文斯为何宣称"交流创造理解"？在当今的数字媒体环境下，你如何评价这一说法？

3. 朱克斯和伍斯特均将科学知识作为理解问题及做出决策的基础。他们分别是如何做的？他们分别认为哪类数据对辩论而言更具有说服力与相关性？他们之间的分歧能否通过科学数据加以解决？

头脑风暴

1. 围绕滴滴涕的争论表明人们在 20 世纪 60 年代对自然界抱以何种态度？自 14 世纪欧洲人提出相关观点以来，人们的看法发生了怎样的变化？自 19 世纪初以来又有怎样的变化？

2. 将怀特·史蒂文斯和朱克斯的论点与 20 世纪 10 年代到 20 年代关于抗菌消费品的观点进行比较。对于科学（和科学家）在促进人类福祉方面的价值，两人提出了哪些论据？

10

疾病、残疾和争取包容性的斗争

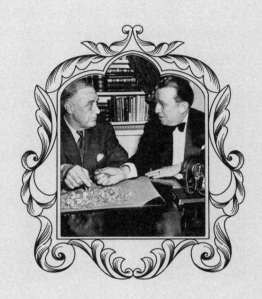

富兰克林·德拉诺·罗斯福和巴兹尔·奥康纳在白宫数硬币（1944 年）

罗斯福自 1933 年 1 月起担任美国总统，直至 1945 年 4 月去世。他以自己的个人威望声援美国国家小儿麻痹基金会（NFIP）所发起的小儿麻痹症筹款活动。尽管疾病导致罗斯福自腰部以下瘫痪，但他并未完全向公众公开其残疾的情况。巴兹尔·奥康纳是罗斯福的前法律合伙人以及密友，他担任了该基金会的创始主席。

1955 年，慈善机构国家小儿麻痹基金会（NFIP）选定 5 岁的辛迪·琼斯，作为她的家乡密苏里州圣路易斯周边地区"十美分募捐行动"的海报小模特。小女孩很高兴受到关注。NFIP 从纽约派了一名摄影师给她拍照。她乘花车参加游行，照片出现在广告牌上。第二年秋天，当琼斯来到她一年级的教室上学时，看到一张宣传接种活动的传单。上面的一张照片上，她拄着拐杖、穿着派对礼服微笑着。在她上方的标题写着"给你的家人接种小儿麻痹症疫苗"。"不要这个"的字样印在辛迪的胳膊旁边；在她旁边，一个男孩和一个女孩手牵手奔跑着，他们的标签上写着："要这个。"琼斯后来回忆说，她当时真想躲到桌子底下去。但她没有这样做，而是回家告诉父母，不要让慈善机构再使用她的照片了。

NFIP 以及整个美国在与脊髓灰质炎的长期斗争中来到了一个转折点。几十年来，这种疾病一直在夏季困扰着人们。它最常侵袭年幼的孩子，男孩略为普遍。除此以外，令人不安的是，其影响程度似乎是随机的，有时，脊髓灰质炎通过使患者控制呼吸的肌肉丧失功能而致死，而更常见的影响是导致患者四肢和躯干瘫痪。在科学家们努力开展研究工作的同时，其感染率在 20 世纪 50 年代初上升到新的高度。许多社区关闭了公共游泳池，一些城镇甚至张贴出"儿童远离"的标语。接着，1954 年，在全国儿童中进行了一场大规模的疫苗测试试验。当次年新闻发布会上宣布了乐观的试验成果时，教堂里响起了庆祝的钟声。脊髓灰质炎疫苗接种成为了常规，到 20 世纪 70 年代，美国和其他西方国家几乎未出现该疾病新增病例的报道。

然而，数以万计的脊髓灰质炎致残者如辛迪·琼斯，却被视为疫苗迟来的牺牲品。其中许多人拒绝被疾病定义，包括后来成为残障人士权利倡导者的琼斯，并且批评那些阻碍他们成为正常社会成员的观点和社会组织。20 世纪 60、70 年代，脊髓灰质炎致残者加入了为残障人士、非裔美国人和妇女争取更广泛社会包容性的运动。曾被视为怜悯对象的脊髓灰质炎患者，对社会偏见发起挑战，并支持和推动其他认可和接受人类多样性的倡议活动。

自 2010 年以来，全球确诊的脊髓灰质炎病例仅数百例，但根除该疾病的努力遇到了顽固的障碍。工作推进的难度表明，贫穷、冲突地区分裂的政治以及有效沟通的其他阻碍仍然继续影响着世界各地公共卫生运动的开展。

病原学和早期历史

"脊髓灰质炎"（polio）一词是"poliomyelitis"的缩写，源于希腊词语"polios"（灰色）和"myelon"（骨髓），加上拉丁词缀（-itis）。它的一些其他名称揭示了这种疾病带来的最可怕的症状：它被称为"下肢瘫痪"，因为患者腿部通常受到影响；还被称为"早晨的瘫痪"，因为孩子们有时上床睡觉后醒来就无法起床了；而最常见的名称是"小儿麻痹症"。最后一个名称是一个误称，其原因是儿童比成人更容易患这种病，但事实上婴儿很少出现瘫痪或其他严重症状。然而，这个误称意味着一种挥之不去的不成熟状态，对那些面临长期康复治疗或终身残疾的患者而言，加深了耻辱感。

20 世纪 40 年代，研究人员发现了三种不同类型的脊髓灰质炎病毒。2 型脊髓灰质炎病毒现已被根除，但最常见的变种 1 型会导致最严重的症状。病原体在口腔、鼻腔和小肠繁殖，在粪便中排出，通常在被吞食或吸入（不太常见）时进入新的宿主。其中粪便到口腔的传染途径在没有持续的污水处理、水过滤或氯化处理的城市更为常见，这种传染方式也会助长霍乱、白喉和伤寒的传播。如果脊髓灰质炎病毒存在于以上环境中，许多人会在婴儿时期感染这种病毒，这时来自母体的抗体可限制病毒的复制及其影响的严重程度。如果在失去母体抗体的保护后感染脊髓灰质炎，患者会出现更严重的症状。

感染脊髓灰质炎的影响因人而异，许多人有轻微症状或根本没有症状。在大规模疫情暴发期间，有4%~8%的感染者患有轻度（或"顿挫型"）脊髓灰质炎，它通常会导致流感样症状、胃痉挛或喉咙红肿疼痛。在更严重的麻痹性脊髓灰质炎病例中（感染率不到1%，有时只有1‰），病毒进入脊髓，损害刺激肌肉收缩的神经。许多麻痹性脊髓灰质炎患者能够康复，是因为一些神经细胞抵抗住了病毒或生长出与肌肉纤维的新连接。然而，如果瘫痪持续数月，损害通常是不可逆转的。延髓型脊髓灰质炎在没有干预的情况下是致命的，病毒侵入脑干并破坏调节横膈膜和其他肌肉运动的神经元。现在已经明确，对于许多脊髓灰质炎患者来说，这种疾病通常会有后遗症。在感染病毒几十年后，超过四分之一的患者出现脊髓灰质炎后综合征（PPS），表现为慢性疲劳和进行性肌肉无力。该综合征的病因尚未完全明确，它的影响主要体现为肌肉力量减弱，原因是最初的感染或长期的脊柱和四肢畸形。

虽然某些哺乳动物可能感染脊髓灰质炎，包括几种猴类，但在通常情况下动物不会感染，而且在自然界中也不存在非人类的传染源。当然，这大大增加了成功根除这种疾病的可能性。1979年宣布根除的天花也没有动物宿主。然而，与天花不同的是，绝大多数脊髓灰质炎感染者并没有明显的症状。脊髓灰质炎病毒主要分布在小肠，感染者即使没有症状也会持续数周通过大便排出病毒。这不利于病例的追踪，也妨碍了确认尚未完全接种疫苗的人群中是否完全不存在脊髓灰质炎病毒。

从地方病到流行性脊髓灰质炎

把 1880 年以前脊髓灰质炎（假定的）影响和 20 世纪的影响相比较，能够恰当地说明为什么历史学家要区分病原体感染和疾病的生理或社会表现这两个概念。直到 20 世纪初，脊髓灰质炎很可能在世界上很多地方都普遍流行，事实上，绝大多数城市居民在婴儿期就感染过这种病毒。许多人"感染了脊髓灰质炎"，也就是说，他们在一段时间内携带脊髓灰质炎病毒，但没有意识到它的存在。在新的卫生举措改变了某些人群的脊髓灰质炎病毒流行率和首次接触时间之前，这种状况一直存在。19 世纪末，如果人们在婴儿时期接触到一种病原体时，它几乎总是良性的，那么随着年龄增长，母体输送的抗体越来越少，这时接触病原体，它就会成为一种严重威胁。人们普遍认为脊髓灰质炎是"一种卫生条件差引起的疾病"，从而掩盖了导致脊髓灰质炎流行的历史变化。麻痹性脊髓灰质炎的大规模暴发是由于卫生条件的改善，这些改善在较短时间内保护了个人，但未能防止他们日后接触病毒，导致更有害的结果。因此，20 世纪初，正是发达国家特别是美国，面临着小儿麻痹症历史上的最高发病率。

在 19 世纪以前，脊髓灰质炎的特征性症状很少被提及。一块公元前 1400 年左右的古埃及石刻上，一个腿部干瘪萎缩的人像可能证明脊髓灰质炎当时在尼罗河流域存在。希波克拉底的著作和盖伦提到的"后天性马蹄内翻足"也可能是指脊髓灰质炎，尽管类似的身体状况可能是先天性的（即从出生起就存在）或者是由脑膜炎等其他疾病引起的。从古代到现代早期，在导致瘫痪或残疾的各种病因中，如麻风病、波特氏病甚至固定不良的骨折等，脊髓灰质炎对患者较为严重的影响并不突出。一般来说，欧洲人对残障人士持猜忌态度。人们常常认为，一个人的身体残疾反映出精神或道德的败坏。几乎每个人包括医生，都试图回避残障人士，而不是去弄清他们残疾的原因。

从 18 世纪末开始，欧洲临床医生记录了类似脊髓灰质炎的症状，并调查了一些轻微的疫情。从 19 世纪 80 年代开始，脊髓灰质炎在斯堪的纳维亚半岛、英国和美国出现的频率增高。许多早期疫情发生在人口稀少的农村地区，如美国佛蒙特州的鲁特兰县，1894 年该县报告了 132 个病例。1905 年，第一次脊髓灰质炎大流行发生在挪威和瑞典，共有 2000 多个病例。最初感染和传播的动态情况在社区和家庭间各不相同。研究表明，农村地区的儿童接触脊髓灰质炎病毒时的年龄较大，因此更容易出现严重症状。在某些情况下，拥挤的住宅环境也增加了严重感染的可能性。

瑞典儿科医生及流行病学专家伊瓦尔·维克曼（1872—1914 年）的调查为后来脊髓灰质炎的流行病学奠定了基础。威克曼用病例追踪的方法证明脊髓灰质炎实际上是一种传染病，他强调了学校在社区传播中的作用。他确定，患有轻度或无症状脊髓灰质炎的人可传播这种疾病，且感染后不会立即对其他人具有传染性。威克曼发现，引起轻微病症的潜伏期（被感染后到对他人具有传染性的间隔时间）为 3 至 4 天，引起严重病症的潜伏期为 8 至 10 天。

1905 年后，随着大西洋两岸脊髓灰质炎暴发的次数和规模不断增加，实验室科研人员开始对该疾病进行研究。1908 年，维也纳一位名叫卡尔·兰德施泰纳（1868—1943 年）的研究人员用陶瓷过滤器分离出血清中的脊髓灰质炎病毒，尽管在显微镜下病原体仍然无法被研究人员看见。在纽约洛克菲勒基金会研究所，西蒙·弗莱克斯纳（1863—1946 年）用猴子做实验，研究脊髓灰质炎的传播，并用减毒病毒研制出一种抗血清（或称疫苗）。弗莱克斯纳的工作在一个重要的方面存在失误：实验中他使用的是恒河猴，这个物种并不像人类那样能在消化道中为脊髓灰质炎病毒提供寄宿地。因为弗莱克斯纳依靠的是实验室的结果，而不是人类病例的证据，他得出了一个错误的理论，即脊髓灰质炎病毒通过鼻子进入身体并直接进入脊髓。随着时间的推移，弗莱克斯纳的病毒株也变得具有嗜神经性——它在猴与猴之间传播时，适应了神经系统，因此根本无法在消化道中复制。力图将实验室产生的病原体与现实世界中的脊髓灰质炎病例联系起来的做法注定不可能成功，也对研究工作造成了持续数十年的不利影响。

因此，在短期内，科学家们的成果几乎没有减轻公众的担忧，这种疾病仍然威胁着脆弱的儿童。正如第六章所述，到1915年，杂志和报纸已经普及了这样的观念：许多疾病是由隐匿的、看不见的细菌引起的。研究人员还表明，疟疾和黄热病是由蚊子传播的，而苍蝇会在食物上散播细菌。对一些观察者来说，这样的发现证明，应该对有害昆虫发起全面攻击。早在1906年，堪萨斯州公共卫生官员就采纳了"拍死那只苍蝇！"这一口号。此语原为棒球俚语，指击打腾空球，现在被运用于灭蝇的实际行动。堪萨斯州威尔市的童子军将这一行动向前推进了一步，他们把方形的铁丝网固定在尺子上，制造出后来被称为"苍蝇拍"的工具。1913年，美国克利夫兰市发起了一项活动，一位作家称这项活动"使这座城市成为一个无蝇城市"。他们印制小卡片，让商店顾客匿名告诉店主在店里看到的苍蝇数量。市政府甚至邀请儿童参与这项活动。学校分发了小册子和20万个苍蝇拍，要求孩子们拍打他们身边的苍蝇。孩子们每送一百只苍蝇到市政厅的"灭蝇司令部"就可以得到10美分的报酬。

1916年，当一场大流行病导致约27000个病例和6000人死亡时，美国对脊髓灰质炎的防御变得更加紧迫。仅纽约市就占了全国报告病例数和死亡数的三分之一。当居民们还在寻觅原因时，卫生官员从街头抓捕了数千只流浪猫，并对它们实施了安乐死。富裕的居民逃离了这个城市，其他家庭被禁止把生病的孩子留在家里，除非他们有私人卫生间。尽管有证据表明，富裕家庭和低阶层家庭受到的影响一样大，但民众的焦虑也集中在另一个常见的疑点上：移民和他们被默认为肮脏的生活环境。1910年代，纽约人听说了"伤寒玛丽"这个骇人听闻的报道，一个叫玛丽·马龙的爱尔兰厨师把伤寒传染给了几十个人。测试证实，马龙是伤寒病菌的无症状携带者，但她违抗另谋职业的指示，以致感染了更多的人。公共卫生官员把她关在北兄弟岛的一间小屋里。随着脊髓灰质炎病例的增多，数百名贫困儿童也被隔离在这个岛上。

1916年死于小儿麻痹症的美国儿童比其他任何一年都多。如前所述，1928年之后，人工呼吸器的使用降低了死亡率。然而，多年来跟踪脊髓灰质炎发病率的观察员注意到，报告病例的总数出现了惊人的增长。流行病严重程度增加的年份与发病率较低的年份交织在一起。在全国范围内，1920至1929年间报告了46215例脊髓灰质炎病例，1930年至1939年为75186例，1940年至1949年为173680例。1948年后，美国的幼儿数量不断增加（即二战后所谓的"婴儿潮"），这导致了病例数量的增加。脊髓灰质炎发病率在20世纪50年代初达到峰值：在1952年6月至1953年1月的短短8个月内，报告了55000多例新病例，即每10万人中有35人以上发病。虽然美国社会繁荣，但脊髓灰质炎却显示出公众的脆弱性和科学的无能。加拿大报告的脊髓灰质炎发病率通常与美国接近，但也有一些例外。1937年，加拿大暴发了比美国严重得多的疫情，1941年马尼托巴省近1000人感染了脊髓灰质炎。克里斯托弗·拉蒂指出，对脊髓灰质炎的积极反应，特别是安大略省1937年的疫情期间，推动加拿大走向由国家资助的医疗保健计划，这

414

项计划为脊髓灰质炎和其他慢性疾病提供长期治疗。

那些不能自主呼吸或吞咽的脊髓灰质炎患者迫切需要借助器械来解决他们的困难。20 世纪 20 年代末 30 年代初，几个独立的发明家小组设计了罐式呼吸机，利用负压诱导吸气和呼气。有时，这些设备的生产速度跟不上。在安大略省的疫情暴发期间，技术人员在多伦多儿童医院的地下室里昼夜不停地生产这些设备。一家报纸的标题刻画出一个令人难忘的场景："光荣啊！铁肺巨人，把生命输入孩子们的体内。"

这种英雄事迹并没有止于 20 世纪 30 年代。1952 年丹麦发生疫情时，哥本哈根的布莱格丹医院因延髓麻痹症患者大量涌入而不堪重负。负压呼吸机未能挽回数十人的生命。一位名叫比约·易卜生（1915—2007 年）的麻醉师随即应用了一种外科技术：他将一根管子插入病人的气管，并用一个装有氧气的袋子提供正压通气。这种名叫"上袋"的外科技术挽救了人们的生命，但必须手动完成，因此医院组织了 2000 多名学生和护士轮班，他们坚持接诊病人数月之久。从绝望中起步，布莱格丹的脊髓灰质炎护理项目发展成为一个整合了多种专业技能的独立部门。这些做法在其他地方被仿效，众多的医院创建了专门满足危重病人全身需求的部门。今天的重症监护学科就起源于布莱格丹的脊髓灰质炎病房。

铁肺呼吸机挽救了数千人的生命，但很难概括脊髓灰质炎患者在 20 世纪中叶是如何使用它们的，在极少数情况下，它们至今仍在使用。一些瘫痪病人躺在铁肺里好几年甚至几十年，但大多数使用者只接受了几周的呼吸帮助。还有些患者多年来使用各种机器，但每天只在白天或晚上使用几个小时。另外，许多脊髓灰质炎患者的需求随着年龄的增长而不断变化，在某些情况下，肌肉功能随着年龄的增长需要更多的支持。当我们考虑脊髓灰质炎的历史时，去了解幸存者群体中的不同经历以及脊髓灰质炎患者、其他残障人士和更广泛社会成员之间的关系是十分有益的。

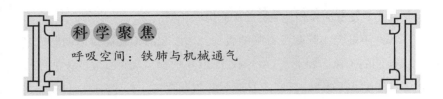

　　几十年来，铁肺一直是一个令人警醒甚至恐惧的形象，最近一部小说中的叙述者把它描述为"身体最可怕的恐惧经历"。然而，铁肺使用者的现实情况往往大不相同。他们中的许多人描述了一种放松或释放的感觉，因为机器接管了他们身体无法完成的呼吸功能。人工通气技术的后期发展正继续为数百万人提供帮助。

　　1850 年以后，不同的发明家设计了类似的机器，利用负压在密封的腔室中给肺充气。大多数设备只在动物身上进行了测试，但在 1864 年，肯塔基州的阿尔弗雷德·琼斯为一个箱体装置申请了专利，这个装置可将患者颈部以下的身体包裹起来，并使用一个柱塞来引导吸气和呼气。1928 年，菲利普·德林克、路易斯·阿加西兹·肖和查尔斯·麦肯运用类似技术在波士顿为小儿麻痹症患者设计了一种罐式呼吸机。由于人们对脊髓灰质炎极其恐惧，德林克的团队在 1929 年发表了一篇文章，指导父母们如何用吸尘器管和木箱等日常用品来制造一台机器。1931 年，约翰·爱默生推出了一种更便宜的设备，它带有滑动床和侧门，护理人员可通过侧门把手伸到里面。

　　德林克和爱默生推出的呼吸器通过简单设计模仿人的正常呼吸。该装置将使用者封闭在一个密封的腔室中，其头部从一端伸出。用一根曲柄推动连接在另一端的风箱来改变内部的气压。当风箱向外移动并扩大腔室的体积时，负压扩张了使用者的肺部，导致吸气。风箱的相反运动减小腔室的体积，使肺部收缩，促成呼气。铁肺拯救了脊髓灰质炎患者的生命，但也需要时刻保持警惕。当使用者无法吞咽唾液时，需要护士或其他机器将唾液排出。颈部周围的橡胶垫圈需要进行监测，以便在不擦伤使用者的情况下形成紧密的真空密封。雷暴天气增加了停电的可能性，因此要培训医护人员在需要时提供人工呼吸服务。

在该装置基础上进一步的创新发明为患者提供了更大的活动和控制空间。从 20 世纪 50 年代初开始，一些患者在症状较轻或需要从铁肺移出时使用一种摇床。这种床依靠重力来发挥与铁肺风箱相同的功能。它们可以被带到不同的地方，一些人甚至把它们装在货车上进行长途旅行。个人旅行时还可以带胸甲呼吸器（目前仍在使用），它将使用者的躯干密封在一个类似海龟壳的腔室里。

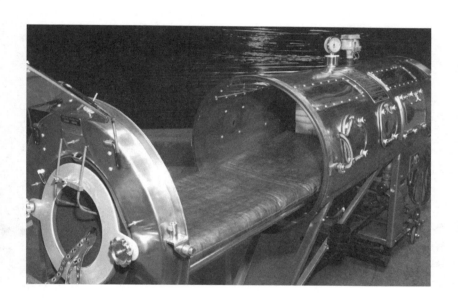

图 10.1　爱默生呼吸器

爱默生呼吸器是"铁肺"的一种。使用者被包围在其中，只有头伸在圆形开口的外面。风箱（在头部的相反端）前后移动以调节气压、促成呼吸。这个呼吸器属于路易斯安那州科文顿市的巴顿·赫伯特，他从 20 世纪 50 年代末一直使用到 2003 年去世。

1952 年哥本哈根脊髓灰质炎流行期间患者的高存活率引起了人们对正压通气的兴趣。最初，这项技术需要将一根气管导管插入喉咙，轻轻地将空气推入肺部。这保护了气道不受液体分泌物的影响（液体分泌物会导致窒息）；后来的研究表明正压可以改善肺组织中氧和二氧化碳的交换。但导管也有缺点，它们是侵入性的，有时会损伤气管。而在 20 世纪 80 年代初，鼻管通气的使用使许多呼吸机用户受益。

2003 年，全球暴发"非典"期间，数百名患者依靠呼吸机通气。这场危机促使医学界考虑为更大规模的流行病做好准备。关注点不仅集中在病人本身，也集中在呼吸机和可能传播感染源的建筑系统上。在多伦多，数千名居民在疫情暴发期间被隔离，医院作出以下应对措施：设计隔离舱、为工作人员提供单独的准备室以及能够使受污染气溶胶减少扩散的空气循环系统。这些措施不仅对抗击"非典"很重要，而且对预防未来的流感大流行或其他呼吸道疾病的暴发也很重要。

治疗争论与疫苗探索

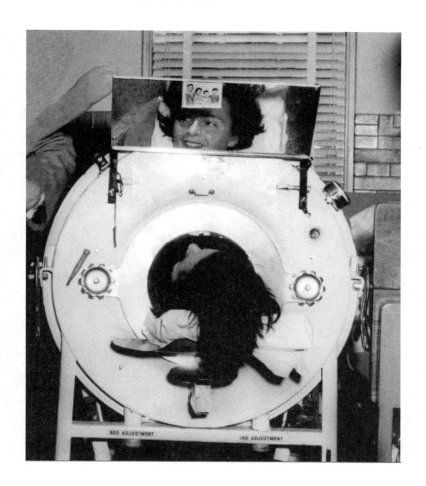

图 10.2　铁肺使用者维吉尼亚·莱姆克

莱姆克在铁肺里待了六个月。照片中，她表现出坚忍甚至开朗的态度。由于从照片中很少看到脊髓灰质炎患者们神情悲伤的样子，所以很难通过这些照片了解他们当时的想法或情绪。

大多数瘫痪的脊髓灰质炎患者没有呼吸障碍，但他们面临其他问题：他们的四肢能恢复多少活动能力？最好的治疗方法是什么？第一个问题的答案各不相同。有些人完全康复了，但另一些人则要依靠拐杖或轮椅度过余生。医生们纷纷对第二个问题进行激烈的讨论。比较冒险的治疗方法包括：用电流刺激肌肉以及进行脊髓穿刺以清除被认为过量或有害的脑脊液。更多的情况下，医生会建议按摩和进行适度的运动。游泳或矿泉浴被认为是有效的，因为水的浮力使四肢更容易移动。然而，20世纪30年代，大多数专家认为四肢应该在几周或几个月的恢复期内保持不动。卧床的病人被绑在一个框架上，夹板和石膏使他们的四肢固定到所需要的位置。正如一位医生所说，夹板就像一根使玫瑰茎长直的木桩。安大略省出台了一项生产和免费分发标准化框架和夹板的项目。"多伦多夹板"在北美各地使用，甚至在纽约大量储备，以防再次发生疫情。

反对这种疗法的人采取了一种突破常规的方式。据说，澳大利亚护士伊丽莎白·肯尼（1880—1952年）发掘了自己的天赋，在偏远内陆地区为脊髓灰质炎病人提供治疗。肯尼未经训练，但心直口快，决心坚定。她开了几家诊所，但政府委员会对她的工作作出了负面的评估，于是她于1940年离开澳大利亚前往美国。肯尼认为脊髓灰质炎是肌肉痉挛而不是神经紊乱，她用热敷和推拿来放松和"再教育"受损的肌肉，使其恢复原来的运动功能。专家们认为她的这种做法是荒谬的，但许多病人和非专业观察者都受到了肯尼的方法和超凡人格的鼓励。她的自传《他们将行走》（1943年）成为畅销书，就连好莱坞的电影《修女肯尼》也赞扬了她对医学正统观念的挑战。肯尼最主要的工作是鼓励她的病人积极参与治疗，在可能的情况下尽快恢复运动。正如她曾经指出的，"归根结底，患者本人必须重新打开大脑和受影响肌肉之间的神经通路"。1940到1951年间，肯尼主要在明尼阿波利斯工作，她在大学做演讲，建立了一个基金会，监督了几个诊所的创建。尽管肯尼从未受到脊髓灰质炎科学家的重视，但她的工作推进了康复医学学科的发展。

脊髓灰质炎研究的重点是研制有效的疫苗。二战后，美国与苏联在许多领域展开竞争，而这项研究被视为对科学实力的考验。然而，在很大程度上，这项工作是由私人慈善机构而不是政府机构赞助的，它的动力很大程度上来自于一位脊髓灰质炎患者——美国总统富兰克林·德拉诺·罗斯福（1882—1945 年）。

脊髓灰质炎与总统

罗斯福在 1921 年 39 岁时患上脊髓灰质炎。他似乎不太可能成为"小儿麻痹症"的患者：高个子、健壮、富有，出生于纽约最有名的家庭之一。脊髓灰质炎几乎使罗斯福从腰部以下完全瘫痪，并改变了他的政治抱负，但寻求治疗的过程使他的视线转向了新的目标。1925 年，一位朋友向他称赞佐治亚州乡村的梅里韦瑟酒店里的天然泉水对健康的好处。于是罗斯福买下了这处房产，把它命名为"温泉"。破旧的酒店很快变成一个先进的脊髓灰质炎治疗和康复中心。这里也是罗斯福余生的私人隐居地。尽管他小心翼翼地对公众隐瞒自己的残疾程度，但在温泉，他纵情融入其他脊髓灰质炎患者，与他们一起在大型露天游泳池里自由活动。

1928 年，纽约州州长艾尔·史密斯竞选美国总统职位，并要求罗斯福接替他参选州长职位。史密斯被击败，但罗斯福险胜，然后毫无争议地赢得了 1930 年连任州长的机会。两年后罗斯福自己当选总统。他就职时，正值经济大萧条造成大规模的失业和困境。罗斯福不再经营"温泉"酒店，但他仍然深深地依恋着这个度假胜地。当破产的威胁逼近时，一位公关专家建议举办全国性的庆祝活动来致敬总统，以此进行筹款。1934 年 1 月 30 日，罗斯福 52 岁生日时，一场全国的脊髓灰质炎慈善活动首次亮相。在大大小小的社区里，数以千计的庆祝舞会、广场舞会、牌局、派对和教堂晚餐为温泉带来的收入就达 100 多万美元。经过几年获利丰厚的筹款，该慈善机构于 1938 年 1 月成立了国家小儿麻痹基金会（NFIP），并宣布以治疗脊髓灰质炎为其工作目标。

尽管罗斯福没有领导 NFIP 的活动，但他亲自支持慈善事业，而他的支持方式对后来的官员来说是不可能做到的。作为第一次筹款活动，NFIP 策划了一场"十美分募捐行动"，邀请每一个美国人给白宫中的总统寄去 10 美分的硬币。这个名称演变自一部当红时事电影的片名《时间的行进》，也与一首大萧条时期的流行歌曲《兄弟，你能给我十美分吗》的名称相呼应。成千上万的信件涌入白宫，有照片记录下罗斯福本人数硬币的场面。作为一种慈善策略，"十美分募捐行动"是一个高招。以前，富人们也赞助过大型的活动，洛克菲勒基金会及其超级富豪创始人就是最好的例子。而在大萧条和第二次世界大战期间，更大的筹款潜力在于数以百万计的小额捐款。这些捐款由杂志社和电台征集，后来电视台也加入其中。没有比罗斯福更好的标志性形象了，他"饱尝脊髓灰质炎之苦"，又成为带领国家度过"黑暗时代"的总统。罗斯福于 1945 年 4 月 12 日在"温泉"去世，次年，美国财政部推出了一枚带有他画像的新硬币，这枚硬币是为下一次"十美分募捐行动"量身定制的。

罗斯福的逝世促使 NFIP 寻找其他方法来让公众继续关注小儿麻痹症。在地区性的活动中，妇女挨家挨户地募集资金。NFIP 工作人员征集或撰写杂志文章。以小儿麻痹症为主题的时装秀邀请当地或全国的名人参加。1946 年，该基金会发起了区域性和全国性的海报宣传活动，展示残疾儿童的图片，并配上鼓舞人心的口号。

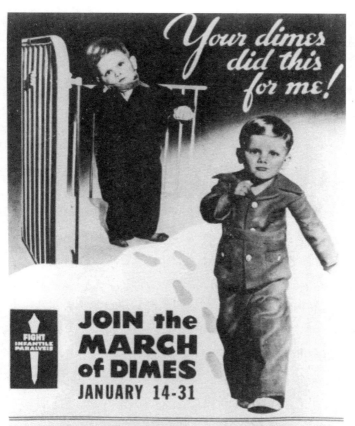

图 10.3 "你的几美分捐款改变了我！"

1946 年，唐纳德·安德森成为第一个出现在 NFIP 脊髓灰质炎官方宣传海报上的儿童。海报上，三岁时的他戴着颈托站在医院的儿童床上，而六岁的他正大踏步地走向生活。"前进（march）"这个词既表示身体运动，也象征美国民众为帮助脊髓灰质炎儿童身体运动而举办的慈善运动。请注意海报最下方提到，富兰克林·D. 罗斯福是该组织的创始人。

"十美分募捐行动"海报突出了残疾儿童积极康复和克服困难的决心。在脊髓灰质炎疫苗研制最终取得成功之后，该组织将重点转移到预防出生缺陷和降低婴儿死亡率上。20世纪40、50年代，NFIP的筹款能力使其成为世界上最大的脊髓灰质炎研究的资助机构。由于它的突出地位，不可避免地陷入关于脊髓灰质炎疫苗开发的争议之中。这些争议既有科学方面的，也有政治方面的。

科学竞争与美国疫苗试验

NFIP对脊髓灰质炎科学研究的资金支持至关重要，因为在西蒙·弗莱克斯纳实验之后的三十年中，研究工作几乎没有取得什么成果。20世纪30年代，许多治疗方法和两种不同的疫苗研发都失败了，没有人真正了解脊髓灰质炎病毒在人体内是如何产生影响的。从1947年开始，NFIP对大学和医院的拨款帮助研究人员围绕这个难题的多个方面开展研究。一个研究小组确定存在三种脊髓灰质炎病毒。为了这个简单的结论他们做出了大量的努力和付出，成千上万的猴子被注射脊髓灰质炎病毒，以便测试和比较大量的样本。其他研究人员证实，脊髓灰质炎是通过口腔进入人体的，并进一步表明，脊髓灰质炎病毒攻击脊髓之前，在血液中存在了较短的一段时间。这为疫苗的开发带来了光明的前景，因为脊髓灰质炎病毒可能在到达脆弱的神经组织之前就被锁定目标。另一研究小组证明，脊髓灰质炎病毒可以在非神经组织中生长——这是对弗莱克斯纳研究的一个关键纠正——并研发了在试管中培养病毒的方法。似乎这是第一个有可能安全地培养大量脊髓灰质炎病毒用于大规模的疫苗接种计划。

这些创新性的工作使疫苗接种成为战胜脊髓灰质炎最为可靠的手段。但有一个重要问题仍未解决：疫苗应该包括什么类型的病毒制剂？采用不同研究方法的研究者之间展开了竞争。大多数专家认为，需要一种减毒的活病毒来调动人体的免疫防御。然而，约翰·霍普金斯大学的伊莎贝尔·摩根（1911—1996年）用一种甲醛灭活的"被杀死的病毒"给黑猩猩注射。虽然摩根在1949年停止了脊髓灰质炎研究，但另一些研究人员以她的观点为依据继续开展研究。其中包括乔纳斯·索尔克，他曾领导了匹兹堡大学病毒分型这一艰难的研究项目。在NFIP的帮助下，索尔克谨慎地在附近的两个寄宿机构——残疾儿童D.T.沃森之家和弱智儿童波尔克学校——组织了灭活病毒疫苗的小型试验。正如第二章所讨论的，到20世纪50年代，许多科学家发现对社会机构中弱势群体的测试存在伦理上的问题。然而，阻止这类实验的知情同意标准尚未由法律强制执行或通过其他方式强制实施。封闭管理群体用于疫苗测试的实验价值已经稳固确立，索尔克既不是第一个也不是最后一个使用这种方法的研究者。他的试验表明，用灭活脊髓灰质炎病毒（IPV）制备的疫苗对三种脊髓灰质炎病毒都是安全有效的。

索尔克与NFIP的关系以及他开始受到媒体的关注，引起了更年长、更有名望的科学家们的不满。私下里，包括阿尔伯特·萨宾（1906—1993年）在内的专家们主张投入更多的时间来开发一种活病毒疫苗，并建议由科学家而不是NFIP的慈善官员来决定研究议程和推进速度。但是1952年夏天脊髓灰质炎病例的激增使得NFIP认定，速度至关重要。基金会在IPV研究上进行了大量的投入，并开始组织大规模的疫苗试验。NFIP还聘请托马斯·弗朗西斯这位指导过索尔克的研究开拓者来指导试验。弗朗西斯接受这项工作的条件是：为了衡量疫苗的效力，须建立一个对照组，即同等数量的儿童分别接受疫苗和安慰剂注射。1954 年，大约 60 万名儿童排队接受了手臂扎针（需要分三次注射）。弗朗西斯的团队用了近一年时间分析结果。在 1955 年 4 月 12 日的新闻发布会上——恰逢富兰克林·罗斯福在"温泉"去世十周年，弗朗西斯终于明确地宣布了试验的积极成果。这立刻激发了全国各地的庆祝活动，美国卫生、教育和福利部在数小时内颁发了 IPV 许可证。职业科学家们对这种兴奋和仓促行事感到恼火，但一切已成定局。

这是一个胜利的时刻，但几周内，围绕 IPV 的光环开始暗淡。加州伯克利的一家小型制药公司卡特实验室生产并推出了数千剂疫苗，其中含有未经适当灭活的病毒。接种后许多儿童表现出顿挫型脊髓灰质炎的症状，卡特实验室的疫苗最终导致 5 人死亡，51 人瘫痪。尽管其他制造商的一些疫苗明显也有类似的问题，但卡特实验室惹上了官司，并卷入一场重大的法律诉讼事件。实验室声称，它遵循了恰当的程序，并指出索尔克没有就如何生产疫苗提供明确的指示。而索尔克本人作证说，他提供的指导是充分的。这起诉讼由陪审团审理，最后以一项不寻常的裁决结束。陪审团陈述的观点是，卡特的工作人员在生产病毒时并没有疏忽大意。然而，法官的指示迫使陪审团追究卡特的经济责任，因为该公司销售的产品对其用户造成了伤害。

"卡特事件"对美国疫苗的发展产生了深刻持久的影响。联邦机构迅速加强了监管，并为疫苗生产制定了全面的指导方针。疾病预防控制中心（CDC）还大大扩展了其流行病情报服务项目，该项目现在仍在调查埃博拉、西尼罗热及艾滋病等疾病的疫情。同时，正如保罗·奥菲特所指出的，由于卡特诉讼事件，"诞生了无过失（过错）责任这一概念"。现在，即使公司遵循了现有的最佳科学方法和制造标准，也可能会被追究损害责任。奥菲特提出，责任保险的成本和诉讼的高风险阻碍了各家公司对有市场需求的疫苗进行研发。

426

在专家们对生产程序进行审查之后，大规模脊髓灰质炎疫苗接种项目于 1956 年得以恢复。然而，对疫苗受污染的担忧为索尔克的批评者提供了攻击的依据。几个研究组在 20 世纪 50 年代后期开发并测试了活病毒疫苗。最成功的研究者萨宾于 1959 年通过与苏联官员谈判，组织了一次大规模的试验。美苏外交紧张关系被抛诸一旁，1000 万苏联儿童通过使用滴剂或食用特制的糖果，接种了萨宾的口服脊髓灰质炎疫苗（OPV）。这项试验的结果也是成功的，1960 年，几乎所有 20 岁以下的苏联人（约 7400 万人）都接种了疫苗。口服脊髓灰质炎疫苗（OPV）是"三价"的，因为它包括了三种脊髓灰质炎病毒类型的弱化物质；它比 IPV 更容易制备，不需要训练过的医生来注射，而且只接种一剂就有效。公共卫生专家意识到了这些优势。OPV 于 1962 年获得使用许可，很快就成为包括美国在内的一些国家所确定的脊髓灰质炎预防药物。

1962 年之后，超过一亿美国人服用了萨宾的疫苗。事实上，脊髓灰质炎在北美的发病率已经大幅下降，但 OPV 的便利性和有效性燃起了人们的希望——脊髓灰质炎可以在北美大陆乃至全世界根除。的确，OPV 的一个特性会带来挑战：由于它使用了活病毒，减弱的病原体在被接种疫苗的人排出后会在环境中循环。起初，这并没有被看作是一个严重的缺点。专家们认为，大多数人的免疫系统都能战胜减弱的病毒，而那些没有接种过疫苗的人会产生抗体来保护自己。然而，在极少数情况下，OPV 的病毒物质会随着时间的推移变异成一种危险的病原体。如前所述，如疫苗接种未能覆盖某一人群的大多数，从而给变异病毒引发疾病提供机会，在这样的地区 OPV 就会导致脊髓灰质炎的发病。

到 20 世纪 70 年代，脊髓灰质炎在北美逐渐成为人们的回忆。最近一次"野生"脊髓灰质炎病毒暴发发生在 1978 至 1979 年，袭击了基督教门诺派和阿米什社区的人群，因为他们出于宗教教义拒绝接种疫苗。这次疫情起源于荷兰，旅行者将疾病带到加拿大安大略省的一些地区和美国宾夕法尼亚州的村庄。（如第一章所述，这些群体之所以拒绝医疗干预，其神学渊源可追溯到 16 世纪的新教改革。）这一事件之后，个别病例很少见到，到 20 世纪 80 年代中期，脊髓灰质炎也几乎从西欧消失。脊髓灰质炎疫苗的显著成功重新坚定了人们对实验室科学的信心。值得一提的是，索尔克的照片被塑造成致力于造福人类的历久弥坚的白衣（男性）科学家形象。

然而，在 20 世纪 50 年代之后的几十年里，世界上其他地区报告的脊髓灰质炎发病率仍然很高。西方国家也面临着未完成的任务：脊髓灰质炎患者和其他残障人士一样，在充分融入社会方面面临着生理和心理障碍。我们将依次讨论这两个挥之不去的难题。

根除疾病的全球挑战

在第二次世界大战之前的那个时代，世界上很多地方都没有关于脊髓灰质炎的可靠数据。来自南美洲、撒哈拉以南非洲和东南亚的初步报告显示，脊髓灰质炎感染率相对较低。然而，世卫组织在 1974 年至 1982 年间进行的"跛足"研究表明，麻痹性脊髓灰质炎的发病率往往高于专家们的认知。在科特迪瓦、尼日尔、索马里和缅甸收集到的小学年龄儿童数据显示，每 1000 名儿童中有 10 至 19 例与脊髓灰质炎有关的瘫痪，而实际发病率可能要高得多。在大多数国家已经开始实施的消除脊髓灰质炎措施的基础上，世卫组织于 1977 年发起了扩大免疫方案

（EPI）。"免疫接种"这一含义更广泛的术语取代了"种痘"一词，后者是指用牛痘物质预防天花。

1988年，在根除天花的成就鼓舞下，世卫组织为根除脊髓灰质炎投入了更多的资源。与天花相似，脊髓灰质炎病毒没有天然的动物宿主。然而，该病的其他特征造成了抗天花运动中从未遇到的挑战。脊髓灰质炎病毒通常不通过直接接触传播，大多数感染只引起亚临床症状（即在体检中无法检测到）。大量病毒可能会持续数周被未确诊的人排出。也许更重要的是，脊髓灰质炎并没有造成足够的死亡率，从而引起富裕国家的高度关注。20世纪80年代末至2010年代，战争和社会动乱中断了根除脊髓灰质炎的工作和其他公共卫生措施。尽管如此，世卫组织的方案在与联合国儿童基金会和商业慈善组织国际"扶轮社"的合作中取得了巨大进展。世卫组织报告的病例从1988年估计的35万例下降到2014年的仅359例。到2010年代末，新增的脊髓灰质炎病例主要集中在巴基斯坦和阿富汗边境的多山地区以及尼日利亚北部地区。

在尼日利亚，宗教对免疫接种的反对也产生了影响。尽管该国许多领导人支持免疫接种，但一些社区一直依赖传统的习俗，包括草药、祈祷等仪式。还有其他的原因，如因为政府人员在2007年发起的麻疹防治运动没有成效，对政府人员的不信任导致免疫接种项目的参与度较低。在一些社区，部分（但不是所有）儿童接种了口服脊髓灰质炎疫苗（OPV），却引起了脊髓灰质炎发病，这给公共卫生工作者们带来了困扰。2005至2009年间，共发现数百例此类病例以及数千例由"野生"脊髓灰质炎病毒引起的病例。由于这些毒株在2017年继续传播，在邻国刚果民主共和国也发现了由疫苗引起的脊髓灰质炎病例。大多数专家认为，最好的办法是继续实施疫苗接种计划，以使更高比例的人口获得安全的疫苗。该解决方案包括，使用针对特定类型脊髓灰质炎的"设计疫苗"，而不包括可能变异的其他脊髓灰质炎病毒物质。世卫组织还建议使用 IPV，因为 IPV 使用的灭活病毒不会传播到新的宿主。另一个更困难的任务是向偏远地区的人口推进接种项目，包括那些把疫苗与疾病相联系而不愿意接种的家庭。基础卫生保健资源的普遍缺乏以及对当局的普遍怀疑态度，妨碍了免疫方案的实施。

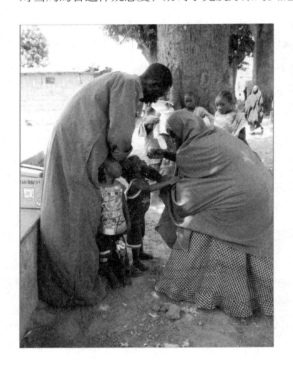

图 10.4 卫生部门的一名工作人员正在为儿童接种口服脊髓灰质炎疫苗
照片摄于 2009 年尼日利亚扎里亚市的一个地方级免疫接种日。在其他地方，接种活动也依赖于受过培训的社区志愿者。全球根除天花、牛瘟和脊髓灰质炎的工作都有赖于当地工作者和国际机构的共同努力。

正如消灭天花的努力所表明的那样，根除工作的最后阶段是寻找正在移动的危险病原体。这项工作需要基层社区的持续参与以及对公共教育、监测和疫苗接种的资金支持。如果脊髓灰质炎根除工作不够彻底，弱势儿童将付出代价，因为他们遭遇病毒时没有免疫保护。

脊髓灰质炎、残障人士和"绝妙的骗局"

在北美，随着大批脊髓灰质炎患者长大成人，他们的社会角色在20世纪60年代发生了转变。许多人回归了充实的生活，而另外一些人遭受的歧视最终导致了抗议和政治活动。当局把脊髓灰质炎引起的残疾视为一个医学问题，并把重点放在妨碍患者"正常"生活的明显身体缺陷上。脊髓灰质炎致残者自己认为，社会结构、身体残障和他人态度的问题比疾病的实际影响更具伤害性。他们与包括在二战、朝鲜战争和越南战争中受伤的退伍军人在内的其他边缘化群体结盟。在民权运动占据舞台中心的时代，脊髓灰质炎致残者组成了一个重要的群体，并领导了许多倡导包容性的运动。

正如艾米·费尔柴尔德所提出的，残障人士遇到的一些困难可以追溯到富兰克林·罗斯福在20世纪40、50年代的影响。作为美国乃至全世界最著名的脊髓灰质炎致残者，罗斯福展现了一个战胜逆境、追求健康的人物形象。从一开始，他就控制了有关自己疾病的公开报道。即使在他瘫痪的最初几天，记者们也只是看到他在休息时保持微笑，而不是被人用担架从一个地方抬到另一个地方。随着他政治生涯的发展，表演技巧和摄影师的配合让罗斯福呈现一种行动自如的假象。他可以在转动髋部的同时借助手杖移动很短的距离。照片上的他经常是站在讲台后面，两手紧握着讲台两侧，人们看不到被遮挡的腿部支架。电视本可以让这种幻觉成为不可能，但当时没有电视。罗斯福不时地通过广播讲话与公众交流，这就是众所周知的"炉边谈话"，这把他直率、令人宽慰的风格带进了数百万美国家庭的客厅。罗斯福从未否认过自己是脊髓灰质炎致残者，他将脊髓灰质炎防治作为一项慈善事业，但他也犯了一个错误，即历史学家所说的"绝妙的骗局"，以普通脊髓灰质炎致残者无法模仿的方式掩盖了他正在进行的身心斗争。作为一个大众期望中坚强和活跃的领导人，罗斯福并没有试图改变人们对残障人士的普遍态度。

在他漫长的总统任期（1933—1945 年）以及此后的几年里，罗斯福作为榜样激励了许多人。然而，随着孩子们年龄的增长，他们不再符合十美分募捐行动海报和其他媒体所展示的勇敢形象。在回忆录中，一些脊髓灰质炎致残者承认，当他们没能达到罗斯福所示范的状态时，他们感到愤怒和绝望。对许多人来说，1955 年 4 月 12 日索尔克疫苗的庆祝活动是一个极度幻灭的时刻，因为他们意识到，政府几乎不再会投入任何努力来寻求脊髓灰质炎的治愈方法了。当时在英国读大学的作家威尔弗雷德·希德后来描述了他对这一消息的反应：

> 当我第一次读到关于乔纳斯·索尔克博士和他著名的疫苗的报道时，我惊讶于自己的愤怒。我发誓那个时候我心里比什么都更清楚：不管有什么样的新发现，我的腿再也不能恢复原样了；我脊背上的夹板几年前就拆了。……然而，那时我把《时代》杂志海外版狠狠地砸在我牛津住所的客厅墙上，以至于订书钉都飞了出来。他为什么花了这么长的时间？……
>
> 好吧，这真的结束了，宝贝。现在肯定不会有进一步的研究了，通向未来的门缝里也不再会透出光亮，就连我藏在心底的如此渺小却

又疯狂的希望也不复存在了……我们只是过期杂志上的封面人物罢了。

尽管希德经历了愤怒和孤立，但作为 20 世纪 50 年代的一名残疾大学生，他算是幸运的。许多来自富裕中产阶级家庭的脊髓灰质炎瘫痪者被迫调整对事业成就和家庭生活的期望。障碍看似普通，但又无所不在：多层建筑没有坡道或电梯，人行道没有便于轮椅上下的路缘坡，公共汽车不便搭载某些残疾乘客，只有最富有的人（如罗斯福）才能买得起不用脚踏板就能驾驶的改装车。

更为普遍的现象是，人们认为残障人士无法履行日常的社会义务，因此其成就会低于"正常人"。这一观点充分体现了学者和政策制定者们的想法。例如，著名社会学家塔尔科特·帕森斯（1902—1979 年）将疾病——即他所称的"病态角色"——归类为一种阻碍个人对社会做出积极贡献的异常状态。这也适用于脊髓灰质炎。正如保罗·朗莫尔所提出的，观察者将脊髓灰质炎造成的残疾与疾病本身混为一谈。脊髓灰质炎致残者被看作天生依赖他人的"病人"，而不是在获得平等机会和尊重时具有独立性和创造力的个人。其他残障人士也面临着类似的刻板偏见，即"残疾"人群的潜力是有限的。

为残障人士发声

20 世纪 60 年代初，一些教育机构成为残障人士包括一些小儿麻痹症致残者的活动阵地。他们的工作与争取非洲裔美国人平等权利的抗议活动同时进行，这些活动包括游行和争取公立大学的种族融合。伊利诺伊大学的学生组成了一个非正式的"轮椅聚居区"，成为一道非常亮眼的校园风景线。一些人秘密捣毁了人行道的路缘，迫使大学修建坡道。1964年，一位名叫爱德华·罗伯茨（1939—1995年）的脊髓灰质炎致四肢瘫痪者赢得诉讼，成功入学加州大学伯克利分校。罗伯茨和其他学生多年的游说促使该大学创建了一个残疾学生计划，到1977年招收了近400名残疾学生。许多活动人士动用了他们在纽约坚内德营地和"温泉"等康复中心建立的友情而获得了支持。

活动人士很快扩大了他们的关注范围，包括通过诉讼和游说，促使国家颁布法律保证残障人士获得公共服务。一些早期的诉讼以残障人士的失败告终，因为美国宪法没有赋予残障人士对歧视提起诉讼的权利（不同于其他人群，例如宗教团体享有例如《权利法案》第一修正案所规定的一些保护）。1964年，活动人士以"无交通不交税"为口号集会，向国会请愿要求颁布《城市公共交通法》并取得成功，该法规定使用无障碍公共汽车。1968年颁布的《建筑障碍法》要求，获得联邦资金支持建设的建筑物要为残障人士的通行提供便利。这项法案由休·加拉赫起草。他是一名脊髓灰质炎致残者，曾担任阿拉斯加参议员E.L.巴特利特的助手。1973年，《康复法》援引为残障人士提供"合理便利"的概念，要求接受联邦资助的雇主遵照执行。

《康复法》规定，只要求职者能够履行招聘广告所述的工作基本职责，就必须禁止接受联邦资助的雇主对其实施雇佣歧视。然而，法律通过后仍留下了许多未尽事宜，没有颁布实施细则，以说明残障人士的标准、合理便利的具体内容及执法手段。经过多年的拖延，相关规章草案在卫生、教育和福利部（HEW）处于被搁置状态。1977年4月5日，活动人士在全国八个HEW分支机构游行示威。在旧金山，罗伯茨等人在HEW进行了长达28天的静坐。美国国会议员从华盛顿坐飞机赶来，在被占领的大楼举行了一次引人关注的听证会。随后不久，《康复法》

的相关规定得以实施。13 年后，国会颁布了具有里程碑意义的《美国残障人士法案》（ADA），该法案更广泛地禁止在求职、公共住宿（如酒店）、交通和电信方面对残障人士的歧视。

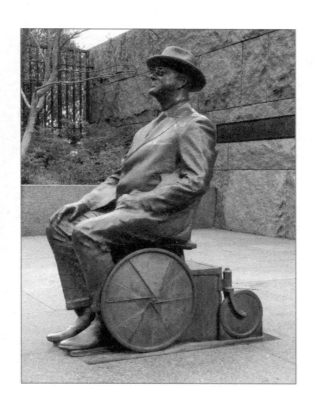

图 10.5　华盛顿特区富兰克林·德拉诺·罗斯福纪念馆的雕像

罗斯福纪念馆于 1997 年开放时，有一尊坐姿的罗斯福雕像，他把轮椅藏在斗篷下，就像他在总统任期内所做的那样。在历史学家和残障人士权利倡导者的敦促下，筹集资金在纪念馆入口处放置了第二尊罗斯福坐在轮椅上的雕像。背后的文字是罗斯福夫人埃莉诺所说的话："富兰克林的病……赋予他前所未有的力量和勇气。这促使他思考生活的基本原则，从中吸取最重要的经验——无限的耐心和永无止境的坚持。"

在过去三十年中，美国和加拿大出现了针对残疾和公民权利的不同做法。各国不同的司法传统影响着法院裁决。各方讨论的重点是两个关键概念的应用：一是为残障人士提供的"合理便利"，二是"过度重负"，即提供便利会给雇主或第三方造成不公平的负担。在美国，平等就业机会委员会将过度重负定义为：能"从根本上改变企业性质或运作"的"显著的困难或花费"。雇主们提供的"便利"是否会造成过度重负被逐案评估。而在这些评估的法律争议中，法官试图平衡残障人士与雇主及其他工人的权利。加拿大在1982年通过《权利和自由宪章》后，法律环境发生了变化。《宪章》为精神或身体残疾的个人规定了"法律的平等保护和平等利益"。最高法院的裁决确定，工作场所标准必须符合平等的理念。为残障人士或特殊工种人员例如男女消防队员提供便利应成为惯例，只有符合较高的法律标准才能要求破例。

脊髓灰质炎致残者极大地促进了上述进步，它们最终关系到公民身份、平等权利和社会参与的实质。通过倡议活动，脊髓灰质炎致残者获得了生活的自主性，并推进启动了许多城市场所和社会机构的变革。

总结

随着全世界人口年龄和健康状况的变化以及科技对日常生活和医疗服务的深刻影响，脊髓灰质炎的历史仍然与我们息息相关。正如"铁肺"拯救了许多生命一样，其他医学进步也延长了慢性病（如冠心病或糖尿病）患者的寿命。这些病症会以各种方式造成身体损害，但计算机、自动轮椅和其他辅助设备能够使患者以五十年前不可能的方式实现身体活动和社交互动。事实上，"慢性""损伤"或"残疾"等术语的

436

用法因具体语境而异，没有一个单一的词汇适用于每种情况。脊髓灰质炎致残者为这一方面的探索和实践作出了持久的贡献：他们首次提出，他们的个人经验、知识和目标，而不是其他人强加的标准，应该成为健康相关措施和社会变革的出发点。

一些脊髓灰质炎致残者公开表示支持儿童免疫接种，他们告诉公众，疫苗能预防疾病带来的焦虑和痛苦。21世纪初，随着英国和北美一些地区的"疫苗观望态度"加剧，这一话题开始受到更多关注。虽然人们对疫苗接种安全性的担忧自疫苗接种诞生起就一直存在（见第三章），但在20世纪末出现了新的担忧。1998年，《柳叶刀》医学杂志发表的一篇论文指出，麻疹、腮腺炎和风疹的疫苗与肠道疾病和自闭症的发病率之间存在联系。然而，这篇论文仅仅是基于对12个孩子的研究，其他更大范围的研究很快否定了它的结论。2010年，《柳叶刀》撤回了这篇论文，因为人们担心这篇论文是虚假论文，而且孩子们也因此接受了不必要的医学检查。专家认为，这项研究的报道促使许多家庭拒绝接种疫苗，从而增加了在英国和美国暴发疾病的风险。对硫柳汞———一种作为抗菌剂添加到某些疫苗中的乙基汞化合物也产生了一些疑问。几项研究调查了接触硫柳汞与自闭症之间的可能联系，结果没有发现任何关联。

这些例子表明，对疫苗观望态度可能是由错误信息而引起的，特别是当另一种原因不明的疾病（如自闭症）引起人们焦虑的时候。然而，脊髓灰质炎的历史表明，疫苗的倡导者应该做的不仅仅是用新增的数据来驳斥不准确的说法。脊髓灰质炎疫苗改善了数百万人的生活，但在极少数情况下，也造成了伤害，包括发生事故（如卡特事件）以及在仅有部分人接种疫苗的社区中，由疫苗引起脊髓灰质炎（如尼日利亚所发生的事件）。今天，杂志或网站可能会有选择地提供信息，或提供不准确的信息，或让某种威胁显得迫在眉睫，从而放大人们所感知的其他疫苗风险。现在，疫苗取得许可证必须达到的高标准可能会解决一些问题。而有效的沟通——认真倾听公众对疫苗的担忧以及信息的传播——可能会促进公共卫生项目的成功实施，即使某些紧张局势仍然存在。

基于宗教信仰而反对免疫接种似乎构成了另一个棘手的难题。然而，在许多情况下，这种对免疫接种抵制的加剧是由于文化孤立、猜疑或冲突，而不是由于特定的宗教信条或行为准则造成的。19 世纪，天花疫苗接种与帝国主义的胁迫联系在一起，特别是英国军队对印度殖民地的胁迫，促使当地民众把宗教或文化作为反对免疫接种的理由。更近一些时期，军事冲突和对政府的不信任阻碍了尼日利亚和巴基斯坦穆斯林社区的免疫接种计划。在当代北美，阿米什人或东正教犹太人社区对免疫接种的抵制，反映出他们对压倒性世俗文化入侵的怀疑。因此，必须努力在特定的历史、政治和社会背景下理解人们坚决抵制免疫接种的出发点。

脊髓灰质炎引起了广泛的恐慌和歇斯底里，部分原因是它袭击了在美国社会占据中心地位的中产阶级家庭。相比之下，20 世纪 80 年代初，在美国城市中的社区和西非的医院出现艾滋病时，政治精英却反应迟缓。艾滋病最初被认为只威胁到边缘或贫困人群，而现在，艾滋病大流行在世界各地的许多社区里呈现出不同于以往的情况。我们在前几章中讨论的殖民、城市化和技术变革等因素都影响了这一独特的现代疾病。

历史文献：脊髓灰质炎和残疾观念的转变

疾病史、医学史或公共卫生史经常聚焦疾病带来的挑战以及专业人员对这些挑战的反应，而来自病人或残障人士的观点往往得不到重视。20世纪80年代，一些学者，特别是英国历史学家罗伊·波特，呼吁人们关注这种倾向。医生们承认，他们通常不会认真倾听病人的叙述，也不能充分地应对病人的痛苦。这些学科（以及其他学科）的专家现在认识到，病人或残障人士会用与外部观察者明显不同的方式为他们的经验赋予意义。

在20世纪以前，大多数作家在描述疾病特别是他们自己的疾病时，所用的语言非常简短。即使在20世纪的文献中，历史学家也常常只通过医生的记录来了解病人。尽管这些文本声称以中立或科学的态度代表患者，但它们也可能反映的是医生的重要主观假设。通常，他们的评论（如下面的第一段摘录）有选择地描述和解释患者的态度和行为，以支持医生关于疾病或残疾的生理影响或社会影响的观点。

幸运的是，脊髓灰质炎致残者有许多已出版的自传，用不同的方式反思他们的经历。这些文献揭示了脊髓灰质炎的医学治疗方法与终身残疾患者的各种体验之间曾经存在的巨大差距。脊髓灰质炎致残者的叙述不能被简单地视为"疾病叙述"。他们讲述了在现代社会形态和疾病影响的限制之下艰难挣扎的经历。脊髓灰质炎致残者和其他残障人士在按照自己的方式过上健康生活的努力中，改变了人们的普遍看法。尽管挑战依然存在，但残障不再被视为实现充实人生或取得非凡成就的不可逾越的障碍。

《穿越危机：小儿麻痹症患者及其家庭》（弗雷德·戴维斯，1963 年）

这本书是戴维斯的社会学博士论文（芝加哥大学）的一个缩略版本，基于他从 1954 年开始在巴尔的摩对 14 个家庭进行的研究。他对这些家庭进行了跟踪研究，时间从他们的孩子感染脊髓灰质炎后不久到他们从康复病房出院后 15 个月（大约总共 18 到 24 个月）。索尔克疫苗的消息并没有对戴维斯的研究产生大的影响。

戴维斯受到塔尔科特·帕森斯的概念的影响，即"病态角色"是一种异常行为。在这里摘录的关于"身份问题"的一章中，戴维斯重点介绍了 9 个孩子的家庭，这些孩子身患不同程度的残疾。他指出了这些"残障"带来的严重心理挑战。在他看来，家庭无法满足孩子正常行动的期望，会导致压力和补偿策略。

关于残障人士身份问题的几点思考

在考虑残障人士所面临的身份问题时，必须分别从文化和个人的角度看待他们的处境。除非先天或从童年早期就有残障，从而其最初身份是残障人士，否则他极有可能，至少在致残最初，感受到人们普遍表现出的对残障人士的许多偏见和厌恶的态度。他会公开或私下里倾向于对许多因自身缺陷而无法参加的活动和事务给予很高的评价。他如果试图以"正常人"的身份被那些"正常人"接纳，是注定要失败和受挫的……因为事实仍然是，尽管他试图隐藏或忽视这一点，但在我们社会强调的几个重要价值观方面，他都处于明显的劣势，例如：外表吸引力、身体各部分的整体性和对称性、运动能力和被认为决定了亲切迷人性格的各种相貌特征……

（戴维斯指出，脊髓灰质炎患者的家庭通常采取以下两种策略之一，来应对社会生活：一是"正常化"，即在尽量弱化残疾重要性的情况下参与社交；二是"分割"，戴维斯将其解释为避免出现某些情况，因为这些情况可能迫使他们认识到，其他人以及他们自己都认为残疾儿童是"不一样的"。戴维斯接着介绍了两个家庭的案例研究，一个主要依靠"正常化"策略，另一个主要依靠"分割"策略。）

保卢斯家庭——一个显著的"正常化"案例

六岁的劳拉·保卢斯无疑是九个研究对象中残疾最严重的孩子。她两腿都戴着全长的支架、骨盆带、高帮矫形鞋，在移动稍长的距离时，还得使用拐杖。……无可置疑，从纯粹的生理角度来看，劳拉所能做的事情是极其有限的。……

考虑到劳拉的情况，人们可能认为她时时都有孤立于他人的倾向，或这样认为：因为她远远跟不上其他孩子，她很快就会被排除在她患病前曾一起玩耍的邻里儿童群体之外，或自愿退出那个群体。但是，在观察保卢斯夫妇的两年里，这样的事没有发生，这主要归功于保卢斯夫人的努力和个性。她是一位年轻而精力充沛的女性，劳拉非常钦佩她，似乎随时准备以平静和愉快的心情听从她的指导。……

劳拉刚出院，保卢斯太太就把她送进生病前就读的学校。保卢斯夫人还尽力确保劳拉的玩耍和社交生活"尽可能正常"。……保卢斯太太总是鼓励劳拉出去和附近的孩子们一起玩，尽管她知道劳拉很难跟上，而且孩子们必须调整游戏来迁就她。……那年晚些时候，她让劳拉加入了当地的布朗尼部队（即女童子军）。尽管劳拉不能进行远足之类的活动，但保卢斯夫人会在其他孩子步行到达营地后开车送她去营地。……

保卢斯夫人总是流露出乐观的神情，至少在与研究人员的接触中是如此。她坚持说，劳拉"表现得很出色"，过着"和其他孩子一样正常快乐的生活"。……保卢斯先生虽然私下里不像他妻子那样乐观和热情，比如有一次他提到，当他抬起劳拉的一条腿，"感觉就像挂在那儿的一块橡胶"，他感到深切的幻灭，但他小心翼翼地不在劳拉或他的妻子面前流露他的不安……

发生过几起事件，表明"正常化"作为纠正偏差的策略具有"致命缺陷"，即其他人经常不能或不愿意接受这种做法。例如，在当地电影院举办的由埃尔克斯赞助的"儿童秀"上，劳拉得到的礼物明显比其他孩子多得多。在其他孩子都坐下之前，她是不允许坐的。电影结束后，孩子们被安排留在座位上，直到劳拉离开。还有一次，当保卢斯一家去华盛顿特区观光时，劳拉坚持不要父母的帮助，自己攀登通往国会大厦的漫长台阶。看她辛苦地爬了几分钟后，一个旁观者斥责保卢斯夫妇说："你们要让那个可怜的孩子一个人走上那些台阶吗？"

哈里斯家庭——一个"分割"的案例

尽管 11 岁的马文·哈里斯的残疾并不像其他几个孩子那样严重（他的右下肢受到影响，戴着一个全长的支架和骨盆带），他和家人对脊髓灰质炎及其所导致残疾的反应，似乎比研究中的任何其他家庭都更强烈，也更痛苦。从第一次采访就可以看出这一点，当时哈里斯太太边哭边不停地重复："我不想让我儿子成为一个瘸子。"哈里斯先生感慨又自责地回忆起他年轻时的一个朋友，他患小儿麻痹症而致残。他回忆说，年轻时的他是个刻薄、爱抱怨的人，所有认识他的人都不喜欢他。……

在医生的推荐下，哈里斯太太把马文送进了一所残疾儿童学校，尽管马文极不情愿。马文拒绝上这所学校，而当他显然别无选择时，他恳求父亲每天开车送他去上学，这样他就不会被人看到在校车上与其他残疾儿童为伍了，但这个请求也被拒绝了……

采访者指出，与其说马文否认自己的缺陷，不如说是拒绝它。……哈里斯一家常在夏天去海滩旅行。如果马文的父母让他戴上支架，他会坚决拒绝前往。他们总是对马文的要求妥协，但偏偏有一次在这样的情况下，马文摔伤了他残疾的腿，当时一个孩子从他身边跑过去，使他失去平衡，摔伤了。

在更加冷静地深思熟虑后，哈里斯夫妇和马文一样，会断言他"事实上没有残疾"。哈里斯太太说："他和同一个学校里那些脑瘫以及那些没有胳膊和腿的孩子完全不同。"哈里斯夫人采取了一种低一层次的"正常化"方法。她断言，"他这个年龄的所有男孩都是这样的，我姐姐的儿子也给她添了很多麻烦，所以我想这是正常的"，以此来解释马文极端消极和叛逆的行为。……

尽管马文的情况几乎没有任何改善，但最后一次见到哈里斯夫妇时，他们已经发现了新的希望，期待着马文即将被当地一所"普通"高中录取。马文对这一进展也非常满意。他的父母认为，马文终于得偿所愿，因为他们，尤其是马文自己，仍然倾向于坚信，他"和其他残障人士不一样，并不是真正的残疾"。哈里斯太太显然无视这一年发生的一切，激动地说："我想，当他上普通高中时，他会觉得自己和其他人是一样的。"

（戴维斯在本章的结论中总结了他对脊髓灰质炎患者家庭所面临困境的看法，以及从他们对这一困境的反应中所看到的有限的成功。）

残疾儿童家庭所面临的根本的身份问题，是如何看待、理解和应对社会上对于明显身体残疾的诸多负面态度。调查发现有两大调整策略，即正常化策略和分割策略。……

关于他们对自己处境的性质和意义的全面认识，所有的父母都会声称，这种经历没有导致他们的生活及家庭成员对彼此的态度和行为发生重大变化，尽管对此有许多相反的客观证据。这种经历变故仍然强烈的身份认同延续性，无疑显示着这些家庭内部关系的高度稳定性。但从另一个角度看，它或许也证明了一种创新意愿的缺失——一种对熟悉和已知事物的过度满足，当重要的生活境遇发生变化时，这种满足会阻碍人们发现新的意义和目标。

《第二阶段：从残障人士权利到残疾文化》（保罗·朗莫尔，1995年）

朗莫尔童年时感染了小儿麻痹症，是一位著名的残障人士权利活动家，也是旧金山州立大学的教授。这篇文章首次发表在一本致力于残障人士权利运动的杂志上，概述了残障人士权利运动的简史，并提出了运动的未来方向。

朗莫尔等人试图完全改变策略，以应对脊髓灰质炎致残者等弱势人群面临的困境。这始于对朗莫尔所称的"医疗模式"的批评，该模式将残疾视为一种剥夺人们独立自主性的疾病。朗莫尔进而指出，医疗专业人员及相关人士均未能包容差异和多样性。"残疾"问题不在于个人不能达到行为标准；相反，这是标准本身造成的后果。

美国残障人士运动已进入第二阶段。第一阶段是寻求残障人士权利、平等机会和包容。第二阶段是寻求集体认同。第一阶段尚未完成的工作还在继续，第二阶段的任务是探索或创造残疾文化。……

虽然医疗模式宣称是科学、客观和人道的，但在其实践中，对其所谓被援助者隐藏着相当严重的矛盾现象。从某个角度来说，医疗模式已经成为社会焦虑（即人们对外表不同或身体机能不同的人感到的焦虑）的制度化表达，默认他们没有能力管理自己的生活，需要专业的也许是终身的照护，甚至认为他们是社会的危险因素。

关于残疾的新观点对医疗模式提出了一种开拓性的批评。……事实上，残障人士权利倡导者认为，医疗模式在医疗保健、社会服务、教育、私人慈善和公共政策中的实施，使偏见和歧视变得制度化。医疗模式远不是有益的，甚至不是中立的，而是问题的核心。

活动人士已经用残疾的社会政治模式或少数群体模式取代了医疗模式。他们断言，"残疾"主要是一种社会建构的角色。对绝大多数残障人士来说，偏见是一个比任何残障都严重得多的问题，歧视是他们要"克服"的比任何残疾更大的障碍。活动人士认为，问题的核心是历史上长期以来根深蒂固的、社会上普遍存在的对残障人士的高度制度化压迫。

为了反抗这种压迫，残障人士运动不仅要求受法律保护其免受歧视，而且在美国民权理论中创造了一个新的理念：平等获得权的概念。传统的康复政策将诸如建筑改造、辅助设备（轮椅、光学读取器）和服务（手语翻译）等便利设施定义为对那些基本缺乏自理能力者的特殊优待。残疾权利意识形态将他们重新定义为仅仅是不同的机能状况，而不是天生的劣势。……

第一阶段旨在通过要求取缔歧视、强制保障残障人士的平等获得权和便利设施，将残障人士从社会边缘转移到社会主流。第一阶段主张社会包容；而第二阶段表明了自我定义的必要性。第一阶段否定了残疾医疗模式；而第二阶段否定了非残疾多数群体的准则，它是导致残疾医疗模式的因素之一。……

这两个阶段不是彼此独立、先后发生的。它们是残疾权利运动中互补的不同方面。平等获得权的概念代表着一种政治问题。这是美国残障人士为建立自由和自主的基础设施所作的努力。残疾与聋哑自豪感的宣示及残疾与聋哑文化的阐释表达了一种认同政治。这是一种肯定，一种对我们身份的庆祝，不是因为残疾或耳聋本身，而是因为残疾和耳聋的经历。

残疾运动的这两个阶段是相互促进的。彼此都是不可分割的。它们共同界定了我们是谁，我们要走向哪里。

《一个小儿麻痹症患者的故事》（马歇尔·巴尔，2008 年）

巴尔是英国雷丁人，在他儿时，于 1949 年患上小儿麻痹症，但直到几年后才出现严重的呼吸问题。1971 年，经过几周的重症监护，巴尔回到家里，晚上需要睡在铁肺里。当巴尔在 2008 年接受采访时，他已经持续使用各种呼吸器 37 年了。

尽管巴尔对铁肺的描述可能被视为一种"疾病叙述"，但他也描述了他是如何将呼吸机技术融入独立生活的。随着技术的改变和身体的改变，脊髓灰质炎致残者多年来改变了他们的生活方式。

以下节选从巴尔对铁肺生活的描述开始：

然后他们说要把我放进铁肺里，我喊道，"哦！"我不知道什么是铁肺，也从未见过。但是后来发现，上铁肺时我的嘴上没有呼吸器，只是仰面平躺着由机器帮助呼吸，这让我倍感轻松。这很悠闲，因为你在铁肺里无事可做。……你躺在上面的那部分装置就像托盘一样可以被抽出来。你会躺在上面被推进去。机械装置在机器下面，所以你是躺在泵上方的。当然，你会感觉到下面的振动。像这样：呼吸，"砰"；呼吸，"砰"。这不太像是平稳的呼吸。

你可以在铁肺里吃东西，因为你的头在外面，而身体的其他部分在里面。不过你吞咽时真的需要小心，因为你是仰卧着，你必须按照机器的节奏吞咽，因为它会把你的横膈膜拉进去，然后再推出。你只有等到它呼出时再吞咽。……铁肺一侧有孔口，可便于理疗。有一个橡胶密封，可以在出气的时候打开，把一只手伸进去，做物理治疗等。……

我有一对兄妹，如果我们家里缺乏幽默感，我想会有点可怕（即忧郁）。我父母可能更辛苦，因为我母亲每晚都要把我送进铁肺。但是还好，我们逐渐习惯了。那时唯一的缺点是，当她把盖子放下的时候，你的头在外面，胳膊在里面；如果你鼻子痒，你不能去挠它。我妈妈每天的最后一项工作通常是帮我挠痒……

（巴尔后来描述了他所使用过的机器以及不同设备之间的过渡如何影响他的日常习惯。）

我从未停止过使用呼吸机。铁肺，我称之为"老机子"，我从1971 年开始用到 1986 年。它的泵快坏了，这时有人发明了一种小型机器，我可以自己操作。我妈妈明显老了，所以我换了那个新的机器。它用着不太舒服，因为它狭小得多。但我能自己操作，这一点很方便……

圣托马斯医院（一家提供护理和设备的医院）配了铁肺等设备。这确实对我很有帮助。他们给我做了件胸甲夹克。它是一个贝壳状的东西，套在身上，只需要一个小泵驱动它。一用上，一切都变得美好了。在短期内我可以不用铁肺了。一切皆有可能！我真的戴着它到了泽西岛（附近的一个岛屿）。我坐飞机到泽西岛和一个朋友相聚。……

后来到了 1991 年，圣托马斯医院提供给我另一种呼吸机，我现在仍在使用。它被称为"Nippy"，用的是正压，只需在我鼻子上装个小东西，连着一个和便携式电视差不多大的黑匣子！它真的是便携式的。我是说，我可以带着它去见朋友们。可惜的是，现在我还需要吸氧，所以不太方便，但能睡在床上已经很不错了。……

我不能责怪医学界。我知道人们会受到糟糕的对待，但我这辈子从未遇到。我从来没有过高的要求，我得到的任何医疗设备都是我需要的。在某些情况下我有点愤世嫉俗，有时候人们会对我们有过高的期望。

　　人生就该尽你所能。你只有一辈子。好吧，当我遭遇困难（即呼吸困难）时我会病倒。这很难，很难，有时你觉得还值得坚持。但我必须说脊髓灰质炎患者有这股子倔强劲。也许倔强不是正确的字眼儿，但他们就是有那股子劲。你得坚持下去，你知道的。

文件解读

1. 请描述弗雷德·戴维斯作为研究员的观点。他对脊髓灰质炎患者和他们参与社会活动的潜力作了什么假设？戴维斯描述了家庭成员以及他们的互动，你认为他们中的每一个人在小儿麻痹症相关残疾中代表什么样的障碍？

2. 你认为在20世纪40、50年代，男性和女性患麻痹性脊髓灰质炎的经历是否有所不同？原因是什么？

3. 戴维斯认为，脊髓灰质炎患者家庭面临的挑战是"如何看待、理解和应对社会上对于明显身体残疾的人的诸多负面态度"。朗莫尔会如何描述脊髓灰质炎致残者和其他残障人士面临的挑战？巴尔又会如何描述？

4. 医疗技术的变化如何影响巴尔作为脊髓灰质炎致残者的日常经历？你会称他为残障人士吗？他会称自己为残障人士吗？

头脑风暴

1. 感染严重脊髓灰质炎的大多数是儿童。你认为这一事实如何影响对这种疾病的反应和治疗？"典型"患者的身份对其他疾病（如结核病或梅毒）有何影响？

2. 请思考朗莫尔如何代表医疗权威（乃至科学权威）。他的观点与蕾切尔·卡森或肯定杀虫剂优点的科学家的观点相比，结论如何？据你所知，科学知识在1995年的地位是否和1950年相同？发生了什么改变？

11

艾滋病毒及艾滋病的方方面面

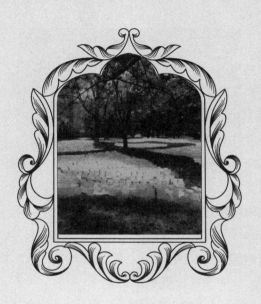

加拿大维多利亚的社区艾滋病展览

深色的旗帜勾勒出缎带的形状。在 1992 年一群关注艾滋病的艺术家发起一场运动之后，红丝带成为艾滋病意识的国际性标志。自 20 世纪 90 年代以来，由于公共卫生措施的加强和有效抗逆转录病毒药物的使用，全球艾滋病死亡率有所下降。

几十年来，位于乔治亚州亚特兰大市的美国疾病预防控制中心每周均会发表一份美国流行病发病率及死亡率报告。在 20 世纪 80 年代，除少数公共卫生专家外，很少有人会关注此报告的统计数据并进行专业探讨。1981 年 6 月 5 日发表的报告亦是如此。该报告包含了洛杉矶上报的病例，称在过去八个月中有五名男性出现疾病症状。五人均为"活跃的同性恋者"，均感染了一种罕见的肺炎（卡氏肺孢子虫），其中两人已死亡。此外，这五名男性均表现出由人巨细胞病毒（HCMV）所导致的一系列症状。HCMV 对大多数人无害，但会导致免疫系统较弱的个体（如婴儿或器官移植患者）患上严重疾病。据此看来，男同性恋者可能同样有风险感染此病毒。虽然报告本身未能清楚地表明其中关联，但一篇同时发表的社论认为，细胞免疫功能障碍、肺炎的机会性感染以及"同性恋的某些生活方式或通过性接触感染的疾病"之间存在相关性。

疾病预防控制中心的这篇文章是医学文献中已知的关于艾滋病（获得性免疫缺陷综合征）最早的参考文献。它宣告了这样一种不同于一般的病毒或疾病的大流行病的诞生，它让约 7500 万人受到感染，并导致 3200 万人死亡，耗费了无数家庭成员、医护人员、科研人员以及政府官员的大量精力。人类感染艾滋病的历史至少可追溯至对其首次预警的数十年前。而 20 世纪 80 年代的一次强烈抗议，为国际公共卫生领域的乐观时代画上了休止符。这一最初在北美被认为是"同性恋瘟疫"的大流行病，今天看来显然具有染指所有社会群体的力量。

基于人类其他疾病的历史，每当人类开拓生态系统新格局或创造新的农业及城市景观，进而导致人类与各种微生物接触时，往往会出现流行病。气候的变化引发了鼠疫在贸易路线上的蔓延；新建于海岛种植园的人类栖息地导致了黄热病的暴发；大量排放污水的早期工业城市亦受到了霍乱的侵袭。而就艾滋病而言，人类的技术与社会变革不仅造成了流行病出现的可能性，同时也极大地增强了致病物质在个体间的实际传播。艾滋病的出现仿佛是一个令人惊诧的寓言，其所导致的意外后果不仅源于人类性行为模式的改变以及传染病的性传播，从根本上看更是源于人类的殖民行为、对公共卫生领域的干预以及全球化的进程。

艾滋病的病原

HIV 是目前最常用于描述该综合征的用语。自 20 世纪 80 年代以来，"acquired immune deficiency syndrome" 亦被广泛使用，并由此产生了其首字母缩写"AIDS"。专家将 HIV（人类免疫缺陷病毒）感染与未接受治疗的个体出现的艾滋病临床表现进行了区分。HIV 指两种不同的病毒类型，即 HIV-1 与 HIV-2。各种类型的 HIV-1 感染占 HIV 感染总数的 95％，是造成艾滋病全球大流行的主要原因。相较之下，HIV-2 感染者通常病征较轻，主要限于西非地区。感染 HIV 后不久，许多个体会出现发烧、头痛和疲劳等短暂不适的症状。通常几个月后血检才会提示血清阳性（存在 HIV 抗体）。若不进行治疗，感染 HIV-1 的个体在大约十年内通常很少或不会出现严重症状。而此后，他们的免疫系统受损将表现为一系列感染，尤其是被称为卡波西氏肉瘤的癌性皮肤病变。艾滋病晚期也可能导致体重减轻、慢性腹泻、神经病症以及呼吸道感染，如肺炎或肺结核。尽管目前药物无法治愈此疾病，且尚无疫苗研发成功，但药物疗法如今已大大改善了许多 HIV 阳性患者的生存前景。

HIV 传播的复杂性导致其在世界各地人群中的大流行具有了不同的特征。该病毒通常由受感染的体液（尤其是血液）通过黏膜或破损的皮肤传播。并非每次接触均会导致感染。目前，影响传播可能性的部分因素已十分明确，而另一部分仍有待查明，且某几个因素的共同作用亦可能影响个体的感染风险。HIV 在感染后至十二周左右时间内具有高度传染性，在此期间内的传播风险亦远高于未来几年。在性交中，被插入方由于黏膜暴露面积较大，受感染风险比插入方更高。而与阴道性交相比，肛交时黏膜暴露于 HIV 及其他病原体的面积也更大。当性行为参与者的口腔、生殖器或肛门皮肤破损时（包括梅毒或疱疹等疾病引起的溃疡），任何性接触中被感染的可能性都会急剧增加。男性包皮环切术可降低传染风险，并已经降低了诸多社会群体的 HIV 感染率。使用受污染的针头进行注射具有很高的风险，而对注射器或其他设备的不充分消毒同样会使得传染可能性剧增。在血液筛查法被广泛采用之前，使用受污染的血液制品进行输血尤其危险，感染率高达 90％以上。HIV 阳性的孕妇若未接受治疗，则可能在怀孕、分娩或母乳喂养期间感染新生儿。

HIV 为逆转录病毒，是感染多种类型哺乳动物的病原体家族的一员，这些哺乳动物包括绵羊、马和猿猴（类人猿及猴类）。这些病原体有着古老的起源。基于近年来发现的样本所进行的推断表明，逆转录病毒早在一千万年前便已在小型哺乳动物中传播。在逆转录病毒科中，HIV 被归类为慢病毒属（lentiviruses），会引起一系列长期的、缓慢发展的疾病（"lentus"在拉丁语中表"缓慢"）。与 HIV 关系最密切的近亲为 SIV（猿猴免疫缺陷病毒），它在 40 多种黑猩猩和猴子中广泛存在，但感染 SIV 的动物并不总是出现症状。SIV—1 的宿主是非洲中部的黑猩猩，而 SIV—2 的宿主则是西非当地的白颈白眉猴。遗传分析表明，最终演变成 HIV 的某些 SIV 类型出现于数百年至一千年前，并最终传播给人类。

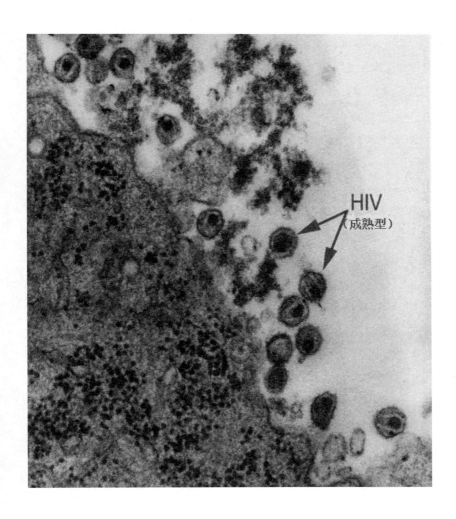

图 11.1　人类免疫缺陷病毒

这张高度放大的透射电子显微照片显示人体组织样本中存在 HIV。在显微镜下，该疾病的特征是，免疫系统中起关键作用的 T 淋巴细胞的数量发生变化。免疫抑制导致了艾滋病临床症状的出现。这张照片拍摄于 1983 年，同年研究人员首次观察到 HIV 逆转录病毒。

逆转录病毒所具有的独特性质使其很难被细胞排斥。在大多数细胞中，DNA链产生RNA，RNA又能制造蛋白质以执行各种功能。逆转录病毒能够在其所进入的细胞中逆转这一过程。病毒RNA整合到宿主细胞的DNA，并利用它复制病毒物质。经过数代繁衍，某些细胞会发生变化以灭活这些病毒，并将它们整合至细胞基因组中。病毒就此留在了那里：据信，目前约8%的人类DNA中含有内源性逆转录病毒，也称"化石"病毒，这些病毒源于很久以前人类与病原体的邂逅。

不幸的是，HIV并不是化石病毒，甚至还演化出了躲避人体免疫系统的策略。与其他逆转录病毒一样，HIV不存在针对自我复制过程中发生的遗传变化的纠正机制。从进化的角度来看，这样的"转录错误"并非真正的错误，反而能使HIV突变的速度比经过DNA复制的有机体快100万倍。当宿主体内存在一种以上的HIV亚型时，不同的病毒可能会结合并形成一种新的形式。目前已明确，现在正在流行的HIV重组形式已超过八十种，更增加了遏制HIV传播的难度。

这种病毒也很难治疗，因为它针对特定类型的细胞。在人类血液中，这种病毒附着在最常见于T淋巴细胞白细胞或T细胞表面的蛋白质（CD4）上。这些细胞通常有助于协调人体的免疫功能，然而HIV却利用其制造病毒物质，并将其扩散至其他细胞，同时建立休眠病毒物质的储存库。这种当前药物无法清除的HIV感染具有潜伏性，其原因在于T细胞通常负责"记住"曾经出现过的病原体，并在其再次出现时迅速响应，而这些细胞的重新激活则会触发新一轮的病毒复制。HIV能够迅速躲避任何针对它的单一性药物，但通过改变"鸡尾酒疗法"中不同药物的配伍，如今已能够在多年时间内有效阻止其复制。

人类直至1981年才开始对HIV有所了解。此后，艾滋病的源起成为20世纪医学界的一大谜团。了解这种疾病的最初努力演变成了一场竞赛。这场竞赛既是为了减轻病患痛苦，也是为了通过发现一种新的病原体收获名利。

追踪未知疾病

直至合适的实验手段问世从而确定了艾滋病的致病性逆转录病毒，艾滋病才被定性为一种有别于其他疾病的综合征。由于 HIV 在人体中的主要影响是免疫抑制，因此艾滋病本身并不存在特异性症状。由于 HIV 会阻止人体防御机制运作，因此第一批患者表现出机会性感染症状。当时，在对该综合征的实验室研究继续进行的同时，公共卫生官员也在试图追踪新的病例。截至 1981 年底，全球范围内的确诊病例少于 1000 例，而到了 1989 年 8 月，仅美国所报告的病例数就已达到 100000 例。而根据之后的估计，同期加拿大的患病人数在 30000 至 40000 例之间。最初的调查结果促使北美地区的专家仔细审查男同性恋及其他边缘社会群体。而这种狭隘视角所引发的对于艾滋病的广泛讨论，也在前期最为关键的那几年里妨碍了人们全面了解这场危机。

早在 HIV 被明确发现之前，研究人员便已开始探索逆转录病毒与癌症之间可能存在的关联性。而这一研究也与人类长期以来对于疾病成因的探究联系在了一起。自 19 世纪中叶以来，科学家们便指出某些疾病是由人类细胞的异常行为所引起的。1847 年，权威病理学家鲁道夫·维克豪（1821—1902 年）描述了"白血病"（即血细胞癌）这种血液病，并赋予它这一名称。1865 年，卡尔·蒂尔施（1822—1895 年）提出皮肤癌是由皮肤细胞的改变所导致的。1870 年后，路易斯·巴斯德与罗伯特·科赫带领当时的大多数研究人员对进入人体的微生物加以研究。但是，仍有少部分研究人员将关注点放在了探索这些人体侵入者及其所针对的细胞之间的关系上。1911 年，洛克菲勒研究所的佩顿·劳斯（1879—1970 年）在鸡之间成功传播了肿瘤物质，并证明了病毒可诱发癌症。他的发现一度属于孤立性观察，直到 20 世纪 50 年代，随着 DNA 与 RNA 的作用被探明，科学家们终于能够更全面地思考病毒与细胞遗传之间的关系。

最初，分子生物学家认为遗传信息只能单向传递：DNA 产生 RNA，RNA 产生蛋白质。而到了 1970 年，研究显示某些病毒的 RNA 能够使用逆转录酶与 DNA 结合。随着对这种酶的深入了解，逆转录病毒会导致多种形式异常细胞生长的可能性也日益确凿。这对于肿瘤研究者而言既是相对合理的解释，也是令人兴奋的诊断机会。若细胞中能够发现逆转录酶，则表明存在其他手段无法检测到的病原体。在美国国家癌症研究所，由罗伯特·加洛（1937— ）带领的研究团队经过数年努力完善了逆转录酶的检测方法，并明确了一种导致白血病的逆转录病毒。至 1981 年春季，该团队的研究获得了成功。加洛将第一个已知的人类逆转录病毒命名为"人类 T 细胞白血病病毒"（HTLV）。

其后几年的科学研究不仅促进了专家们对艾滋病的了解，还加剧了公众对这一危机的恐惧。尽管对逆转录病毒的研究兴趣最初是由癌症研究所激发的，但截至 1981 年底，令人担忧的感染病例报告还是改变了原本的研究计划。除了洛杉矶的肺炎病例之外，纽约的医生也发现了类似的肺炎病例，与此同时卡波西肉瘤病例也出现了发病高峰。这种皮肤癌通常被认为是良性的，主要见于肤色较深的老年男性。但是新病例却出现于青年白人男性中，且几乎都是同性恋者，他们所患的癌症很快扩散并最终致命。正当有关"同性恋瘟疫"的内容含糊的警告在美国国内流传时，欧洲城市亦报告了数十起不明综合征病例，且几乎所有病患均为与美国人有过性接触的男同性恋者。最初，有建议称该综合征应被命名为同性恋相关免疫缺陷（GRID），但疾病预防控制中心于1982年9月正式采用更为中性化的名称，即"获得性免疫缺陷综合征"（AIDS）。此时，已出现一些涉及异性间传播的病例报道，但却很少受到关注，而是否为同性恋仍是该病的重要诊断标准。

在1982年及1983年，美国及法国巴斯德研究所的微生物学家团队都在细胞培养物中寻找逆转录病毒的相关证据。最初，研究人员假设新病原体从属于加洛团队所确定的人类T细胞白血病病毒逆转录病毒科。然而，早在1983年，由卢克·蒙塔格尼尔（1932—）和弗朗索瓦丝·巴尔·西诺西（1947—）领导的巴斯德研究所团队便对淋巴结组织进行了研究，并分离出与人类T细胞白血病病毒具有不同特征的逆转录病毒。尽管法国科学家对该病毒与艾滋病的确切关系持谨慎态度，但还是将这种分离物命名为"淋巴结病相关病毒"（LAV），并与加洛的实验室共享了样本。自此，首字母缩写之战开始了。加洛首先提出LAV与艾滋病无关，随后又在1984年春宣布名为HTLV-IIIB的逆转录病毒为艾滋病的确定病因，从而捍卫了其研究项目的权威地位。不久后，进一步测试却表明LAV与HTLV-IIIB实际上是相同的。法国研究人员已发现了这种病毒，而加洛的研究小组则证实了这种病毒是造成艾滋病的原因，并开发了一种大量生产这种病毒的方法，用于进行抗体筛选。最终，随着诊断性血液检查利润共享计划的落地及对这项发现的名誉共享协议的达成，双方对于权利与利益的激烈角逐才告一段落。科学家们也终于商定了一个病毒的名称——HIV，即人类免疫缺陷病毒。

同时，疾病预防控制中心的官员对全美各地的医生及患者进行了采访，并将每个可能相关的病例纳入了考量范围。此时，大部分的关注点集中在纽约、旧金山和洛杉矶的大型同性恋社群之中。很明显，这些城市中心的男性受疾病影响的概率特别大，但是他们的免疫系统究竟是如何受损的？吸入式毒品或外用药膏是否增加了感染的风险？这些男性中是否有人在遗传层面上存在免疫抑制倾向？这种疾病是否属于在男同性恋者中较常见的乙型肝炎的新变种？另外，还有一些其他的线索。纽约一项发表于 1983 年 5 月的研究发现，"滥交及吸毒成瘾的女性所生的婴儿"存在免疫缺陷。法国研究人员则将注意力聚焦于非洲及海地的病例，并得出结论：该病的异性传播与同性传播一样值得重视。到 1982 年秋天，该病病例开始在血友病患者中出现，并由此引发了人们对本国血液供应安全性的担忧。

后续事实证明了多途径调查的必要性，但是随着对于艾滋病的恐慌在北美蔓延，关于一组男同性恋者的报道更是极大地影响了人们对此危机的普遍认知。1982 年 6 月，美国疾病预防控制中心发表了一篇有关该病病例的文章，这些病例集中在加利福尼亚的奥兰治县（洛杉矶附近）。随后于 1984 年 3 月发表的一项关于这一群体的"集群研究"强调了一名艾滋病患者的作用，该患者与 40 例其他病例有直接或间接的关系。该患者并不居住在奥兰治县，因此被机密标记为"患者 O"，表示病例来源为"加利福尼亚以外"。当研究人员根据患者出现症状的日期对集群内的病例进行编号时，误将字母"O"当成数字"0"（零）。因此，就产生了艾滋病"零号患者"这一概念。当这一说法传向疾病预防控制中心的研究群体之外，便被赋予了新的含义，并由此产生了巨大的影响。

一些专家很快意识到，这一集群研究对于艾滋病的传播及特定患者核心作用的描述具有误导性。其指导性假设存在错误：这项研究假设症状的出现平均发生在初次感染后约一年。1985 年，对数百份存档样本所进行的一项新的血液测试分析结果显示，从感染 HIV 到出现艾滋

460

病症状之间的间隔实际上可达几年或更长时间。因此，原先所假定的感染时间与症状出现时间之间的时长过短，无法合理地解释 HIV 在研究对象间的传播情况。因此，流行病学家在调查潜伏期短的感染时所用的接触追踪方法，对于这一新型疾病具有误导性。就 HIV 传播而言，集群的情况并不存在。

然而，与此同时，集群研究引起了旧金山记者兰迪·希尔茨（1951—1994 年）的注意。作为美国媒体行业少数公开自己同性恋身份的记者之一，希尔茨就社会对于同性恋社群的漠视，以及美国决策者对于日益严重的健康危机的无视现象发出了警告。希尔茨在他的畅销书《世纪的哭泣》（1987 年）中将"零号患者"确定为一位来自加拿大魁北克的空乘人员加坦·杜加斯（1953—1984 年）。从 20 世纪 70 年代初至 1984 年杜加斯去世，他曾有过数百名性伴侣。尽管《世纪的哭泣》一书未明确指责杜加斯将艾滋病带到美国，但希尔茨无疑将杜加斯视作同性恋社群中高风险滥交行为的代表。在被视作同性恋文化中心的旧金山，许多男性经常光顾公共浴室，并在那里与其他男性随意而又匿名地发生关系。希尔茨的书中包含了对于杜加斯在公共浴室中所作所为的描述，相较于书中对公共卫生当局与政客的激烈抨击，这样的描述更能令许多读者难忘。

当《世纪的哭泣》一书于 1987 年秋问世时，其出版商圣马丁出版社发行了这本书的摘录，其中强调了杜加斯在传播艾滋病方面所扮演的角色。有关此书的媒体报道进一步暗示杜加斯不仅是旧金山地区早期艾滋病患者集群的核心，同时也在将艾滋病引入美国方面扮演了关键性的角色。例如，1987 年 11 月 15 日，知名新闻节目《60 分钟》播送了一段有关艾滋病的报道，其中就包括对希尔茨的采访。主持人哈里·雷森纳的叙述将杜加斯贴上了"零号病人——最早的艾滋病病例之一；首位已明确的艾滋病主要传播者"这一标签。希尔茨则声称，杜加斯的"超强性能力"以及作为空乘人员的机动性共同导致了艾滋病在全美的传播。而杜加斯的加拿大身份也进一步加剧了美国国内的猜疑。报纸的头条新闻称其为"带来艾滋病的人"。同时，他还被描述成一个故意甚至是恶意地传播疾病而不计后果的人。希尔茨在提及"零号病人"时并未解释艾滋病的来源，但的确向公众暗示了导致疾病暴发的始作俑者，并由此产生了持久的模因效应。

随后的研究证实了旧金山流行病学家安德鲁·莫斯于1988年发表的观点，即"集群研究像神话般不切实际"。血液样本的基因分析如今为我们提供了强有力的证据，足以证明疾病来源是20世纪70年代初自加勒比海地区流入美国的一种HIV-1的病毒亚型。尽管如此，零号病人的传闻似乎仍然佐证了艾滋病与行为不可控的同性恋关系之间的明显联系，而这也为北美艾滋病的早期讨论定了调。在美国政府圈子里，总统的主要顾问们阅读了希尔茨书中的相关叙述，律师们也引用其书中的言论以争取对传播HIV者施加刑事处罚。艾滋病病例集中于男同性恋者及静脉注射毒品人员之中，这使得社会保守派人士对这一危机未加重视，而他们对时任总统罗纳德·里根的政府具有很大的影响力。与分配给其他项目的资源相比，美国疾病预防控制中心用以艾滋病研究的资源严重不足，这导致来自加利福尼亚的一名美国国会议员大为恼火道："如果这种疾病出现于挪威裔美国人或网球运动员身上而不是同性恋男子中，想必政府以及医学界对此的反应会大有不同。"尽管疾病预防控制中心早在1982年12月便发出警告称这一疾病可能通过血液制品传播，但直至1984年秋季才有相关机构对全国的血液供应进行了审查。同时，联邦政策也未能解决由于不安全的药物注射而传播艾滋病和其他疾病的问题。1988年，美国立法者禁止将联邦资金用于针具更换项目，此举与欧洲国家的行动形成鲜明对比。当时，一种新型固体可卡因的传播本身便已引起一场危机，而美国政界人士则希望免受外界对于他们通过发放针具而纵容毒品使用的批评。

大城市中的同性恋社群团体，如纽约的"男同性恋健康危机"（1982年1月成立）和温哥华的"温哥华艾滋病人"（1983年春成立）很快通过开展宣传活动和分发避孕套发挥了主导作用。然而，一些男同性恋者认为，人们试图利用医学与公共卫生监督的名义来打压他们的社会活动，而艾滋病与"同性恋生活方式"之间的模糊关联只是一种幌子。与此同时，艾滋病在异性恋人群中传播的可能性仍然很少受到人们关注。当非洲的研究人员试图发表刚果的艾滋病异性传播证据时，十几家科学期刊均拒绝刊登这项研究。直到1984年夏天，这项研究才最终发表于英国《柳叶刀》杂志上。

在20世纪80年代，艾滋病一方面没有得到充分的理解，另一方面也被高度政治化。最初在争论中被淹没的是1983年至1984年加利福尼亚灵长类研究所（位于加州戴维斯市）的研究人员发表的一系列文章。他们记录了几起在该研究所圈养的猴子中发生的艾滋病样疾病，其中包括1969年的一次疾病暴发。在接下来的几年里，研究人员收集了SIV的样本，这些样本证实SIV-2和HIV-2之间存在关联性，后来也证实SIV-1和HIV-1之间同样存在关联性。1993年，华盛顿特区史密森尼博物馆对其存档的猴子组织样本进行了基因测试，测试中所发现的SIV证据比此前已知的更早，可能早在19世纪90年代便已存在。到2000年，随着检测技术的改进，通过对采集自不同时间及地点的基因样本进行分析，研究人员发现这一疾病大流行明显起源于至少几十年前。越来越多的证据将源头指向非洲，尽管这一说法在非洲内外仍存在激烈争议。

随着艾滋病病毒起源时间被进一步提前，历史学家们面临着又一个棘手的问题。为了理解其原因，我们有必要重新审视 HIV 的传播与这种大流行病起源的关系。在没有开放性疮口或皮肤破损的情况下，HIV 不会通过拥抱或握手等日常接触传播，也不会在体外长时间存活。因此，在自然条件下（指不使用针具或进行输血），HIV 不会像流感、麻疹或天花（已灭除）一样容易传播。即使是在非洲最偏远的地区，最初经由黑猩猩体液感染的概率也很小。平均而言，HIV 的人际传播需要多次体液交换。因此，正常情况下，只会出现几例或最多几十例 HIV 感染病例，但不会在全球蔓延。那么，为什么艾滋病大流行还是会发生？是什么样的连锁反应导致 HIV 从少数个体传播到数千万人？

艾滋病溯源

诸多因素导致了 HIV 的起源与传播，而历史学家们为解释其起源同样做出了多层面且跨学科的努力。除了第一手资料、政府健康报告和临床病例记录外，研究人员还分析了大量在其他情况下采集的血液样本，如 20 世纪 70 年代暴发于非洲的埃博拉。证据基础包括对黑猩猩的 SIV 样本及 HIV 病例所进行的系统发育分析。这些工作远非仅在实验室或图书馆中所能完成。为了调查 SIV 的自然流行情况，动物追踪者于 21 世纪初在中非的一大片森林中寻找黑猩猩的粪便，并将从 100 多个粪便样本中采集到的病毒 DNA 与人类病毒物质相比较，而结果无疑证实了 HIV-1 的地理来源。

目前已知的 HIV-1 病毒可分为四类，每一类均来源于独立的跨物种传播事件。系统发育分析表明，传播最为广泛的 M 组 HIV-1 的祖先病毒于 1910 年至 1930 年间被传播至人类宿主。然而，不能排除人类在几个世纪前便已首次感染类 HIV 病毒的可能性。在人类身上最终演化为 HIV-1 的猿猴病毒起源于约 1000 年前，而食用受污染黑猩猩肉的丛林猎人可能不止一次地感染过这种病毒。由于非洲中部地区人口稀少，且人口流动性相对较低，几个世纪以来，少数猎人及其亲密接触者可能感染并死于类似艾滋病的疾病，而这些情况并不为人所知。同样，从西非被掳走的奴隶也没有机会广泛传播这种疾病，因此类似艾滋病的感染存在未被发现的可能。

20 世纪初究竟发生了什么，最终引发了这一场疾病大流行？一种说法是，一位丛林猎人来到殖民中心，如一座城市，抑或是一个铁路劳工营，并感染了一名有着大量客户的性工作者，最终这名性工作者将疾病进一步传播。然而，这种事件本身对于疫情蔓延起决定性作用的总体概率相对较小。大部分农村男性并不常去城市，即便是那些常去的人也不会频繁与性工作者接触，而且需要很多次性接触才可能传播病毒。

雅克·佩平最近提出，HIV 的早期传播最有可能与针具的使用有关。如本书第七章与第九章所述，自 1917 年起，法国医生便开展了密集的公共运动，旨在治疗昏睡病、雅司病、麻风病，并最终治疗疟疾。这些行动是由医疗从业人员组成的团队在偏远社区流动开展的。由于许多治疗手段需多次静脉注射含砷药物，医生和护士们只能步行穿梭于各个村落间，进行每周一次的注射。尽管他们努力达到卫生标准，但他们对病毒的了解甚少，且对经由肠外途径（如通过注射）给药而造成未知病原体传播的可能性也不够关注。佩平指出，许多村落被新型药物以及带来这些药物的辛勤医疗工作者所拯救。这些行动无疑也反映了医生们保护非洲劳工和殖民官员的愿望。由法国发起的大规模行动（以及邻国比属刚果的医生们规模较小的行动）有效打破了先前存在于非洲中部的疾病格局。

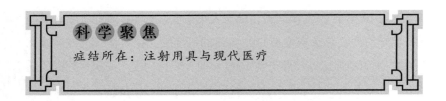
作为一项独特的现代技术，针具拯救了数百万人的生命。但另一方面，针具的使用也对人类造成了意想不到的伤害，并引发了争议。

皮下注射针（用以刺破皮肤）是一项相对较新的技术创造，而经常与其搭配使用的注射器则有着更悠久的历史。据史料记载，注射器曾被用于灌肠及在其他手术中注入或抽出液体。自17世纪开始，研究人员将动物膀胱与羽毛管或中空的木管相连以进行各种实验。欧洲人也会使用金属针刺破皮肤，其目的通常是放血，但同时也会用于天花疫苗以及牛痘疫苗的接种。

在19世纪中叶，随着化学家们将吗啡、奎宁和其他药物提炼成水溶性粉末，对注射技术的兴趣也在不断增长。当人们发现，相较于吞咽吗啡进入身体，通过注射进入血液起效更快且副作用更少时，吗啡注射就成为了优先选项。当发明家们各自测试各种医疗设施时，法国人查尔斯·普拉瓦兹（1791—1853年）于1853年在银质注射器上安装空心金属针，再装上控制剂量的螺钉形装置，完成了发明。在接下来的一个世纪中，人们将玻璃及金属注射器与针头配合使用。由此，静脉注射变得更为常见，使得更快的药物吸收和更小的给药剂量成为可能。

第二次世界大战后，注射装置被进一步改进以适应当时推行大范围免疫接种项目的需求。一次性玻璃注射器、塑料注射器和用压缩空气喷射的注射枪在20世纪50年代得到广泛使用。直到后来人们才明白，卫生工作者若因条件所限而未能对注射器材进行充分消毒，那么他们的操作流程有时会导致感染，特别是丙型肝炎的感染。针具不洁并不是当时唯一的问题：喷射注射枪可能被喷嘴上溅到的液体或在重新装填时被吸回的液体所污染。目前已知最为严重的公共卫生项目导致疾病传播的案例，发生于 20 世纪 50 年代至 80 年代的埃及。在消除血吸虫病（一种由寄居在淡水螺体内的扁虫引起的寄生虫感染）的运动中，数百万埃及人接受了被病毒污染针具的注射，进而感染了丙型肝炎。

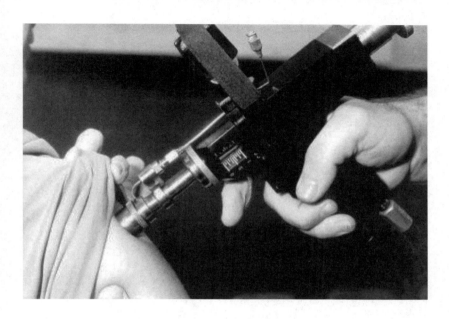

图 11.2a　"和平枪"（喷射注射枪）
此类设备使用压缩空气注射疫苗溶液。

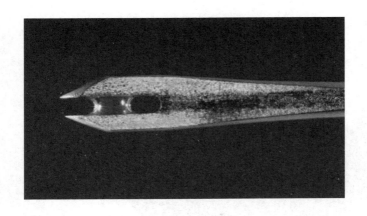

图 11.2b　带有疫苗溶液的分叉针头

除喷射注射枪以外，分叉针头在天花根除行动中亦发挥了重要作用。

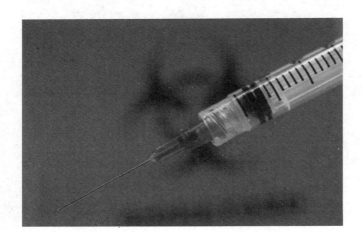

图 11.2c　金属皮下注射针和塑料注射器

对于免疫接种，注射针最常用于肌内注射（进入肌肉组织）或皮下注射（在肌肉和皮肤之间）。静脉（Ⅳ）注射或治疗被用于输入抗生素、更换液体或血液制品，或用于化疗。

有时，较简单的方法能实现较复杂的机械设备无法完成的目标。在天花根除运动期间，喷射注射枪需要操作熟练的人员进行维护，且时不时会发生故障。在许多地区，它们被结构简单的分叉针头所取代。分叉针头在分叉间载有一滴疫苗液体，使用更简单，且注射有效剂量所需的疫苗液也比注射枪少。免疫运动消灭了天花，同时大幅降低了其他疾病特别是小儿麻痹症的发病率。

运动期间，卫生工作者或训练有素的志愿者负责管理针头、注射器和药物。而近几十年来，为了管理糖尿病等慢性病，非医疗专业人员也已能够掌握注射器的使用方法。此举降低了医疗保健成本，许多人受益于便宜且一次性使用的"锐器"所带来的自主性。但另一方面，当注射器未经消毒或当吸毒人员共用注射器时，针具的易取得性却增加了意外感染的可能性。对于那些自愿或非自愿地被排除在医疗机构之外的个人而言，因无法得到安全、无菌的设备与操作环境，他们的感染风险尤其高。

虽然毒品的非法使用并不总是涉及针具污染，但针具的获取及持有的政策规定反映了更为广泛的争议，这一争议的焦点在于社会应如何应对医疗物资使用不当的现象。2016 年，联合国发布了一项声明：认定吸毒成瘾是"一种以慢性和复发性为特征的多因素复杂健康障碍"，但仍可预防与治疗。卫生保健倡导者探讨了公共机构是否应该为边缘群体提供注射用具，以尽量减少疾病传播和药物过量使用的风险。在北美大部分地区，关于安全注射场所的议案面临着各种法律障碍与公众抵制。不过，自 2015 年以来，阿片类药物使用相关死亡率的上升也促使一些城市重新思考这类设施的优缺点。一次性注射器及其他创新设备可获得性的增加，可能会影响地方和国家层面的社会政策走向。

身形虽小但作用巨大的针头无疑在未来仍将是医疗必需品、公共安全和道德领域的争议话题。

虽然药物和疾病种类以及注射技术各不相同，但几十年里，西方的医生在随后将出现 HIV-1 的地区实施了数千万次注射。其后，受感染者可能到达了刚果河北岸的中心城市布拉柴维尔（位于前法属刚果，现在是刚果共和国的首都）。这一情境是基于各种信息来源所做的推论，而非基于直接的证据。一些最具启发性的发现则来自于近期对 20 世纪 20 年代开始接受注射药物治疗的非洲老年人的评估。2010 年，针对喀麦隆与中非共和国老年居民的各种研究表明，几十年前丙型肝炎的感染与当地为治疗疟疾或昏睡病而进行的静脉注射治疗之间存在关联。这清楚地表明受污染的针具会传播丙型肝炎。一些学者认为这一强有力的间接证据足以证明 HIV 能够以同样的方式传播；如果这是事实，几十年后当然不再会有感染者存活于世了。对此观点持怀疑态度的人则指出，丙型肝炎肠外传播的传染性远高于 HIV，且性行为一直是非洲地区 HIV 感染的主要途径。

　　此后，与布拉柴维尔隔刚果河相望的金沙萨（今刚果民主共和国首都）所发生的事件，使得历史学家们进一步坚定了此前的分析结论。这座城市此前叫做利奥波德维尔（或简称利奥），1923 年成为比属刚果的首都时曾声名显赫。当地官员严格控制移民进入该市，给予男性工人优先于女性进入城市的权利。结果是此地男性人数超过女性，男女性别比一度超过三比一。尽管随着时间的推移，性别不平衡的现象有所缓解，但在 20 世纪 50 年代，利奥的男女性别比仍达到了三比二。当时，性工作收益丰厚，且被当地单身及已婚妇女广泛接受，这也可能导致了 HIV 的逐渐传播。比利时殖民地还建造了一条铁路线，将利奥与南端的钻石矿区相连，在 20 世纪 40 年代后期每年通过该铁路线运输约 100 万人。

　　1960 年，比属刚果和法属刚果均获得了独立，在这一社会大动荡时期，利奥的人口激增。系统发育分析表明，在这段时间，M 组

HIV-1 病毒的传播率和遗传多样性明显增加。这一证据与当时的一种公共卫生现象相一致，即高工作量、高风险的性工作形式变得普遍起来，一些女性甚至每年为多达 1000 名的客户提供性服务。与此同时，社会动荡也增加了利奥和布拉柴维尔之间的人员流动。如果说病毒此前还未能在刚果河两岸站稳脚跟，那么到了 20 世纪 60 年代初它肯定已经在此安营扎寨了。同时，贫穷以及该地区经济与政治结构的瓦解，也助长了病毒的进一步传播。

　　尽管 HIV 的易传播性低于许多其他传染病，但一旦少数感染者波及一个或多个大型社群，则其潜在的传播途径会迅速扩展。梅毒导致的损伤使得性工作者更易将病毒传播给客户，尤其是在其最初感染后的几周内。受性传播感染（STI）的男性或女性在进行静脉注射治疗时可能会污染注射器，而这些注射器在未经适当消毒的情况下会被使用数十次或更多。随着时间的推移，HIV 的母婴传播使病毒在下一代中继续扩散。HIV 阳性的儿童并未参与病毒的性渠道传播，但可能接受医学治疗并使得设备与血液制品受到污染。在包括金沙萨在内的疟疾流行地区，受污染的血液制品尤其具有危险性，因为当幼儿感染疟疾并引发贫血时，往往需要紧急输血。一项研究记录，金沙萨的耶莫妈妈医院在 1985 至 1986 年间进行了大约 12800 次输血，导致 560 名儿童感染 HIV。

　　一旦 HIV 抵达西半球，上述情况就与其他因素叠加并共同作用。这一情形显然首先出现于 20 世纪 60 年代中期的海地。刚果独立后不久，联合国招募了一批技术顾问以协助该国领导人，其中包括 4500 名讲法语的海地人。在随后的某个时间，某一名海地人返回家乡，并通过该国的性交易与卫生服务引发了 HIV 的传播。海地本身相对贫困，其首都太子港是北美游客寻求廉价性交易的著名目的地。由于北美航空旅行日益普及，迈阿密及纽约至太子港的航程非常便捷。航空运输业也提供了另一条可能同样重要的感染途径：供血友病患者使用的血液制品贸易日益增长。在1971年至1972年的18个月里，太子港一家名为加勒比血液（Hemo Caribbean）的公司每月向美国出口数千升血浆。海地的献血者也达到数千人，其中包括许多贫困男性，他们每周能够靠捐血获取几美元报酬。在这方面，我们同样只能得到间接证据，因为加勒比血液的相关记录已经丢失，且彼时也没有针对HIV污染的检测。但是，该公司进行血液交易的时间与海地HIV病例出现的时间相一致。此后，涉及血液制品的病毒传播事件证实，海地供应的血液制品可能对北美HIV的早期传播起到了推波助澜的作用。而可能证实这一假设的许多证据已被破坏，目的是包庇医疗服务提供者，并使其免受诉讼。

1981年6月，人们尚不清楚，从HIV感染到艾滋病发病之间的潜伏期可长达十年。因此，在美国占据头条的男同性恋案例只是冰山一角。在这一角之下的，是全世界成千上万尚未表现出明显症状或无法获得西方医疗与诊断服务的感染者。而此时在非洲，当所有人都对这种新型疾病茫然无知时，一场流行病正在蔓延。这导致了当地疫情大流行的猝然暴发，并且也可能是导致后期非洲HIV大流行如此严重的罪魁祸首。在HIV的早期传播过程中，北美各城市同性恋人群中一部分人的传播起到了一定的作用，但其他因素——侵入性医疗、异性性交易以及贫困地区的动荡——才是其主要推手。

全球 HIV 情况

在20世纪80年代中期和90年代的大部分时间里，性传播疾病的污名化、美国的选举政治以及国际组织的官僚作风，导致全球抗击艾滋病大流行的措施放缓。同美国一样，其他国家往往也不愿意将 HIV 视为本土问题。随着这一新型疾病病例的增多，对于边缘群体的"社交疏离"呈现出各种形式。

事实上，许多亚洲国家关于艾滋病的最初病例报告都受到了压制。印度所公布的病例数很少，而菲律宾则将 HIV 的传播归因于美国军人，而不是该国国内更普遍的传播渠道。只有在非洲，艾滋病引起了人们的普遍重视。当时金沙萨的研究人员证实了 HIV 的异性传播，并指出这一流行病的传播范围比人们所认识到的要更广。他们的警告未能促使富裕国家或世卫组织采取一致行动。媒体对于 SIV"猴病毒"的报道使人们相信，非洲的这一疾病与在较富裕的北半球所存在的 HIV 并不相同。即使在世界卫生组织的领导层中，艾滋病也未被视作非洲或其他地区最严重的问题。1985 年 7 月 13 日，一些顶级摇滚乐队举办了一场全球直播的援助非洲慈善演唱会，但它的主题主要是救济饥荒，而不是缓解艾滋病。

这一情形在 1986 年 5 月开始发生变化。当时，世界卫生组织资助了乔纳森·曼恩（1947—1998 年）主导的一个艾滋病"特别"项目（很快更名为"全球"项目）。曼恩充满激情与感召力，在 20 世纪 80 年代后期，他在提高全球艾滋病危机意识的工作中，付出了比任何人都要多的努力。全球项目的重点包括：血液供应筛查、病例临床管理、公共宣传教育和防止歧视，但这一切来得太迟。当全球项目结束头四年的工作时，据估计已有 31 万人死于艾滋病，约 890 万人感染 HIV。肆虐的病毒感染严重影响了许多社区的健康水平：一方面，免疫抑制人群新患或复发结核病、肺炎等疾病；另一方面，此类人群感染他人的危险也在增加。

当我们思考下一个 25 年里艾滋病的发展趋势时，务必需要警醒地认识到，对早期预警信号作出积极反应会对这场危机的整体格局产生何其巨大的影响。下一节将简述艾滋病这一大流行病在各个地区的几种不同发展轨迹。

一种流行病，多种流行态势

目前非洲仍然背负着全球最沉重的 HIV 负担，须予以特别关注。2004 年，撒哈拉以南非洲地区的人口占世界人口的 2%，而 HIV 感染人数却占全球的近 30%，同时这里也是世界上艾滋病相关结核病发病率最高的地区。艾滋病病毒从中非和西非的起源地开始，沿着劳工和长途卡车司机所走的运输路线向东部和南部扩散。在许多地区，传播结核病的劳动力模式也同样助长了 HIV 的传播；反过来，HIV 引起的免疫缺陷又导致了结核病发病率的上升。另一个因素是单纯疱疹病毒（HSV-2）的高患病率，该病毒会导致皮肤溃疡，进而促进艾滋病的传播。到 20 世纪 90 年代，非洲 HIV 的异性间性传播比例已超过了其他形式的传播，而且随着该流行病的不断发展，受感染的妇女大量增加。博茨瓦纳的情况尤为严峻：据联合国艾滋病规划署估计，2000 年，在该地 170 万居民中，成人 HIV 感染率为 36%。

乌干达与南非截然不同的艾滋病发展历程说明了非洲不同国家对这一大流行病的反应存在区别。20 世纪 80 年代初，曾受英国控制的乌干达从此前伊迪·阿明与米尔顿·奥博特独裁统治时期的受压制与社会停滞状态中逐渐恢复。到 1986 年，当约韦里·穆塞韦尼（1944—）领导的武装力量对国家实施控制时，当地的艾滋病危机已达到了可怕的程度：据后来的估计，仅在乌干达南部的一个地区，仅一年时间内（1987年），在 15—24 岁的年轻人中就有超过 8% 的人感染 HIV。到 1990

年，在横贯非洲公路沿线的一些卡车站点城镇，一半的成年居民均已感染 HIV。乌干达官员公开承认了这一危机，穆塞韦尼本人宣布："选择隐瞒艾滋病就是选择无知。这是一种流行病。要阻止它，你必须大声地谈论它，这样一来每个人都会意识到严重性并感到畏惧。"在联合国全球项目的支持下，乌干达的学校启动了疫情宣传计划，官员在公共事务中定期讨论艾滋病，血液筛查、疫情监测以及流行病学研究也得到了资金支持。至 2008 年，乌干达的 HIV 流行率据估算约为 6%。这一统计数据可能夸大了乌干达的成功，当然也反映了该国艾滋病的高死亡率与新增感染病例的减少，但持续的政府措施显然已对乌干达年轻公民产生了积极影响。其他非洲国家纷纷仿效乌干达国家战略的具体方法。乌干达的 HIV 感染率在 21 世纪前十年的后期仅略有上升，这一事实表明，为避免疫情卷土重来，持续性的努力必不可少。

殖民主义及其遗留的后果在南非应对艾滋病方面产生了极大的影响。南非在 20 世纪 80 年代仍然处于种族隔离制度中。与美国和西欧类似，最初人们的注意力集中在男同性恋者、接受输血者和血友病患者身上。然而，异性性行为很快成为 HIV 传播的主要方式。与其他南部非洲国家一样，在移民劳工体系下，艾滋病在依赖男性而营生的妇女中传播尤为严重。较年轻女性与较年长男性之间的性交易十分普遍，导致孕妇感染率高居不下（据估算，2000 年为 24.5%）。艾滋病不仅使数百万儿童成为孤儿，更使得数百万新生儿从出生时便受到了感染。据估计，至 2003 年，南非已有 500 万人感染 HIV。

南非的种族隔离政府对艾滋病的关注相对较少，而这一情况在 1994 年纳尔逊·曼德拉（1918—2013 年）领导的民主政府当选后也并未发生显著改变。新政权面临的巨大挑战使其无暇将艾滋病作为重大问题加以解决。一些领导人还在抵制关于艾滋病病因与治疗的科学共识。

他们一度主张使用一种有毒的工业溶剂，冠以"韦罗德尼"的商品名进行销售，作为抗逆转录病毒疗法的替代品。曼德拉的继任者塔博·姆贝基（1942—）于 1999 年当选，他继续对抗逆转录病毒疗法的有效性表示怀疑，且他的怀疑范围还进一步扩展到了一个国际医学团体的合法性上。2000 年，当世界艾滋病大会于南非德班举行时，姆贝基将重点放在了贫困上，认为造成艾滋病大流行的主要原因是贫困而非 HIV 的传播，这一举动激怒了众多与会者。尽管姆贝基政府最终同意在公共卫生服务体系中提供免费的抗逆转录病毒疗法，但其卫生部长曼托·查巴拉拉-姆西曼（1940—2009 年）仍在继续推行未经测试的疗法与营养建议。这种与常理相悖的立场在 2006 年多伦多世界艾滋病大会上触及低谷。当时，南非展厅展示其将甜菜根、大蒜和柠檬作为艾滋病的治疗方法，而不是采用已证明对数百万患者有效的抗逆转录病毒疗法。这种主张虽然并不代表南非的广泛观点，但它揭示了对殖民地的反抗是如何演变为对西方科学及其对非洲文化成见的极端抗拒。

虽然异性间传播是非洲 HIV 传播的首要驱动因素，但在其他地区，艾滋病大流行却呈现出了不同的特征。尽管 2004 年后全球新增感染数开始下降，但东欧和中亚的感染数却在急剧上升。1991 年苏联的解体引发了该地区长期的社会与经济动荡。在此区域，尽管 HIV 在男性接触者中的传播占比可能被低估，但 HIV 的主要传播方式在当时（以及现在）为注射毒品。俄罗斯的感染率尤其高，2015 年约五分之一的已知注射毒品者检测出 HIV 阳性。俄罗斯当年报告的感染人数已超过所有西欧国家感染人数的总和。据估算，俄罗斯 1.45 亿居民中至少有 100 万人 HIV 呈阳性。俄罗斯的公共卫生专家警告称，该国艾滋病的流行模式可能会从高危人群中的集中流行转变为蔓延至整个社会的普遍流行。

罗马尼亚曾是苏联的卫星国，它的例子说明了当地情况如何影响特定人群的艾滋病毒感染水平。在 20 世纪 80 年代，由尼古拉·齐奥塞斯库（1918—1989 年）领导的政权鼓励人口增长，具体规定包括禁止女性在产下 5 名子女前堕胎以及采取避孕措施。由于这一政策与当时政府给予大家庭的经济保障不匹配，许多儿童被遗弃并由国家机构抚养。营养不良的婴儿与儿童会常规性地接受少量全血输血。虽然此举当时被认为是一种"提高免疫力"的手段，但未经筛查的血液与消毒不当的设备却为艾滋病及其他病毒的传播提供了条件。据估算，1987 年至 1991 年期间共有 10000 名儿童受到感染。虽然这些政策在 1989 年齐奥塞斯库的独裁政权瓦解后已废止，但十年后罗马尼亚登记在案的艾滋病患儿病例数仍占整个欧洲的 60%。此后该国政府在联合国及私人赞助者的帮助下开始积极应对疫情。至 2003 年，该国已成为世界上为数不多的可为全民提供抗逆转录病毒治疗的国家之一。该国康斯坦塔市的一家儿科诊所也成功地为大规模艾滋病治疗项目提供了操作模式。在同为儿童艾滋病重灾区的博茨瓦纳，一家更大的诊所仿效了这一模式。

在印度次大陆，艾滋病的传播有着独特而又重叠的特征。2014 年，印度据估算有 210 万人患有艾滋病，为亚洲各国患病人数之最。在南部各邦，HIV 感染率约是北部各邦的五倍。性工作者的感染率很高，他们将 HIV 传染给客户，再由其客户传染其他性伴侣。缅甸作为鸦片和海洛因的重要生产国，静脉注射毒品在该国艾滋病传播方面发挥了突出作用。在东南亚其他国家中，泰国的 HIV 感染率一度最高，部分原因是其最大的城市曼谷是发展颇为成熟的性交易中心。尽管集中力量对性工作者与普通民众进行教育，使得新发感染大大减少，但据估计，2012 年仍有 1.1% 的泰国居民感染了 HIV。与世界上大多数其他地区不同，据估计该国注射毒品的女性 HIV 感染率（30.8%）高于男性（24.2%），其原因可能在于使用毒品与从事性工作的人群之间存在重叠。

以上简要例证强调了不同情况下艾滋病大流行的多样性，并说明了政治制度与社会习俗如何在普遍性危机中创造出不同的模式。那么，科学研究在阻止艾滋病方面发挥了什么作用？到目前为止，疫苗的研发已被证明是十分困难的，但使用抗逆转录病毒药物的 HIV 治疗已大大提高了艾滋病毒感染者的预期寿命与生活质量。感染者人数的增加，远不能说明我们无法阻止这一疾病的传播，反而更能表明一纸 HIV 感染诊断书今天已不再等同于死亡判决。

叠氮胸苷与高效抗逆转录病毒疗法的问世

1998 年 8 月 13 日，旧金山一家周报《湾区记者》刊登了一条鲜红色大标题：“没有讣告”。自 1981 年以来，这是该报第一次没有报道艾滋病死亡病例。虽然仍有成千上万的湾区居民感染 HIV，但此时疫情已达拐点。在 21 世纪的最初二十年中，高效抗逆转录病毒疗法（最初称为 HAART，后简称为 ART）至少对于那些可以获取并持续用药的人来说，已将艾滋病转化为一种慢性疾病。

在致病病毒（即不久后命名的 HIV）于 1984 年春被确认后，相关研究立即展开，这也为 ART 的成功研制奠定了基础。为了阻止或干扰病毒穿透细胞、防止其遗传物质的复制，或干扰病毒从一个细胞中“出芽”而攻击另一个细胞，科学家们研究了它的基因序列与活性。这项研究与此前为治疗癌症而进行的药物测试同时进行，目的在于测试该类药物是否也能有效对抗 HIV。1985 年夏天，研究人员发现一种名为叠氮胸苷（AZT）的药物能抑制逆转录酶的功能，而逆转录酶能够将病毒的 RNA复制到细胞 DNA 中。虽然 AZT 是一种强效药物，但由于其益处有限，而且会导致包括恶心与贫血在内的严重副作用，因此被搁置多年。平均而言，AZT疗法仅能延长艾滋病患者约一年的生命，但在20世纪80年代中期，艾滋病的高致命性仍使得该疗法成为成千上万患者的救命稻草。

随着AZT于1987年3月获美国食品药品监督管理局批准，争议伴随而来，并持续了几年时间。争议焦点之一是AZT在临床试验中使用了快速审批程序。药物审批流程通常需涉及计算机模拟、对小部分患者进行安全性与有效性测试以及在较大数量的人群中进行疗效试验。经过为期一年的少数人群测试，政府官员认为AZT的有效性已得到了充分证明，因此终止了药物试验。此后，宝来威康制药公司被允许在未经大范围试验的情况下销售该药物（使用立妥威这一商品名）。虽然此决定的初衷是为了让临终病人能够尽快使用该药物，但当许多使用者遭遇该药的副作用时，宝来威康受到了指责。另一个争议的引爆点是该药物的定价以及对于销售渠道的控制。最初，一年量AZT的零售价格为8000美元或更高。由于没有其他有效的疗法可供选择，有活动人士提出，该药的供应商以此"勒索"弱势患者。此后，艾滋病宣传组织艾滋病解放动力联盟（AIDS Coalition to Unleash Power，简称"ACT UP"）于美国食品药品监督管理局总部及宝来威康总部举行抗议活动，引发了公众对于艾滋病患者困境的关注。其他批评人士指出，这项研究与药物的开发均是由政府机构花费纳税人的钱所进行的（同时政府还对宝来威康公司给予额外的税收减免）。虽然该公司对药物的专利辩护取得了成功，但强烈的抗议促使它降低了价格，尽管降价后每年的费用仍高达数千美元。对于此后问世的艾滋病药物，有关团体仍试图在公共安全、快速获批和公平获取等要素之间寻求平衡。

随着AZT应用的增多，研究人员还研制了几种蛋白酶抑制剂，这类抑制剂能够阻止HIV成熟及其从一个细胞转移到另一个细胞所需蛋白质的合成。从 1996 年开始，蛋白酶抑制剂与 AZT 或类似药物联合使用，以显著降低艾滋病患者的病毒载量。联合用药的效果非常显著：虚弱消瘦的感染者很快恢复了活力。一些艾滋病患者第一次看到了病情能连续多年得到控制的希望。此外，病毒水平降低也减少了进一步传播的可能性。2005 年，全世界获得抗逆转录病毒药物的人数不到 300 万，但十年后这一数字已增至 1700 万。在非洲南部和东部，获得治疗的人数增加尤其明显，到 2015 年，这两个地区有超过 1000 万人接受了抗逆转录病毒治疗。

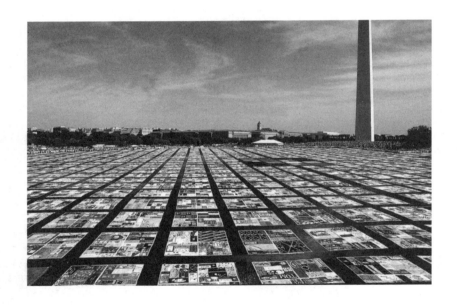

图 11.3　美国华盛顿特区国家广场的艾滋病拼布艺术展
这一活动最初由旧金山艾滋病活动家克里夫·琼斯发起，于 1987 年 10 月 11 日在华盛顿首次展出（此图摄于 2011 年）。整块拼布现在由 49000 多块布组成，每块布长 6 英尺，宽 3 英尺。这是世界上最大的群体艺术作品。

总结

世卫组织已宣布到 2030 年大幅减少艾滋病全球影响的目标。然而，结果可能事与愿违。在全球范围内，每年的新增感染数降幅已在放缓。据预计，在 2018 年约有 170 万人感染 HIV。

怎样才能使世界摆脱艾滋病病毒? 要想进一步遏制 HIV 的传播，国际社会需要作出持续的投入和努力，并使之适应当地的价值观和规范。做到这一点无论是在政治层面、文化层面，还是公共卫生层面均具有挑战性。一些国家的法律将感染 HIV 定性为犯罪，因而数百万人若披露自己的 HIV 感染状况，将失去医疗保健或其他机会。针具分发与更换项目虽与疾病传播的减少存在关联性，但目前仍存在激烈的争议。清洁针具的短缺严重阻碍了东欧与中亚地区的 HIV 预防工作。在此地区，尤其是在俄罗斯，2010 年至 2018 年间所报告的感染病例数增加了 25% 以上。在非洲中部与南部，性别不平等、经济不稳定以及安全套获取的困难，导致了该区域妇女与青少年女性的艾滋病患病率居高不下。由于治疗完全型艾滋病的经济与人力成本远超抗逆转录病毒治疗，因此人们有积极的动力来应对这一挑战。尽管要想研制出类似天花疫苗一样能达到 100% 有效性的产品仍需时日，但疫苗的研发脚步从未停止。一项 2017 年秋在南非开始的大规模试验预计将于 2020 年取得成果。

北美的抗击艾滋病运动需要惠及弱势群体，他们长期以来遭受着社会的排斥、经济的不平等以及公共卫生服务的缺乏。非洲裔美国人的艾滋病毒感染率长期高于美国其他人群，特别是历史上存在奴隶制和种族歧视的东南部地区。据估计，非裔美国男同性恋者的 HIV 流行率与非洲南部的水平相当。在加拿大，尽管并非其每个省和地区均有相关数据，但据估计，2014 年原住民感染 HIV 的概率约是非原住民加拿大人的 2.7 倍。在整个北美（以及中欧和西欧），男同性恋者和其他男男性行为者仍然是感染率最高的人群。虽然他们中许多人具有一定的社会与经济保障，但最初社会上对于同性恋者造成艾滋病的指责，仍加深了这些人群对于卫生当局及其所提供的处方的不信任。

对于男同性恋者，以及那些既注射毒品又从事性工作，且无稳定住房的处于多种不利因素影响下的群体而言，只有将其纳入公共卫生服务体系，才能实现艾滋病的早期诊断与快速治疗。调查表明，如果能在没有污名化与歧视的支持性环境中为他们提供这些公共卫生服务，那么新发 HIV 感染率就会显著下降。虽然北美司法管辖区大多将毒品使用定性为犯罪，但温哥华市于 2003 年 9 月开设了北美大陆首个法律批准的监管注射点。此后，该设施虽获得了来自当地的大力支持，但也受到了从政者及禁毒倡导者的激烈反对，他们斥之为纵容吸毒的不道德行为。

尽管有关毒品和性的道德论述从一开始就影响了对艾滋病的讨论，但该综合征的起源历史也给我们带来了一个更大的教训，即人类往往会自找苦吃，自寻疾病。HIV 的传播是由不同层面的人类行为所导致的。在中部非洲人口众多的地区，乡村一级的广泛医疗干预、殖民中心有性别偏好的移民政策，以及去殖民化的中断均加剧了艾滋病的传播。虽然诸多关于 HIV 早期传播的真实情况将永远无法为人所知，但可以确定的是，注射药品（包括治疗性与非法注射）、输血及其他涉及血液交换的操作以及城市中心大量的卖淫活动，均显著加剧了艾滋病的传播。在北美，航空旅行业的发展以及同性和异性人际网络中性约束及性行为模式的宽松化，同样也助长了 HIV 的传播。即便如此，艾滋病的出现不能仅仅归因于，甚至也不能主要归因于某一特定社会群体的行为。事实是，诸多力量共同促成了其传播。

人类的 HIV 历程经历了以下几个阶段：首先，未知病原体导致疾病扩散多年，未被检出；20 世纪 80 年代，艾滋病成为全球流行病及社会焦虑的焦点；接下来艾滋病成为无孔不入的一大祸患，有时被视作慢性病来处理，且在世界各地的不同社群中呈现出不同的特征。随着艾滋病全球大流行的发展，其在各地显示出的不同轨迹特征揭示了政府政策、预防策略和治疗方式所能产生的影响。在这一国际合作关系脆弱、各国间存在巨大差距的时代，若无法实现更高级别的国际合作，这场疾病大流行究竟还能否终结？

历史文献：现代南非的艾滋病、医学和殖民主义

非洲裔加勒比籍哲学家及政治理论家弗朗茨·法农写道："在医学方面，我们看到了殖民环境最为悲惨的特征之一。"1965 年发表的这一评论，来自法农对于阿尔及利亚脱离法国殖民统治、争取独立期间所做的观察，该评论同样适用于艾滋病早期的撒哈拉以南非洲地区。

2000 年，世界艾滋病大会首次在非洲举行。虽然活动倡导者希望峰会能够重点强调非洲的艾滋病危机（当时撒哈拉以南非洲地区 HIV 阳性者估计约为 2400 万人），但会议在筹备的阶段就已充满了争议。越来越多的证据已表明艾滋病需使用抗逆转录病毒药加以治疗，但南非的一些知名人士，包括总统塔博·姆贝基在内，甚至拒绝承认艾滋病是由病毒引起的。姆贝基于 1999 年 6 月接替纳尔逊·曼德拉担任南非总统。他所任命的卫生部长曼托·查巴拉拉-姆西曼还宣布了健康饮食和草药疗法对于治疗艾滋病的价值，并因此受到国际科学界的广泛批评。批评者谴责抗逆转录病毒治疗的推广缓慢导致了不必要的死亡，特别是鉴于这项疗法能够减少艾滋病的母婴传播。

姆贝基因拒绝接受 HIV 导致艾滋病这一科学共识，并支持无效甚至有害的治疗方案，因此受到了严厉的批评。然而，我们必须认识到南非否认艾滋病基本事实的历史根源。对许多非洲人来说，西方公共卫生干预的遗留产物喜忧参半，十分复杂。天花疫苗接种、抗疟运动及其他措施挽救了许多人的生命，但也与西方帝国主义以及其将医疗权力割让给他国有关。南非对 HIV 的最初应对措施不力，应考虑到它的种族隔离历史以及本书前几章所探讨的更广泛的殖民势力的影响。

《德班宣言》(《自然》,2000年7月6日)

　　这一宣言发表于第十三届世界艾滋病大会开幕之际,目的在于明确回应姆贝基及其他当权者的态度——不承认HIV在艾滋病传播中的致病作用。超过5000名研究人员及医疗专业人员,包括11名诺贝尔奖获得者,联名签署了这一宣言。在概述有关病毒致病作用的科学论据之后,该文件宣布"HIV导致艾滋病",并敦促"必须把重点放在防止性传播上"。

　　艾滋病通过感染传播,就像结核病和疟疾等许多其他疾病一样。这些感染会导致疾病和死亡,特别是在底层贫困社区尤其严重。导致艾滋病大流行的HIV-1是一种逆转录病毒,与感染黑猩猩的猿类免疫缺陷病毒(SIV)密切相关。在西非流行并已蔓延到欧洲和印度的HIV-2,与感染黑毛白眉猴的SIV几乎没有区别。虽然HIV-1和HIV-2最初是由动物传染给人类的人畜共患病,但现在两者均通过性接触、母婴传播以及受污染的血液在人类中传播。艾滋病由HIV-1或HIV-2所导致,其证据十分明确详实,符合最严苛的科学标准。这些数据完全符合如小儿麻痹症、麻疹和天花等病毒性疾病的如下判断标准:

　　·获得性免疫缺陷综合征患者,无论他们身居何处,都已感染HIV。若不加以治疗,大多数HIV感染者在5~10年内都会出现艾滋病症状。血液中的HIV感染可通过检测抗体、基因序列或病毒分离来进行鉴定。这些测试与检测其他病毒感染的方法一样可靠。

　　·接受HIV污染的血液或血液制品的人会感染艾滋病,而接受未被污染或经筛查为安全的血液则不会。

　　·大多数患艾滋病的儿童是由感染HIV的母亲所生。母亲体内病毒载量越高,孩子被感染的风险就越大。

•在实验室中，HIV 会感染特定类型的白细胞（CD4 淋巴细胞），而这类细胞在艾滋病患者体内会急剧减少。

•在试管中阻断 HIV 复制的药物同样能减少人体内的病毒载量，延缓艾滋病的发展。有了这种药物，治疗能将艾滋病死亡率降低 80% 以上。

•接种了 SIV 克隆 DNA 的猴子会感染 HIV 并最终发展为艾滋病。

还有更多无可辩驳的数据证明这一事实：HIV 导致艾滋病。不幸的是，一些强词夺理的人仍在否认这些证据。这种态度会让无数人丧命。我们可以通过各种方式传播有关 HIV 的重要信息，而在一个国家效果最好的方法在另一个国家却可能并不适用。但是要对付这种疾病，每个人首先必须明白我们的敌人就是 HIV。只有通过研究而非虚无的说辞，我们才能开发更有效和更便宜的治疗方法，甚至是疫苗。但目前，重点必须放在防止性传播上。我们还看不到艾滋病大流行的尽头，但是，通过共同努力，我们有能力扭转这种趋势。科学终有一天会战胜艾滋病，就像它曾经战胜天花一样。遏制 HIV 的传播便是第一步。为了这一目的，我们须时刻保持理性、团结、政治意愿和勇气。

塔博·姆贝基在第 13 届世界艾滋病大会开幕式上的讲话（2000 年 7 月 9 日，德班）

我再次欢迎各位出席第十三届世界艾滋病大会的代表们，欢迎各位来到德班，来到南非，来到非洲。我深信你们是希望的使者，你们的到来能够为数百万人驱散疾病所带来的死亡幽灵……

让我给大家讲一个世界卫生组织在 1995 年向全世界讲述的故事。我将用世界卫生组织的原话来讲述这个故事（姆贝基在此给出了一个引述）：

世界上的头号杀手、全球健康不良和痛苦的最大根源被列在《国际疾病分类》靠近末尾的部分。它被标上了代码 Z59.5——它就是极端贫困。

贫穷是无法为婴幼儿接种疫苗、无法为居民提供干净的水及卫生设施、患者无法获得治疗药物和其他治疗手段，以及母亲在分娩中死亡的主要原因。它也是预期寿命缩短、残疾、生理缺陷和饥饿的根本原因。贫困是导致精神疾病、压力、自杀、家庭分裂和药物滥用的主要因素。在发展中国家，每年有 1220 万 5 岁以下儿童死亡，而每名儿童仅需几美分就能预防大部分死因。他们的死亡很大程度是因为世界的冷漠，但归根结底是因为他们的贫穷……

这是 1995 年世界卫生组织在其《世界卫生报告》中所讲述事实的一部分。五年后，这个事实的基本情况没有改变。在某些情况下，情况甚至会变得更糟……

作为一个非洲人，在这样一个旨在讨论诸如后天性人类缺陷综合征这样的重大人类问题的会议上发言，我认为我们应该坦诚相见，应该以足够的宽容态度来尊重每个人的观点，应该有足够的容忍度让所有的声音都能被听到。（姆贝基刻意避免提及免疫缺陷。这与他否定全球卫生专家的观点一致，也与他所声称的非洲艾滋病的根本原因是贫困而非病原体的说法一致。）我们的民族若背弃这些基本的文明规范，就永远不会实现全人类都为之骄傲且广受赞誉的南非奇迹。（姆贝基此处所指的是南非种族隔离制度的和平结束。）

我和我国政府其他成员围绕 HIV 问题，即各位所出席的大会主题提出质疑，有些人——生活在我们同一个世界中的人——认为我们的这一行为与严重的犯罪和种族灭绝行为相类似。我听到有人反复、尖锐、愤怒地说，不要提出任何质疑！

南非历史的特殊性与曲折性，以及我国绝大多数人民所自由表达的意愿，共同促使我走上了这条道路，并担任南非共和国总统一职。

当我身处这个位置上时，我认真地听着世界卫生组织讲的事实。我听到的是，极端贫困是世界上的头号杀手，也是全球健康不良与痛苦的最大原因。当我继续听下去时，我听到了关于疟疾、结核病、乙型肝炎、艾滋病和其他疾病的事实。我听到了微量营养不良、碘和维生素A缺乏症。我听到了梅毒、淋病、生殖器疱疹和其他性传播疾病以及少女怀孕。我还听到了霍乱、呼吸道感染、贫血、血吸虫病、河盲症、几内亚蠕虫和其他带有复杂拉丁语名称的疾病。

当我继续听这个关于人类苦难的讲述时，我听到这个名字以可怕的频率重复——非洲，非洲，非洲！最后，我得出结论，作为非洲人，我们面临着巨大的健康危机。这场危机的后果之一便是，我国数百万人民的免疫系统崩溃，导致他们的身体对许多病毒和细菌的攻击没有自然防御能力，这一现象令人深感不安。显然，如果我们非洲国家发展到能够收集关于我们自己国家的准确统计数字，那么我们的发病率和死亡率数字将是令人发指、无法想象的。

当我仔细聆听关于我们自己国家的整个事实时，我觉得我们不能把一切都仅仅归咎于一种病毒。在我看来，每一个活着的非洲人，无论健康与否，都是诸多敌人的猎物，这些敌人会在一个人的体内以多种方式相互作用。因此，我得出结论，我们迫切需要在各条战线上发动一场战争，以保障和实现我国全体人民享有保持健康的人权。……

我很高兴地通告各位，一些著名的科学家决定响应我们谦卑的请求，利用他们的专业知识为我们提供某些问题的答案。其中一些专家多年以来专门研究HIV/艾滋病问题，且彼此之间在各种问题上也存在巨大分歧。即便如此，他们仍旧慷慨地同意联合起来，帮助我们解决一些悬而未决的问题。在更有效地应对艾滋病流行这一共同决心的鼓舞下，他们采取了积极的行动，对此我表示万分真诚的感谢。……

我访问了这一地区的城市和农村，各位可能由于繁忙的计划以及时间的限制无法亲眼看一看。这些地区代表了我们共同生活的世界中绝大多数人的生活条件。在此期间，世界卫生组织所讲述的事实总会无法抑制地浮现在我的脑海中。世界上的头号杀手，以及造成包括南非在内的世界各地疾病和痛苦的最大原因是极度贫困。假设在一个以经济利益和个人物质回报为基础的价值体系所驱动的世界里，人类团结的理念仍然是指导人类行为的有效准则，那么我们所有人是否应该一起做更多的努力呢？！

我代表我国政府和人民预祝第十三届世界艾滋病大会取得成功。我相信你们是作为希望的使者来到了非洲海岸，并希望当你们完成你们的重要工作时，我们非洲人能够说，你们来到这座我们所珍爱的城市，是因为你们也在乎我们。谢谢大家。

恩科西·约翰逊在第 13 届世界艾滋病大会开幕式上的讲话（2000 年 7 月 9 日，德班）

11 岁的恩科西·约翰逊（曾用名 Xolani Nkosi）在会议开幕式上向数千名代表致辞。约翰逊生来就从他的母亲那里感染了HIV，他的学校违反南非宪法，以医学原因为由拒绝录取他，这使得他成为争议的焦点。他的养母、艾滋病工作者盖尔·约翰逊成功地起诉学校，使学校撤销了这一决定，并促使南非各地的学校修改招生政策。盖尔和恩科西·约翰逊创立了恩科西庇护所，一个专门照顾艾滋病母亲和儿童的护理中心。2001 年恩科西去世后，纳尔逊·曼德拉称赞他为"为生命奋斗的偶像"。

约翰逊提到了 AZT 药物，这被广泛认为是对塔博·姆贝基的斥责。当男孩讲话时，这位南非领导人起身离开了会场。

大家好，我叫恩科西·约翰逊。我住在南非约翰内斯堡的梅尔维尔。我今年 11 岁，患有完全型艾滋病。我生来就是 HIV 阳性。

当我两岁的时候，我住在一个艾滋病感染者护理中心。我妈妈显然也被感染了，她没办法抚养我，因为她非常害怕，如果她居住的社区发现我们都被感染了，会把我们赶走。我知道她很爱我，她有空就会来看我。后来护理中心因为没有资金不得不关闭。所以我的养母，盖尔·约翰逊，护理中心的主管，把我带回她的家里过周末，并且在董事会会议上说她会收留我。她把我带回家，我和她一起生活了八年。她教会了我所有关于被感染者必须学习的注意事项，以及我必须如何小心处理自己的血液。如果我摔倒后被划伤流血，那么我必须盖住自己的伤口，然后去找一个成年人帮我清洗伤口并贴上膏药。我知道我的血只有在对方也有开放伤口，并且我的血流进去的情况下，才对其他人造成危险。只有在此情况下，人们才需要在碰触我时加以小心。

1997 年，盖尔妈妈去了梅尔帕克小学，她要给我填一张入学申请表，上面写着你的孩子是否有疾病，因此她填写了：是。并注明"艾滋病"。盖尔妈妈和我一直对我患艾滋病这件事持开放的态度。随后盖尔妈妈就在等待我是否被录取的消息。之后她打电话给学校，学校说："我们会给你回电话。"随后学校开了一个关于我的会议。在参加会议的家长和老师中，50% 的人同意，50% 的人不同意。然后在我哥哥结婚那天，媒体发现了我在上学方面所存在的问题。似乎没有人知道该怎么办，因为我被感染了……

同一年，就在我开始上学之前，我妈妈达芙妮去世了。她在去纽卡斯尔度假时在睡梦中去世了。盖尔妈妈接到了一个电话，我接了电话，我的姑妈说我能和盖尔说话吗？盖尔妈妈立刻就告诉我，我妈妈死了，我哭了起来。盖尔妈妈带我去参加了我妈妈的葬礼。我看到我妈妈在棺材里，我看到她闭着眼睛，然后我看到他们把棺材放到了土坑中，然后他们把她盖住。我外婆对女儿的死感到非常难过。

后来我第一次见到了我的爸爸，我从来不知道我还有爸爸。他很难过，但我心里想着，他为什么要离开妈妈和我？然后其他人问盖尔妈妈关于我妹妹的事情，还有谁来照顾她的问题，然后盖尔妈妈说问爸爸。自从葬礼后，我就一直十分想念我的妈妈，我希望她和我在一起，但我知道她在天堂。她在我的身后看着我，她在我的心里。

我讨厌艾滋病，因为我病得很重，当我想到其他所有感染艾滋病的儿童和婴儿时，我会感到非常难过。我只希望政府能开始给怀孕的艾滋病母亲提供 AZT（抗逆转录病毒疗法），帮助她们防止将病毒传染给她们的孩子……

当我长大之后，我想向更多的人讲述艾滋病，如果盖尔妈妈允许的话，我会在全国各地演讲。我希望人们了解艾滋病，要谨慎小心，但也要尊重艾滋病患者。和感染者接触、拥抱、亲吻、牵手是不会感染艾滋病的。关心我们，接受我们——我们都是人。我们很正常。我们有手，我们有脚。我们可以走路，可以交谈，我们就像其他人一样也有各种需求——所以不要害怕我们，我们都一样！

文件解读

1. 塔博·姆贝基断言艾滋病造成了"独一无二的非洲灾难"。他为什么要这样说？有什么理由能够用以支持或反对这种观点？

2. 姆贝基拒绝接受大多数科学家关于艾滋病病因的分析。若将这一事件中隐藏的关于科学知识的辩论，和滴滴涕争论中对于证据的讨论进行比较，会得出什么结论？

3. 英国《卫报》将恩科西·约翰逊形容为"公开斥责总统并唤醒一个国家的男孩"。为什么约翰逊的演讲会产生这种效果？

头脑风暴

1. 从 20 世纪 80 年代的肆虐到 21 世纪初的这段时间里，艾滋病经常被比作黑死病或是更为笼统的腺鼠疫。如今你如何看待这种比较（从艾滋病的影响，以及我们对这两种疾病模式的了解来看）？历史上是否还有其他疾病能够更贴切地与艾滋病进行类比？

2. 20 世纪 80 年代，北美媒体如何描述艾滋病？今天，各种媒体如何影响你对艾滋病和其他疾病的看法？

3. 我们是否仍应使用"艾滋病"大流行的提法？HIV 感染和艾滋病如何在世界各地不同的社会中呈现出不同的特点？

结语

1992年，一个由美国疾病研究主要专家组成的委员会发表了一份影响深远的题为《新发传染病》的报告，该报告讨论了很快将被归类为"新发和再发疾病"的健康威胁。随着全球对艾滋病的认识不断提高，这份报告给科学家和公众敲响了警钟。它预测未来会出现许多新的疾病。值得注意的是，该报告预测，大多数新发疾病将源于人畜共患病，这些传染病是由那些打破人类与其他动物之间的界限或重塑它们之间生理关系的活动引起的。报告还提出，观察、发现、理解和应对新疾病威胁的工作应以疾病史为基础。

除了艾滋病这一最广泛分布的"新发"疾病外，包括疟疾、结核病和霍乱在内的古老疾病正继续造成最为严重的发病率和死亡率。"再发"一词意味着这些疾病曾经的影响大大减少，甚至消失，但现在又卷土重来了。这反映了西方世界的看法——在大多数地区，这些疾病从来没有被完全控制。在很大程度上，它们在全球范围内的复苏反映了人类对自然环境和微生物环境影响的增强。例如，耐药疟疾菌株和抗杀虫剂的蚊子都是消杀工作不成功的后遗症。同样，结核病最令人担忧的表现是出现了广泛耐药（XDR—TB）的病例，这种病例是由对一线和二线药物产生耐药性的菌株引起的。如果在感染了这类病原体的同时，通过受污染的注射器材或性交同时又感染了艾滋病毒，情况尤其危险。最近，航空旅行将霍乱从尼泊尔带到了海地，而海地此前从未有过霍乱。海洋变暖（被普遍认为是人类引起气候变化的结果）有可能唤起浮游生物宿主中霍乱弧菌的进化。疾病的社会决定因素如此普遍，以至于结核病、疟疾和艾滋病都根据世界各地社区的具体社会状况呈现出不同的特征。与1918年的流感相似，这些疾病都是全球性的负担，它们带来的挑战因各地情况而异。正如《新发传染病》的作者所意识到的那样，这种健康威胁使我们把目光转向历史，去理解我们当前困境的统一性和多样性。

就新发疾病而言，近年来的几次危机也证实了《新发传染病》报告中的警告，并对疾病控制形成了新的挑战。2003年初春，东亚地区暴发了一场类似肺炎的疾病，很快被命名为SARS（严重急性呼吸综合征）。后来的研究证实，中华菊头蝠天生就携带一种类似SARS的病毒，而人类通过一种中间宿主——长得像猫的果子狸，感染了这种病毒，果子狸在露天食品市场上就有售。SARS的传播最终在37个国家造成8100个病例和774例死亡。加拿大多伦多是亚洲以外最大的疫情暴发地，当局隔离了大约3万人。尽管这项措施几乎完全是出于自愿的，但批评人士认为它挪用了本该用于更紧迫任务的资源，并引发公众对亚洲移民的恐惧。当加利福尼亚大学伯克利分校禁止亚裔移民进入其暑期学校时，批评者认为这一决定堪比1900年旧金山由腺鼠疫引起的反华情绪。

十年后，在几内亚、利比里亚和塞拉利昂交界的西非地区，埃博拉病毒造成11000多人死亡（2013—2015年）。此时，关于卫生资源、安全和人权的讨论更加紧迫。埃博拉病毒于 1976 年首次被发现，通常以果蝠为宿主，并在其他哺乳动物中引起疾病，包括黑猩猩、大猩猩，可能还有猴子。埃博拉具有高度传染性；它通过接触受感染的体液传播；据信，疫情最常在接触受传染的丛林野生动物之后开始。人一旦感染这种病毒，极有可能会死亡，并伴随着大量出血而继续传播病毒。在 2013—2015 年的疫情中，该病导致半数以上的感染者死亡。相关国家没有足够的基础设施来应对公共卫生问题，只能采取早在几个世纪以前使用的控制措施。2014 年 8 月，他们在大约 4000 平方英里的地区周围设立了由武装警卫组成的警戒线。利比里亚军队还隔离了首都蒙罗维亚的一个大型社区。尽管有必要保护邻近地区，但专家警告说，严格的隔离可能会导致严重的食物和水资源短缺，并实际上阻碍疾病控制。另外，非洲国家严重依赖外国援助人员和医务人员。埃博拉病毒的名声令人恐惧，许多工作人员在回国后即被隔离数周。刚果民主共和国随后于 2018 年夏季开始暴发疫情，截至 2019 年 5 月已造成约 1000 人死亡。尽管此时已经有了一种预期效果良好的疫苗和多种试验性治疗方法，但政府和当地民兵之间的武装冲突阻碍了应对危机的医疗措施的实施。

正当这些事件再次引发对隔离措施有效性和合法性的争议时，2015 年，研究人员发现蚊虫传播的寨卡病毒感染会引起触目惊心的出生缺陷。这种病毒以乌干达的寨卡森林命名，科学家们于 1947 年在那里首次从一只猴子身上分离出病毒。寨卡病毒通常以伊蚊属蚊子为寄主（如埃及伊蚊），这种蚊子是黄热病和登革热的主要媒介。这种病毒也可能通过性接触传播。2010 年代前，科学家们一直认为寨卡病毒感染相对无害，大多数感染者会出现轻微症状或根本没有症状。然而，过去的几年里，一种病毒株发生了变异，在孕妇将这种病毒传给未出生的孩子后，它会损害发育中的脑细胞。由此导致的异常包括小头畸形，即婴儿的头部异常地小，且大脑发育不正常。到 2017 年 2 月，已发现大约有 2300 名巴西儿童患有小头畸形。其他地区，包括美国本土和波多黎各，也有少量病例报告。类似于"非典"和埃博拉病毒，寨卡病毒的威胁促使人们作出积极的反应。2016 年 2 月，超过 20 万名巴西军人被动员起来开展一场宣传运动，号召疫情地区的居民消除滋生蚊虫的积水。这一流行病再次引发了关于使用滴滴涕控制蚊子数量的国际讨论。而巴西已于 1999 年在公共卫生运动中停止使用滴滴涕。

发生在西非、东亚和巴西的这三个事件说明了大多数新发传染病的人畜共患病特征。它们还进一步突显了大多数观察家所认同的全球卫生的主要困境：各国在资源、基础设施和医疗服务可获得性方面的差距越来越大——这也是现代世界的一大特征。

许多观察家强调，贫困是导致传染病传播的一个重要因素。这种说法适用于 19 世纪的工业城市；今天，它也适用于无法持续提供清洁饮用水和卫生设施的低收入国家。这种情况往往反映了殖民剥削的遗留问题。我们可以把有关贫困的说法推而广之，以说明社会排斥（贫穷是其中的一种形式）是增加传染病危险和其他不良健康后果的根本因素。例如，20 世纪 80 年代男同性恋者所遭受的污名化无疑助长了人们对艾滋病毒及艾滋病的忽视；非裔美国人和原住民美国人在医疗保健方面仍然遭遇障碍。这些障碍不仅仅是经济贫困引起的。在世界其他地方，战争难民或因自然灾难而流离失所的人们患病的风险增加。减少经济不平等确实会促进全球健康，但也有必要应对由于其他形式的剥夺、歧视和排斥而造成的致病因素。值得注意的是，加拿大、澳大利亚和新西兰等前英国殖民地的政府必须与原住民社区合作，为提供医疗保健服务创造公平的环境。

事实上，致力于提高包容度使我们取得了 20 世纪和 21 世纪初最大的公共卫生成就：天花和牛瘟的根除。世界卫生组织总干事哈夫丹·马勒称根除天花是"管理的胜利"——可以说，最大的胜利是公共卫生工作者能够与全球各地的人们沟通并说服他们参与行动。同样，牛瘟根除计划的工作人员通过有效地将牛群免疫接种与农村部落牧民的自身健康相联系，来争取他们的支持。类似的做法也运用于脊髓灰质炎免疫工作中，但当战争或宗教冲突阻止人们全面参与行动时，这些努力就失败了。这类计划的实施需要各方的高度重视和不懈努力。为了确保取得成功，健康倡导者不能对每个人都无差别对待，也不能想当然地认为每个社区都应该具有相同的价值观念和目标追求。

当"包容度"一词用于一种产品或治疗方法（如疫苗）时具有明确的含义，即每个人都可以获得。然而，如果用来表达一个更为广泛的目的，这个词就会显得平淡而空洞。1978 年，世卫组织提出自己的包容度呼吁——"到 2000 年实现全民健康"的口号，后来被批评为仅仅关注一个模糊的空想。但是，崇高的目标如果指明了前进的具体步骤，可以成为变革的起点——改善全世界人民的健康状况就是一个造福大众的变革。

当我们考虑疾病的负担时，有必要将人类的立场与想象中微生物的视角进行对比。人类在治国、科技和医学方面的成就使整个世界发生了翻天覆地的变化。白喉抗毒素、青霉素和疫苗等发明改善了人们的生活质量。它们减轻痛苦，使许多本来会死亡的人得以生存。这些变化让人们感受到了进步，特别是在富裕国家，他们获得了最大利益，并将各种发展成本转嫁给弱势国家。但是对于微生物来说，无所谓进步。对于它们来说，人类的每一次创新都会带来破坏，也经常会带来新的生存和传播机会。现代运输系统是全球经济的支柱，却为有毒病原体传播到全球任何地方提供了便利。工业化家禽养殖场在为家家户户提供食品的同时，也为病毒和病菌株的基因交换提供了巨大的可能性。抗生素和化学品会消灭许多微生物，但存活下来的微生物适应性更强。人类书写历史，而微生物也有历史。对过往事件和未来方案的全面评估，必须探究两种历史的相互依存关系。